D1731640

VERMÄCHTNIS EINER NEUEN MEDIZIN

DIE 5 BIOLOGISCHEN NATURGESETZE – GRUNDLAGE DER GESAMTEN MEDIZIN

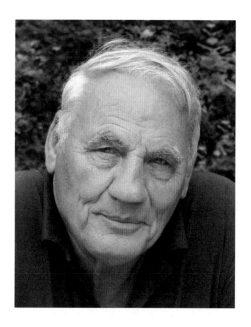

DR. MED. MAG. THEOL.
RYKE GEERD HAMER

17. Mai 1935, Mettmann
2. Juli 2017, Sandefjord, Norwegen

Begründer und Meister der Germanischen Heilkunde (ursprünglich: Neue Medizin),
der größten Entdeckung der Menschheitsgeschichte

Dr. med. Mag. theol. Ryke Geerd Hamer

VERMÄCHTNIS EINER NEUEN MEDIZIN

Die 5 Biologischen Naturgesetze – Grundlage der gesamten Medizin

Teil II

Die Sinnvollen
Biologischen Sonderprogramme
der Natur

Psychosen
Syndrome
Krebs bei Kindern, Embryos, Tieren, Pflanzen
die Entstehung spontaner Straftaten

Tabelle der Neuen Medizin: „Psyche – Gehirn – Organ" mit Register

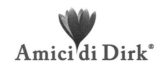

Amici di Dirk®

Dr. med. Mag. theol. Ryke Geerd Hamer

VERMÄCHTNIS EINER NEUEN MEDIZIN
Die 5 Biologischen Naturgesetze – Grundlage der gesamten Medizin

Teil II

7. Auflage 1999
ISBN 84-930091-0-5

7. Auflage / Nachdruck 2021

Alle Rechte, insbesondere das Recht der Vervielfältigung und Verbreitung, sowie der Übersetzung, vorbehalten.

Kein Teil des Werkes darf in irgendeiner Form (durch Fotokopie, Mikrofilm oder ein anderes Verfahren) reproduziert oder unter Verwendung elektronischer Systeme verarbeitet, vervielfältigt oder verbreitet werden.

Alle Rechte bei AMICI DI DIRK - Ediciones de la Nueva Medicina S.L.

Verlag:

Amici di Dirk, Ediciones de la Nueva Medicina, S.L.
Camino Urique, 69; Apartado de Correos 209 (Postfach 209)
E-29120 Alhaurín el Grande, España
Tel.: 0034-952 59 59 10
www.amici-di-dirk.com
info@amici-di-dirk.com

Bestellungen:

1. Amici di Dirk® online shop: www.amici-di-dirk.com

2. Amici di Dirk® Verlagsauslieferung Deutschland
   Michaela Welte
   0049- (0)7202-7756
   michaela@welte-karlsbad.de

Information im Internet: www.germanische-heilkunde-dr-hamer.com

Danksagung

Mein Dank gilt allen Mitarbeiten, Freunden, Sponsoren und Helfern, die maßgeblich daran beteiligt waren, daß dieses Buch so erscheinen konnte.

Ganz besonders aber danke ich den Patienten, die mir erlaubt haben, ihren Fall teilweise anonym, teilweise auch mit Foto oder sogar Namen zu veröffentlichen, damit Mitpatienten daraus lernen können.

Mein Dank gilt den Lebenden – meine Ehrerbietung den Verstorbenen, die bei uns sind mit ihrer Hilfe.

Dieses Buch ist gewidmet

in Ehrfurcht den Toten – in Wahrhaftigkeit den Lebenden

Meinem Sohn DIRK, der mit 19 Jahren im Schlaf tödlich getroffen wurde von einem italienischen Prinzen, der aus reinem Mutwillen auf einen anderen Menschen schoß. Durch seinen Tod erkrankte ich selbst an einem DHS, einem „DIRK-HAMER-SYNDROM", einem „Verlust-Konflikt" mit einem Hodenkrebs. Dieses auffällige Zusammentreffen von akut-dramatischem Konflikt-Schock und eigener Krebserkrankung hat mich die Erkenntnis der Neuen Medizin finden lassen.

Meiner geliebten Frau SIGRID, meinem „klugen Mädchen", die als erste Ärztin der Welt die Neue Medizin als richtig erkannt hat.

Meinen Patienten, den gestorbenen, die mir ans Herz gewachsen waren wie Kinder, die aber so bedrängt oder gar mit massivem Druck gezwungen wurden, sich wieder in die sog. Behandlung der herrschenden Mediziner zu begeben und dort unter Morphium elendig zu Tode gebracht worden sind.

Den Lebenden, die das Glück oder die Courage gehabt haben, sich der Pression der sog. Schulmedizin entziehen zu können und dadurch wieder gesund geworden sind.

Dieses Buch soll für alle Menschen guten Willens und ehrlichen Herzens eines der beglückendsten Bücher sein, die sie kennen werden!

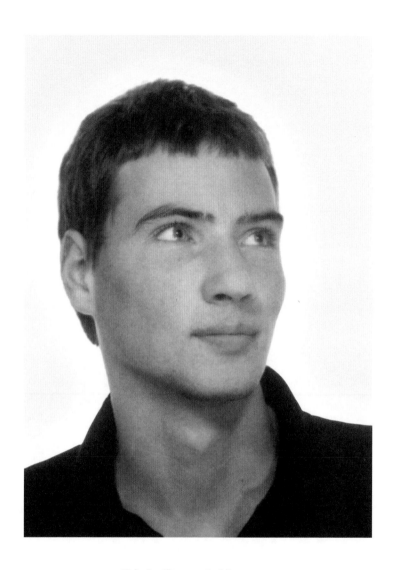

Dirk Geerd Hamer

geboren am 11. März 1959 in Marburg
tödlich getroffen am 18. August 1978 vor Cavallo/ Korsika
gestorben am 7. Dezember 1978 in Heidelberg
begraben unter der Stadtmauer an der Pyramide in Rom

Dirk – mein Sohn

Heute vor zwei Jahren war der schwärzeste Tag meines Lebens, die schwärzeste Stunde meines Lebens! Mein geliebter Dirk ist in meinen Armen gestorben. Nichts vorher und nichts nachher war so grauenhaft, so unsagbar vernichtend wie diese Stunde. Ich habe gemeint, es würde vielleicht langsam nachlassen, dieses Gefühl der Ohnmacht, des Verlassenseins, der unendlichen Traurigkeit. Aber es wird noch immer stärker. Ich kann nicht mehr der sein, der ich war. Mein armer Sohn, was hast Du durchgemacht, was hast Du gelitten, ohne je mit einem Wort zu klagen. Was hätte ich darum gegeben, hätte ich an Deiner Stelle sterben dürfen. Jede Nacht stirbst Du aufs neue in meinen Armen, 730 Nächte bist Du seither bei mir gestorben, und immer wollte ich Dich nicht loslassen aus meinen Armen und immer zog Dich das grausige Verhängnis. Ohnmächtig stand ich noch jedesmal zum Schluß und hab geheult wie vor zwei Jahren, so hemmungslos und fassungslos geheult wie damals zwischen all den schwerkranken Patienten und den abgestumpften, rohen und unbarmherzigen Ärzten und Schwestern, die mich nur zum Sterben noch zu Dir gelassen haben.

Du wunderbarer Junge, bist gestorben wie ein König, stolz, groß und doch so lieb, trotz aller Qualen, trotz aller Schläuche in allen Venen, Arterien, trotz Intubations-Schlauch[1], trotz furchtbarem Decubitus[2]. Die Niedertracht und Bosheit Deiner Peiniger hast Du nur mit einem Kopfschütteln abgetan: „Papa, sie sind böse, sehr böse." In den letzten Tagen hast Du nur noch mit den Augen gesprochen, aber ich habe jedes Wort von Dir verstanden.

Hast Du auch alles verstanden, was ich Dir noch zuletzt gesagt habe, daß Papa und Mama Dich unendlich liebhaben und daß wir immer zusammenbleiben werden und alles gemeinsam machen werden? Und daß Du jetzt ganz stark sein mußt und einen langen Schlaf machen mußt? Du hast genickt, und ich bin sicher, Du hast alles verstanden, trotz Deines Todeskampfes. Nur einmal, als Du schon Deine Augen geschlossen hattest und meine Tränen auf Dein Gesicht tropfen fühltest

---

1 Intubation = Einführen eines Spezialtubus in die Trachea oder einen Hauptbronchus

2 Decubitus = 'Darniederliegen'; Mangeldurchblutung aufgrund chronischer, örtlicher Druckwirkung (Bettlägerigkeit)

und mich weinen hörtest, hast Du ein bißchen unwillig mit dem Kopf geschüttelt. Wolltest Du mir sagen: „Papa, du sollst nicht weinen, wir bleiben doch immer zusammen!"

Ich schäme mich nicht, mein Junge, vor keinem Menschen. Ich weine so oft, wenn niemand mich sieht. Sei mir nicht böse. Ich weiß, Du hattest Deinen Vater noch niemals weinen gesehen. Aber jetzt bin ich auch Dein Lehrling und bin traurig-stolz auf Dich, mit welcher Würde Du uns durch das große Tor des Todes vorausgegangen bist. Aber auch solch ein Stolz kann meine Verzweiflung nicht stillen, wenn Du jede Nacht aufs neue in meinen Armen stirbst und mich verzweifelt zurückläßt.

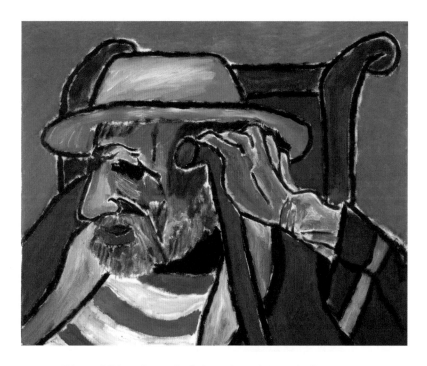

Dieses Bild malte mein Sohn mit 18 Jahren in Rom.
Es ist eine besondere Art von „Selbstbildnis".
Er malte sich mit 80 Jahren - ein Jahr vor seinem Tode.

Zuerst lehrte mich mein DIRK die Zusammenhänge des Krebs zu verstehen, danach begriff ich langsam die gesamte Medizin.

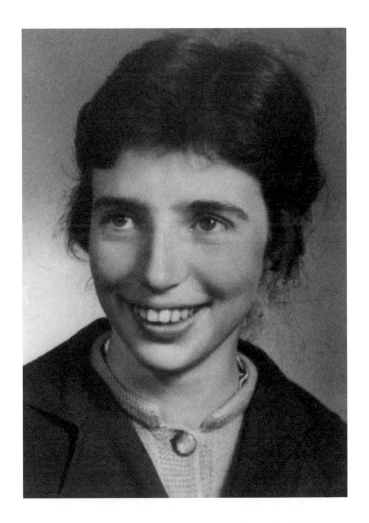

Meine über alles geliebte Frau, Dr. Sigrid HAMER,
Ärztin und treuer Kamerad durch fast 30 Jahre.
Fünf Krebserkrankungen konnte sie überwinden,
die mehr oder weniger alle im Gefolge des Leides
um ihren geliebten Sohn DIRK entstanden waren.
Sie starb am 12.4.85 in meinen Armen an einem
akuten Herzinfarkt.

Vorwort zur 2.–6. Auflage

Liebe Leser!

Dieses Buch „Vermächtnis einer Neuen Medizin" ist die Grundlage eines völlig neuen Verständnisses der Medizin geworden. Was ich nur in meinen kühnsten Träumen zu hoffen gewagt hatte, ist eingetroffen: Die Leser haben begriffen, daß hier eine medizingeschichtliche Wende eines vorher für unvorstellbar gehaltenen Ausmaßes markiert ist.

War das Buch „Krebs – Krankheit der Seele" von 1984 der allererste Ursprung dieser neuen Art zu denken, so hat dieses Buch inzwischen verstehbare und praktisch realisierbare Grundlagen geliefert und neue Dimensionen abgesteckt. Insbesondere das ontogenetische[1] System der Tumoren und Krebsäquivalent-Erkrankungen hat uns die Neue Medizin auf eine so eindrücklich einfache und vor allem nachweisbare Art verständlich gemacht, daß wir damit wirklich arbeiten können.

Die Reaktionen und Leserzuschriften auf dieses Buch waren positiv bis enthusiastisch. Dies hat mich reichlich entschädigt für alle Opfer und Mühen. Die bisher unters Volk gebrachten fast 20.000 Bände laufen wie ein Lauffeuer um die ganze Welt, auf deutsch und auch in der französischen Übersetzung „Fondement d' une Médecine Nouvelle". Die Neue Medizin ist nicht mehr zu stoppen, auch nicht die neue Art zu denken, die sich mit ihr zusammen Bahn bricht.

Die schlimmste Form der Versklavung des Menschen, nämlich die totale Entfremdung von sich selbst, wird ein Ende haben. Der – durch den völligen Verlust des natürlichen Vertrauens in sich und seinen Körper, der Aufgabe des instinktiven Horchens auf die Stimme seines Organismus – entstandenen Angst wird der Boden entzogen werden.

Mit dem Verständnis der Zusammenhänge von Psyche und Körper begreift der Patient auch den Mechanismus der panischen irrationalen Ängste vor prognostisch angeblich unausweichlichen Gefahren, die eben erst dadurch unausweichlich und mortal[2] werden, weil der Patient sie glaubt, weil er Angst hat. Enden wird so auch die aus dieser Angst vor einem angeblich „selbstzerstörerischen Krebsmechanismus", dem „unendlich lebenkonsumierenden Metastasen-Wachstum" etc. erwachsene unendliche Machtfülle der Ärzte.

---

1 ontogenetisch = bezogen auf die Menschwerdung im Mutterleib und als Rasse
  Ontogenese = Embryonalentwicklung
2 Mortalität = Sterblichkeit

Die Verantwortung, die diese in Wahrheit nie übernommen haben und auch nie übernehmen konnten, müssen sie nun an die Kranken selber zurückgeben. Dieses Buch kann für denjenigen, der es wirklich begreift, wirkliche Freiheit bedeuten.

Das wunderbarste Erlebnis für mich war, daß ich gesehen habe, daß die Patienten selbst, nunmehr mit dem Buch der NEUEN MEDIZIN in der Hand, in der Lage sind, sich selbst zu retten. Sie lesen das Buch, verstehen es, gehen ruhig und gelassen zu ihrem Doktor oder Professor, legen ihm das Buch auf den Tisch und sagen ihm, sie möchten nach dieser und keiner anderen Methode behandelt werden. Kein Professor dieser Welt kann dagegen etwas sagen, kein einziger hat bisher etwas dagegen argumentieren können. Die Histopathologen, die bisher die „Schicksalsgötter" der Medizin waren und darüber urteilen mußten, ob ein Gewebe Krebs ist oder nicht, sie knicken, mit dem ontogenetischen System der Tumoren und Krebsäquivalent-Erkrankungen konfrontiert, ein, sie müssen sich widerrufen und geschlagen geben, wenn ihre Diagnose nicht damit übereingestimmt hatte. Es werden ganz neue, und zwar nachprüfbare Maßstäbe gesetzt. Auch hat jetzt die histologische Diagnose und die früher in der Gegend herumgeschleuderten vermeintlichen „Prognosen" („Sie haben noch so und so lange zu leben, noch so und so viel Prozent Überlebenschance") ihren Schrecken verloren, seit der Patient weiß, daß er selbst seine Prognose programmieren kann.

Der Patient ist mündig geworden. Er starrt nicht mehr wie ein verängstigtes Kaninchen den großen Chefarzt oder Primarius an, aus dessen Mund er früher zitternd die Todesprognose erwartete und erhielt (was ihm stets den nächsten Konflikt mit einer sog. „Metastase" verursachte), sondern er steht heute als ebenbürtiger Partner seinem Arzt gegenüber. Der Patient kann die Neue Medizin nämlich genauso gut verstehen wie der Arzt, während beide den früheren Wirrwarr der alten Medizin mit all den unerklärlichen Ausnahmen und Zusatzhypothesen nicht verstehen konnten. Nur hatten die Ärzte stets so getan, als würden sie diesen Unsinn verstehen können oder gar verstanden haben.

Zum Schluß eine wahre Begebenheit, die sich vor einiger Zeit in Bremen zugetragen und mich zutiefst gerührt hat: Eine junge Frau, der man in der Klinik gesagt hat, sie sei „voller Metastasen" und habe keine Chance mehr zu überleben, bekommt von einer guten Freundin dieses Buch zugesteckt. Um in Ruhe lesen zu können, geht sie in den Wald, setzt sich an einer einsamen Stelle auf einen Baumstamm und ... liest! Als tüchtige Sekretärin, die sie bisher war, liest sie rasch und konzentriert, Stunde um Stunde. Sie merkt keinen Hunger und keine Müdigkeit, 6 Stunden hat sie, wie sie sagt, fast wie im Rausch gelesen. „Dann", so erzählt sie, „fiel es mir wie Schuppen von der Augen. Ich begriff in einem freudigen Schrecken, was dieses Buch bedeutete. Da sprang ich von meinem Baumstamm in die Höhe, so hoch ich konnte, und schrie in den Wald: ‚Jetzt weiß ich, daß ich weiterleben kann!'"

Sie hat richtig gefühlt! Es geht ihr gut, und sie ist längst aus der Gefahrenzone heraus.

Hätte dieses Buch nur dieser jungen Frau, einem einzigen Menschen, geholfen zu überleben, dann wäre es wert und ist würdig, geschrieben worden zu sein!

Euer Dr. Ryke Geerd Hamer

Zusatz zum Vorwort der 7. Auflage,

geschrieben im Gefängnis, Köln-Ossendorf („Klingelpütz") am 18. August 1997

Lieber Leser,

Heute vor 19 Jahren wurde mein Sohn DIRK im Morgengrauen in einem Boot schlafend, aus dem Kriegskarabiner seines Mörders tödlich getroffen. Er starb am 7. Dezember 1978.

Wie Ihr seht, sind nun zwei Jahre ins Land gegangen, in denen dieses Buch nicht gedruckt werden konnte.

Mit Hilfe des Falles der kleinen Olivia Pilhar aus Österreich wurde gegen unseren Verlag und meine Person ein unglaublicher Medien- und Rufmordterror inszeniert, der unseren Verlag fast vernichtet hätte - aber eben nur fast. (Ich möchte mich über den Fall Olivias hier nicht erneut äußern und verweise daher alle Interessierten auf das von ihrem Vater verfaßte Buch: „Olivia - Tagebuch eines Schicksals").

An dieser Stelle möchte ich ganz besonders einigen guten Freunden danken, ohne die wir es nicht geschafft hätten.
Seit drei Monaten sitze ich hier im Gefängnis oder Kerker, dem Kölner „Klingelpütz". Aber ich bin stolz darauf, für alle Patienten, für alle diejenigen, die sich für die Neue Medizin entschieden haben oder in Zukunft noch entscheiden wollen und für die wissenschaftliche Wahrheit hier im Kerker sitzen zu müssen oder zu dürfen. Seit wir jetzt die Ermittlungsakten einsehen konnten, konnten wir feststellen, mit welcher Menschenverachtung und mit welcher krimineller Energie unsere Gegner gegen meine Person und die Neue Medizin zu Werke gegangen sind. Offiziell bin ich danach angeklagt, mit drei Menschen unentgeltlich über die Neue Medizin gesprochen zu haben. Um eine Verurteilung vorzubereiten, mußte die Presse die Sache dramatisch und mit abgrundtiefem Haß darstellen: „Kölner Krebsheiler - schon 40 Tote" und „Dr. Hamer: Todesliste wird immer länger." Kein Wunder, viele Knackis im Kölner Knast wären mir nach der Zeitungslektüre am liebsten an die Gurgel gegangen ...

Eine öffentliche, redliche und naturwissenschaftliche Überprüfung der Neuen Medizin soll es auf gar keinen Fall geben. Mit Hilfe der Justiz will man mich tatsächlich zwingen, überhaupt nicht mehr über Medizin zu reden, keine Seminare mehr zu halten, keine Bücher mehr zu schreiben. Laut Prof. Dr. Hanno Beck, Nestor des Faches „Geschichte der Naturwissenschaften", Bonn, ist dies „die bei weitem schlimmste Erkenntnisunterdrückung, die ich überhaupt kenne."

Wenn wir uns überlegen, wieviel Leid bereits präventiv im Vorfeld von späteren Erkrankungen verhindert werden könnte, wenn die Kenntnis der 5 Biologischen Naturgesetze der Bevölkerung nicht systematisch vorenthalten werden würde! Dieser Zustand weitet sich zu einem der größten Verbrechen der Menschheitsgeschichte aus!

Ich weiß, daß ich hier für die wissenschaftliche Wahrheit und für alle Menschen, denen die Neue Medizin noch helfen kann, im Gefängnis sitze, am 9.9.1997 zu 19 Monaten Gefängnis verurteilt. Ich ertrage es ohne Murren, für buchstäblich „dreimal mit einem Patienten über Neue Medizin gesprochen, kostenlos". Daraus konstruiert man dreimal Beratung, daraus dreimal Behandlung. Der Richter, der mich in dieser Farce von Prozeß aburteilen durfte, lehnte im letzten Moment die Anhörung von zehn Ärzten und zehn Patienten der Neuen Medizin ab, die er vorher zugesagt hatte. Das Urteil stand schon vorher fest ...

Euer Dr. med. Ryke Geerd Hamer

Inhaltsverzeichnis des 1. Teils

Inhaltsverzeichnis des 2. Teils

1

Der Einfluß der Hormone auf das Krankheitsgeschehen

Für das Verständnis der Psychosen, die im anschließenden Kapitel näher behandelt werden, stoßen wir immer und immer wieder auf einen ganz entscheidenden Einfluß als Ursache für die vielen Konstellationsmöglichkeiten: Das ist der Einfluß der *Hormone*! Und wenn dann so oft, wie bei der depressiven Konstellation, von „hormonalem Patt" gesprochen wird, oder von Transposition der Konflikte, von Hamerschen Herden und von Organkrebsen bei Kastration oder Hormonblocker-"Therapie", dann gibt es sicher viele unter Euch, die gerne wissen möchten, wie sich das denn überhaupt grundsätzlich mit den Sexualhormonen verhält, was die Bezeichnungen „männlich" und „weiblich" und die vielen Kombinationsmöglichkeiten für Bedeutungen haben. Das soll hier in groben Umrissen versucht werden aufzuzeigen, wobei im Vordergrund immer die Beziehung zu den Konflikten, Hamerschen Herden und den dazugehörigen Krebserkrankungen am Organ steht, also die Anwendung auf die Praxis.

Von Nebenformen und Abbaustufen abgesehen unterscheiden wir im Wesentlichen 3 verschiedene Arten von Sexualhormonen

1. das männliche Hormon oder Testosteron

2. das weibliche Hormon, Brunsthormon oder Östrogen (= Follikelhormon)

3. das Schwangerschaftshormon oder Gestagen (= Corpus-luteum-Hormon)

Betrachten wir in diesem Zusammenhang unsere nächsten biologischen Verwandten, die Säuger, so läßt sich die Aufgabe bzw. der Zweck der verschiedenen Hormone leicht erkennen:

1. Das männliche Hormon oder Testosteron bewirkt die Fortpflanzungsfähigkeit und -freudigkeit des männlichen Individuums.

2. Das weibliche Hormon, Brunsthormon oder Östrogen bewirkt die Brunst, Läufigkeit oder beim Menschen: Liebesbereitschaft und Eisprung der Frau.

3. Das Schwangerschaftshormon bewirkt Erhalt und Steuerung der Schwangerschaft.

Soweit versteht das wohl noch jeder. Aber der Teufel steckt auch hier im Detail! Denn alle Individuen haben von allen Hormonen; die besondere Kombination ist das Entscheidende! Und genau darauf kommt es für unsere Betrachtungen an.

Wir wollen hier ausdrücklich die höchst komplizierten Zwischenstufen zwischen Gehirn und Keimdrüsen aussparen, also Hypothalamus und Hypophyse und ihre wechselwirksamen Aktivierungen und Inaktivierungen, und uns nur auf die „Endeffekte" in der Relation zwischen Psyche, Gehirn und Hormonen beschränken.

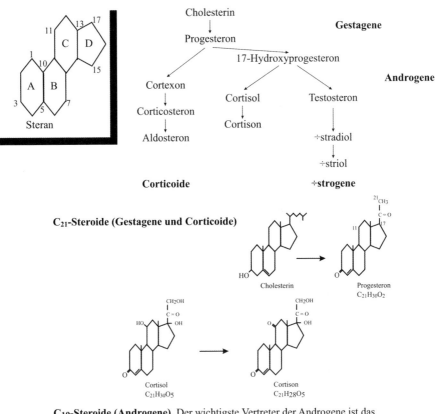

Die vorangehenden Formelschemata sollen Euch nur eine Übersicht ermöglichen über die Zusammenhänge der Sexualhormone und ihre Grundform, das Cholesterin, das wiederum als Grundbestandteil das Lipid Steran hat, einen aus 4 Kohlenstoffringen bestehenden Baustein.

Die Gestagene, Androgene, Östrogene und die Corticoide leiten sich allesamt vom Cholesterin ab, das zum großen Teil mit der Nahrung aufgenommen wird, aber auch vom Körper selbst synthetisiert[1] werden kann.

Sehr interessant ist, daß sowohl das männliche Testosteron in Hoden und Nebennierenrinde gebildet wird, aber *auch* im Ovar! Genauso wird das weibliche Brunsthormon Östrogen nicht nur im Ovar und der Nebennierenrinde, sondern *auch* im Hoden gebildet. Die durchschnittliche Frau bildet aber nur ein Sechstel der Testosteron-Menge, die der Mann produziert. Diese Relation kann man nicht umgekehrt auf die Östrogene beziehen, weil die laufend wechseln (Eisprung – Schwangerschaft – Stillzeit). Aber selbstverständlich bildet auch der männliche Körper in Hoden und Nebennierenrinde (Zona reticularis) Östrogene (Follikelhormon).

Zwischen dem Testosteron und dem Östrogen, also zwischen dem rein männlichen und dem weiblichen Hormon, steht das Progesteron oder „Corpus-luteum-Hormon" oder Schwangerschaftshormon, das im Corpus luteum des Ovars und in der kindlichen Plazenta[2] gebildet wird und dem Erhalt und ungestörten Verlauf der Schwangerschaft dient. Dieses Hormon hat eine leicht virilisierende[3] Wirkung, da es die Östrogen-Produktion bremst, worauf die Virilisierung der Einnahme der Anti-Baby-Pille beruht. Auf Männer dagegen hat Progesteron, wenn es exogen[4] (z. B. mit dem Trinkwasser) aufgenommen wird, eine devirilisierende Wirkung, was möglicherweise den sprunghaften Anstieg unserer „weiblichen Männer", der sog. „Softies", bewirkt.

Die Sexualhormone wirken auf jede einzelne Zelle des Körpers und verändern sie entsprechend geschlechtsspezifisch, ganz besonders starken Einfluß – allerdings in Wechselwirkung – haben sie auf das Gehirn. Zwar ist uns die sog. Wechselwirkung von Organ zum Gehirn und von der Psyche zum Gehirn ja an sich geläufig, hinsichtlich der Sexualhormone hat sie aber doch eine besondere Dimension.

Es lassen sich eine Reihe von interessanten Phänomenen aufzeigen:

---

1 Synthese = Zusammensetzung, Aufbau

2 Plazenta = Mutterkuchen

3 Virilisierung = Vermännlichung

4 exogen = außerhalb des Organismus entstanden, von außen in den Körper eindringend

1.1 Wirkung von künstlich zugeführten Androgenen oder Östrogenen

Die Versuche an Tieren sind wohl den meisten von Euch bekannt, bei denen z. B. jungen Tieren Androgene oder Östrogene verfüttert werden, durch die dann eine überstürzte Geschlechtsreifung eintritt. In unsere biologische Konfliktsprache übersetzt würde das bedeuten, daß das Gehirn überstürzt *„lateralisiert"* werden kann. „Lateralisiert werden" würde bedeuten, daß z. B. bei einem jungen Hahnküken, dem Testosteron verfüttert wird, und das nun plötzlich schon anfängt zu krähen, der rechts-periinsuläre Revierbereich „aufgeschlossen" wird. Konfliktiv reagiert dann ein solches künstlich überstürzt vorgereiftes Küken ganz anders als es sonst auf die gleichen Ereignisse reagieren würde. Das Gleiche gilt natürlich analog für die überstürzte weibliche Reifung.

Obwohl das Gehirn nach wie vor das Steuerungsorgan für den gesamten Organismus bleibt, kann man es exogen durch Hormone determinieren, ein ungeheuer wichtiges Phänomen, wie wir noch sehen werden.

1.2 Änderung der Sexualität bei Kastration

Die Kastration ist ein ungeheuerlicher Eingriff in den Gesamtorganismus! Es ist nicht nur der Verlust eines oder zweier kleiner Organe wie der Ovarien, sondern in den meisten Fällen resultiert unverzüglich eine Transposition der Lateralisation zur Gegenseite des Gehirns. Der bisher weibliche Organismus wird zwar nicht immer, aber wohl in der Mehrzahl der Fälle plötzlich hormonal zu einem männlich ausgerichteten Organismus, bei dem jetzt die in der Nebennierenrinde produzierten Androgene überwiegen. Gleichzeitig aber reagiert die Patientin, der man die Ovarien „ovarektomiert"[5] hat, oder die man bestrahlt oder mit Zytostatika „behandelt" hat, statt bisher mit der linken weiblichen Seite, nach der Kastration mit dem rechten Revierbereich periinsulär. Das gleiche Ereignis bekommt nun konfliktiv eine ganz andere *Wertigkeit* und Qualität, als es vorher gehabt hätte.

Die Folge wiederum ist, daß ein ganz anderer Krebs entsteht (z. B. ein Intrabronchial-Krebs), als er normalerweise bei der Frau hätte entstehen können, nämlich Kehlkopfkrebs, bevor sie kastriert wurde. Konfliktiv hätte sie also vor der Kastration, um im Bild zu bleiben, auf ein bestimmtes dramatisches Ereignis mit einem weiblichen Schreckangst-Konflikt-DHS reagiert, nach der Kastration aber mit einem Revierangst-Konflikt-DHS.

---

5 Ektomie = Herausschneiden, die totale operative Entfernung eines Organs

Es gibt aber nicht nur eine endgültige Kastration, sondern auch bei Chemo-Zyto-statika- oder Bestrahlungs-"Therapie" findet je nach Dosierung, bereits mindestens vorübergehend Kastration und transponierte Lateralisation auf der Gehirnebene statt. Die Sache ist von der psychischen und cerebralen Situation gesehen so gefährlich, daß man ob der Ignoranz und Unbekümmertheit der medizinischen Zauberlehrlinge nur verzweifeln kann.

1.3 Einfluß der Hormone auf das sog. „hormonale Patt" beim Revier-Konflikt mit Depression

In der Neuen Medizin verstehen wir unter einem „hormonalen Patt" bekanntlich, wenn sich bei einem Patienten die weiblichen und die männlichen Hormone gerade die Waage halten, jedoch mit einem ganz leichten Überwiegen der weiblichen oder männlichen Komponente. Dieser Bereich wird zwar auch unter Psychosen (Depressionen) behandelt, gehört aber unbedingt auch hierher. Jede Manipulation an der Hormonkonstellation in Richtung „hormonales Patt" kann im Falle des Erleidens eines Revier-Konfliktes augenblicklich zur Depression führen! Hierbei überwiegen die männlichen Hormone ein ganz klein wenig. Die Konfliktlösung hierbei ist meist ungleich schwieriger, als wenn wir nur eine Konfliktlösung bei „einfachem Revier-Konflikt" vor uns hätten, denn in einer solchen depressiven Phase ist der Patient rationalen Erwägungen weniger aufgeschlossen als jemand, der „nur" in Revierkonflikt-Aktivität ist.

Ins hormonale Patt kann man die Patienten quasi von 4 Seiten hineinmanövrieren: Indem man ein Zuviel der einen Komponente blockiert oder ein Zuwenig der anderen Komponente substituiert. Den Abbau der einen Komponente erreichen die Medizin-Zauberlehrlinge am gedanken- und gewissenlosesten durch ihre operativen, radiogenen oder zytostatikogenen *Kastrationen*, sowie durch die sog. Hormonblocker.

Wichtig ist zu wissen, daß das hormonale Patt ja nur eine Relation bedeutet, gewissermaßen ein Patt zwischen männlichem und weiblichem Hormonspiegel, also zwischen Androgenen und Östrogenen. Ob aber auch die Gestagene, vielleicht sogar die Corticoide, in dieser Pattsituation noch zusätzlich eine Rolle spielen, können wir erst sicher sagen wenn wir einmal 100 Patienten mit Depressionen auf den Verlauf ihrer partiellen Hormon-Parameter untersucht haben: vor, während und nach ihrer depressiven Phase. Aber obwohl wir die genaue partielle Hormon-Konstellation noch nicht kennen, können wir dieses hormonale Patt aus der klinischen Symptomatik im Grundsätzlichen zweifelsfrei erschließen.

1.4 Einfluß der Hormone auf die sog. „Hemisphären-Konstellationen"

Unter der „Hemisphären-Konstellation" verstehen wir, daß die hormonale Konstellation derartig ist, daß das Individuum in beiden Großhirn-Hemisphären nicht nur einen jeweils vom Grundrhythmus abweichenden Rhythmus hat, sondern daß diese „Abweich-Rhythmen" auch noch voneinander verschieden sind. Die Hemisphären-Konstellation ist gleichzeitig oder gleichbedeutend mit der „schizophrenen Konstellation".

Diese Hemisphären-Konstellation mit schizophrener Konstellation kann ein Patient aus ganz verschiedenen DHS-Konflikten erleiden. Es genügen zwei Angst-Konflikte, sofern sie in verschiedenen Hemisphären lokalisiert sind. Die Frauen erleiden für die Dauer der Geschlechtsreife ihren ersten Konflikt bei Rechtshändigkeit in der linken Hemisphäre, der „weiblichen Hemisphäre", wohingegen Linkshänderinnen ihren ersten Konflikt während der geschlechtsreifen Phase in der rechten Hemisphäre, der "männlichen Hemisphäre", lokalisiert haben. Für alle Großhirn-Konflikte ist dieses Schema obligat!

Ändert sich aber die Hormonlage, dann ändert sich fakultativ auch das Konflikt-Empfinden. Das heißt aber, daß das gleiche Ereignis dann ganz und gar anders verarbeitet wird, und, z. B. im Falle der Menopause bei Virilisierung der Frau, eben der „Konflikt des Verlassen-Werdens" nicht mehr als weiblich-sexueller Konflikt des „Nicht-begattet-Werdens" empfunden wird, sondern als Revier-Konflikt im männlichen Verständnis. Zwischen weiblicher Reaktionsweise und vermännlichter Reaktionsweise, oder zwischen männlicher Reaktionsweise und verweiblichter Reaktionsweise, können die Individuen jahrelang im „hormonalen Patt" leben, in dem beide Reaktionen möglich sind, je nachdem, wie schwer der Konflikt einschlägt, und z. B., in welcher Zyklusphase der Frau der Konflikt erlitten wurde.

Deshalb kann beim „hormonalen Patt" auch viel leichter, als bei eindeutiger Geschlechtsausprägung, die Hemisphären-Konstellation eintreten. Das ist auch gut verständlich, denn wenn zur gleichen Zeit einmal vermehrt weiblich empfunden werden kann und einmal vermehrt männlich, dann kommen die Konflikte (bei Rechtshändigkeit z. B.) im Falle des DHS mal auf der linken weiblichen, mal auf der rechten männlichen Gehirnseite an. Sobald aber auf jeder Seite mindestens ein aktiver Hamerscher Herd lokalisiert ist, tritt „schizophrene Konstellation" ein!

Noch komplizierter wird die ganze Sache dadurch, daß z. B. eine Frau, die ein sexuelles Konflikt-DHS erlitten hat, für die Dauer des sexuellen Konfliktes anovulatorisch[6] ist, d. h. keinen Eisprung mehr hat, also hinsichtlich der Östrogen-

---

6 Ovulation = Ausstoßung einer reifen Eizelle

Produktion *gebremst* ist. Der Eisprung erfolgt erst wieder, wenn die Lösung des sexuellen Konfliktes eingetreten ist, biologisch gesprochen die Frau also wieder begattet wird. In dieser konfliktaktiven Phase vor der CL kann die Frau aber, je nach hormonaler Ausgangslage und dem Grad der Östrogenblockade, männlich reagieren.

Deshalb sind solche Patienten mit konfliktaktivem, z. B. sexuellem Konflikt, beim Mann Revier-Konflikt, in dauernder Gefahr, beim nächsten eintreffenden Konflikt-DHS kontra-lateral zu reagieren, sowohl psychisch, als auch cerebral und organisch, und augenblicklich in die „schizophrene Konstellation" hineinzugeraten, wobei der Patient auf allen 3 Ebenen (der Psyche, des Gehirns und der Organe) biologisch gesehen in einer „neuen Dimension" ist; der Computer Gehirn schaltet auf ein besonderes, für die jeweilige schizophrene Konstellation spezifisches Spezialprogramm!

Noch komplizierter wird die ganze Sache dadurch, daß die Patienten in einem solchen Fall natürlich eine schizophrene „depressiv-manische Konstellation" erleiden müssen oder eine schizophrene „manisch-depressive Konstellation", wobei klinisch einmal die eine Komponente zu überwiegen scheint, mal die andere. Ohne Kenntnis dieses Systems ist die Behandlung solcher Patienten jedoch höchst problematisch, denn sie waren z. B. in „schizophren-depressiver" Verstocktheit, Verstimmtheit, Melancholie und Unmitteilsamkeit. Folglich bekam man aus solchen Patienten so gut wie nichts heraus und mußte sich auf die Beschreibung der Symptomatik beschränken. Ursächliche Therapie war daher nicht möglich, es blieb die medikamentose, symptomatische Pseudotherapie, bis hin zu „Sedierung" und „medikamentöser Zwangsjacke". Es hieß: „Ja, Herr Hamer, was soll man denn mit solchen Patienten anderes anfangen?"

In Zukunft werdet ihr Eure Freude daran haben, als gute Psycho-Detektive herauszufinden, welche beiden Schockerlebnisse (DHS) einen Menschen „verrückt" gemacht haben. Denn jetzt habe ich Euch ja den Schlüssel verraten, mit dem Ihr die Türe zur Seele dieser armen Menschen aufschließen könnt. Seid behutsam, es ist kein „Irrer", sondern es ist ein Mensch wie du und ich. Und kaum habt Ihr das Wort „Rumpelstilzchen" ausgesprochen, den Schlüssel im Schloß der Tür seiner Seele herumgedreht, so fällt der Bann von seiner Seele ab und er ist wieder so „normal" wie er vorher ja auch gewesen ist. Mit Vererbung hat das vorderhand nichts zu tun. Vererben kann man nur z. B. eine Disposition zu einer ambivalenten Hormonlage, eine Neigung zum hormonalen Patt. Aber daran braucht man niemals im Leben zu erkranken, wenn man versucht, DHS und Konflikte zu vermeiden, bzw. sobald wie möglich zu bearbeiten und zu lösen, wenn das erste DHS eingeschlagen haben sollte.

Merke:
Es gibt zwei Bedingungen für die schizophrene Konstellation:
1. Beide Hemisphären schwingen nicht im Grundrhythmus.
2. Beide Hemisphären schwingen in unterschiedlichem Rhythmus.

1.5 Einfluß der Hormone auf den Charakter und den Charakter-Typ des Menschen

Ein Schriftsteller beschreibt ein junges Mädchen: Weich, liebreizend, anschmieg-sam und zärtlich, ihr Gesicht strahlt Anmut und Hilfsbereitschaft aus. Ein anderer Schriftsteller beschreibt eben dieses Mädchen später als postklimakterische, typi-sche Schwiegermutter: Eine keifige, rechthaberische Xanthippe mit hartem, mas-kulinem Gesicht, ein typischer Feldwebel mit Bartwuchs und tiefer Stimme, der die uneingeschränkte Herrschaft in seinem Revier beansprucht. Genauso könnte aus dem kraftvollen, männlichen Helden ein alter femininer Schluff werden, der sich nach Belieben hantieren läßt.

Was ist der Charakter?
Es ist sehr schwierig, den Charakter biologisch definieren zu wollen, denn die vie-len Sparten von Seelenforschern und -manipulateuren, zu denen man Psycholo-gen, Psychiater, Theologen, Philosophen, Politiker, Gurus aller Art und Journalisten rechnen muß, glauben so ziemlich alle, das Monopol für die Definition des Cha-rakters gepachtet zu haben. Sie alle würden wohl kaum mit meinen Ausführun-gen einverstanden sein. Trotzdem kommen wir nicht umhin, die Zusammenhänge zwischen Gehirn und Hormonen gründlich zu untersuchen und sie in Beziehung zu setzen zu dem, was wir gewöhnlich als Charakter bezeichnen.

Der menschliche sog. Charakter wird derzeit nach vielerlei Gesichtspunkten beurteilt, zumeist nach moralischen. Diese kann man aber fast nach Belieben an- und auch umerziehen. Erschießt ein Mann im Krieg eine ganze Truppe gegnerischer Soldaten, dann gilt er als Held. Erschießt er im Frieden nur einen einzigen davon vorsätzlich, dann gilt er als Mörder. Die Bomberpiloten, die im letzten Weltkrieg Nacht für Nacht in riesigen Bomberpulks Hunderttausende von wehrlosen Frauen und Kindern umgebracht haben – ich selbst habe als kleiner Junge jahrelang in einem solchen Bombenkeller einer Großstadt gezittert – gelten heute als Helden. Würde ein solcher Bomberpilot später eine einzige alte Frau oder ein einziges Kind umbringen, von denen er damals jede Nacht alleine Hunderte umgebracht hat, dann würde er als verachtenswerter Mörder gelten.

Was also ist Charakter?
Ein Blick in das Tierreich hilft uns hier weiter. Denn wenn wir ja wissen, daß die Biologischen Konflikte und das DHS von Mensch und (Säuge-) Tier in analoger

42

Art und Weise erlitten werden, dann müssen wir ehrlicherweise auch zugeben, daß Ursachen und Konstellationen dieser Art Biologischer, Konflikte ebenfalls vergleichbar sein müssen. Zu diesen Ursachen und Konstellationen gehören nicht nur unser Gehirn, sondern auch die Hormone oder jeweilige Hormonkonstellation unseres Organismus. Deshalb ist es durchaus legitim, diese Hormone in Korrelation zu dem zu betrachten, was wir gemeinhin Charakter nennen. Das Tier verhält sich in aller Unschuld dem Code seines Gehirns folgend. Weder ist der Löwe mutig, wenn er ein Tier schlägt, weil er Hunger hat, noch ist er feige, wenn er die Gnus in kurzer Distanz an sich vorbeigehen läßt, weil er satt ist. Hat nun die Henne einen „feigen" Charakter, weil sie vor uns Menschen wegflattert, oder hat sie als Glucke einen besonders „mutigen Charakter", weil sie selbst einen erwachsenen Menschen pickt, der ihrem Nest zu nahe kommt? Es geht noch weiter: Seit es bei uns Verhaltensforscher für Tiere gibt, spricht sich so langsam herum, daß Mensch und Tier ihren Charakter, ihre Prägung, erst zu einem großen Teil dadurch erhalten, daß sie eine bestimmte Funktion ausüben. Ein Wolf hat weniger einen Charakter „an sich", sondern er bekommt seinen Charakter vor allem durch seine Stellung und Funktion im Rudel. Diese Stellung verändert mittels Hirn-Code auch seine Hormon-Konstellation, denn z. B. als Rudel-Chef wächst er mit seiner Aufgabe, genauso wie die Mutter mit ihrer Aufgabe wächst und auch hormonal ganz anders konstelliert ist als eine Frau, die kein Kind hat.

Betrachten wir unter den Gesichtspunkten der Hormonkonstellation die verschiedenen Menschentypen und deren Charaktere, so müssen wir folgendes in Betracht ziehen: Jede Einteilung kann nur willkürlich und grob sein, weil es in der Rasse Homo sapiens unendlich viele Abschattierungen selbst innerhalb der verschiedenen Rassen gibt.

Greifen wir uns die Grundtypen heraus, die Ernst Kretschmer in seinem Buch „Körperbau und Charakter" beschrieben hat, den kleinen, dicken, mobilen Pykniker[7] und den schlanken, großen, mehr verschlossenen Leptosomen[8] – zusammen mit dem Athletiker, so kann man grob sagen, daß der Pykniker mehr zur Depression neigt, während Leptosome und Athletiker scheinbar mehr zur schizophrenen Konstellation neigen. Im großen und ganzen hat Kretschmer richtig beobachtet, ohne zu wissen, warum das so ist. Die pyknischen Männer sind gesellig, umtriebig und umgänglich („keine Feier ohne Meier"). Sie haben relativ weniger Testosteron als die leptosomen und athletischen Männer, dafür mehr Östrogene. Dafür haben sie eine sehr einfühlsame weiche und vielschichtige, fast weibliche Seele. Deshalb geraten sie bei einem Revier-Konflikt sehr leicht ins hormonale Patt und erleiden

---

7 Pykniker = Mensch mit gedrungenem, untersetztem und zu Fettansatz neigendem Körperbau
8 leptosom = schmalwüchsig, schlank

dann eine Depression. Die pyknische Frau kann eine solche Depression erst nach der Menopause erleiden, denn bei ihr nimmt das Verhältnis Androgene/Östrogene nach der Menopause meist zugunsten der Androgene zu, während es beim pyknischen Mann zugunsten der Östrogene zunimmt.

Die Leptosomen und Athletiker, wobei leptosom für schlank, graziler, drahtiger Typ steht, erleiden auch Revier-Konflikte, vielleicht sogar mehr als die Pykniker, die sich besser arrangieren können und diplomatischer sind. Aber die Leptosomen und Athletiker geraten selten ins hormonale Patt, da sie einen hohen Androgen-Spiegel haben, dafür aber wenig Östrogene. Sie haben deshalb auch im Allgemeinen kein so reiches Innenleben wie der Pykniker, sind verschlossener („Wovon wollen wir die nächste halbe Stunde schweigen?"), sind aber dafür männlicher und typische Revier-Chefs. In die schizophrene Konstellation kann eigentlich jeder der beiden Typen kommen. Wenn aber während der Depression noch ein weiterer Hamerscher Herd im Cortex der Gegenhemisphäre hinzutritt, läuft es meist nicht unter sog. Schizophrenie, sondern quasi immer unter „paranoider Depression". Da aber der Leptosome und der Athletiker selten eine Depression erleiden können, weil sie nicht ins hormonale Patt kommen, imponiert jede schizophrene Konstellation bei der Hemisphären-Konstellation stets als sog. Schizophrenie. Das bisher über die Leptosomen und Athletiker Gesagte gilt nur für die Männer.

Die leptosomen und athletischen Frauen haben in der geschlechtsreifen Zeit durchweg mehr Androgene als die pyknischen Frauen. Und da die Frauen heute kaum noch Kinder bekommen und zudem meist die Anti-Baby-Pille nehmen, sehen wir häufig Frauen mit Revier-Konflikt und Depression gerade unter diesen Typen. Es ist schon sehr schwer und wird von Tag zu Tag schwieriger, von normal und nicht normal zu sprechen. Wenn man als „normal" das definiert, was die meisten machen, stimmt vieles nicht mehr. Was eigentlich nach dem Code unseres Gehirns paranormal ist, kann deshalb nicht normal werden, weil die meisten es heute so handhaben. Gerade die leptosome und auch die athletische Frau wächst, viel mehr als die pyknische Frau, erst durch Schwangerschaft und Geburt zur eigentlichen Frau aus, während das pyknische Mädchen oft schon mit 12 oder 13 „ganz Frau" ist und auch schon über das ganze Repertoire einer Frau verfügt.

Dieser kurze Exkurs soll genügen. Ich glaube, er zeigt zur Genüge die Schwierigkeiten auf, denen wir uns grundsätzlich und heute noch im besonderen konfrontiert sehen. So faszinierend die Vielfalt der verschiedenen Menschentypen ist, so vielfältig sind auch die möglichen Hormon-Konstellationen und Konflikt-Konstellationen, die sich wiederum aus den möglichen verschiedenen Hormon-Konstellationen ergeben können. Ich will auch nicht mehr versuchen, als Euch diese Schwierigkeiten aufzuzeigen, die man genauer untersuchen müßte in Abhängigkeit von Typus, Hormon-Partialspiegel der einzelnen Hormone, Hormonphase (Eireifungsphase, Schwangerschaft, Stillzeit, sog. regelmäßige Menstruation oder auch Abbruchblutung nach Anti-Baby-Pille etc.) sowie Alter, biologische Funktion (Familienvater, Single etc.). Aber bitte nicht mit Fragebogen! Und denkt daran, Ihr sollt Euch davor hüten, die Daten über euren Mitmenschen Patient dazu zu mißbrauchen, auf ihn herabschauen zu wollen. Ihr sollt ihn nicht bekehren zu eurem eigenen Typus, sondern Ihr sollt ihm helfen, seinen eigenen Typus realisieren zu können, soweit das möglich ist. Ich kann Euch die Frage nicht beantworten, was denn nun eigentlich der Charakter ist, noch weniger, was nun genau der Einfluß der Hormone, und in welcher Konstellation und unter welchen biologischen Bedingungen, auf den Charakter oder die verschiedenen Charaktere ist. Es reicht, wenn Ihr darüber nachdenkt.

1.6 Einfluß der Hormone auf die Homosexualität, lesbisches Verhältnis

Es gibt vieles, was uns beigebracht wird, sogar vorgeschrieben wird zu tun oder zu lassen, sogar durch Gesetz – und was doch höchst unnormal ist. Dagegen gibt es Dinge, die heute als unnormal gelten, die aber gleichwohl biologisch sehr normal sind. Auch hier hilft uns ein Blick zu unseren Verwandten im (Säuge-) Tierreich weiter. Ich glaube, ein besonders ungestörtes Verhältnis zur Sexualität scheinen die Griechen des Altertums gehabt zu haben.

Setzen wir 11 Wölfe verschiedener Herkunft in der Steppe aus, dann hat sich nach kurzer Zeit ein festes Rudel gebildet. Die Wölfe brauchen dazu keinen Paulus und keinen Mohammed. Der Code ihres Gehirns sagt ihnen, wie das funktioniert, sagt dem Schwächeren, daß er die Kehle zum Biß anbieten soll als Zeichen seiner Unterwerfung, sagt dem Stärkeren, daß er eine Beißhemmung haben muß und nicht zubeißen darf, denn ein Rudel von 11 ist stärker als ein Rudel von 9 Wölfen. Der Code des Gehirns sagt den Wölfen ganz genau, wie die Beute verteilt wird, sowieso, wie sie halbkreisförmig eingekreist und gejagt wird, er sagt den Wölfen, wann die Paarungszeit ist und wann sie zu Ende ist, wie die Welpen aufgezogen und ausgebildet werden müssen.

Der Mensch der sog. Zivilisation weiß überhaupt nichts mehr. Das fängt schon damit an, daß wir nicht wissen, was wir essen können. Daraus machen wir dann Weltanschauungen. Die Männer wissen nicht mehr, wie man ein Revier aufbaut, sie haben nicht einmal mehr den Drang dazu, sondern bleiben lieber Single-Softies. Die Frauen wissen nicht einmal mehr, wie sie ihre Kinder gebären sollen. Man suchte sich dafür die mit Abstand dümmste Position aus, nämlich die auf dem Rücken, sogar noch möglichst zusammen mit anderen Kreißenden, damit man schön verrückt wird. Hier haben sich unterdessen zum Glück große Verbesserungen unter dem Stichwort „zurück zur natürlichen Geburt" ergeben. Früher jedoch stillte die „zivilisierte" Frau nach der Geburt noch sofort ab und legt den winzigen Wurm für sich allein in ein Bettchen, möglichst weg von jedem Körperkontakt. Zur Erziehung des Säuglings und Kindes werden Säuglingsschwestern, Kindergärtnerinnen und Lehrerinnen genommen, die „es gelernt haben", obwohl sie selbst oft nie ein eigenes Kind aufgezogen haben.

Betrachtet man vor diesem Hintergrund, daß nämlich in unserer sog. zivilisierten Gesellschaft eigentlich gar nichts mehr „normal", d. h. biologisch-codegerecht, verläuft, dann ist es überhaupt nicht gerechtfertigt, nur die Homosexuellen, Lesben und Oedipalen oder sogar die Bigamisten als „abnorm" zu bezeichnen. Denn die sind doch sicher nicht abnormer als die Frauen, die jeden Monat ihre Packung Anti-Baby-Pillen nehmen und eine künstliche Ovarialblockade herbeiführen.

1.6.1 Homosexualität

Bei unseren Säugetier-Anverwandten ist die Homosexualität durchaus in gewissem Rahmen eine sehr normale Sache. Es kann nur einer Rudelführer sein, nur einer Chef des Reviers. Die jüngeren männlichen Tiere, die noch nicht begatten dürfen (das darf nur der Chef!) und die älteren Individuen, die nicht mehr begatten dürfen, sie bilden fakultativ den Luxus der Natur für den Fall einer Katastrophe, daß der Chef und seine Nachfolger zugrunde gehen. Sie bilden die „Reservebank". (Allerdings kommen für den Chefposten unter den Zweitwölfen nur diejenigen in schizophrener Konstellation in Frage). Aber in der Natur hat alles seinen Sinn und Zweck, so auch die Homosexualität. Anders als bei uns Menschen, wo die Homosexualität meist zu einer biologischen Sackgasse wird, wird bei den Tieren ab und zu ein solches, in schizophrener Konstellation befindliches „Reserveexemplar" durch Vakantwerden[9] des Reviers zum Revierchef. Und siehe da, es ändert sich von Stund an, wird absolut heterosexuell und ein Prachtexemplar von Revier-Chef! Auch bei uns Menschen macht eigentlich erst das Revier, das es zu verteidigen gilt, aus dem Männchen einen Mann. Bei unseren heutigen ubiquitären Single-Softies überlegen wir immer, ob sie deshalb Softies sind, weil sie kein Revier haben oder ob sie deshalb kein Revier haben, weil sie Softies sind. Auch hier ist das Gehirn als Computer unseres Organismus die Befehlszentrale, die darüber entscheidet, welche Funktion das Individuum erhält. Auch bei uns Menschen sind ja die Jungen oder Halbwüchsigen, wie wir sagen, zwischen 10 und 15 Jahren durchaus homophil: Sie gehen „durch Dick und Dünn", schwören sich Blutsbrüderschaft, sind ganz „dicke Freunde" und geradezu unzertrennlich!

---

9 vakant = im Augenblick frei, von niemandem besetzt

Dies ist aber nur eine vorübergehende Phase, eine sehr normale und notwendige! Diese homoerotische Phase schützt die Jungen. Sie gibt ihnen die Möglichkeit, bis 15 oder 16 einen Freiraum zu haben und nicht als Konkurrenten und Rivalen von den Männern betrachtet zu werden, denn sobald diese homoerotische Phase endet und die heterosexuelle Phase der Geschlechtsreife beginnt, sind sie den Männern Rivalen, mit allen Nachteilen und Gefahren, die damit verbunden sind.

Es ist legitim, die Homosexualität der Männer in den meisten Fällen als Ausreifungsstörung zu verstehen. Das heißt aber nicht, daß die Ausreifungsstörung erst zwischen 10 und 15 erfolgt sein muß, sondern daß das männliche Individuum über diese homoerotische Phase nie hinweggekommen ist. Das kann sich durchaus schon sehr viel früher andeuten, so daß man schon viel früher sehen kann, wohin die Reise gehen wird. Ohne Zweitwölfe kann ein Wolfsrudel nicht existieren.

Der gesunde männliche Mann, Revier-Chef und Revierverteidiger, hat genügend Östrogene, aber noch mehr Androgene. Demzufolge gibt es zwei Möglichkeiten von Ausreifungsstörungen:

1. Typus: Reichlich Androgene, aber zu wenig Östrogene. Die Ausreifungsstörung besteht in dem Manko an Östrogenen. Diese Männer sind ambivalent oder fakultativ homosexuell, sind hölzern, ungelenk, unsensibel, cool, der Typ des rohen Landsknechts. Er fühlt sich in der Gemeinschaft von Männern am wohlsten.

2. Typus: Reichlich Östrogene, aber zu wenig Androgene. Die Ausreifungsstörung besteht in dem Manko an Androgenen. Diese „Männchen" empfinden schon fast wie Frauen, sind oftmals sehr sensibel und einfühlsam, Superästheten. Sie sind mit Vorliebe Schauspieler, Tänzer, Musiker, Photographen oder Designer o.ä. Sie sind die „weiblichen Homosexuellen".

Der 1. Typus geht mehr in Richtung leptosomer oder athletischer Typ, der 2. Typus mehr in Richtung pyknischer Typ. Zu Chefs bzw. Revierherrschern taugen sie beide nicht, wollen es auch gar nicht sein. Der erstere Typus fühlt sich zu ungelenk und unbeweglich dazu, der andere Typus fühlt sich dazu zu schwach. Der Revierchef erfährt zwar von beiden Gruppen der homosexuellen Typen Zuneigung, erwidert sie aber nur insofern, als er seine „Verehrer" toleriert. Und das scheint auch der tiefere Sinn der Sache zu sein. Daß diese beiden Typen sich gewöhnlich zu „Pärchen" zusammenschließen, scheint mir eine besonders sinnvolle Erfindung der Natur zu sein. Zu Frauen können beide Gruppen keine Beziehung bekommen: Der erste Typus kann sich überhaupt nicht in eine Frau einfühlen, weil ihm dazu die Östrogene fehlen, der 2. Typus könnte sich optimal in eine Frau einfühlen, hat aber auf Grund des Mangels an Androgenen dazu keinerlei Motivation oder Affinität. Er ist ja quasi selbst eine Frau. Allenfalls zu männlichen Frauen können solche „Männchen" eine Art Freundschaft herstellen, während der Typ 1 auch (ambivalent) mit sehr weiblichen Frauen kommunizieren kann, die auf die psychische Kommunikation zu verzichten bereit sind. Besonders viele Konflikte sehen wir dadurch, daß Frauen Homosexuelle „bekehren" wollen, ein sinnloses Unterfangen, „Liebe am ungeeigneten Objekt".

Wohlgemerkt hat die Homoerotik in der Natur ihren Sinn bei den jungen männlichen Individuen, um vom Revierchef toleriert zu werden. Unsere mangelausgereiften „alten Homosexuellen" können aber auch ein wichtiger Bestandteil der Familie sein, weil sie für den Chef keine Konkurrenz darstellen, weil sie mit den Frauen nichts zu tun haben wollen und sich willig dem Chef unterordnen.

Ein Blick noch zu dem sog. lesbischen Verhältnis unter Frauen: Auch hier sehen wir vor und während der Frühpubertät die jungen Mädchen sich gegenseitig in herzlicher Zuneigung zugetan, die Busenfreundin der allerbesten Freundin. Sie schäkern und kichern den ganzen Tag – und das ist ganz normal so. Was wir später an lesbischen Verhältnissen sehen, ist fast durchweg – von den postpubertären Ausreifungsstörungen abgesehen – künstlich hervorgerufen, und zwar durch das „Nicht-Kinderbekommen". Daß Mütter von Kindern zusammensitzen und sich ihre kleinen und großen Sorgen über ihre Kinder austauschen, ist etwas ganz und gar Normales. Erst das völlige Abweichen vom biologischen Code führt zu den Entgleisungen, die es ja in den Naturvölkern gar nicht gibt. Aus einer parabiologischen Lebensweise aber eine Gesetzmäßigkeit ableiten zu wollen, genau wie z. B. die sog. „Periode" der Frau, ist ein glattes Unding, ist reine akademische Spielerei mit Unsinnigkeit. Man kann unmöglich die biologischen Normen, mit denen wir viele Millionen Jahre lang gelebt haben, durch ein – kürzlich von irgendeinem Sozialreformer oder Propheten in Mode gebrachtes, völlig willkürliches – Unsystem des Zusammenlebens der Menschen ersetzen. Noch weniger kann man die daraus resultierenden Gestörtheiten als normale Faktoren einberechnen wollen. Wir dummen Menschen sollten uns dazu immer wieder die klugen Tiere zu Vorbildern nehmen, die alles so instinktsicher richtig machen, was wir nach tausend Lektionen immer noch falsch machen und scheinbar nie begreifen wollen.

Die Hormone waren möglicherweise einmal die ältesten *Kuriere* des Organismus bei Mensch und Tier. Die Hormone wirken an jeder einzelnen Zelle unseres Organismus, sind aus biochemischen Allerweltsbausteinen gebaut (die Sexualhormone aus Steran, bzw. Cholesterin) und konnten mit dem Blutstrom an das Erfolgsorgan geschickt werden. Ihre Funktion wurde später im großen Computer Gehirn koordiniert und noch ausgebaut, weil es sich als brauchbar und effektiv erwiesen hatte. Und obwohl wir schon so viele Einzelheiten über die verschiedenen Hormone wissen, die ich hier aus Platzgründen nicht aufzählen konnte, beginnt sich das Geheimnis ihres Einflusses auf unsere Konflikte und der Zusammenhang mit unserem Computer Gehirn erst jetzt ein wenig zu lüften.

Die sogenannten Psychosen

Die Kombination Sinnvoller Biologischer Sonderprogramme in schizophrener Konstellation als „Sinnvolles Biologisches Kombinationsgeschehen mehrerer SBS mit neuem Biologischen Sinn".

Die Definition der transversalen Psychosen (schizophrene Konstellationen) lautet:

Es müssen 2 Bedingungen erfüllt sein:
1. Das Gehirn schwingt nicht mehr im Grundrhythmus
2. Die beiden Seiten (Stammhirn, Kleinhirn, Großhirnmarklager und Großhirncortex) schwingen in unterschiedlichem Rhythmus

2.1 Der Weg zur Entdeckung der Entstehungsursachen der sog. Geistes- und Gemütskrankheiten

Meine erste Planstelle nach Erhalt meiner Approbation als Arzt trat ich in Tübingen in der psychiatrischen Uniklinik an. Die sog. Psychosen, die ich dort sah, gehörten für mich als jungen Arzt zum Grauenhaftest-Hoffnungslosen, was man sich überhaupt vorstellen konnte. Menschen, sogar ganz junge Menschen mit jugendlicher Schizophrenie (sog. Hebephrenie), die aussahen wie Du und ich, die Träume und Hoffnungen gehabt hatten wie Du und ich, hockten dort wie Tiere in einem Käfig zusammen auf der „geschlossenen Abteilung". Keiner wußte eigentlich, was denn nun wirklich diese beklagenswerten Menschen für eine Krankheit hatten. Bei der Melancholie, der sog. „endogenen[1] Depression", ist wenigstens die Symptomatik ziemlich einheitlich, aber bei den sog. schizothymen Psychosen oder kurz Schizophrenien weiß ja bis heute noch kein Psychiater eigentlich anzugeben, was denn das entscheidende Kriterium der Krankheit sein soll. Schon diese verschiedensten Symptomatiken eine einheitliche Krankheit zu nennen, war ja gewagt. Denn was hat jemand, der angeblich einen „Verfolgungswahn" hat, gemein mit jemandem, der einen Waschzwang hat oder mit jemandem, der im Halbschlaf „Stimmen hört" oder mit jemandem, der eine sog. Katatonie, eine „zornige Verstimmung" hat? Und was haben diese Symptombilder wieder mit den verschiedenen Formen der depressiv gefärbten Psychosen gemein, oft abgewechselt von ma-

---

1 endogen = im Körper selbst entstanden, nicht von außen zugeführt

nischen Phasen, gespannten Depressionen oder sog. Involutions-Depressionen[2], das sind Depressionen während oder nach der Menopause, oder was haben sie gar mit den Schwangerschaftspsychosen zu tun? Eigentlich gar nichts, was sie als gemeinsame Krankheit erkennbar machen würde. Und doch haben sie eines gemeinsam, wofür der Volksmund eine sehr treffende Bezeichnung gefunden hat: Sie sind *„verrückt"*! Das will sagen: sie sind wie von ihrem früheren psychischen Standort *„weggerückt"*.

Von damals an bis heute hatte und habe ich stets den großen Wunsch gespürt, diesen Ärmsten der Armen ärztlich grundlegend helfen zu können. Ich hoffe und glaube, daß mir das jetzt gelungen ist.

In allen psychiatrischen Kliniken der Welt versucht man seit langem, in der Vorgeschichte der Patienten den Grund für die Erkrankung Psychose zu finden, vergeblich. Zwar hatte man schon oft nicht übersehen können, daß einschneidende Erlebnisse, insbesondere konfliktive Erlebnisse zumal, dem Ausbruch einer „psychotischen Erkrankung" vorausgegangen waren, aber man konnte mit dem besten Willen niemals ein System darin entdecken. Das Rätsel war so schwierig wie simpel, wie wir im weiteren Verlauf des Kapitels sehen werden.

Wenn jemand von Euch, liebe Leser, etwas von Psychiatrie versteht oder sich schon einmal Gedanken gemacht hat über diese „häufigste Krankheit der Welt", dann wird es Euch am Ende dieses Kapitels wie Schuppen von den Augen fallen und Ihr werdet sagen: Ach so, ja, jetzt ist alles klar! Das konnte eigentlich auch gar nicht anders sein! Daß die Schizophrenie, übersetzt „das Gespalten-Denken", vielleicht davon herrühren könnte, daß die Hirnhemisphären nicht im „gleichen Takt" denken, das haben schon einige vermutet, aber daß dies durch zwei verschiedene aktive Biologische Konflikte zustande kommen könnte, auf den Gedanken ist bisher niemand verfallen, obwohl er eigentlich im Nachhinein so nahe liegt. Fast alle psychiatrischen Kliniken haben heute einen Computer-Tomographen, aber noch niemals ist jemandem etwas aufgefallen, weil die Psychiater normalerweise nichts von Hirn-CTs verstehen und die Neuroradiologen sich nicht für (Biologische) Konflikte interessieren. Bei 99% der sog. schizophrenen Patienten wird erst gar kein CT angefertigt, „weil keine neurologischen Auffälligkeiten" bestehen.

Ihr könnt sicher sein, liebe Leser, bevor ich dieses Kapitel geschrieben habe, habe ich mir jahrelang intensiv Gedanken über einen möglichen Zusammenhang von Biologischen Konflikten und Psychosen gemacht. Daß es da Zusammenhänge hinsichtlich der sog. endogenen Depression gibt (die gar keine endogenen sind), habe ich vor meiner Herzinfarkt-Studie in der Wiener Uniklinik 1984 schon herausgefunden und auch veröffentlicht. Die Schizophrenie hat mir mehr Mühe ge-

---

2 Involution = Rückgang der Ovar-Tätigkeit

macht. Das hing aber besonders mit der mangelhaften Kooperation der ehemaligen Kollegen zusammen, die sich zumeist weigerten, bei schizophrenen Patienten ein Hirn-CT anzufertigen. Mir kam zugute, daß ich ja durch meine Tätigkeit in der psychiatrischen Uniklinik Tübingen genauestens um die ganze Problematik der Diagnosestellung wußte. Was der eine Psychose nennt, nennt der andere „Nervenzusammenbruch" oder spricht davon, der Patient habe „mal durchgedreht", einen „Rappel gehabt" oder „mal verrückt gespielt". Schlimm für den Patienten, wenn ein Befundbericht einer Uniklinik von Psychose spricht. Dann ist so ein armer Mensch für den Rest seines Lebens quasi zum „Unmenschen" gemacht. Selbst wenn er noch „menschenwürdig behandelt" wird, wird er doch von niemandem mehr für voll genommen. Überall blickt er in mitleidig-nachsichtige Gesichter. Er wird meist zwangsberentet und ist praktisch aus der Gemeinschaft der ernstzunehmenden Menschen ausgeschlossen. Und wie das oft vor sich geht, ist geradezu abenteuerlich. In Tübingen hatte ein junger früherer Kollege den Ehrgeiz, „Traumspezialist" zu werden. Das war und ist in der Psychiatrie von Zeit zu Zeit ganz groß in Mode. Als er einen Patienten nach seinen Träumen befragte, bei dem niemand wußte, was er haben könne, da eigentlich nichts zusammenpaßte, verriet ihm dieser ahnungslos, er habe in der Nacht im Traum seine tote Mutter sprechen gehört. Der übereifrige Assistent half noch ein bißchen nach und fragte, ob es nicht vielleicht auch im Halbschlaf gewesen sein könne. Der Patient gab halb und halb zu, so genau wisse man das ja beim Traum nicht, ob man nicht schon wieder halb wach sei. Nun holte der Jünger Äskulaps[3] zum entscheidenden Schlag aus: Vielleicht sei er auch schon gerade wach gewesen, als er die Stimme der Mutter gehört zu haben glaubte? Der arglose Patient mochte das nicht ganz ausschließen, nicht ahnend, worauf der Doktor hinauswollte. Kaum hatte dieser nämlich das halbe „Geständnis" dieser Möglichkeit vernommen, brach er wie ein Großinquisitor die Inquisition sofort ab und schrieb mit befriedigtem Gesicht in großen Buchstaben auf die erste Seite: *„Vox!"* Vox heißt Stimme, bedeutet: Patient hört Stimmen. Für den armen Patienten war damit sein eigenes moralisches Todesurteil geschrieben, denn Stimmen hören heißt: Der Patient ist schizophren. Und einmal schizophren – für immer schizophren. Eine einzige unbedachte Sekunde hatte den Patienten bis an das Ende seines Lebens ruiniert, im Grunde natürlich die skrupellos zynische Übereifrigkeit des jungen Doktors. Von da ab interessierte sich niemand mehr für die Träume des Patienten, die Diagnose war fertig, sie lautete: paranoid-halluzinatorische Schizophrenie. Und diese Diagnose wird der Patient normalerweise bis an sein Lebensende nicht mehr los ... Einmal verrückt – für immer verrückt!

---

3 Äskulap = griech.-röm. Myth.: Gott der Heilkunde

Wenn in nicht allzu ferner Zeit, in der es nur noch eine Medizin geben wird, die Medizinhistoriker sich die Mühe machen müssen, die einzelnen Schritte der Entdeckung der Neuen Medizin nachzuvollziehen, dann werden sie feststellen, daß mir diese einzelnen Erkenntnisschritte keineswegs in den Schoß gefallen sind, sondern daß es oftmals ein mühsames, langwieriges Ringen war, ganz besonders mit den auswendig gelernten Irrtümern.

Selbst wenn man etwas Neues entdeckt hat, ist man immer in Gefahr, wieder in die alten Denkschemata zu verfallen. Solange in der Wissenschaft nur „kleine Schritte Neuland" entdeckt werden, bringt das kaum Probleme. Ganz anders ist es, wenn eine ganze (Pseudo-) Wissenschaft als weitgehend, oder fast völlig falsch, erkannt wird. Dann ist die Hölle los! Denn als richtig und vor allem seriös gilt ja, was alle für richtig halten. Und ich will es ehrlich gestehen, daß ich auch selbst oftmals streckenweise wieder in die Denkgeleise der alten Dogmen gerutscht bin, obwohl ich bereits meine neuen Erkenntnisse hatte. Mir kam zu Gute, daß ich durch mein Physikstudium gelernt hatte, daß empirische Erkenntnisse – und weltanschauliche Folgerungen daraus – zwei verschiedene Paar Stiefel sind. So habe ich noch zwei Jahre, nachdem ich schon das 1. und das 2. Biologische Naturgesetz entdeckt hatte, geglaubt, den Krebs als etwas Bösartiges ansehen zu müssen. Ich sprach fälschlicherweise von einem „Kurzschluß" im Computer Gehirn. Erst mit dem 3. und 4. Biologischen Naturgesetz ergab sich quasi zwangsläufig auch das 5. Biologische Naturgesetz. So verstand ich, daß alle diese Phänomene, die wir rein symptomatisch als „Krankheiten" bezeichnet hatten, nur Teile von jeweiligen Sinnvollen Biologischen Sonderprogrammen (SBS) sind.

Die beiden ersten Biologischen Naturgesetze waren und blieben richtig, aber die weltanschaulichen Folgerungen, die ich daraus gezogen hatte, waren falsch, d. h. waren Rückfälle in die überholten Denkschemata von „gut" – „böse" bzw. „gutartig" – „bösartig".

Etwas Ähnliches hatte sich auch bei den sog. Psychosen ereignet: Die Ursachen von Depressionen, Manien und sog. schizophrenen Konstellationen hatte ich, glaube ich, richtig erkannt. Dann aber hatte ich geglaubt, der Sinn dieser schizophrenen Konstellationen sei darin zu sehen, daß „nichts mehr gehe", d. h. der Computer Gehirn auf „Error" schalte. Das war wieder ein Rückfall in alte, falsche Denkschemata. Selbst meine Vorstellung, der Sinn dieses „Ausklinkens" könne ein Warten auf bessere Zeiten sein, in denen man beide Konflikte dann vielleicht lösen könne, war nur halb richtig.

Mit dem 5. Biologischen Naturgesetz hat Mutter Natur mich kleinen Zauberlehrling wieder einmal gelehrt, daß sie nichts Sinnloses macht. Nur unsere Ignoranz ist sinnlos und gefährlich. Und nachdem ich bei Mutter Natur nochmals eine Klasse repetiert hatte, fiel es mir wie Schuppen von den Augen. Ich bin glücklich,

Euch nun in dieser Auflage den letzten Stand meiner Erkenntnisse aufzeigen zu können. Ich glaube, Ihr werdet mir Recht geben, daß diese Schlußfolgerung nunmehr richtig ist und auch einen Sinn ergibt – nämlich einen Biologischen Sinn. Es geht sogar noch weiter:

Merke:
Jede sog. schizophrene Konstellation, sprich jede Kombination zweier entsprechender Sinnvoller Biologischer Sonderprogramme (SBS) hat selbst einen neuen speziellen Biologischen Sinn. Man könnte also auch von einem spezifischen Biologischen Sinn der Kombination zweier Sinnvoller Biologischer Sonderprogramme sprechen.

Dies ist so ungeheuer aufregend, daß es jedem normalen Menschen, der in den bisherigen Geleisen zu denken gewohnt war, erst einmal gehörig „die Sprache verschlägt!" Gerade das Verrückte, vermeintlich Sinnlose, Paranoide, was vermeintlich noch sinnloser war als die angeblich sinnlos entarteten Krebszellen, gerade das sollte also ein Sinnvolles Biologisches Überprogramm sein? Das schien schier unfaßbar!

Wir hatten schließlich diese unglücklichen Menschen in geschlossene Abteilungen, quasi in Gefängnisse, eingesperrt, weil sie, wie wir glaubten, an einer bösartigen, erblichen und unheilbaren sog. „Geisteskrankheit" erkrankt seien. Wir glaubten, wir müßten die Allgemeinheit vor diesen „unzurechnungsfähigen Verrückten" schützen. Nun erkennen wir, daß dies alles nicht so war! Daß der Umgang mit solchen Menschen auch anders geht, zeigt das Beispiel Italien, wo es schon seit Jahren keine psychiatrischen Anstalten mehr gibt. Wie die Erfahrungsberichte zeigen, geht es viel besser als vorher. Die psychiatrischen Anstalten waren überflüssig gewesen. Nur für ganz besonders akute Fälle gibt es in den normalen großen Krankenhäusern Italiens ein besonderes Zimmer ...

2.2 „Psychiatrie auf 3 Ebenen"

Die ganze Sache wird, wenn wir sie logisch konsequent zu Ende denken, noch viel logischer, geradezu phantastisch logisch: Das Wort 'Psychiatrie' paßt eben vorne und hinten nicht mehr. Genauso, wie jedes psychische Symptom im SBS auch sein organisches Korrelat hat, so muß natürlich auch die Kombination solcher SBS nicht nur auf psychischer Ebene, sondern auch auf organischer Ebene einen Biologischen Sinn haben. Alles andere glauben zu wollen, macht keinen Biologischen Sinn. Einen Sinn aber muß es nach dem 5. Biologischen Naturgesetz machen. Wir können geradezu aus körperlichen Symptomen (im früheren Sinne) 'psychiatrische Diagnosen' stellen. Hat ein Patient rechts und links eine nicht symmetrische Neurodermitis, dann muß er auch eine schizophrene Großhirnrinden-Konstellation haben (Trennung vom Partner und Trennung von der Mutter oder einem Kind). Dies hat selbstverständlich einen Biologischen Kombinations-Sinn der beiden SBS.

Aber die organischen Symptome müssen ebenfalls in ihrer Kombination einen Biologischen Sinn machen. Das verlangt das 5. Biologische Gesetz!

Inzwischen kenne ich bei etwa 2/3 der SBS den Biologischen Sinn und bin dabei, darüber eine Tabelle zu erstellen. Aber ich will auch bescheiden verraten, daß ich bisher nicht einmal bei einem Drittel aller Kombinationen der SBS den „Biologischen Kombinations-Sinn" kenne, den ich ja auf psychischer und organischer Ebene finden muß.

Das mit 'dem kleinen Zauberlehrling' ist nicht nur so Gerede, sondern angesichts der gewaltigen Aufgaben, die vor uns liegen, fühlt man sich wirklich klein und kümmerlich, wenn man nur mal so gelegentlich bei Mutter Natur einen raschen Blick durch das Schlüsselloch in die Werkstatt tun darf. Es ist im wahrsten Sinne des Wortes schwierig, das Gesehene rasch zu kombinieren, d. h. die Kombinationen bzw. deren Biologischen Sinn zu enträtseln.

Wenn wir im Moment das einmal so annehmen, was ich später noch beweisen muß und auch beweisen werde, daß diese Zustände, die wir bisher „Geistes- und Gemütskrankheiten" genannt haben, auch alle einen besonderen Biologischen Sinn haben, den wir nur bisher nicht erkannt hatten, vielleicht auch nicht erkennen konnten, dann sind alle erst einmal verblüfft. Sofort kommt die Frage: „Ja, kann man denn alle Verrückten und Geistesgestörten einfach so laufen lassen?"

Die Antwort ist so einfach wie kompliziert: Unser ganzer Organismus und auch der „Computer" dieses Organismus ist auf natürliche, biologische Verhältnisse eingestellt. Auch nur da haben diese Zustände einen Biologischen Sinn. Ich behaupte nicht, daß diese Zustände die wir Geistes- und Gemütskrankheiten genannt haben, für unsere, der Biologie bereits weit entfremdete Zivilisation, noch einen erkennbaren Sinn ergeben würden.

Ein kleines Beispiel: Unsere bis dahin Chefboxerhündin Maja will, als ihre Tochter fünf gesunde Welpen geboren hat, in die Wurfkiste eindringen und die Welpen pflichtgemäß totbeißen. Wir sagen: „Die ist verrückt geworden!" Die Psychologen sagen: „Sie ist eifersüchtig." Nichts von beidem! Wir können es erst verstehen, wenn uns die Verhaltensforscher darüber aufklären, daß ein solches Verhalten im Rudel auf freier Wildbahn ganz normal und biologisch sinnvoll ist. Nur die Leitwölfin darf Junge bekommen und auch nur so viele, bis das Rudel aufgefüllt ist.

Wie das Beispiel Italien zeigt, können die Patienten durchaus zum großen Teil zu Hause bleiben. Weder können die Patienten in der Psychiatrie ihre Konflikte lösen, weil sie meist mit Tranquilizern ruhiggestellt sind, noch hatte sich je irgendwer in den Kliniken für ihre aktuellen Konflikte, geschweige denn Hirn-CTs, interessiert. Es sind eben Biologische Konflikte, die mit ihrer früheren Umgebung zu tun haben. Davon sind die Patienten in der Klinik weit weg. Bei einem einzelnen Konflikt könnte durch eine weite, räumliche, und damit auch psychische Entfernung von der Konfliktursache, evtl. eine Lösung des Konfliktes resultieren. Nicht so bei der schizophrenen Konstellation. Deren Sinn besteht ja allem Anschein nach darin, daß die Konflikte einstweilen „auf Eis gelegt" werden. Darin liegt zum großen Teil der Biologische Sinn dieser Konstellation. Ich kann das auch gleich beweisen:

Bei einer schizophrenen Konstellation wird praktisch keine Konfliktmasse angehäuft. Wenn die Betroffenen eines Tages die Möglichkeit haben, beide Konflikte zu lösen, sind sie wie im Märchen vom Zauberbann erlöst und wieder völlig „normal". Hätten sie aber in dieser Zeit – nehmen wir an, einer langen Zeit, nur einen Konflikt auf einer Hirnseite gehabt, z. B. im Revierbereich, dann dürften sie ihn nicht lösen, denn sonst würden sie in der epileptoiden Krise am Herzinfarkt sterben.

Als ich das erste Biologische Naturgesetz der Neuen Medizin entdeckt hatte, glaubte ich in meiner Begeisterung, man müsse möglichst alle Konflikte möglichst rasch lösen. Heute weiß ich, daß es der Irrtum eines kleinen Zauberlehrlings war. Es gibt Konflikte, die muß man nach Möglichkeit ungelöst mit ins Grab nehmen, um so länger kann man leben.

Wenn Dir, lieber Leser, nach den vorangegangenen Seiten noch alles unklar ist, so verzweifle nicht! Am Ende dieses Kapitels wirst Du besser Bescheid wissen als jeder Psychiater. Schon das Wort „Psychosen" ist, streng genommen, falsch. Denn wir hatten uns dabei früher vorgestellt, daß sie nur mit „Psyche" zu tun hätten. Aber: Zu jedem psychischen Symptom gehört auch ein cerebrales Symptom und ein Symptom am zugehörigen Organ! In der Neuen Medizin läuft eine sog. Erkrankung stets auf allen 3 Ebenen ab, das ist bei den sog. Psychosen nicht anders. Nur hatten wir bei letzteren die organischen Symptome regelmäßig übersehen! Bemerkten wir sie einmal zufällig, dann brachten wir sie nicht mit der Psychose in Verbindung.

Leider ist man heute bereits z. B. in Österreich (Psychotherapeuten-Gesetz = Anti-Neue-Medizin-Gesetz) dazu übergegangen, die Medizin völlig unsinnigerweise aufzuteilen in „rein psychische Krankheiten" und „rein organische Krankheiten". Die ersteren, zu denen auch die sog. Psychosen gezählt werden, werden ausschließlich von Psychiatern und Psychotherapeuten behandelt, die anderen „rein organischen Krankheiten" eben von den „Organmedizinern" ...

Um nicht eine völlige Sprachverwirrung anzurichten, wollen wir einstweilen bei dem Begriff „Psychosen" bleiben, zumal sie ja auch in der Neuen Medizin, allerdings in anderer Weise, durch die Kombination von zwei oder mehr SBS einen spezifischen Biologischen Sinn aufweisen. Ausnahmen sind die sog. „primäre Depression" und die „primäre Manie" – im Gegensatz zur Depression und Manie in der schizophrenen Konstellation, die wir „sekundäre Depression" oder „sekundäre Manie", z. T. auch manisch-depressive Konstellation nennen, wenn beide Revierbereiche betroffen sind. Denn die primäre Depression und primäre Manie haben ja nur einen Konflikt, dafür entweder Linkshändigkeit oder hormonales Patt.

2.3 Welche Aspekte ändern sich bei dem, was wir bisher Psychiatrie nannten?

1. Psychische Sonderprogramme ohne organische Korrelate gibt es nicht und hat es nie gegeben. Deshalb gibt es ab sofort weder Psychiatrie im bisherigen Sinne noch Psychologie.

2. Wir müssen aufhören, alle vermeintlichen psychischen Störungen, sprich Auffälligkeiten „wegtherapieren" zu wollen, wie immer man sich das vorgestellt haben mochte. Wie wir jetzt wissen ist es so, daß die Biologischen Sonderprogramme natürlich auch auf psychischer Ebene jeweils einen zugehörigen Biologischen Sinn implizieren. Dies wußte man bisher nicht!

3. Ein ganz neuer, bisher völlig unbekannter Gesichtspunkt ist der, daß die verschiedenen Konstellationen der betroffenen Hirn-Relais eine bestimmte gemeinsame oder vergleichbare psychische (und natürlich auch organische) Symptomatik haben, die ich im nachfolgenden differenzieren werde. Wie ich an einem besonderen Fall zeigen werde, gibt es natürlich auch Kombinationen von mehr als zwei aktiven Konflikten auf verschiedenen Hirnhemisphären. Und auch solche multiplen Konstellationen sind wiederum miteinander vergleichbar, haben also etwas Gemeinsames. Eine nur scheinbare Ausnahme davon machen die durch die Konstellation hervorgerufenen psychischen (natürlich auch organischen) „Quantensprünge", bei denen wir scheinbar eine ganz neue Symptomatik sehen, die scheinbar mit den beiden ursprünglichen Konflikten gar nichts mehr zu tun hat.

4. Auch die Konstellationen, auch die multiplen, haben selbstredend ihren jeweiligen Biologischen Sinn. Eine nachprüfbare Tatsache, die selbst mir altem Hasen zunächst unglaublich erschien, vielleicht, weil ich selbst in der sog. Psychiatrie gearbeitet habe, wo wir uns klug fühlten, wenn wir mit psychiatrischen Symptomen und Ausdrücken um uns warfen und unseren Patienten damit vorgaukelten, wir wüßten etwas über sie.

5. Nur der Vollständigkeit halber sei noch erwähnt, daß wir möglicherweise noch mit weiteren Arten von Konstellationen rechnen müssen, z. B. der

- fronto-occipitalen Konstellation der gleichen Hemisphäre und der

- cranio-caudalen (oben/unten) Konstellation der gleichen Hemisphäre.

Selbstverständlich können diese Konstellationen wiederum mit transversalen[4] Konstellationen verschiedener Hemisphären kombiniert sein.

6. Kombinationen zwischen Stammhirn-, Kleinhirn- und/oder Großhirnhemisphären-Konstellationen samt fronto-occipitaler und cranio-caudaler Konstellationen.

Solche Kombinationen dürfen wohl in vielen, wenn nicht sogar in den meisten Fällen, bei den in unseren psychiatrischen Anstalten hospitalisierten Patients vorliegen.

7. Erweiterung des Biologischen Sinns bei Konstellationen:

Die Frage der Erweiterung des Biologischen Sinns des einzelnen Biologischen Sonderprogramms in der Kombination zweier oder mehrerer verschieden-hemisphärischer (oder fronto-occipitaler oder cranio-caudaler) Kombinationen, bzw. Konstellationen, wird für alle, die sich mit der Neuen Medizin intensiver beschäftigen wollen, eine in jedem einzelnen Fall entscheidende Frage. Und natürlich kann der Biologische Sinn, wie schon erwähnt, nicht nur im Psychischen gesucht werden, genauso wenig, wie er nur im Organischen gesucht werden könnte. Ich will sagen: Zu dem psychischen „Quantensprung", nämlich der Veränderung des Konfliktinhalts, bzw. der Erweiterung des Konfliktinhalts durch Kombination zweier oder mehrerer Konfliktinhalte, gehört auch der entsprechende organische „Quantensprung", von dem wir bisher nur wissen, daß die Konfliktmasse in ihrer Auswirkung auch auf die organische Ebene sehr gering ist. Es gilt nun herauszufinden, in welcher Hinsicht sich nicht nur der jeweilige Biologische Sinn der beiden aktiven Konflikte auf organischer Ebene durch die Kombination verändern könnte, sondern auch, ob der Biologische Sinn auf organischer Ebene eventuell auch einen „Quantensprung", also einen organischen „Quantensprung" machen kann oder sogar zwangsläufig machen muß.

Das Gleiche müssen wir natürlich auch auf der Gehirnebene fordern. Da können wir diese Kombinationen zwar leicht mit unseren CT-Aufnahmen fotografieren, aber über die elektromagnetischen Vorgänge – falls es solche sind – bzw. deren Kombinationen können wir alle einstweilen nur Spekulationen anstellen. Aber diese Kenntnisse sind im Moment klinisch nicht erforderlich. Da wir ja ein überdeterminiertes System vor uns haben, können wir auch ohne diese speziellen Detailkenntnisse auf einer Ebene auskommen.

---

4 transversal = quer zur Längsachse (verlaufend)

2.4 Der Biologische Sinn von Kombinationen bzw. Konstellationen Biologischer Konflikte auf organischer Ebene

Dieser Punkt erscheint vermutlich jedem Leser zunächst einmal etwas abwegig. Daß eine psychische Kombination mehrerer Konflikte verschiedener Hemisphären oder (beim Stammhirn und Kleinhirn) verschiedener Hirnseiten noch einen Biologischen Sinn ergeben kann, ist gerade noch vorstellbar. Aber daß das auch bei den organischen Sonderprogrammen so sein soll, kann man sich zunächst schlecht vorstellen.

Aber wenn wir richtig überlegen, werden wir zu dem Schluß kommen, daß auch nichts dagegen spricht, daß die Kombination, die wir hier Konstellation nennen, in gleicher Weise einen veränderten, spezifischen Biologischen Sinn haben könnte, oder sogar haben müßte, wie sie es auf psychischer Ebene auch hat.

Denn das 1. Biologische Naturgesetz besagt, daß alle Vorgänge nach dem DHS auf allen 3 Ebenen analog verlaufen, warum also nicht auch die Kombinationen oder Konstellationen dieser Verläufe? Sicher, ich hatte am Anfang (1. Auflage des Buches) auch noch geglaubt, im Falle von 2 verschieden-hemisphärischen corticalen Biologischen Konflikten würde der Computer Gehirn quasi auf „Error" schalten und das betroffene Individuum „aus der Konkurrenz ausscheiden". Das stimmt zwar noch bedingt, nämlich daß das Individuum aus der speziellen, z. B. das Revier betreffenden Konkurrenz ausscheidet, dafür aber den Vorteil hat, daß kaum Konfliktmasse aufgebaut wird. Aber ein „Error" war es keineswegs, sondern selbst die Konstellation des Verrücktseins, so glaube ich heute, hat ihren Biologischen Sinn. Und vieles spricht eben dafür, daß nicht nur auf psychischer Ebene die Kombination der Konflikte, sprich schizophrene Konstellation, einen ganz neuen spezifischen Biologischen Sinn eben in der speziellen Kombination ausmacht (z. B. „Schwebezustände" bei der prämortalen schizophrenen Konstellation), sondern daß diese spezifische Kombination, wie sie auf psychischer Ebene quasi eine neue Dimension erschließt, so auch auf der organischen Ebene eine solche neue Dimension erschließen könnte – vielleicht sogar müßte! Ich bin mir dessen bewußt, daß es eben schwer fällt, sich eine neue Dimension einer biologischen Sinnhaftigkeit auf organischer Ebene vorzustellen. Aber ich will ein paar Beispiele nennen, die ich z. T. schon früher kannte, aber noch nicht entsprechend bewerten konnte:

2.4.1 Fallbeispiel: Rückkehr des Eisprungs der jungen Rechtshänderin durch postmortale Konstellation

a) das 1. DHS wäre dabei ein sexueller Konflikt, der sofort zur Amenorrhoe (Verlust des Eisprungs) führen würde.

b) nach einem weiteren DHS im (rechten) corticalen Revier-Relais – denn nach dem 1. Konflikt reagiert die Frau ja „männlich", z. B. mit einem Wunsch nach einem weichen Partner oder einer jungen lesbischen Freundin – kehrt die Eisprungfähigkeit zurück. Das Gleichgewicht ist gleichsam wieder hergestellt, genauer gesagt: ein Konflikt-Gleichgewicht. Es kann jetzt, je nach dem welcher Konflikt stärker ist, mal die eine Hirnseite überwiegen, z. B. konfliktiv die männliche rechte Seite, dann ist die Frau relativ etwas weiblicher. Wird aber der weibliche sexuelle Konflikt durch Verstärkung des Konflikts akzentuiert, dann wird die Frau relativ etwas männlicher. Bei dieser Änderung der Geschlechtsbetonung – besonders häufig zu beobachten bei lesbischen Frauen oder homosexuellen Männern – kann die Frau kontinuierlich sowohl Periode als auch Eisprung behalten. Selbstverständlich ist sie jedoch dann psychisch in postmortaler schizophrener, manisch-depressiver Konstellation!

2.4.2 Fallbeispiel: Kombination zweier Flüchtlings-Konflikte beide Nieren betreffend

1. DHS: Flüchtlings-Konflikt auf psychischer Ebene, auf organischer Ebene: Wasserretention mit Sammelrohr-Ca der einen Niere.

2. DHS: Weiterer Flüchtlings-Konflikt bzw. Sich-allein-gelassen-Fühlens-Konflikt auf psychischer Ebene, dadurch schizophrene Stammhirn-Konstellation mit örtlicher Desorientiertheit, was einen besonderen Biologischen Sinn hat.

Organisch: Dramatische Wasserretention, was wir bisher dialysepflichtiges akutes Nierenversagen genannt haben; Nierensammelrohr-Ca auf der zweiten Niere.

Psychisch: Desorientiertheits-Psychose.

2.5 Übersicht der Einteilung der sog. Psychosen

A. Inneres Keimblatt

Stammhirn-schizophrene Konstellation

1. Einführende rechte Seite des Magen-Darm-Traktes bis Ileum[5] oder Ileo-Coecal-Klappe einschließlich rechte Tubuli[6] und rechte Uterushälfte und Tube; entsprechend der rechten Seite des Stammhirns.

Von den 4 Funktionsqualitäten, die möglich wären –

a) Darmsensorik: Sie tastet den Darm innen chemisch und mechanisch ab,
b) Darmmotorik (= Darmperistaltik),
c) Darmsekretorik[7]: Sie produziert Verdauungssaft,
d) Darmresorption[8]: Sie resorbiert die Nahrung durch die Darmwand in das Pfortadersystem Richtung Leber – werden zwar offenbar alle von der jeweils gleichen Stelle im Stammhirn dirigiert (siehe dazu Schema Stammhirn-Schnitt), aber sie sind offenbar auch nicht immer alle vorhanden. Z. B. scheinen Tränendrüsen, Ohrspeicheldrüsen und Unterzungenspeicheldrüsen nur sekretorische Funktionsqualitäten zu haben.

Andererseits scheinen sich z. B. die sekretorische und die resorptive Funktionsqualität durchaus nicht gegenseitig auszuschließen. Es kann also an der gleichen Stelle einmal ein flächiges Karzinom wachsen, wenn ein Brocken (z. B. Gemälde) nicht resorbiert werden kann. Das andere Mal ist an der Stelle ein Brocken, der zu groß ist, um den Darmteil passieren zu können. Dann wird proximal[9] davon ein blumenkohlartiges Karzinom vom sekretorischen Typ gebildet, das die Aufgabe hat, möglichst viel Verdauungssekret zu produzieren, damit der Brocken abgedaut wird und durchrutschen kann. In beiden Fällen, besonders im letzteren, können auch die sensorische und die motorische Funktionsqualität mitbeteiligt sein. Aber wir müssen damit rechnen, daß es auch genügend Fälle gibt, in denen nur eine einzige Funktionsqualität betroffen ist. Wenn also auf der einen Seite mit nur einer Funktionsqualität ein DHS eingeschlagen hat, dann braucht nur auf der anderen Seite des Stammhirns ein weiteres DHS mit einer Funktionsqualität einzuschlagen: Dann haben wir die schizophrene Stammhirn-Konstellation.

---

5 Ileum = Krummdarm, an das Jejunum anschließender Teil des Dünndarms

6 Tubulus = Röhrchen

7 Sekretion = Absonderung von Flüssigkeiten

8 Resorption = Aufnahme von Stoffen über die Haut oder Schleimhaut

9 proximal = mundwärts

Es scheint nicht sehr häufig vorzukommen, daß ein rein sensorisches oder rein motorisches DHS im Stammhirn einschlägt. Sonst hätte ich viel häufiger „überzählige HHe" finden müssen. Aber: einerseits werden viele Tumoren – besonders flächenhafte vom resorptiven Typ und ganz besonders, wenn sie bei Vorhandensein von Mykobakterien tuberkulös abgebaut werden können –, nie entdeckt. Andererseits gibt es noch gar keine diagnostischen Bewertungsmaßstäbe, mit denen wir ein sensorisches DHS im Darmtrakt qualifizieren können, außer im Hirn-CT. Vielleicht können wir es bald. Denn ich glaube, daß der sog. Brechdurchfall bei Einnahme eines vergifteten oder verdorbenen Brockens, ein Umdrehen der Peristaltik im aufnehmenden Darmteil bewirkt und eine Verstärkung der Peristaltik im ausführenden Teil. „Zentrum" wäre dann entweder die Mitte des Quercolons[10] oder die Ileo-Coecal-Klappe (= Einmündung des Dünndarms in den Dickdarm).

2. Ausführende linke Seite des Magen-Darm-Traktes, gesteuert von der linken Seite des Stammhirns. Auch hier gilt entsprechend das oben unter „1." Angeführte.

Das psychisch typische Symptom bei der schizophrenen Stammhirn-Konstellation ist stets die Konsterniertheit.

B. Kleinhirn-schizophrene Konstellation: Sozialer Einbruch: Konflikt mit/um Mutter oder Kind *und* Partner.

C. Schizophrene Großhirnmarklager-Konstellation („Luxus-Gruppe").

D. Schizophrene Großhirnrinden-Konstellation.

E. Fronto-occipitale Konstellation oder Kombination.

F. Cranio-caudale Großhirnrinden-Konstellation oder -Kombination.

G. Kombinationen von SBS verschiedener Hirnteil-SBS (z. B. Stammhirn/Großhirn-Cortex).

H. Kombination oder Konstellation von mehr als 2 SBS.

I. Zwischenphase beim Springen der Konflikte („dort schon und dort auch noch"). Es ist so, als wenn kurzzeitig zwei spiegelbildliche SBS vorhanden wären.

---

10 Colon = Grimmdarm, Hauptanteil des Dickdarms

2.5.1 Die Einteilung der sogenannten Psychosen im Einzelnen

Unter der Voraussetzung, daß wir uns bewußt sind, daß es die Psychosen in der bisher geglaubten Art und Weise als eine „rein psychische Erkrankung" nicht gibt, sondern alle vermeintlichen Erkrankungen Symptome teils von Sinnvollen Biologischen Sonderprogrammen oder Kombinationen solcher SBS sind, die wir jetzt „Konstellationen" nennen, können wir folgende Einteilung treffen:

A: Solitäre Sinnvolle Biologische Sonderprogramme bei Linkshändern:

1. Primäre Depression:

   a) bei linkshändiger geschlechtsreifer Frau (außerhalb von Schwangerschaft und Stillzeit und ohne Anti-Baby-Pille,

   b) bei linkshändigem Mann im Klimax virile

2. Primäre Manie:

   a) bei linkshändigem Mann,

   b) bei linkshändiger Frau in der Menopause

3. Primäre Depression und primäre Manie beim „hormonalen Patt".

Von „primärer Depression" und „primärer Manie" sprechen wir deshalb, weil schon mit dem 1. SBS die Depression oder die Manie entsteht und auch ihren Biologischen Sinn hat.

Alle anderen „psychischen Auffälligkeiten" waren, bzw. sind stets, *Kombinationen* Sinnvoller Biologischer Sonderprogramme, stets in einer jeweils besonderen Kombination, wobei wir die transversalen Kombinationen rechter und linker entsprechender Hirnteile (Stammhirn, Kleinhirn, Großhirnmarklager und Großhirnrinde) **schizophrene Konstellationen** nennen.

Daneben haben wir die fronto-occipitale Konstellation (von vorne nach hinten) und die cranio-caudale Konstellation (oberer und unterer Teil des gleichen Hirnteils), und die Kombination oder Konstellation von SBS verschiedener Hirnteile mit allen Variationen (transversal, cranio-caudal usw.), und die Kombination oder Konstellation von mehr als 2 SBS mit sog. „Mehrfach-Konstellationen".

Merke:
Immer hat auch die Kombination mehrerer SBS einen Biologischen Sinn, quasi einen kombinatorischen Biologischen Sinn.

Die Einteilung der Psychosen ist ganz einfach: Sie erfolgt nach den 3 embryologischen Keimblättern. Beim „großen Einmalseins" der Psychosen werden wir sehen, daß natürlich jedes SBS z. B. des Stammhirns mit einem weiteren SBS des

Stammhirns z. B. auf der Gegenseite zu einer schizophrenen Stammhirn-Konstellation, aber natürlich auch mit jedem SBS des Kleinhirns oder des Großhirns kombiniert sein kann, und umgekehrt. Aber wir wollen mit dem „kleinen Einmaleins" anfangen: Das „ganz kleine Einmaleins" sind dann die „primären Depressionen" und „primären Manien", die ja nur ein SBS darstellen.

2.5.2 Die primären Depressionen und primären Manien (Sondergruppe)

Die primären Depressionen und Manien bilden deshalb eine besondere Gruppe, weil sie ja nur ein SBS haben, das allerdings unter speziellen Bedingungen, entweder durch Linkshändigkeit oder hormonales Patt entstanden ist. Dabei ist die Linkshändigkeit eine konstante Größe, die Hormonlage dagegen kann wechseln, (z. B. Anti-Baby-Pille, Schwangerschaft, Stillzeit, Ovarial-Zyste etc.). Entsprechend kann auch die Symptomatik von Depression zu Manie wechseln. Dieser quasi „unechte" manisch-depressive Wechsel, (im Gegensatz zur manisch-depressiven schizophrenen Konstellation, schulmedizinisch auch als „manisch-depressives Irresein" bezeichnet), hat immer nur einen Konflikt, der aber, je nach Hormonlage und Konfliktinhalt, jeweils ein verschiedenes SBS bewirken kann, immer nur eins! Wir sprechen dann von einem die Hirnseite wechselnden oder *springenden Konflikt"*.

Ein kleines Beispiel: Eine 50-jährige postklimakterische Patientin erlitt einen Revier-Konflikt (reagierte also männlich), weil ihr Partner sie verlassen hatte, d. h. ihr aus dem Revier gelaufen war. Da sie noch viele weibliche Hormone hatte, die männlichen nur gerade erst überwogen, war sie im sog. „hormonalen Patt" gewesen. Folgerichtig stellten sich jetzt bei ihr unmittelbar nach dem DHS eine Depression und Angina pectoris als Zeichen des Revier-Konfliktes im „hormonalen (Fast)-Patt" ein. Wir nannten das eine „Involutions-Psychose" oder „Involutions-Depression".

Nun weiß man schon seit langem, daß eben diese Involutions-Depression etwas mit Hormonen zu tun zu haben schien und oft auf Östrogene gut „ansprechen". Da man aber über die Ursache nichts wußte, wußte man auch nicht, daß mit Östrogenen zwar das Symptom Depression verschwindet, aber die Patientin – sofern der Konflikt faktisch nicht gelöst ist – nunmehr den Konflikt nur anders empfindet, nämlich als sexuellen Konflikt, („er verließ mich wegen einer anderen"). Der Konflikt hat sich also durch die Hormongabe inhaltlich geändert, springt jetzt von der rechten auf die linke Großhirnrindenseite über und verursacht statt Koronar-Ulcera mit Angina pectoris und Depression, nunmehr Koronarvenen-Ulcera und

Gebärmutterhals-Ulcera und, da quasi immer noch hormonales Patt besteht, eine *Manie*!

Wenn solche Patientinnen Pech haben, und die oben erwähnte hatte Pech, dann kann schon nach relativ kurzer Zeit der Gynäkologe ein Gebärmutterhals- oder -mund-Karzinom (Ulcus-Ca) feststellen. Hätte die gleiche Patientin ihren Revier-Konflikt im hormonalen Patt mit Depressionen und Angina pectoris wegen eines Streits mit der Nachbarin gehabt, dann hätten Östrogene fabelhaft und vollständig geholfen, weil ja ein solcher Konflikt inhaltlich niemals zu einem sexuellen Konflikt hätte werden können. Durch die Östrogene wäre diese schon männliche Frau wieder zu einer weiblichen Frau geworden und hätte damit den Revier-Konflikt nicht weiter empfinden und bedienen können. Der wäre für sie dann einfach kein Thema mehr gewesen.

Vergleichbare Fälle gibt es zuhauf bei Schwangerschaft oder Anti-Baby-Pille (hier in umgekehrter Reihenfolge). Schon der sog. Monatszyklus, den es ja in der Natur so nicht gibt (mehr Schwangerschaften, längere Stillzeiten), ist ja nicht homogen. Es wechseln mehr weibliche mit mehr männlichen Abschnitten. Das, was wir bei flüchtigem Hinsehen als Konstanz ansehen oder ansahen, ist so konstant nicht, sondern vielmehr ein dauerndes Auf und Ab.

Ihr seht, liebe Leser, wie einfach die Dinge vom Prinzip her sind, aber wie kompliziert es in der Praxis werden kann. Es ist daher immer ratsam, einen erfahrenen „Iatros" (griech. = Arzt) der Neuen Medizin zu Rate zu ziehen, wie man in manchen Dingen etwa einen Elektromeister zu Rate ziehen muß. Denn: Hätte im obigen glücklich geendeten Fall der sexuelle Konflikt (nach dem Springen) 8 bis 9 Monate gedauert, dann wäre selbst nach einer erfolgten Lösung die obligatorische Lungenembolie auf dem Höhepunkt der pcl-Phase (Rechtsherz-Infarkt nach Koronarvenen-Ulcera-Ca) tödlich verlaufen. Eine Elektroanlage kann man immer wieder nochmals reparieren, notfalls die gesamte Anlage herausreißen und durch eine neue ersetzen. Bei Mensch und Tier aber kann man einen Verlauf nicht mehr zurückdrehen.

2.5.2.1 Fallbeispiel: Depression mit 3 Rezidiven bei linkshändigem Mädchen wegen sexuellem Konflikt und/oder sexuellem Markierungs-Konflikt

Ich möchte Euch, liebe Leser, über eine Serie von 4 depressiven Phasen eines jungen Mädchens berichten, die typisch sind vom Verlauf her, von denen aber mit Sicherheit niemand je herausgefunden hätte, warum dieses Mädchen Depressionen bekommt, wenn wir nicht jetzt endlich das System herausgefunden hätten.

Depressionen bekommt man beim hormonalen Patt, also entweder bei der jugendlichen oder der postklimakterischen Amenorrhoe, also bei Maskulinisierung der Frauen oder Feminisierung der Männer – oder beim sexuellen Konflikt oder sexuellen Markierungs-Konflikt *linkshändiger* Frauen femininer Prägung. Um solch einen Fall handelt es sich im nachfolgenden Beispiel. Der Fall ist deshalb so atemberaubend, weil er ziemlich genau datierbar, in allen drei Ebenen (Psyche - Gehirn - Organ) einigermaßen komplett ist und weil die Patientin – nur für sich selbst – eine Art gemaltes Tagebuch ihrer Stimmungen geführt hat. Ich bin davon überzeugt, der Fall wird in Kürze zur medizinischen „Weltliteratur" gehören.

1. DHS: sexueller Konflikt bei Linkshändigkeit im rechten Temporallappen:

Im Oktober '83 kam das 20-jährige unerfahrene Mädchen aus wohlbehütetem Elternhaus erstmals an eine auswärtige Universitätsstadt zum Studium. Sie hatte, wie die meisten Studenten zu Anfang, zunächst Mühe, ein Zimmer zu finden, fand dann eine etwas primitive Studentenbude etwa 3 km von der Uni mitten im Wald. Sie fand nichts dabei, denn sie war ja gesund und sportlich und mit dem Fahrrad war das kein Problem. Sie war auch dankbar für den Tip von Kommilitonen, daß man sich in der Küche der evang. Studentengemeinde selbst sein Abendessen bereiten könne und machte gerne davon Gebrauch. Aber schon nach wenigen Tagen geschah das Unglück: Ein typischer Spanner von der benachbarten psychiatrischen Klinik, angeblich Pfleger, schlich sich in das Haus der evang. Studenten-gemeinde und lauerte ihr auf, wartete den Zeitpunkt ab, bis sie alleine war und machte sich dann auf die kumpelhafte plump vertrauliche Masche an sie heran. „Na, hast du einen Freund oder machst du es dir selbst? Na, wir können es ja mal probieren." Und schon war er über sie her, umschlang sie, biß sie in den Hals und versuchte sie auszuziehen. Das Mädchen war zuerst wie vom Donner gerührt, faßte sich dann aber, ließ alles stehen und liegen und flüchtete nach draußen, um auf ihrem Fahrrad zu entkommen. Der Spanner rannte aber hinter ihr her, hielt ihr Fahrrad fest und „begleitete" sie durch den dunklen Wald, fortlaufend nach ihren Brüsten grapschend und jedesmal ihre Flucht per Fahrrad vereitelnd, indem er das Fahrrad festhielt. Sie hatte Angst zu schreien, weil der Typ so irre aussah, einen langen flatternden Mantel hatte und wie von Sinnen schien. Als sie schließlich mit knapper Mühe und Not ihre Studentenbude erreichte, brachte sie es sogar noch fertig, geistesgegenwärtig die Tür zuzuschlagen, bevor er nachdringen konnte. Er stand noch eine Stunde lang vor der Tür und trommelte dagegen. Das Mädchen hatte panische Angst, die Tür könnte nachgeben. Sie sah im Spiegel, daß sie kreideweiß war und am ganzen Körper zitterte. Nach etwa 2 Stunden machte er sich davon, kam aber in den nächsten Nächten noch mehrmals wieder und immer kam das Mädchen in neue Panik. Von Stunde an (Anfang November '83) hatte sie eine Depression nach diesem sexuellen DHS-Konfliktschockerlebnis. Von Stund an hatte sie auch Blasen-Spasmen. Für beides hatte sie keine Erklärung. Sie hätte sich eigentlich sehr einen liebevollen Freund gewünscht, nur nicht einen solchen.

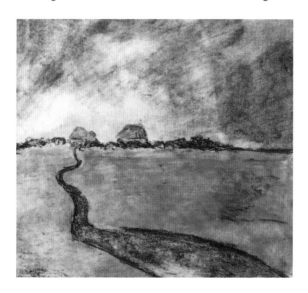

Dieses Bild entstand 1979. Das junge Mädchen, das dieses „Heidebild auf Sylt" (z. Zt. der Heideblüte) gemalt hat, war damals 16 Jahre alt. Die Welt war noch heil. Das ganze Bild strömt Kraft und Optimismus aus. Das junge Mädchen sieht seinen Weg vor sich durch blühende Heide. Das Bild entstand am Roten Kliff in Kampen. Der Weg führt zu kuscheligen Reetdachhäusern. Und selbst der Himmel spiegelt das Rot der blühenden Heide wider. Ein junges Mädchen, das solch ein Bild malt, dessen Welt ist in Ordnung.

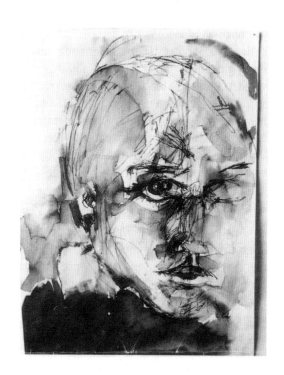

Selbstbildnis mit „3. Auge",
Dezember 1983.

Zu obigem Bild erübrigt sich fast jeder Kommentar. Die Patientin war 20 Jahre geworden, als sie dieses ergreifende Bild von sich selbst malte. Die Patientin malt sich selbst „zerstört". Das rechte Auge blickt starr und ausdruckslos, das linke Auge ist geschlossen. Dafür hat die Patientin „ein 3. Auge" auf der Stirn, durch das sie, wie sie sich erinnerte, die Welt grau in grau und hoffnungslos sieht. Das Selbstbildnis, mitten in der Psychose einer tiefen Depression gemalt, ist von so erschütternder Ausdruckskraft, wie es kaum intensiver ausdrückbar ist. Sie hatte das Bild von sich in dieser gänzlich introvertierten psychotischen Phase „nur für sich allein" gemalt. Nur durch einen glücklichen Umstand habe ich einen Großteil der Bilder nach langem Suchen bekommen können. Sie waren ja nur für sie selbst gemalt gewesen, als ihr eigenes Ventil, wie sie sagt, um sich dadurch ein bißchen zu erleichtern.

Kunst ist die Kunst, Gedanken, Gefühle, Stimmungen oder Empfindungen so auszudrücken, daß sie nachempfunden werden können, und wenn es nur von dem Maler oder der Malerin selbst ist. Ein Bild, das gemalt ist, nicht, um Wirkung auf andere Menschen zu erzielen, sondern quasi als „Tagebuch des Malers und nur für ihn selbst", hat einen ganz besonderen Reiz wegen seiner unverdorbenen Ursprünglichkeit.

Ich bilde mir nicht ein, ein „Kunstkenner" oder -beurteiler zu sein, aber mich als schlichten Betrachter fasziniert immer eine Sache bei einem Bild: das ist die, wenn ich weiß, daß, wie in diesem Fall die Künstlerin, der alle technischen Befähigungen zu Gebote stehen, Bilder nach Belieben realistisch und treffend zu malen, wenn ein solcher Künstler dann absichtlich (und sogar nur für sich selbst) darauf verzichtet, diese Fähigkeiten einzusetzen, sondern statt dessen sich selbst etwas so Wichtiges zu sagen hat, daß er dafür ausdrucksstärkere Hilfsmittel in Anspruch nehmen muß, dann kann ich an einem solchen Bild nicht vorbeigehen ohne zu fragen, was denn gemeint und wer gemeint ist. Das maskenhaft Starre, das die Psychiater stets bei echten Depressionen beobachten, entspricht der konfliktaktiven sympathicotonen Phase. Das DHS erlitt die Patientin Anfang November '83, Conflictolyse erfolgte Weihnachten '83.

Ein Jungmädchentraum brach in ihr zusammen. Jeden Morgen und jeden Abend mußte sie an dem evang. Studentengemeindehaus vorbei, das genau gegenüber ihrem Seminar lag. Immer hatte sie Angst, den unheimlichen Irren zu treffen. Erst als sie Weihnachten nach Hause fuhr, kam sie auf andere Gedanken und die Spannung fiel von ihr ab. Von Anfang November bis Weihnachten '83 dauerte die konfliktaktive Phase der Depression oder kurz die 1. oder gespannte Phase der Depression. Als das Mädchen im Jänner '84 wieder zur Uni kam, war der Konflikt abgeklungen, aber inkomplett gelöst. Mehrere Male noch sah sie den irren Spanner-Typ wieder und ergriff jedesmal in panischer Angst die Flucht. Erst als sie Ende März '84 in eine andere Studentenbude umzog, wo sie eine freundliche Nachbarin hatte, fühlte sie sich sicher und die Depression klang aus ihrer halbgelösten Phase endgültig ab.

Conflictolyse:

Schon wenige Tage vor ihrem Auszug, als „alles klar" war, begann sie eine furchtbare Müdigkeit zu überfallen, die sie sich nicht erklären konnte. Sie war tagelang so müde, daß sie ihr Zimmer nicht verlassen konnte, machte dann mit aller Anstrengung den Umzug und war anschließend weiter „müde zum Umfallen". In dieser Phase, die etwa 2 Monate dauerte und wellenförmig verlief, war die Patientin „gelöst depressiv".

Das bedeutet: Nach jeder Conflictolyse ist ein Mensch schlapp und müde, antriebslos. Trotzdem fühlen sich die meisten dabei sehr wohl. Hat aber ein Patient eine solche vagotone pcl-Phase im Anschluß an eine gespannte (konfliktaktive) Depression, dann wird diese Phase des „Antriebsverlustes" mit zur Depression gerechnet. Am Ende dieser Phase der Heilung, der pcl-Phase, erwacht auch der Antrieb wieder.

Die Patientin war oftmals und über mehrere Wochen am Stück so unendlich müde, daß sie sich nicht mehr auf den Beinen halten konnte. In dieser Zeit war sie „nur" noch „gelöst depressiv". Die „gelöste Depression" ist auch noch eine Depression, aber von einer ganz anderen Qualität. Dafür sind allerdings der Antriebsverlust und die extrem vagotone Müdigkeit und oftmals die cerebralen Symptome so gravierend, daß der Patient diese „Traufe" nicht wesentlich angenehmer empfindet als den Regen der Phase der „gespannten Depression".

Bilder:
Wir haben aus dem „gemalten Tagebuch" der Patientin ein Bild aus der hochakut konfliktaktiven Phase der „gespannten Depression", das „Selbstbildnis mit dem 3. Auge". In diesem Bild kommt die ganze Starrheit und Spannung dieser konfliktaktiven, „gespannten Depressionsphase" treffend zum Ausdruck. Der Patient fühlt sich in einer solchen Depression „wie zu Eis erstarrt". Im Grunde ist aber die Depression der 1. Phase mit allen Krebserkrankungen in der konfliktaktiven Phase ähnlich. Sie alle haben ja eine Art Zwangsdenken, aus dem sie sich nicht lösen können, sie alle sinnieren Tag und Nacht nur noch über und um ihren Konflikt.

Das 2. Bild vom Februar '84 ist in der konflikt-reduzierten Phase zwischen Ende Dezember '83 (Weihnachten zu Hause) und Ende März '84, der endgültigen Conflictolyse durch Auszug aus der Studentenbude, entstanden. Die Stimmung ist noch grau, aber nicht mehr so hoffnungslos. Es sind schon wieder Lichtstrahlen im Bild.

Aus der konfliktaktiven Phase der „gespannten Depression" stammen folgende Verse des Tagebuchs:

November '83: gespannte Depression

> *Begegnung*
> Die Straße ist fast dunkel
> in ihrer greulichen Bläue
> weiße Birken werfen sich
> in mein erschreckendes Auge.
> für die Ferne bemühst du dich
> vergebens – was ist das?
> ein Kind, ein Mann, ein wehender Strauch?
> ich kann es nicht ermessen,
> die Bäume sind zu hoch,
> und er will sich nicht umdrehen
> der Wanderer.

November / Dezember '83: gespannte Depression

Tränen

Im Herbst weinen die Bäume und rauschen
wenn kalte Winde sie durchfahrn
soll ich sie hergeben oder nicht?
du kannst der Tonart ihrer Tränen lauschen.

Aus der pcl-Phase der „gelösten Depression" stammen folgende Verse des Tagebuchs:

9.2.84: gelöste Depression

Meine Seele ist eine Tänzerin,
wenn ich sie nur freilasse,
laufe ich ihr hinterher,
bis ich umfalle,
mit einem langen Schmetterlingsnetz,
um sie wieder einzufangen.

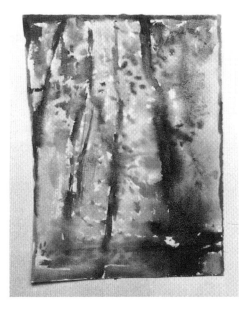

Dieses Bild entstand 2 Monate nach dem Selbstbildnis der Hoffnungslosigkeit und tiefen Depression „mit dem 3. Auge". Die Patientin ist inzwischen in der pcl-Phase, etwa 6 Wochen nach der Konfliktlösung. In dieser Phase hat die Depression, die in leichterem Maße noch besteht, eine ganz andere Qualität. Während das vorige Bild die Merkmale der „gespannten Depression" aufweist, sehen wir hier die „gelöste Depression", d. h. die entkrampfte Depression. Die Patientin ist schlapp und müde – was ja alle Patienten in der pcl-Phase sind –, ihr Antrieb ist noch vermindert, die Stimmung ist auch noch grau-depressiv, aber es gibt doch schon die ersten Lichtstrahlen, wie auf obigem Bild sogar schon erhebliche Aufhellungen erkennbar sind und den Grundgrauton des Bildes durchbrechen. Vor allem, so sagt die Patientin, „habe ich in dieser Zeit schon wieder andere Menschen und Dinge betrachten können, während ich vorher wie in einem Spiegel nur mich selbst gesehen habe, und zwar hoffnungslos".

Aus der konflikt- und pcl-freien Zeit im Spätsommer '84 stammt folgender Vers:

1.10.84 (während der konflikt-freien Zeit):

> *Wacholderbeeren*
>
> Wie pflückt man wohl Wacholderbeeren,
> die kleinen bittren Ritter?
> Mit schneidigen Schwertern wehren sie sich,
> man sagt wohl:
> Bäumchen rüttel dich und schüttel dich,
> wirf Stacheln und Beeren unter dich!

2. DHS: sexueller Konflikt im Januar '85:

Das nächste DHS ereignete sich im Jänner '85, als ein israelischer Student, dem sie in der Univ.-Bibliothek im Dezember '84 drei Minuten lang sachliche Auskünfte über die Universität gegeben hatte, weil er, wie er sagte, auf der Durchreise sei, plötzlich vor ihrer Zimmertür stand – nachts um 23 Uhr. Er hatte allen Nachbarn und der Zimmerwirtin schon erzählt, er sei ihr Freund. Als das Mädchen nachts um 23 Uhr nach Hause zurückkehrte, begrüßte sie die Zimmerwirtin: „Ihr Freund ist gekommen." Der israelische Student verlangte, er wolle bei ihr schlafen. Wieder war das Mädchen wie vom Donner gerührt über diese peinliche Situation. Sie ließ sich aber auf nichts ein und expedierte ihn noch nach Mitternacht in ein Hotel. Am nächsten Morgen flüchtete sie schon um 7 Uhr aus dem Haus und kam erst spät abends wieder, als „die Luft rein war". Wieder dauerte der Konflikt nicht nur einen Tag, denn nun rief der ungebetene Verehrer pausenlos bei den Eltern des Mädchens an. Der Konflikt lag eigentlich wieder darin, daß sie über den Besuch eines sympathischen jungen Mannes in der gebührenden Form durchaus hocherfreut gewesen wäre. Und sie hätte mit einem solchen Freund auch nur allzu gerne geschlafen. Aber daß sie nun ausgerechnet immer solchen Spannern in die Hände fiel, die das auf solch miese Tour versuchten, das schockte sie. Die am Tag des DHS einsetzende Depression dauerte allerdings nur etwa 14 Tage und etwa genauso lange die Heilungsphase.

3. DHS: sexueller Konflikt durch „Fummel-Hauswirt" auf Sylt im April '85:

Im April '85 hat die Patientin wieder eine ganze Salve von DHS samt Rezidiv DHS erlebt oder besser erlitten. Das fing ganz harmlos an: In den Semesterferien wollte die Patientin 2 Wochen Urlaub auf Sylt machen, wohin die Familie schon des öfteren gefahren war. Ein befreundeter Heilpraktiker besorgte ein Quartier. Aber das Quartier hatte einen „Haken". Der alternde Hauswirt „fummelte", und ganz besonders gern bei jungen Mädchen natürlich. So auch hier: Als das Mädchen wegen Regenwetters mal in der Wohnstube saß, wo sich die Gäste aufhielten in solchen Fällen, über ihre Bücher gebeugt und lernend, schlich er im Bademantel ständig um den Tisch herum, der Bademantel ging auch mal ganz „zufällig" auf und er murmelte ständig etwas von „Schätzchen" und „Liebchen". Schließlich verirrte sich bei seinen Kreisläufen seine Hand auch mal von oben über die Schulter des Mädchens an den Busen. Das war für das Mädchen zuviel, und das war wieder genau der allergische Punkt: wieder so ein Spanner, wie gehabt! Sie verbat es sich in aller Form. Sie erzählte es auch dem befreundeten Heilpraktiker, der, gegen seine Zusicherung, die Sache ruhen zu lassen, falls sie nicht wieder vorkäme, sofort danach die Ehefrau des „Fummel-Wirtes" anrief und sagte, ihr Mann solle gefälligst seine dreckigen Finger von dem Mädchen lassen. Jetzt brach die Hölle los. Gegenüberstellungen, Verhöre, Zeugen und immer neue Beschreibungen der „Fummelaktion", Drohungen und Riesenauftritte, so daß das Mädchen nach 5 Tagen fluchtartig die Pension verließ, am ganzen Leibe zitternd, weil sie das täglich neue Kriminalspektakel betreffend ihren wunden Punkt, obgleich sie im Recht war, nicht mehr ertragen konnte.

Wieder setzte schlagartig eine Depression ein, wieder setzten die Blasen-Spasmen ein. Diesmal dauerte die Depression etwa 3 bis 4 Wochen der „gespannten Depression" und etwa die gleiche Zeit der „gelösten Depression". Glücklicherweise vergißt ein junges Mädchen schneller als andere Menschen, wenn es durch das Studium auf andere Gedanken gebracht wird.

27.4.85 (während der konfliktaktiven Zeit der 3. Depression); Sylt:

Ostern

Allein laufe ich
gegen den Wind,
das Stärkste hier von allen.
Die Mulden des Watts
füllen sich ganz nebenbei,
trübe oder bißchen silbrig,
langsam,
wie das fließende Mosaik der Vögel,
das verschwindet,
im fernen Sog des Oben und Unten.
Schafe starr aus Stein
stehen schon immer hier, unbeteiligt,
direkt aus der Erde geschoben.
Ich hebe meine Augen auf:
gleichgültiges Grau und heidnische Flachheit.
Meine Füße umzirkeln zähen Schlamm,
damit ich nicht versinken soll.

Mai '85 (während der konfliktaktiven Zeit); nach der Flucht von Sylt:

Vergänglichkeit

In Zeiten wenn ich
nach innen treibe
und ausgestopfte Tote
in musealen Glaskästen
erstmals in Beziehung
zueinander gebracht werden,
entlaufen Ameisen
den Verbandskästen
und der Boden ist schwarz
wie der Schrei
nach innen, lautlos, trocken,
Dynamit für die Kiemen
unter Wasser.

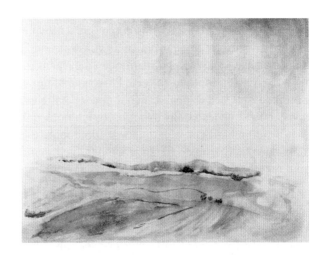

Dieses Bild entstand im Sommer '85.

Die Welt ist wieder ganz in Ordnung seit dem 3. sexuellen Konflikt auf Sylt im April '85, der aber nur etwa 2 Wochen angedauert hatte. Die sanft gewellte Landschaft des Frankenlandes in sanften Pastelltönen gemalt, strahlt Ruhe und Ausgewogenheit aus. Der Himmel ist blau, kurz, die Welt ist wieder in Ordnung, wie sie bei einem jungen Mädchen normalerweise sein sollte.

4. DHS: sexueller Konflikt durch Schweinerei des Freundes ihrer besten Freundin; November '85:

Jeder Kranke, der einmal ein DHS mit längerdauerndem Konflikt durchgemacht hat, hat in der Folgezeit dort seinen schwachen Punkt, seine „Achillesferse", seine verwundbare Stelle. Wo andere Leute mit einem Witz locker darüberweg setzen würden, da fällt der allergisierte Patient sofort wieder in seine alte Narbe.

Diese inzwischen junge Frau hatte sich stets nichts glühender gewünscht als einen „vernünftigen Freund", mit dem sie Kinder bekommen könnte. Und nun immer nur diese komischen Spanner!

Im Oktober '85 war sie mit ihrer Freundin und deren seit vielen Jahren „quasiverheirateten" Freund in eine kleine gemeinsame Wohnung gezogen. Jede Partei hatte ihr Zimmer, Bad und Küche waren gemeinsam. Alles war in bester Harmonie. Eines Tages lud die Freundin sie zu sich nach Hause ein. Sie wäre zu der Zeit weg, Platz sei genug vorhanden. Alles verlief normal. Abends jedoch mußte die Patientin feststellen, daß für sie kein Gästebett gemacht war und der Freund ihrer Freundin sich wie selbstverständlich zu ihr ins Bett legte und plötzlich begann, in ihren Ausschnitt zu fassen. Das durfte ja nicht wahr sein! Die Patientin war völlig außer sich, zitterte am ganzen Leibe vor Wut und Empörung. Sie verbat sich jede Zudringlichkeit und hielt notgedrungen die Nacht „platonisch" aus. Als die Patientin am nächsten Morgen auf eine Entschuldigung wartete, sagte ihr unfreiwilliger Bettgenosse: „Das war ein Angebot und ich halte es aufrecht!" Patientin: „Das hat mir den Rest gegeben. Bis dahin hatte ich noch gehofft, die ganze Sache könnte sich als dummer Scherz entpuppen. Die doppelte Enttäuschung war riesengroß, zum einen, daß er mich für so jemanden hielt, mit dem man das machen könnte, zum andern, daß er meine beste Freundin so hintergangen hatte."

Bild vom November '85 – 2. „Selbstbildnis" der Seele: Von Stunde dieses DHS mit sexuellem Konflikt hatte die Patientin eine tiefe Depression, wie das Bild ausweist, das wenige Tage nach diesem Schockerlebnis entstanden ist. Das Bild drückt eine einzige Trost- und Hoffnungslosigkeit aus. Alles ist schwarz in grau und grau in schwarz. Unter dieser „gespannten Depression" hatte die Patientin wieder ca. zwei Monate zu leiden und weitere zwei Monate unter der „gelösten Depression".

Dezember '85

> Leere
> Die Tage sind lang
> zu lang für die Leere
> sie sind einfach da
> auch ohne mich
> eintönig kommt und geht alles
> mir ist sinnlos.

Jänner '86: gespannte Depression

Disphonie
Träume zunehmend
von der Arktis oder Alaska
mit nicht zu überbietender
Eindeutigkeit aus Schnee und Kälte.

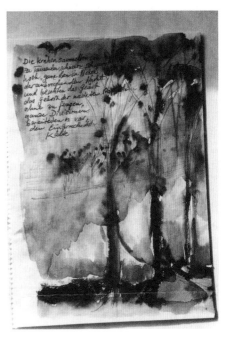

Das Bild wurde unmittelbar nach dem
4. DHS eines erneuten Sexual-Konfliktes
gemalt (siehe Text). Es ist, wie schon
das Selbstbildnis mit dem „3. Auge",
ein Hilfeschrei der Hoffnungslosigkeit,
in die etwas nüchterne med. Sprache
übertragen: hochakute Konfliktaktivität,
Sympathicotonie, gespannte Depression
bei Linkshändigkeit.

Dieses Bild gehört für mich neben dem Selbstbildnis mit dem 3. Auge zum Ausdrucksstärksten an Stimmung, das ich kenne, gerade, weil es keine Tendenz verfolgt, sondern ganz unverfälscht nur die eigene Stimmung widerspiegelt. Die Malerin sagt, es sei wieder quasi ein Selbstbildnis gewesen und sie habe eigentlich nur gemalt, was in ihr war. Und in ihrer Seele war der graue Novemberwald. Sie schrieb oben auf das Bild:

> Die Krähen sammelten sich
> zu Tausenden, schwarz, schwarz hoch, ganz oben im Nebel
> der einbrechenden Nacht
> und besetzten das Geäst
> das Geäst der nackten Pappeln
> ohne zu fragen,
> ganze Divisionen bereiteten es vor,
> den Einbruch der Kälte

5. DHS: sexueller Konflikt durch Heiratsantrag; Dezember '85:

Nur der Vollständigkeit halber soll auch der letzte kleine sexuelle Konflikt erwähnt werden, der in die konfliktaktive Phase des vorangegangenen Konfliktes fällt, aber nur wenige Tage andauerte: Ein unförmig dicker Typ der sog. Feierfreunde, der von allen belächelt wurde und als impotent galt, hatte am Abend vorher auf der Heimfahrt von einer Wanderung vor ihr fortlaufend geile Zoten zum Besten gegeben, eine dreckiger als die andere, die noch ihre besondere Note dadurch bekamen, daß der Erzähler selbst völlig impotent zu sein schien. Denn bei einem vorherigen Saunabesuch im Freundeskreis hatte sich die Patientin davon überzeugt, daß der Verehrer ein Genital eines dreijährigen Kindes (Atrophie[11] der Genitalien) hatte. Alle tuschelten und sprachen vom Eunuchen mit riesigen Fettmassen.

Am nächsten Morgen stand eben dieser in der Tür ihres Studenten-Appartements mit einem Piccolosekt und machte einen förmlichen Heiratsantrag, dramatisch vor ihr niederkniend in theaterreifer Pose, wie im schlimmsten Kitschroman. Das fand die Patientin aber gar nicht witzig, sondern fühlte sich gedemütigt, da ihr ja noch die Zoten vom Abend vorher in den Ohren klangen.

Ihre Reaktion: Wieso muß gerade ich immer an diese Spanner kommen? Die Patientin zitterte nach dem Vorfall am ganzen Leibe, die Sache ging wieder in die alte Kerbe.

Die letzte Conflictolyse (des 4. DHS-Konfliktes) kam etwa Ende Februar / Anfang März '86. Eine dauerhafte Konfliktlösung hat sich eingestellt, seit die Patientin einen festen Freund gefunden hat und seither nicht mehr den Anflug einer Depression gezeigt hat, obwohl sie inzwischen schwere familiäre Schicksalsschläge zu verkraften hatte.

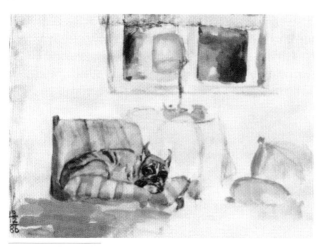

„Wohligkeit",
Dezember '86.

---

11 Atrophie = Gewebeschwund

Ein Jahr nach dem letzten, dem 4. und 5. sexuellen DHS und Konflikt, malt die junge Frau obiges Bild: eine fast Spitzwegsche Idylle. Ein gutmütiger Boxerhund kuschelt sich wohlig in einen Sessel – unter dem Schein einer goldgelben Lampe mit warm strahlendem Licht. Das Ganze strahlt Wohlbehagen und Wohligkeit aus. Man kann sich kaum vorstellen, daß der gleiche Mensch, der dieses Bild der Wohligkeit gemalt hat, auch die beiden „Selbstbildnisse" gemalt haben kann. Die Welt ist hier wieder in Ordnung gekommen, die Konflikte sind gelöst (Dezember '86).

Das Augenfällige an diesem so aufregenden Fall ist, daß hier ein junges Mädchen früher sog. „endogene Depressionen" erlitten und durchlitten hat, für die es nach psychoanalytischen Gesichtspunkten keine Prodromal-Ursachen gibt. Das Mädchen stammt aus behütetem, gutbürgerlichem Elternhaus, machte mit Auszeichnung Abitur ohne Mühe, ist eine begabte Studentin.

Sie hätte bei den gleichen Erlebnissen niemals eine Depression erlitten, wenn sie nicht Linkshänderin wäre ... Die Psychoanalyse läßt sich bei Psychosen nicht anwenden, das wissen allerdings auch alle Psychiater. Wir müssen vielmehr lernen, *biologisch* zu verstehen. Dann sind die Psychosen für uns nicht mehr wie bisher „das Buch mit sieben Siegeln".

Folgende Bilder wurden im April '87 von der jungen Linkshänderin angefertigt, die die vier verschiedenen sexuellen oder auch teilweise sexuellen Markierungs-Konflikte erlitten hatte.

Dieses Bild von der Schädelbasis zeigt ein deutliches sehr erhebliches Oedem der Basis des rechten Temporallappens, korrespondierend zu einem Hör-Konflikt („Das kann doch wohl nicht wahr sein!") und einem Reviermarkierungs-Organ, in diesem Fall zur Blase. Nach jedem dieser sexuellen Konflikt-DHS litt die Patientin während der konfliktaktiven Zeit unter heftigen Blasen-Spasmen. Man sieht die Arteria communicans posterior rechts deutlich in die Mitte verschoben und auf das Zwischenhirn drückend. Die Patientin hatte nach der Lösung der Konfliktserie, indem sie einen festen Freund fand, etwa ein Jahr laufend Kopfschmerzen und ungeheure Müdigkeit.

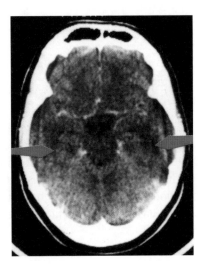

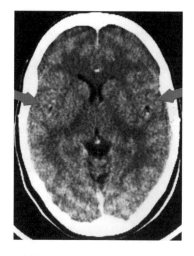

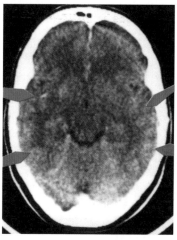

Diese beiden Bilder zeigen die Fortsetzung des Ödems nach cranial. Hier aber erkennt man bei genauem Hinsehen einen Narbenbezirk im frontalen Bereich des rechten Temporallappens, rechts oben eine deutliche Kompression des rechten Vorderhorns von rechts seitwärts (Pfeil). In dieser Gegend treffen wir für gewöhnlich das Korrelat der Bronchialkarzinome. Und wirklich kann sich die Patientin erinnern, daß sie nach der Lösung des ersten Konfliktes von April bis Mai '84 große Müdigkeit mit 2-3 Wochen starkem Husten hatte, bei dem ihr manchmal fast die Luft wegblieb. Sie fühlte sich damals schlapp und matt, konnte sich kaum bewegen. Man sieht, daß man die „Krebs-Sonderprogramme" eigentlich viel leichter nach ihren Konflikten und Hirnlokalisationen benennen kann, wo die zusammengehörigen Symptome fein beisammengelegen sind, statt sie nach den Organen zu benennen, die man (bis jetzt jedenfalls noch) jeweils mühsam zusammensammeln muß.

Wäre diese Patientin keine Linkshänderin, sondern eine Rechtshänderin, dann wäre sie natürlich nicht an einem Koronar-Ulcus-Ca und Bronchial-Ca erkrankt, sondern alle DHS wären dafür in den linken Temporallappen des Gehirns eingeschlagen und hätten, wie das normalerweise ein sexueller Konflikt tut, ein Gebärmutterhals-Karzinom bewirkt und einen Schreckangst-Konflikt mit Kehlkopfschleimhaut-Ca, sowie Blasen-Ca der rechten Seite oder Rektum-Ca (Reviermarkierungs-Konflikt).

Kontrolle der CT-Bilder am 21.4.87

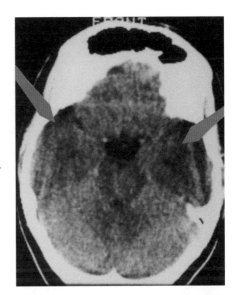

*Auf dem CT, einem Schnitt kurz über
der Schädelbasis, sieht man gut, daß
der rechte Temporallappen zur Mitte
drückt. Er hat auch gegenüber dem
linken Temporallappen noch deutlich vermehrt Oedem, an der dunklen Färbung
zu erkennen. Zu sehen auch einen HH
für einen Hör-Konflikt in pcl-Phase. Die
Patientin hat ihrem Partner-Ohr nicht
getraut.*

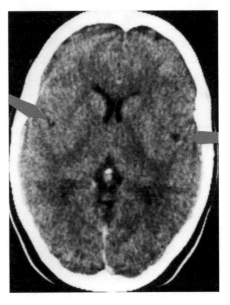

*Auch auf dem rechten Bild ist eine
gegenüber links deutliche Kompression
des rechten Vorderhorns erkennbar. Der
Druck rührt von einem großen raum-
fordernden Hamerschen Herd rechts
fronto-temporo-parietal, den man noch
gut erkennen kann, obgleich er bereits in
Abheilung ist und somit seinen Höhepunkt längst hinter sich hat. Während zu
diesem Prozeß als psychisches Korrelat
der sexuelle Konflikt mit seinen Rezidiven korreliert, korreliert auf Organebene
damit das Bronchial-Ca, das wir im
nachfolgenden Bild sehen.*
(Sexueller Konflikt *nur* bei Linkshänderin
nach rechts.)

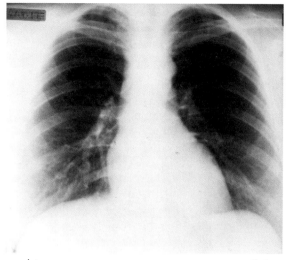

Auf dieser Rö-Aufnahme der Brustorgane würde man auf den ersten Blick nichts Auffälliges sehen. Der Radiologe hat denn auch geschrieben, er halte alles für normal.

rechts   links

Beim genauen Hinsehen aber kann man eine deutliche streifige Zeichnung im rechten Unterfeld erkennen. In geringerem Maße sieht man das gleiche Phänomen auch links. Da die Patientin seit Wochen nur morgendlichen Auswurf hat, den sie früher nie hatte, kann es sich nur um einen abgelaufenen Restzustand handeln. Und da kommt so gut wie nur ein Bronchial-Karzinom in Frage, wenn man den Verlauf kennt. Eine solche Diagnose würde man – im schulmedizinischen Unsystem – auch nur verdachtsweise äußern. Statt dessen würde eine Bronchoskopie gemacht, um die Verdachtsdiagnose zu sichern oder auszuschließen. Nach dem System der Neuen Medizin ist es für den Patienten nichts Erschreckendes, zu erfahren, daß da ein „kleines Bronchial-Ca" glücklicherweise glimpflich, weil relativ kurzdauernd, abgelaufen ist. Diese Patientin hat darüber gelacht und gemeint, das dürfe man ja bei logischer konsequenter Würdigung der Vorgeschichte auch erwartet haben. Ich will gestehen, daß ich ihr die „Vermutungsdiagnose" schon vor der Rö-Aufnahme geäußert hatte.

Genau wie ich der Meinung bin, daß eigentlich jeder Arzt der Welt die Zusammenhänge des Krebs hätte entdecken können, wenn er mal einen einzigen Fall wirklich gründlich untersucht hätte, mich selbst schließe ich für die ersten 20 Jahre meines Arztseins ein. Genauso war es mit den sog. Psychosen. Schon daß nie jemandem die vegetativen Veränderungen zwischen Sympathicotonie und Vagotonie aufgefallen sind, die jeden Krebsfall auszeichnen, wenn der Konflikt gelöst wird. Auch daß man nie wirklich den Patienten selbst gefragt hat, woran er denn eigentlich Tag und Nacht gedacht hat oder noch denkt, statt alle Patienten gleich über den Freudschen Leisten zu ziehen.

Fragt man einen Psychiater, was eine Depression sei, dann stutzt er und befürchtet, man wolle einen bösen Scherz mit ihm machen, so als frage man einen Menschen auf der Straße, was ein Auto ist. Aber dann kommt er doch bald ins Straucheln, denn weiter als mit Stimmungseinbruch, Antriebsverlust und negativ-depressiv gefärbtem Denkzwang kommt er nämlich nicht in seiner Aufzählung. Schon wenn er eine klare Unterscheidung zwischen sog. endogenen Depressionen und reaktiven Depressionen geben soll, muß er passen und fängt dann lieber baldigst von „Mischdepressionen" an zu reden, was eben wieder – wischi-waschi – alles heißt.

Wenn wir uns in Zukunft die Mühe machen und unsere Depressiven retrospektiv verlaufskontrollieren, dann werden wir feststellen, daß die alle nicht nur exakt nach den 5 Biologischen Naturgesetzen der Neuen Medizin verlaufen sind, sondern daß diejenigen, die eine neue sog. depressive Phase erlitten haben, also ein Rezidiv, z. B. nach der Klinikentlassung, daß diese Patienten jeweils, meist zu Hause oder am Arbeitsplatz, genau wieder ins Messer ihrer alten Konfliktnarbe hineingelaufen waren (ohne es zu wissen) und daß sie geradezu zwangsläufig unter diesen Bedingungen ihre nächste Depression erleiden mußten.

Der vorstehende Fall zeigt so klar und logisch Ursache und Verlauf einer Depression, als eine spezielle „Krebserkrankung", eine „Krebserkrankung" unter spezieller Konstellation.

Unerkannt verlief die organische Ebene bei der Depression, nämlich im Normalfall das Koronar-Ca – vom Gehirn ganz zu schweigen –, weil man diese Krankheiten ja bis heute als Herzinfarkt-Geschehen oder Angina pectoris oder als „Herzinsuffizienz" bezeichnet, und sie alle für normale Alterserkrankungen hält.

Fand man mal bei einer Patientin ein Bronchial-Ca oder ein Blasen-Ca, dann „hatte das mit der Depression nichts zu tun".

In unserem Fall mußte man jedoch zuvor wissen, daß eine Linkshänderin bei einem sexuellen Konflikt einen Hamerschen Herd rechts periinsulär erleidet, nicht wie sonst üblich links. Einen solchen Hamerschen Herd erleiden die Rechtshänderinnen aber nur bei einem Revier-Konflikt, den eine rechtshändige Frau wiederum nur bei maskuliner Konstellation, also bei Amenorrhoe oder postklimakterisch, erleiden kann. Denn normalerweise erleiden einen Revier-Konflikt nur Männer. Bei solch einer, rein biologisch determinierten Konstellation wie in unserem Fall, da nach Konflikten im Freudschen Sinne zu suchen, ist ein schlechter Witz.

Ich habe ganz bewußt diesen Fall von Depression so ausführlich geschildert. Ich bin der Meinung, daß man mal einen Fall ganz und gar gründlich verstehen lernen muß, um das Prinzip zu finden. Danach muß man sich zwar laufend selbst nachkontrollieren, aber wenn man erst mal das Prinzip entdeckt hat, versteht man die nächsten Fälle viel leichter. Dieser Fall hatte zudem den Vorteil, daß keine

Ärzte daran waren, die mit irgendwelchen Tranquilizern den Verlauf verunklarten. Weiterhin hat dieser Fall den Vorteil, daß die einzelnen Depressionen wegen der relativen Kürze der Konflikte, mit Ausnahme des kleinen letzten, gut überschaubar hintereinander verlaufen sind und – was sehr wichtig ist – immer einen neuen anderen Konfliktinhalt bei gleichem Konfliktthema hatten.

Die meisten Depressionen sind viel schwieriger aufzugliedern, da es sich meistens um das gleiche Konfliktthema handelt, das in Rezidiven wiederkehrt. Meist sind die Rezidive auch länger und die pcl-Phase überlappt sich dann schon mit der nächsten konfliktaktiven Phase, der „gespannten Depression". Zudem ist die Exploration[12] bei den meisten Patientinnen mit Depression, meist postklimakterische sog. Involutions-Depressionen, oftmals äußerst schwierig. Die sitzen auch meist in irgendwelchen psychiatrischen Hospitälern, werden dort bis zum Geht-nicht-mehr sediert bzw. mit Tranquilizern vollgepumpt, so daß man gar nichts mehr sieht. Hirn-CTs sind bei solchen Erkrankungen ohnehin verpönt, körperliche Untersuchungen gelten als „überflüssig". Die Angehörigen arbeiten oftmals nur sehr ungern mit, „wenn die Oma, die schon entmündigt ist, evtl. wieder geheilt werden soll". Das gibt nur Komplikationen. Und wenn man gar unvorsichtigerweise etwas von Krebs sagen würde, würde es einem entgegenschallen: „Tun Sie ja der Oma keine Angst machen mit Krebs! Das hätte uns gerade noch gefehlt!"

---

12 Exploration = Erkundung, Untersuchung

2.5.2.2 Fallbeispiel: Konflikt einer Hebamme; Linkshänderin

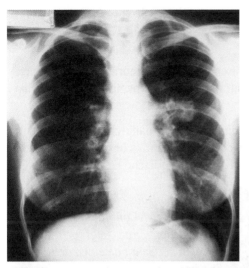
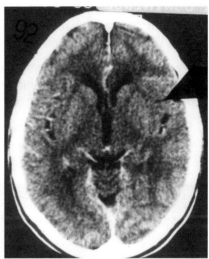

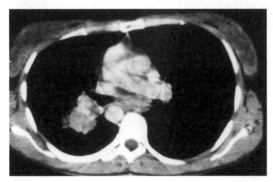

*Auf dem CT-Bild rechts: großer Hamerscher Herd, rechts parietal (Pfeil);
ein kleinerer Herd, weniger deutlich abgrenzbar, findet sich gegenüber links.
Der Hamersche Herd im rechten periinsulären Bereich entspricht dem Bronchial-
Ca im oberen Bereich des linken Lungen-Unterlappens, wie man auf dem Bild der
Lunge links und dem Thorax-CT-Bild unten gut erkennen kann.*

Die Patientin kann natürlich mit 33 Jahren ein Bronchial-Ca mit HH rechts periinsulär nur dadurch erleiden, daß sie Linkshänderin ist. Und sie mußte, um das zu
bekommen, einen (weibl.-) sexuellen und Schreckangst-Konflikt erlitten haben.
Und den hatte sie Ende '84 zum ersten Mal: Sie war Hebamme in einem Krankenhaus, 33 Jahre alt. Es wurde eine Schwangere eingeliefert mit Blutungen. Das
Kind starb, fast wäre auch die Schwangere verblutet. Buchstäblich 1 Minute vor
12 hat man die vaginale Blutung zum Stehen bringen können. Die Hebamme erlitt

ein DHS, einen weibl. Sexual-Konflikt mit einem Schreckangst-Konflikt, der wegen ihrer Linkshändigkeit im rechten Periinsulär-Bereich einschlug. Die Assoziation der blutenden Vagina verursachte den sexuellen Konflikt. Gleichzeitig erlitt sie aber auch einen „Angst-im-Nacken-Konflikt", weil sie von da ab ständig Angst hatte, der Fall könne sich wiederholen.

Die zum sexuellen Konflikt auf organischer Ebene zugehörenden Koronararterien-Ulcera bemerkt man gewöhnlich nur an der Angina pectoris in der konfliktaktiven Phase.

Der ganze Fall ist etwas kompliziert zunächst einmal dadurch, daß die Patientin Linkshänderin ist, zum anderen dadurch, daß sie Zytostatika bekommen hat, bevor sie zu mir kam. Er ist deshalb nur etwas für fortgeschrittene Leser.

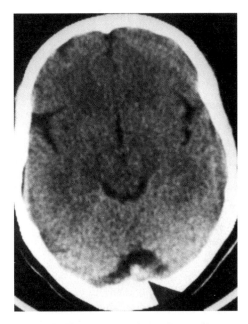

Das CT-Bild, das ein oder zwei Tage nach unserem Conflictolyse-Gespräch angefertigt wurde, zeigt rechts occipital in der Sehrinde einen deutlichen Hamerschen Herd in Lösung begriffen, mit deutlichem perifocalem Oedem. Dazu hatte ein Skotom[13] des linken Auges gehört, den die Patientin zu dem Zeitpunkt noch hatte, der aber danach vollständig zurückgegangen ist. Netzhautstörung ist ja quasi Gehirn. Der Hamersche Herd rechts periinsulär von der vorhergehenden Seite ist gerade erst am Aufgehen wie ein Hefekuchen. Auch der Selbstwerteinbruch, praktisch generalisiert, ist in Lösung, färbt das gesamte Marklager tiefdunkel. Die Patientin kam mit eiskalten Händen in meine Praxis und ging mit heißen Händen.

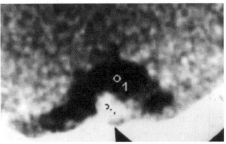

Teilvergrößerung von Bild oben.

---

13 Skotom = blinder Fleck

Der Patientin geht es insgesamt inzwischen gut, sie hat wieder Gewicht zugenommen, hat mich herzlich aus dem Urlaub gegrüßt. Die Ärzte in Frankreich hatten ihr damals noch 2 bis 3 Wochen zu leben gegeben, da es von ihrem Bronchial-Karzinom zu Hämoptoe (Bluthusten) gekommen war. Auch das war zwischenzeitlich verschwunden. Die Atelektase belüftete sich langsam wieder. Aber ich will auch nicht verschweigen, daß die Patientin etwa ein halbes Jahr lang in starker Vagotonie schlapp und müde darniederlag. Und wäre sie nicht selbst Hebamme gewesen und so in der Lage, das System völlig zu verstehen und hätte sie nicht in Frankreich 2 Ärzte gehabt, die das System ebenfalls völlig verstanden haben und ihr helfen konnten, z. B. das Cortison richtig zu dosieren, dann wäre die Patientin, wie vorausgesagt, nach zwei Wochen gestorben.

Nun zu der Besonderheit dieses Falles, warum er unter Psychosen erscheint:

1. Ende 1984 sexuelles DHS mit andauerndem Konflikt, gleichzeitig Angst-im-Nacken-Konflikt. Dauer etwa 4 bis 6 Monate. Im Gehirn HH rechts periinsulär, organisch Koronar-Ulcera und Angina pectoris mit Bronchial-Ca links, Skotom linkes Auge.

   Psychisch: wegen Linkshändigkeit, und somit rechts-periinsulärer HH,

   folgerichtig: *Depression!* (Dadurch, daß Angst-im-Nacken-Konflikt auch rechts occipital: *keine schizophrene Konstellation!*) Dazu aktiver Verlust-Konflikt rechts-cerebral, betrifft linkes Ovar.

2. Anfang August '86 akutes DHS-Rezidiv: Wieder verblutete eine Kreißende um ein Haar. Wieder sexueller Konflikt, Weiterwachsen der Koronar-Ulcera-Ca und des Bronchial-Ca, das bis dahin nicht gefunden war, nunmehr aber im September Bluthusten verursachte, wieder Angst-im-Nacken-Konflikt, Skotom nimmt wieder rasch zu und – *Depression!* Bei der Diagnose- und Prognose-Eröffnung im August '86 erlitt die Patientin einen weiteren Konflikt mit DHS: Krebsangst-Konflikt. 4 Wochen später zeigten sich am Hals bds. die typischen Hals-Krebsangst-Knoten in der bereits eingesetzten pcl-Phase. Außerdem erlitt die Patientin mit großer Wahrscheinlichkeit ein Ovarial-Ca (Teratom) links und eine weitere brutale Trennungsangst mit einem HH praeoccipital interhemisphärisch rechts. Da das Ovarial-Ca-Teratom-Relais im Gehirn nicht kreuzt, also „nach unten ins Stammhirn quasi rechnet", wäre, bis auf die Ausnahme der bds. Frontal-HHs für die Krebsangst-Knoten, „nur" die rechte Hemisphäre betroffen gewesen. Aber die Diskussion wäre rein akademisch, denn die Patientin bekam sofort massivste Zytostatika-Serien.

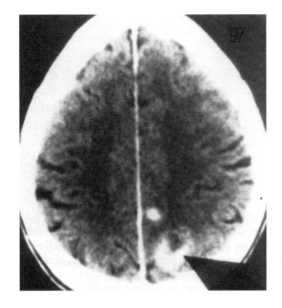

HH für Angst-im-Nacken-Konflikt rechts occipital.

3. Durch die Zytostatika wurde sofort die Produktion der weiblichen Hormone lahmgelegt. Der Konflikt wurde nun in Ermangelung der weiblichen Hormone zum „männlichen Revier-Konflikt" (ohne Punkt-und-Komma-Übergang) und sprang als solcher wegen der Linkshändigkeit natürlich auf die linke Seite der Periinsulär-Region des Gehirns. Der Angst-im-Nacken-Konflikt aber blieb, da hormonunabhängig, weiterhin rechts. Und damit war genau die Konstellation für eine sog. Schizophrene Konstellation gegeben. Und die Patientin war in diesen gut 2 Monaten wahrhaftig psychotisch-schizophren oder paranoid, oder „verrückt". Sie sagte anschließend selbst, sie habe sich wie „idiotisch" gefühlt. Sie machte auch die verrücktesten Sachen, verschleuderte sinnlos Aktien, wofür sie später überhaupt keine Erklärung geben konnte. Sie bekam auch überhaupt nicht richtig mit, was die Ärzte alles mit ihr machten. Die gaben in 2 Monaten 3 massive Serien Chemo (Zytostatika), bestrahlten das Gehirn, die Lunge, sogar die Krebsangst-Knoten am Hals, als sie sie entdeckten Anfang September '86. Als das Blutbild an die Todesgrenze kam und die Patientin nur noch 500 Leukos hatte, schickten sie sie nach Hause und sagten, jetzt sei nichts mehr zu machen, sie sei „austherapiert". 2 Tage später kam sie zu mir. Als die Patientin kurz darauf zurückkam und nun auch noch „Hirnmetastasen" mit heimbrachte, rührte kein Schulmediziner die Patientin mehr an. Das war vorübergehend ihr Glück!

Übrigens: Von Stund der Konfliktlösung an war die Patientin wieder völlig „normal"! Sie brauchte auch ihren ganzen Mut, die Heilungsphase durchzustehen.

Dieses CT der gleichen Patientin zeigt, wie schon ganz kurze Zeit nach der Konfliktlösung das Selbstwertbewußtsein wieder „explodiert" und sich wieder aufbaut, sobald der Patient wieder Hoffnung hat. Der Pfeil links unten zeigt auch das Relaiszentrum des linken Ovars (gekreuzt). Das DHS für die entsprechende Ovarial-Nekrose scheint unmittelbar nach der „Prognose-Eröffnung" im August '86 eine sehr häßliche Bemerkung des Arztes gewesen zu sein, als sie einen Bluthusten bekam und das Bett besudelte, weil man zuerst an eine Tuberkulose dachte. (Siehe auch zu diesem Fall im Kapitel über Tuberkulose).

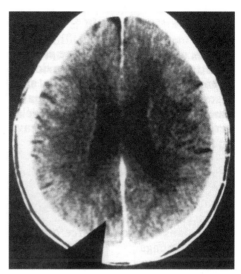

Bei genauem Hinsehen erkennt man im rechten Fronto-parietal-Bereich eine Impression des rechten Seitenventrikels durch das Oedem eines Hamerschen Herdes, den wir auf dem tieferen Schnitt auf der ersten Seite dieses Falles „nur" im Aufquellen sahen. Leider habe ich keine weiteren Hirn-CT-Bilder. Ich weiß, daß keine mehr bewilligt wurden, weil das ja „sinnlos" sei, wie die Radiologen meinten. Nach den klinischen Symptomen hat die Patientin aber trotz massiver Cortison-Gegensteuerung später gewaltige Oedeme gehabt, die inzwischen am Abklingen sind.

Es hätte alles gut werden können. Und trotzdem ist diese Patientin gestorben, iatrogen! Die Ärzte der Schulmedizin wollten oder konnten nicht verstehen, was nach der Neuen Medizin so sinnvoll und logisch ist. Die Patientin kam vollständig in die Lösungsphase ihrer Konflikte und bekam eine Herzbeutel-Tamponade. DHS war die 1. Angina pectoris. Sie mußte zur stationären Aufnahme. Man stellte auch die Herzbeutel-Tamponade fest. Aber man weigerte sich, eine Punktion zu machen, wie der französische Arzt gebeten und ich empfohlen hatte. Man setzte sogar das Cortison ab und gab statt dessen Morphium. Die Patientin starb. Sie hätte nicht sterben dürfen!

Wie Ihr seht, hatte diese Patientin eine sog. „Kreuz-Konstellation", also eine transversale und eine fronto-occipitale Konstellation!

2.5.3 Eintreffen der Revierbereichs-Konflikte bei Linkshändigkeit

Schematischer Schnitt durch das Großhirn

Eintreffen der HH auf der linken Hirnseite beim <u>linkshändigen Mann</u>

Schreckangst-Relais
Bei Linkshänder: Revierangst-Konflikt

Weiblich sexuelles Relais
Bei Linkshänder: Revier-Konflikt

Identitäts-Relais
Bei Linkshänder: Revierärger-Konflikt

Weibliches Reviermarkierungs-Relais
Bei Linkshänder: Reviermarkierungs-Konflikt

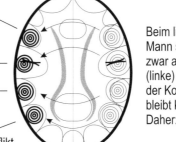

Beim linkshändigen
Mann schlägt der HH
zwar auf die andere
(linke) Seite ein, aber
der Konflikt-Inhalt
bleibt konstant.
Daher: MANIE!

Eintreffen der HH auf der rechten Hirnseite bei <u>linkshändiger Frau</u>

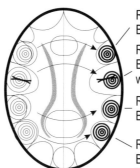

Bei linkshändiger
Frau schlägt der HH
zwar auf die andere
(rechte) Seite ein, aber
der Konflikt-Inhalt
bleibt konstant.
Daher: DEPRESSION!

Revierangst-Relais
Bei Linkshändiger: Schreckangst-Konflikt

Revier-Relais
Bei Linkshändiger:
weiblich sexueller Konflikt

Revierärger-Relais
Bei Linkshändiger: weibl. Identitäts-Konflikt

Reviermarkierungs-Relais
Bei Linkshändiger: weibl.
Reviermarkierungs-Konflikt

Hat ein linkshändiger Greis das Klimax virile hinter sich, ist also weiblich (sog. „Schluff"), dann schlägt der 1. Konflikt rechts-cerebral ein wie bei einer linkshändigen Frau und macht auch Depression!

Umgekehrt: Ist eine linkshändige Frau postklimakterisch, oder nimmt sie die Pille, oder ist sie in der Schwangerschaft oder Stillzeit, dann reagiert sie männlich, also wie ein linkshändiger Mann. Der 1. Konflikt im Revierbereich schlägt dann auf der linken Hirnseite ein.

Setzt die Linkshänderin nun die Pille ab oder nimmt nach dem Klimakterium entsprechend viel Östrogene (oder hat eine Eierstocks-Zyste), oder beendet die

Stillzeit, und hat die Linkshänderin bis dahin – reagierend wie ein (linkshändiger) Mann – auf der linken Hirnseite einen HH erlitten, dann fragt sich, ob der damals männlich empfundene Konflikt jetzt, nachdem die Frau wieder weiblich empfindet, noch aufrechterhalten werden kann.

Beispiel: War der Linkshänderin, so lange sie männlich empfand, ein Softie „aus dem Revier gelaufen", so fällt ein solcher Konflikt normalerweise, wenn sie wieder weiblich empfindet, in sich zusammen, denn einen Softie wollte sie damals (als mann-ähnlich Empfindende), aber nun als weiblich empfindende Frau nicht mehr. War es allerdings ein durchaus männlicher Mann, der ihr damals weggelaufen war, den sie auch jetzt als weiblich empfindende Frau noch begehrt, und zwar mit einem sexuellen Konflikt des Nicht-begattet-Werdens, dann „springt" der HH auf die rechte Hirnseite, wohin er bei der linkshändigen Frau ja gehört. Er ist dann zwar im „männlichen Relais" aber ein „weiblicher Konflikt".

2.6   Die sog. schizophrene Konstellation

Wir kennen drei Teile des Gehirns und entsprechend auch drei verschiedene schizophrene Konstellationen:
1. Stammhirn: schizophrene Stammhirn-Konstellation
2. Kleinhirn: schizophrene Kleinhirn-Konstellation
3. Großhirn: schizophrene Großhirn-Konstellation
    A) schizophrene Großhirnmarklager-Konstellation
    B) schizophrene Großhirnrinden-Konstellation
        a) transversale schizophrene Großhirnrinden-Konstellation
        b) longitudinale[14] oder fronto-occipitale (pseudo-schizophrene) Konstellation

In dieser Weise wird man in Zukunft, von der primären Depression und der primären Manie abgesehen, die Sinnvollen Biologischen Sonderprogramme (SBS) einteilen, deren Symptomatik wir bisher, ohne sie zu verstehen, Psychosen genannt haben. Aus dem bereits Beschriebenen wissen wir nunmehr schon 5 ganz wichtige Fakten:

1. Das, was wir jeweils eine Psychose genannt hatten, besteht aus jeweils 2 oder mehr Biologischen Konflikten mit SBS. Diese wiederum laufen auf allen 3 Ebenen: Psyche, Gehirn und Organ, was wir früher nicht wußten.

2. Die Kombination zweier oder mehrerer Sinnvoller Biologischer Sonderprogramme, die jedes ihren ursprünglichen Biologischen Sinn hatten, ergibt einen neuen Biologischen Sinn mit neuer psychischer Symptomatik.

---

14 longitudinal = in der Längsrichtung

3. Nur bei der schizophrenen Großhirnrinden-Konstellation entsteht keine Konfliktmasse, was ganz entscheidend zum Biologischen Sinn der Konstellation dazugehört.

4. Das Eintreffen der corticalen Hamerschen Herde im Gehirn und damit der SBS-Symptomatik verläuft nach einer ganz bestimmten Ordnung und Regeln, die mit der Händigkeit des Patienten zu tun hat, und z. T. der Hormonlage (siehe unter 5).

5. Eine Änderung der Hormonlage ändert auch die Seitigkeit der Hamerschen Herde bei den *corticalen Revierbereichs-Konflikten* und damit auch den Konfliktinhalt und die Organbezogenheit, somit die gesamte Symptomatik. Dies gilt aber nur für den Revierbereich rechts und links, so wie für das „Zuckerrelais" (für die α- und β-Inselzellen des Pankreas) rechts und links.

Punkt 4 und 5 gilt wohlgemerkt nur für die SBS der corticalen HHe in der Großhirnrinde.

2.6.1 Die schizophrene Stammhirn-Konstellation

Die schizophrene Konstellation scheint fast so alt zu sein wie das Leben selbst. Deshalb kann sie auch keine „Panne" sein, sondern muß einen Biologischen Sinn haben. Und diesen finden wir auch!

Schauen wir uns einen typischen Fall an: Wenn ein Mensch oder Tier plötzlich und unerwartet flüchten muß (mit DHS), in eine andere unbekannte Gegend gerät, dann erleidet er/es gewöhnlich einen sog. Flüchtlings-Konflikt, einen Konflikt, sich mutterseelenallein zu fühlen. Auf organischer Ebene wächst ein sog. Sammelrohr-Krebs, der die Sammelrohre (Tubuli) einer Niere oder eines Teils der Niere abdichtet, so daß weniger Urin aus der Niere abfließt. Es wird Wasser eingespart. Der Urin wird notfalls etwas konzentrierter, so daß aber die harnpflichtigen Substanzen noch ausgeschieden werden können. In der Natur ist Wasser ein viel größeres Problem in einer fremden Umgebung als Nahrung. Gleichzeitig beinhaltet das Programm, falls möglich, Wasser aufzunehmen bei jeder sich bietenden Gelegenheit.

Ursprünglich stammt der Flüchtlings-Konflikt aus der Zeit, als die Lebewesen „aus dem Wasser kamen" und sich langsam an das feste Land anpaßten.

Nun kann es eine zweite Flüchtlings- oder Alleingelassenseins-Situation geben, die die gleiche Niere betreffen kann (einen anderen Teil) oder eben die andere Niere. Wenn die andere Niere betroffen wird und beide Flüchtlings-Konflikte aktiv sind, haben wir eine schizophrene Stammhirn-Konstellation.

Aus empirischen Beobachtungen wissen wir, daß nunmehr nicht nur vom Organismus noch mehr Flüssigkeit eingespart wird oder daß der Kreatinin-Wert auf etwa 9 mg% bis 12 mg% steigen darf, sondern daß der Patient auch psychisch verändert ist: er ist *örtlich desorientiert!* Er erkennt seine Umgebung nicht mehr.

Wir haben das früher als Panne gesehen, als Fehler der Natur. In Wirklichkeit aber ist es eine neue Kombination, eben eine schizophrene Konstellation zweier SBS, die einen besonderen Biologischen Sinn hat.

Wenn ein „Stammhirn-Lebewesen", was noch im Wasser lebte, vor vielen Millionen von Jahren von einer Welle weit an Land geworfen worden war und gleich noch ein zweiter „Mutterseelenallein-Konflikt" dazu kam, z. B. daß alle Kameraden plötzlich weg waren, dann war das Lebewesen örtlich desorientiert und *konsterniert.* Der Biologische „Übersinn" war, daß es durch Weiterkrabbeln mit 80-90% Wahrscheinlichkeit seine Lage nur noch verschlechtern konnte. Dagegen war das Warten auf eine neue Welle bei der nächsten Flut viel sicherer und erfolgversprechender. Was wir als Fehler der Natur ansehen bzw. angesehen hatten, und weswegen wir die Patienten wegen vermeintlicher Niereninsuffizienz und „urämischem[15] Präkoma" und örtlicher Desorientiertheit „an die künstliche Niere" (Dialyse) hängen, das ist im Grunde eine sehr sinnvolle Angelegenheit der klugen Mutter Natur. Ohne die entwicklungsgeschichtlichen Zusammenhänge miteinzubeziehen, konnten wir es auch kaum verstehen.

Die anatomischen und topographischen Fakten der Schulmedizin gelten so auch in der Neuen Medizin. Dazu gehört auch, daß der Ursprungsort, wir sagen „Kern" des N. (= nervus) abducens, im Pons in der Nähe des Relais der Nierentubuli liegt. Wieder müssen wir entwicklungsgeschichtlich zurückgehen, um verstehen zu können. Bleiben wir bei dem Stammhirn-Lebewesen vor vielen Millionen von Jahren, das durch eine große Welle des Meeres an Land gespült war und wie beschrieben durch 2 DHS 2 Flüchtlings-Konflikte erlitten hat. Von da ab ist es *konsterniert* (bestürztfassungslos) und örtlich orientierungslos. Dazu gehört offenbar auch, daß es die Augen nur noch zur Seite drehen soll. Die glatten Muskelanteile des N. abducens, der das Auge zur Seite zieht, sind hypermotorisch. Wir könnten von „Abducens-Kolik" sprechen. Solche Patienten können noch mit ihren quergestreiften Muskelfasern (die von der Großhirnrinde versorgt werden) das Auge nach geradeaus bewegen, aber die Augen gehorchen nicht mehr so ganz, besonders in Ruhe. Zum ersten Mal habe ich das bei meinem Sohn Dirk beobachtet, und zwar auf beiden Seiten.

Wie müssen wir uns das „Urauge" vorstellen? Antwort: Mehr oder weniger als entodermal gesteuerten gelochten Diskus, der ringförmige Muskulatur hatte. Die-

---

15 Urämie = Harnvergiftung

sen nennen wir heute Pupille. Da auch die Pupille ein „Darmabkömmling" ist, und die Pupillenmotorik nichts anderes als eine Art „Darmperistaltik", so müssen wir das Licht als „Lichtbrocken" verstehen, den es zwecks Orientierung zu erhaschen galt. Die Pupille machte Peristaltik, um einerseits möglichst viel von dem „Lichtbrocken" zu fassen zu kriegen (rechtes Urauge), andererseits möglichst viel davon „auszuscheiden" (linkes Urauge, z. B. wenn es zu hell wurde).

Die Großhirn-Innervation ist, wie überall, genau umgekehrt: Der cortical sympathicoton innervierte Musculus dilatator pupillae weitet die Pupille.

Das gleiche Spiel haben wir z. B. im Mund, Speiseröhre, Bronchien etc.: Stammhirn-Innervation = Brocken zu fassen kriegen; Großhirn-Innervation = Brocken ausspucken. Der Nervus abducens zieht also ursprünglich (die glatten Muskelfasern betreffend) den „Darm-Diskus" (= Pupille) in toto zur Seite, d. h. zum Licht, um möglichst viel davon zwecks Orientierung zu bekommen, andererseits auch abzugeben (siehe sog. „Kopfnerven" auf der Tabelle am Ende des Buches).

Beim kombinierten „Supersonderprogramm" mit Konserniertheit und örtlicher Orientierungslosigkeit ist auch der N. abducens hyperperistaltisch aktiv (= Abducens-"Kolik"), allerdings nur die glatte Muskulatur (= „Darmmuskulatur") betreffend. Das Stammhirn-Lebewesen hätte praktisch quasi „Scheuklappen" nach vorne durch Hyperperistaltik des N. abducens (glatte Muskulatur-Anteile).

Mit der Peristaltik des N. abducens geht auch eine Hyperperistaltik des Sphincter pupillae einher (= Darmmuskulatur). Das Gegenteil, nämlich der Tod eines Menschen, äußert sich in Lichtstarre, weiten Pupillen, d. h. einer gelähmten Pupillen-"Peristaltik". Die geweitete Pupille, d. h. die Lähmung der Pupillenmuskulatur gilt als ein Zeichen des Todes („fehlende Pupillenreaktion", d. h. fehlende Pupillen-"Peristaltik"). Auch die Relais für Pupillen-Innervation überlappen sich quasi mit den Relais der Nierensammelrohre, was bedeutet, daß das Urauge sehr eng kombiniert war mit dem Flüchtlings-Konflikt der Nierensammelrohre.

2.6.1.1 Notwendigkeit der Mykobakterien tuberculosis

Kann der Patient einen Flüchtlings-Konflikt oder beide lösen, dann würde in der Natur der Sammelrohr-Krebs, eine Art Darmkrebs, tuberkulös verkäsen und verschwinden. Das nennen wir schulmedizinisch „Nierentuberkulose". Symptome: Nachtschweiß gegen Morgen, Albuminurie, d. h. Eiweiß im Urin, und subfebrile Temperaturen, Müdigkeit, Hunger.

Hätte ich vor zwanzig Jahren gewußt, was ich heute weiß, mein Sohn Dirk hätte vielleicht nicht zu sterben brauchen. Denn er hatte genau diese schizophrene Stammhirn-Konstellation durch doppelten Flüchtlings-Konflikt.

Aber: Die Tbc-Mykobakterien müssen möglichst schon beim DHS vorhanden sein, denn sie vermehren sich, genau wie der stammhirn-gesteuerte Krebs, in der konfliktaktiven Phase (ca-Phase). Sind die Mykobakterien nicht rechtzeitig da, dann verschwindet zwar die Konsterniertheit und die Orientierungslosigkeit, aber der Kreatinin-Wert und die Wassereinlagerung normalisieren sich nicht, wie es nach „erfolgreicher" Tbc der Fall wäre.

Übrigens muß auch das ganze Kapitel Urämie, so nennen wir die Erhöhung des Kreatinin-Wertes, vollständig umgeschrieben werden. Selbst wenn der Kreatinin-Wert bei 12 mg% liegt, scheidet der Organismus immer noch die notwendige Minimalmenge Urin (200 ml) aus, so daß das Kreatinin im Blut nicht mehr wesentlich steigt. Die örtliche Verwirrung und Desorientiertheit haben wir stets als Zeichen einer „urämischen Bewußtseinstrübung" aufgefaßt. Das war blanker Unsinn! Denn die örtliche Orientierungslosigkeit ändert sich durch die Dialyse nicht. Die moderne „Macher-Medizin" will stets „machen" und Geld verdienen. Es werden schon Patienten mit einem Kreatinin von 4 mg%, also nur eine Niere betreffend, dialysiert.

Bis zu einem Kreatinin-Wert von 6 mg% hat der Patient evtl. nur ein SBS. Das Eiweiß, das wir in der tuberkulösen pcl-Phase im Urin finden, rührt von der Wundsekret-Dauerspülung des sich verkäsend abbauenden Krebses der Sammelrohre her. Diese Albuminurie hört von alleine wieder auf, wenn nicht neue Konfliktrezidive und Lösungen die Sache prolongieren. Man sollte immer Kontrollen des Gesamteiweißwertes im Blutserum (normal 6,5-7,3 g%) machen lassen, jedoch keine Panik bekommen, wenn er abfällt. Man kann ihn ja leicht durch eiweißreiche Ernährung oder wenn nötig, auch durch Blutplasma-Infusionen (= Blutserum-Ersatz) wieder auffüllen (z. B. mit Humanalbumin).

An diesem Beispiel habe ich Euch, liebe Leser, versucht zu schildern, wie eng alles notwendiger- und systematischerweise miteinander verquickt ist. Konsterniertheit oder örtliche Orientierungslosigkeit gilt als „psychotisches Symptom", wäre also ein „psychiatrisches Problem". Nierenkrebs würde als onkologisches Problem gelten. Abducens-Lähmung oder Hyperperistaltik, oder weit oder eng gestellte Pupillen, wären etwas für den Neurologen. Tbc wäre etwas für den Internisten oder Urologen, sog. Niereninsuffizienz und/oder Albuminurie etwas für den Nephrologen. Niemand hatte verstanden, wie alles sinnvoll zusammenhängt und auch, daß man Psyche und Organe niemals voneinander trennen darf!

Ich will nicht vorgeben, mehr zu wissen als ich weiß. Ich habe Euch das Prinzip gezeigt. Nun müssen wir wie brave Handwerker daran gehen, alle Kombinationsmöglichkeiten rechtsseitiger und linksseitiger Hamerscher Herde bzw. deren Biologischen Übersinn zu entschlüsseln. Es gibt noch eine Reihe weiterer paariger stammhirn-gesteuerter Organe (Uterus, Prostata, Tuben, Mittelohr mit Tuba Eustachii), dagegen gehören alle Mundhöhlenorgane, die Zylinderepithel besitzen, teils auf die rechte, teils auf die linke Stammhirnseite, (siehe auch in der Tabelle am Ende des Buches unter Kopfnerven).

Es hat keinen Zweck, zu spekulieren. Man braucht mindestens 10-20 Fälle von jeder Kombinationssorte. Und die habe ich im Augenblick nicht, darf ich nicht haben, da mir ja bekanntlich jede Unterhaltung mit einem Patienten als unerlaubte Behandlung ausgelegt wird. Die Arbeit muß dennoch gemacht werden. Derzeit gelten alle diese Kombinations-SBS auf psychischer Ebene als psychotische Symptome. Solche Probleme z. B. psychotherapieren zu wollen, ohne Kenntnis der organischen Ebene, halte ich für unsinnig bzw. sogar gefährlich! Wir werden auch im folgenden gut erkennen, daß die psychischen Symptome der Kombinationen der SBS mit dem ursprünglichen SBS z. T. nur noch indirekt zu tun haben. Deshalb kam ja gerade niemand darauf.

2.6.1.2 Die Bedeutung der 12 Kopfnerven

Die von Euch, liebe Leser, die die ersten Auflagen dieses Buches kennen und außerdem als Mediziner oder Biologen eingehendere neurologische Kenntnisse haben, haben sich vielleicht manchmal gefragt, wie denn die neurologischen Erkenntnisse und Vorstellungen der Neuen Medizin mit denen der bisherigen Schulmedizin zusammenpassen können.

Ich kann Euch das so erklären: Wenn man etwas Neues entdecken will oder entdeckt hat, dann ist nichts hinderlicher als die alten Dogmen, die man notgedrungen im Hinterkopf immer mit sich herumschleppt, weil man ja nicht nur einmal Staatsexamen gemacht hat, sondern damit, wenn auch weitgehend irrtümlich, viele Jahre lang gearbeitet hat. Man ist immer wieder in Gefahr, in die alten Wagenspuren zu rutschen. Dies ist um so leichter möglich, als ja der alte Irrtum „seriös" und allgemein „anerkannt" ist.

Ein anderes Problem ist aber, daß man nicht alle Dinge auf einmal neu entdecken kann, besonders nicht in der Medizin. Der Patient möchte heute wissen, was Sache ist. Wenn ich ihn auf nächstes Jahr vertröste, wo ich dann hoffe, mehr zu wissen, ist er vielleicht schon tot.

Wie schon besprochen gibt es in der Medizin reine Fakten, aber auch vermeintliche Fakten, die entweder gar keine oder nur halbrichtig, also keine echten Fakten waren. Dazu gehören die meisten sog. Erkenntnisse, besser Vermutungen in der sog. Hirnforschung.

Es gibt – ihr mögt es einstweilen glauben – nur ganz wenige Dinge in den Erkenntnissen über das Gehirn, die wirklich unstrittig sind. Bei den meisten sog. Erkenntnissen heißt es, wie bisher so oft in der Medizin: „Man geht davon aus, man nimmt an, nach neueren Erkenntnissen." Das meiste hatte nicht gestimmt!

Eine Sache, die wir nunmehr auch „umlernen" müssen, sind die sog. 12 Kopf- oder Hirnnerven. Die meisten von ihnen sind für die Gesichtsregion zuständig. Einen davon, den nervus abducens, haben wir schon kennengelernt. Die Kopfnerven III-XII haben ihren Ursprungsort im Pons des Stammhirns. Hätte ich die sog. Hirnnerven früher beforscht, dann hätte ich damit meine Erkenntnisfindung mehr behindert als gefördert. Nachdem ich nun schon die 5 Biologischen Naturgesetze kenne, fallen mir die Erkenntnisse über die 12 Hirn- bzw. Kopfnerven wie reife Früchte in den Schoß.

Wir hatten nämlich früher bei der Beurteilung der sog. Innervation der Kopfnerven, also dessen, was sie denn am Organ bewirken, natürlich die Erkenntnisse der Neuen Medizin noch nicht gehabt. Sonst hätten wir natürlich sofort vermuten müssen, die archaische Innervation für die III.-XII. Kopfnerven, die nicht zu bestreiten ist, müsse auch etwas mit dem übrigen Aufgabengebiet des Stammhirns zu tun haben, also:

Psychisch müssen sie damit zu tun haben, einen Brocken zu fassen zu kriegen, ihn hinunterzuschlucken und ihn später nach der Verdauung (den unverdaulichen Rest) wieder auszuscheiden.

Cerebral liegen ja die meisten Relais im Stammhirn eng beieinander; *organisch* müssen alle diese im Hirnstamm entspringenden Hirnnerven etwas mit den Zylinderepithel-Organen zwischen Mund und Ano-Vaginalregion zu tun haben.

Und da stellen wir wirklich fest, daß dem auch so ist und daß das aber nur die halbe Innervation war. Alle diese Regionen, z. B. im Bereich des Kopfes, haben auch noch die umgekehrte großhirn-gesteuerte Innervation, einen Brocken wieder ausspucken zu wollen oder zu können. Das hatten wir so nicht gewußt, weil wir es nicht hatten verstehen können, obwohl auch dieser antagonistische[16] Anteil der Motorik im Wesen der sog. Peristaltik, natürlich anlagemäßig schon vorhanden ist. So innerviert z. B. der N. hypoglossus, der 12. Hirnnerv, der im unteren Pons des Stammhirns seinen Ursprung hat, die Zunge motorisch, und zwar von der rechten Seite des Pons die rechte Zungenhälfte, und umgekehrt. Es liegt also eine sog. gleichseitige Innervation vor. Soweit ist die Sache nicht zu bestreiten. Aber aus dem Pons wird nur die glatte Muskulatur innerviert, was wir Darmperistaltik nennen. Die glatte Muskulatur ist dazu da, die Speise im Darm weiterzuschieben. Die glatte Muskulatur der Zunge, mit der wir unwillkürlich die Speise aus dem Mund in die Speiseröhre weiterbefördern, ist also nichts anderes als eine verstärkte Darmmuskulatur, und ihre Bewegungen könnten wir Peristaltik nennen, wie beim Darm. Aber darüber hinaus können wir die Zunge auch willkürlich bewegen. Die Muskeln, die das machen, nennen wir „quergestreifte Muskulatur" oder willkürliche Muskulatur. Und diese Innervation erfolgt vom Großhirn, genauer gesagt dem motorischen Rindenzentrum der Großhirnrinde (Gyrus praecentralis) der jeweils gegenüberliegenden Hirnseite. Die quergestreifte, linke Zungenmuskulatur wird also von der rechten Großhirnrinde innerviert. Die Muskulatur selbst ist aber mesodermaler Herkunft (siehe orange Spalte der Tabelle „Psyche - Gehirn - Organ"), wie auch, so lehren uns die Embryologen, die glatte Muskulatur mesodermaler Herkunft sein soll. Allerdings hätte sie dann ihr Versorgungs-Relais im Mittelhirn, das auch noch zum Stammhirn gehört, am Übergang zum Großhirnmarklager, dem Versorgungs-Relais der quergestreiften Muskulatur.

Ihr seht, liebe Leser, es sind noch viele Detailfragen zu klären, so auch die z. B., warum die Innervation der quergestreiften Muskulatur in der Großhirnrinde (motorisches Rindenzentrum) gelegen ist und die Versorgungs-Relais für die Muskulatur direkt darunter im Großhirnmarklager. Aber am Ende wird sich alles embryologisch sinnvoll einfügen.

Übrigens ist natürlich bekannt, daß die (muskuläre) Pupillen-Innervation vom Pons kommt. Nur konnte bisher kein Embryologe sagen, wie sie denn vom Stammhirn in die Pupille geraten sein konnte. Die Frage schien bisher aber auch nicht weiter wichtig gewesen zu sein. Die Neue Medizin betritt auch hier, wie so oft, Erkenntnisneuland.

---

16 antagonistisch = gegensinnig

2.6.1.3 Erweiterung der wissenschaftlichen Tabelle der Neuen Medizin

Es ist nicht nur sinnvoll, daß wir die neuen Erkenntnisse auch in der Tabelle „Psyche - Gehirn - Organ" berücksichtigen, sondern es ist schlicht notwendig, wenn Ihr so wollt, schon aus Gründen der Vollständigkeit der sog. Psychosen. Denn die sog. Hirnnerven III-XII, die Pons-Hirnnerven, sind ja alle paarig, können also nicht nur mit ihrem Pendant auf der Gegenseite, sondern auch mit einem aktiven Herd eines anderen Pons-Hirnnerven der Gegenseite eine schizophrene Stammhirn-Konstellation verursachen und – wie wir schon gehört haben – aus solchen zwei oder mehr SBS einen Biologischen Übersinn machen.

Zusätzlich berücksichtigen müssen wir die jeweils 4 Qualitäten jedes Darmabschnitts.

In diesem Zusammenhang muß erwähnt werden, daß es z. B. möglicher- oder wahrscheinlicherweise auch eine Stammhirn-Sensibilität (Darm-Sensibilität) gibt, wie es sicher eine sog. Kleinhirn-Sensibilität gibt, z. B. die sog. Tiefensensibilität der Haut. Alles das müssen wir in unserer neuen Tabelle berücksichtigen.

Bei diesen Zuordnungen müssen wir, wie ich schon erwähnt habe, oftmals medizinisches Neuland betreten, denn die alte Schulmedizin hatte außer der Embryologie kein System. Und die Embryologie hatte keine klinischen Orientierungspunkte.

So ist z. B. der Mund bis zu den Lippen ursprünglich nichts anderes als der oberste Teil des Darms, wohlgemerkt die Mund-Nasen-Rachenhöhle ist es ja eigentlich heute noch. Allerdings ist von außen her Plattenepithel-Schleimhaut (äußeres Keimblatt!) eingewachsen und kleidet die gesamte Mund-Rachenhöhle aus. Sie liegt auf der alten Darm-Schleimhaut. Wir wissen ja, daß sie weitergewandert ist, die Speiseröhre hinab bis in die Pankreas- und Lebergänge hinein. Die Plattenepithel-Haut des Gesichts (äußeres Keimblatt!) aber hat, wie alle äußere Haut, als „Unterlage" die alte, vom Kleinhirn gesteuerte Korium- oder Lederhaut (mittleres Keimblatt!). So weit, so gut.

Linkes Stammhirn

Rechtes Stammhirn

27. Ovarial- und Hoden-Teratom, links
28. Nierensammelrohre, linke Niere
29. Gebärmutterkörper, linke Hälfte
30. Prostata, linke Hälfte
31. Eileiter, linke Seite
32. Blasenpolypen, linke Seite
33. Unterer Dünndarm
34. Blinddarm
35. Dickdarm
36. Innerer Bauchnabel
37. Querdickdarm (Epiploon)
38. Mastdarm
39. Rektum
40. Bartolinische Drüsen
41. Mundschleimhaut (Unterschicht), linke Seite
42. Tränendrüsen, linke Seite
43. Mittelohr, linke Seite
44. Eustachii, linke Seite
45. Nebenschilddrüse, linke Seite
46. Schilddrüse, linke Seite
47. Halsmandeln, linke Seite
48. Gaumen, linke Seite
49. Unterzungenspeicheldrüse, linke Seite
50. Ohrspeicheldrüse, linke Seite
51. Hypophysen-Vorderlappen, linke Seite
52. Pharynx, linke Seite

26. Ovarial- und Hoden-Teratom, rechts
25. Nierensammelrohre, rechte Niere
24. Gebärmutterkörper, rechte Hälfte
23. Prostata, rechte Hälfte
22. Eileiter, rechte Seite
21. Blasenpolypen, rechte Seite
20. Oberer Dünndarm
19. Bauchspeicheldrüse
18. Leber
17. Zwölffingerdarm
16. Magen
15. Oesophagus
14. Lunge (Alveolen)
13. Becherzellen der Bronchien
12. Mundschleimhaut (Unterschicht), rechte Seite
11. Tranendrüsen, rechte Seite
10. Mittelohr, rechte Seite
9. Eustachii, rechte Seite
8. Nebenschilddrüse, rechte Seite
7. Schilddrüse, rechte Seite
6. Halsmandeln, rechte Seite
5. Gaumen, rechte Seite
4. Unterzungenspeicheldrüse, rechte Seite
3. Ohrspeicheldrüse, rechte Seite
2. Hypophysen-Vorderlappen, rechte Seite
1. Pharynx, rechte Seite

2.6.1.4 Die 12 Kopfnerven

Im einzelnen:

Von den 12 Kopfnerven, auch Hirnnerven genannt, sind die beiden ersten:

I. **Nervus olfactorius**, der Riechnerv für die Riechfäden im Naso-Pharyngeal-raum, eigentlich Ausstülpungen der Hirnrinde des Großhirns. Die Fasern des Riechnervs münden unmittelbar in den Riechhöcker (bulbus olfactorius) der basalen Großhirnrinde ein.

II. **Nervus opticus** oder Sehnerv.
Er zieht über das sog. Chiasma opticum (Kreuzung) in die Sehrinde (occipital) des Großhirns. Dabei ziehen die Fasern der linken Netzhauthälften, die nach rechts sehen, im Chiasma opticum zusammengeführt, in die linke Sehrinde und umgekehrt. Die rechten Netzhauthälften, die nach links sehen, entsenden außerdem ihre Fasern über das Chiasma opticum gemeinsam in die rechte Sehrinde.
Kurz: Mit der linken Sehrinde sehen wir zur rechten Seite (mit beiden Augen) aber nur 90% (restliche 10% von der rechten Sehrinde).
Mit der rechten Sehrinde sehen wir zur linken Seite (mit beiden Augen) aber nur 90% (restliche 10% von der linken Sehrinde).

Kreuzung der Sehnervenfasern

Fixierlinie (= Mittellinie)
dort können beide Augen "scharf sehen", entsprechend der forea centralis
= Scharfseh- (punktförmiges) Feld auf der lateralen Netzhaut

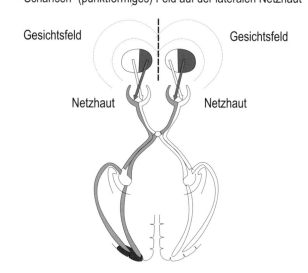

Gesichtsfeld   Gesichtsfeld

Netzhaut   Netzhaut

Die Kopf- oder Hirnnerven III-XII sind folgende; sie sind ebenfalls beidseitig angelegt und nicht gekreuzt vom Gehirn zum Organ; sie haben alle einen sog. „Kern" im Pons des Stammhirns.

III. Nervus oculomotorius: Nerv für die Augenmuskulatur, Pupillen-Schließmuskel und Ziliarmuskel (strafft die Linse).

IV. Nervus trochlearis: Nerv für Augenmuskel, musculus obliquus superior, dreht das Auge nach oben. Kleinster Augennerv, tritt als einziger unterhalb der Vierhügelplatte aus dem Stammhirn nach ventral heraus.

V. Nervus trigeminus (gleichzeitig 1. Kiemenbogen-Nerv von der Großhirn-Gegenseite): Gesichtsnerv, innerviert:

a) sensibel: Gesicht, Rachen und Zunge
b) motorisch: Kaumuskulatur

VI. Nervus abducens: Nerv für seitlichen Augenmuskel, zieht das Augen zur Seite.

VII. Nervus facialis (2. Kiemenbogen-Nerv): Ebenfalls Gesichtsnerv, innerviert:

a) sensibel bzw. sensorisch: die vorderen zwei Drittel der Zunge
b) motorisch: mimische Muskulatur des Gesichts
c) sekretorisch: Tränen- und Speicheldrüse

VIII. Nervus stato-akusticus: Gehör- und Gleichgewichtsnerv, innerviert die alten Teile des Innenohrs und das Gleichgewichtsorgan, Neuerdings heißt er Nervus vestibulo-cochlearis. Er innerviert das Mittelohr, den „Hörbrocken" = Informationsbrocken sich einverleiben, sog. „Akustikus-Neurinom".

IX. Nervus glossopharyngeus (3. Kiemenbogen-Nerv): Zungen- und Mundkuppel-Nerv, innerviert Muskeln des weichen Gaumens und des Pharynx. Sensorisch: Empfindung und Geschmacks-Papillen des hinteren Gaumens und des hinteren Zungendrittels, Würgereflex.

X. Nervus vagus: sog. Vierter Kiemenbogen-Nerv, gleichzeitig 5. Kiemenbogen-Nerv (zurückgebildet) und 6. Kiemenbogen-Nerv.

Als „Fakten" sind die Bezeichnungen „Kiemenbogen-Nerven" richtig, nicht jedoch dem Ursprung nach. Denn es sind einfach mitgeführte Nervenfasern aus dem Großhirn-Cortex!

Dadurch wird dem Nervus vagus auch die motorische und sensorische Innervation des Kehlkopfs (N: recurrens), des Herzens, bzw. der – nach der Neuen Medizin – Koronargefäße, der Luft- und der Speiseröhre zugeschrieben, obwohl das nach meiner Kenntnis mit dem Stammhirn nichts zu tun hat. Zudem versorgt der N. vagus motorisch (Darmperistaltik!), sensorisch und inkretorisch[17] (Drüsenfunktion) den gesamten Magen-Darm-Trakt vornehmlich in der Erholungsphase. Er besorgt die Darmperistaltik, die Produktion der Verdauungssäfte etc. etc. (Gegenspieler: Grenzstrang des Sympathicus im Bauchraum).

XI. Nervus accessorius: zieht z. T. mit den Ästen des N. vagus, innerviert mit seinen Großhirn-Fasern den Muskulus sternocleidomastoideus und den M. trapezius, die beide ursprünglich mal aus glatter Muskulatur bestanden haben müssen und den Körper rollen konnten (= äußere Darmmuskulatur ursprünglich).

XII. Nervus hypoglossus: Motorische Innervation der Zungen- und Schluck-Muskulatur der Speiseröhre. Möglicherweise ebenfalls ursprünglich glatte Muskulatur.

Schematischer CT-Schnitt durch das Stammhirn

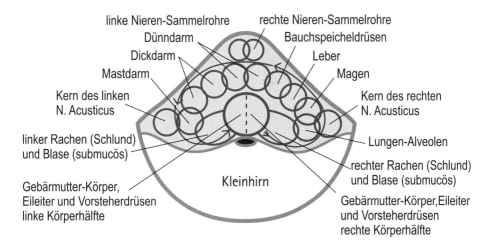

Wir sehen vor- und nachstehend zwei Schnitt-Schemata durch die Brücke (Pons) des Stammhirns und durch das Kleinhirn. Das obere Schema zeigt die Relais für die drüsigen Organe des erweiterten Magen-Darm-Traktes, sowie Uterus- bzw. Prostata-Schleimhaut, Tuben-Schleimhaut und alte Blasen-Schleimhaut und den Nabel.

Als Relais der Übergangsorgane zwischen Stammhirn und Kleinhirn sehen wir die Relais der Mittelohren beiderseits, die einerseits zum oberen Teil des Darms, genauer des Schlunds, gehören, andererseits aber flächiges Wachstum zeigen ent-

---

17 Inkretion = innere Sekretion

sprechend ihrer resorptiven Funktionen. Wie es z. B. auch Pleura und Peritoneum (vom Kleinhirn gesteuert) zum Teil machen.

Alle diese Organe können, wenn je ein aktiver HH der linken und ein aktiver HH der rechten Stammhirnseite angehört, natürlich eine schizophrene Stammhirn-Konstellation bewirken. – Bis dahin war es uns ja schon vorher klar.

Das zweite Schema bezeichnet nun die sog. Hirnnerven-Kerne der Hirnnerven III-XII, jeweils paarig angelegt und vom Gehirn zum Organ nicht gekreuzt.

Die Gehirnnerven
Lage ihrer Kerngebiete im Hirnstamm

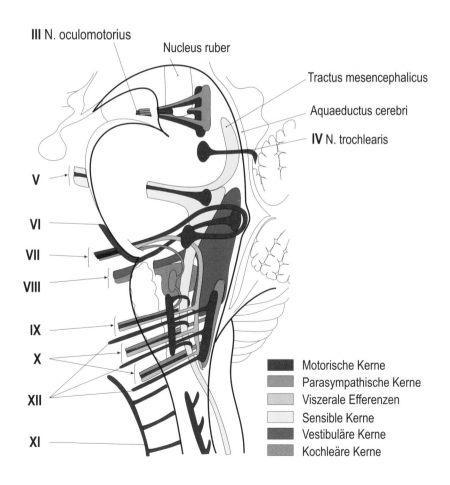

III N. oculomotorius

Nucleus ruber

Tractus mesencephalicus

Aquaeductus cerebri

IV N. trochlearis

V

VI

VII

VIII

IX

X

XII

XI

■ Motorische Kerne
■ Parasympathische Kerne
■ Viszerale Efferenzen
■ Sensible Kerne
■ Vestibuläre Kerne
■ Kochleäre Kerne

Die Hirnnervenkerne bewirken sensorische, motorische, sekretorische und resorptive Innervationen.

1. Die sensorische Innervation aus den Hirnnerven-Kernen ist auch so zu verstehen, daß der Urdarm ja irgendwie gefühlt oder empfunden haben muß, was er geschluckt hatte. Der Darm hat quasi die Speise abgetastet, das tut er ja heute noch. Dies nennen wir Stammhirn-Sensorik.

Im Konfliktfall:
Oberer Darmanteil: gegenläufige Peristaltik und Erbrechen.
Unterer Darmanteil: verstärkte Peristaltik, Durchfall.
Zusammen: Brech-Durchfall!

2. Die motorische Innervation der glatten (= Darm-) Muskulatur ist letzten Endes als eine Art verstärkter Peristaltik zu verstehen. Auch wenn inzwischen im Gesichts- und Mundbereich der größere Teil der Muskulatur dieser Organe aus quergestreifter, von der Großhirnrinde innervierter Muskulatur besteht, die wir willentlich bewegen können, so bestand doch der alte, archaische Teil dieser Muskulatur aus glatter Darmmuskulatur.

3. Die sekretorische Innervation: Das, was wir im Fall eines SBS Darmtumor nennen.

4. Die resorptive Innervation: Betrifft die Aufnahme der Speise, des Wassers, der Luft etc.

Im Konfliktfall: flächiges Tumorwachstum zur rascheren Resorption.

Nun kann jedes dieser sensorischen, motorischen, sekretorischen und resorptiven Relais einen Biologischen Konflikt erleiden mit HH im Stammhirn. Und je ein aktiver HH auf der linken Stammhirnseite kann mit einem anderen aktiven HH auf der rechten Stammhirnseite eine schizophrene Stammhirn-Konstellation bewirken, auch das spiegelbildliche „Kern-Paar" des gleichen Nervs.

Darüber hinaus kann nun jedes drüsen-innervierende Relais, im Falle eines aktiven HHs der einen Seite mit, einem motorischen oder sensorischen Relais eines sog. Hirnnervs der anderen Seite, im Falle eines aktiven HHs, eine schizophrene Stammhirn-Konstellation bewirken.

Es gibt also eine Vielzahl von solchen schizophrenen Konstellationen, die ich zugegebenermaßen inhaltlich noch nicht qualifizieren kann. Wir wissen aber, wohin die Reise unserer empirischen Diagnostik gehen muß. Der Rest ist Routine. Für jede dieser Konstellationen benötigen wir empirisch 10-20 sichere Fälle – in einer großen Klinik eigentlich kein Problem – wenn man erst einmal weiß, worauf man achten muß, dann ist dieser weiße Fleck auf der Landkarte der Konfliktkombinationen bald aufgefüllt. Natürlich gibt es auch schizophrene Konstellationen mit mehr als 2 Biologischen Konflikten bzw. aktiven Herden im Gehirn. Auch dies gilt es, inhaltlich zu qualifizieren. Darüber hinaus wissen wir noch nicht, ob uns nicht bei der Kombination von Stammhirn-, Kleinhirn- und Großhirn-Relais bzw. aktiven Hamerschen Herden besondere Kombinations-Qualitäten erwarten.

Das Wichtigste ist aber, daß wir das Prinzip wissen und uns jeden einzelnen Fall erarbeiten können. Dazu waren allerdings die Hirnnerven unbedingt nötig. Die Konflikte ergeben sich quasi zwangsläufig: Stets geht es um den „Brocken", der gefühlt, peristaltisch bewegt, eingespeichelt oder resorbiert, jedenfalls aufgenommen werden soll (rechte Stammhirnseite) oder um den Kotbrocken, der ausgeschieden werden soll (linke Stammhirnseite). Zur rechten Stammhirnseite gehört die rechte Seite des Mundes, zur linken Stammhirnseite die linke Seite des Mundes. Die Konflikte sind stets Nuancen dieses Vorgangs. Für die Hirnnerven, die jeder Mediziner zum Physikum auswendig kennen muß, gab und gibt es keine „Idee" oder Vorstellung. Die liest Du, lieber Leser, in diesem Buch zum allerersten Mal, soviel ich weiß.

Dabei fällt uns der Biologische Sinn für jeden einzelnen Biologischen Konflikt natürlich wie eine reife Frucht in den Schoß. Aber die schizophrene Konstellation könnte ja jeweils noch eine besondere Qualität haben.

Wichtig ist zu wissen:
Allen schizophrenen Stammhirn-Konstellationen ist eins gemeinsam:

Die Konsterniertheit

als pathognomonisches[18] Kennzeichen. Wir könnten es auch biologische Bestürztheit oder Fassungslosigkeit nennen.

Unsere sog. Psychiatrie bewertete ja nur nach Symptomen. Wir kannten z. B. den sog. *Stupor*[19], wir kennen auch den *pavor nocturnus*, das panische Aufschreien in der Nacht, besonders bei Kindern.

Wir kennen viele Arten von Erscheinungsbildern der Konsterniertheit. Nun müssen wir ganz brav, wie es ein guter Wissenschaftler machen sollte, darangehen und sortieren, was wohin gehört. Ihr seid alle aufgerufen, mitzuhelfen. Es macht solche Freude, wenn man nunmehr den armen Menschen gezielt helfen kann. Und die Betroffenen merken sofort, wenn einer „Bescheid weiß". Dann öffnen sie sich gerne, weil sie sich ja verstanden fühlen.

Wenn ich an die armen Menschen denke, die wir bisher als unheilbar krank manchmal lebenslang in eine psychiatrische Anstalt eingesperrt haben und denen wir jetzt wirklich helfen können, daß sie wieder genauso gesund sind, wie wir

---

18 pathognomonisch = für eine Krankheit kennzeichnend

19 Stupor = Erstarrung

selbst, dann könnte mir das Herz vor Freude zerspringen. Denn das hatte ich mir ja so sehnlichst gewünscht, seit ich Arzt bin, diesen vielleicht Ärmsten der Armen helfen zu können ...

Es wäre die Frage sehr berechtigt, wieso auf der linken Stammhirnseite die linksseitigen Hirnnerven-Kerne auf der Darmausgangsseite doch eigentlich auf der „verkehrten" Seite" gelegen sind. Ich kann das nur so zu erklären versuchen, daß das Auseinanderbrechen der Rundformation in die gestreckte Form unterhalb des Schlundes erfolgt sein muß, was ja wohl auch so der Fall war. Vorher war ja eine sehr differenzierte Innervation nötig, weil durch den gleichen Schlund die Nahrung aufgenommen und mit dem afferenten[20] (einführenden) Darmende ins Innere befördert werden mußte, andererseits aber auch der Kot aus dem efferenten Darmende herausbefördert werden mußte. Die Peristaltik des Darms, die ursprünglich einmal „rund" funktionierte, läuft speziell im Schlund gegensinnig.

Ich nehme an, daß das die verschiedenen, seitlich spiegelbildlichen Hirnnerven-kerne notwendig gemacht hat. Die im Stammhirn links gelegene Innervation, die eindeutig die Herausbeförderung des Kotes bewerkstelligen mußte, dürfte die entwicklungsgeschichtliche Schiene für die Großhirn-Innervation des Plattenepithels gewesen sein, die im Prinzip die Aufgabe hat, Brocken, die nicht in den Rachen hineingehören, wieder auszuspucken (alter Würgereflex). (Siehe dazu auch das spezielle Kapitel über Kopfnerven, Seite 503, sowie Schema und Auflistung in der Tabelle „Psyche - Gehirn - Organ")

2.6.1.4.1 Fallbeispiel: „Wenn Du nicht brav bist, kommst Du zu Tante Clara!"

Viele Menschen empfinden wir als gehemmt, schüchtern oder ängstlich. Dafür versucht man dann meist lange psychologische Erklärungen zu finden oder erklärt es schließlich als Charaktereigenschaft. Den wirklichen Grund können wir nun mit Hilfe der Neuen Medizin ausmachen, er ist oft ein sehr einfacher, nämlich ein Biologischer Konflikt oder mehrere.

Als die Patientin in diesem Fallbeispiel 5 Jahre alt war, sagte man zu ihr: „Wenn Du nicht brav bist, kommst Du zu Tante Clara!" Diese wollte das Kind nämlich gerne adoptieren, was früher in kinderreichen Familien keine Seltenheit war. Allen, so meinte man, sei damit gedient: Der vermögenden Tante, die ihr Patenkind bekommen und ihrem Leben einen Sinn gebe, dem Patenkind, das durch die Erbschaft von der Tante später einmal ein gesichertes Leben vor sich habe, der kinderreichen Familie, die entlastet wäre ...

---

20 efferent = herausführend, herausleitend

Für das Kind waren dies alles keine einsichtigen Gründe. Sicher, Tante Clara war kein Unmensch, sie war sogar nett ... Aber weg von den Eltern, Geschwistern, den Spielkameraden, dem Elternhaus und den Nachbarn! Der Patientin fuhr der Schreck in die Glieder: Nein, um Gottes Willen nicht weg! Dort wäre sie ja mutterseelenallein! Das Kind hatte einen Flüchtlings-Konflikt erlitten, träumte sehr oft davon. Bei welcher Gelegenheit die Patientin den 2. Flüchtlings-Konflikt erlitt, wissen wir zwar nicht genau zeitlich festzulegen, aber es war bei einer Fahrt zu Tante Clara. Das Kind war in Sorge, auch ja wieder mit zurückgenommen zu werden und hatte Angst, daß man es einfach bei der Tante ließ. Sogar wenn Tante Clara lieb war zu ihr und ihr schöne Sachen schenkte, schien das erst recht verdächtig, denn das Kind wußte genau, was „adoptieren" bedeutete. Und da es immer und immer wieder hieß: „Wenn Du nicht brav bist, kommst Du zu Tante Clara", lebte es in ständiger Angst, zur Tante abgeschoben zu werden.

Seither war die eine der Konfliktschienen, nicht brav zu sein, die andere der beiden Schienen, überhaupt zu verreisen! Das ist bis zum Zeitpunkt der vorliegenden Aufnahmen (1994) auch so geblieben, obwohl die Patientin inzwischen 50 und Mutter einer erwachsenen Tochter ist, versucht sie als Arztfrau immer noch

1. brav zu sein und
2. möglichst gar nicht zu verreisen.

Eine weitere Konfliktschiene ist für sie die eigene Mutter, die den folgenschweren Satz immer gesagt hatte. Die Patientin braucht nur einen Brief von der Mutter zu bekommen oder mit ihr zu telefonieren und schon hat sie ein Rezidiv des einen Flüchtlings-Konfliktes! Würde sie dann noch verreisen, dann hätte sie 2 Flüchtlings-Konflikte die Sammelrohre beider Nieren betreffend bzw. zwei Sammelrohr-Karzinome.

Instinktiv hat sie sich, von ihrem Ehemann abgesehen, von allen Ärzten möglichst ferngehalten, sich nie untersuchen lassen ..., glücklicherweise, denn sonst hätte man alle möglichen Dinge, zumindest vorübergehend, finden können, die man so nicht gefunden hat. Zu dem Hirn-CT kam es nur, weil der Ehemann ihr klarmachte, daß außer meiner Person ohnehin niemand etwas lesen könne, was sie überzeugte.

So hatte einmal die rechte Niere Sammelrohr-Ca mit anschließender Tbc-Verkäsung, mal die andere, weil ja immer wieder beide Konflikte abwechselnd gelöst wurden.

Einmal jedoch kam es dazu, daß beide Konfliktschienen gleichzeitig aktiviert waren, als sie nach einem Streit mit der Mutter am Telefon, von ihrem Ehemann dazu überredet wurde, mit ihm nach Bayern zu einem kurzen Urlaub zu fahren.

Kaum waren sie ein paar hundert Kilometer gefahren, da stellte ihr Ehemann, der ja Arzt ist, erstaunt fest, daß seine Frau örtlich völlig desorientiert war. Zuerst dachte er, seine Frau könne einen Schlaganfall erlitten haben, konnte sich aber nicht vorstellen, aus welchem Grund sie diesen hätte bekommen sollen. Vielleicht, dachte er, werde es am Zielort besser.

Aber dort war es noch schlimmer. Seine Frau fragte ein ums andere Mal, wo sie sei, konnte das Hotelzimmer nicht finden und irrte völlig desorientiert im Hotel umher. Sie war sowohl desorientiert als auch konsterniert!

Da ihr Mann die Neue Medizin kannte, begriff er jetzt augenblicklich, daß seine Frau 2 aktive Flüchtlings-Konflikte haben müsse. Eine Einweisung in eine psychiatrische Klinik kam natürlich nicht in Frage, in eine nephrologische zur Dialyse noch viel weniger. Aber was würde er in Bayern mit seiner Frau machen, wenn sie nicht nur oligurisch[21] würde, also ganz wenig Harn ausscheiden und alle Welt schreien würde, sie sei im urämischen Präkoma? Er fragte sich, so berichtete er uns später auf einem Seminar: „Was würde Dr. Hamer jetzt machen oder raten?" Antwort: Der würde sagen: „Fahr sofort mit deiner Frau nach Hause!" Gedacht, getan. Der Arzt nahm seine desorientierte Frau an die Hand, setzte sie wieder ins Auto, lud alle Koffer wieder ein und – fuhr so rasch als möglich wieder nach Hause. Am späten Nachmittag kamen sie zu Hause an. Die Ehefrau erkannte jedoch ihr eigenes Haus nicht, fragte ihren Mann, wo sie seien. Wieder ging der Ehemann mit sich bzw. der Neuen Medizin zu Rate: „Was würde jetzt Hamer machen oder raten?" Antwort: Der würde sagen: „Geh mit Deiner Frau dahin, wo sie am liebsten ist." Nun, das war leicht zu machen. Der Hühner- und Gänsestall war der Platz, an dem seine Frau am liebsten war. Oft konnte sie eine ganze Stunde lang oder mehr ihren Zwerg- oder Wayendotten-Hühnchen zuschauen, besonders, wenn diese Küken hatten. Der Hühnerstall lag am Ende des Gartens, etwa 50 m vom Haus.

Also nahm er seine Frau wieder bei der Hand und ging mit ihr zum Hühnerstall. Da standen sie eine Weile und schauten den Hühnerchen zu. Schließlich drehte sich seine Frau um und sagte: „Horst, wir sind zu Hause!"

Wie im Märchen war der Zauberbann von ihr abgefallen. Im Laufe der nächsten 24 Stunden normalisierte sich alles wieder, als wäre nichts gewesen, auch die Harnausscheidungs-Menge normalisierte sich, die vorher auf eine minimale Menge zurückgegangen war.

---

21 Oligurie = verminderte Harnausscheidung

Im folgenden Hirn-CT sehen wir (dunkle, große Pfeile rechts und links) die beiden HHe im rechten und linken Nierensammelrohr-Relais. Wir können ihnen ansehen, weil die HHe sehr betont sind, daß schon sehr viele Rezidive darübergegangen sind, offenbar aber nie gleichzeitig, bis auf das letzte Mal, denn sonst wäre sie ja schon öfter so verwirrt und desorientiert gewesen.

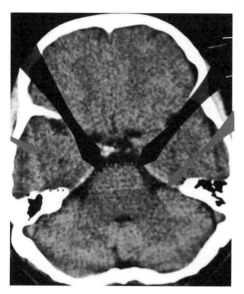

Daneben sehen wir (rechter schmaler Pfeil), daß auch die Leber bei einem der beiden Flüchtlings-Konflikte häufig oder stets mitreagiert hat. Zur Zeit der Aufnahme scheint noch oder wieder ein wenig Aktivität vorhanden zu ein. Glücklicherweise ist nie ein Abdominal-CT gemacht worden und selten oder nie ein Kreatinin-Wert bestimmt worden.

Der schmale Pfeil links weist auf das Hör-Relais entsprechend dem Konflikt, seinen Ohren nicht zu trauen. Er verursachte einen Sprach-Tinnitus: „Wenn Du nicht brav bist, kommst Du zu Tante Clara!"

Übrigens: Das erste Mal sagte diesen Satz der Vater zu ihr, deshalb ist es ein Partner-Hörkonflikt, obwohl es später hauptsächlich die Mutter sagte. 1997 wurde der eine Konflikt durch eine große Aussprache mit der Mutter gelöst. Danach hatte die Patientin monatelang Nachtschweiß.

2.6.1.4.2 Fallbeispiel: Schizophrene Stammhirn-Konstellation bei 7-jährigem Mädchen

Es handelt sich um ein 7-jährigem kleines Mädchen, deren Familie zu verhungern drohte, das daraufhin ein Leber-Adeno-Ca und ein Corpus-Uterus-Ca erlitt. Dieser Fall aus Südfrankreich wurde schon im Kapitel über Hamersche Herde (Seite 229, Vermächtnis einer Neuen Medizin, Teil 1) kurz beschrieben.

Zusätzlich zu dem erwähnten Leber-Ca bestand also noch ein Corpus-Uterus-Schleimhaut-Ca in ca-Phase für die linke Uterus-Seite. Es lagen somit 2 aktive Konflikte bzw. Biologische Sonderprogramme vor.

1. Verhungerungs-Konflikt mit Leber-Adeno-Ca, weil der Vater des Mädchens dauernd jammerte: „O Gott, wir verhungern!" Neben dem kleinen Geschäft der

Eltern drohte ein Supermarkt aufzumachen. Das Kind nahm das natürlich alles für bare Münze.

2. Weiterhin lag ein häßlicher genitaler Konflikt mit Uterus-Corpus-Ca links vor. Für dieses kleine Mädchen war der Konflikt der von den Eltern beschriebene bösartige männliche Supermarkt-Besitzer, der die Familie zum Verhungern bringen wollte. Ein solcher Konflikt, der die Uterus-Corpus-Schleimhaut verstärkt, hat den Biologischen Sinn, daß für eine entweder vorhandene oder zu erwartende Schwangerschaft die Uterus-Schleimhaut verdickt wird. Der potentielle Embryo hätte mit einer dergestalt verstärkten Uterus-Schleimhaut eine bessere Ernährungschance für seine Plazenta.

Der archaische Biologische Sinn dieses Doppel-Sonderprogramms ist:
a) jeder Nahrungskrümel wird durch das Leber-Ca besser ausgenützt, das Verhungern verhindert.
b) die Ernährung des Embryos wird durch die Verdickung der Uterus-Schleimhaut durch das Uterus-Schleimhaut-Ca verbessert.

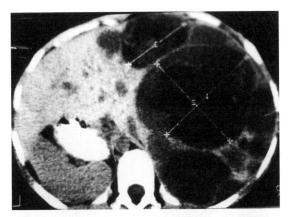

Im CT des Abdomens sehen wir das Leber-Adeno-Ca. Interessant ist, daß auch das Adeno-Ca der Leber (vom resorptiven Typ) in runder Schießscheiben-Konfiguration wächst. In dem mittleren, mit einem Kreuz markierten Ca-Herd, sieht man am Rande noch andeutungsweise die peripheren Schießscheibenringe.

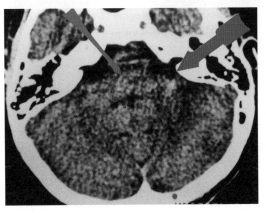

CCT: Der rechte Pfeil zeigt auf die aktiven Schießscheiben des HHs im Leberrelais. Der linke Pfeil zeigt auf die aktiven Schießscheiben des HHs im linken Uterus-Relais. Die beiden Herde zusammen ergeben eine schizophrene Stammhirn-Konstellation, in der das Kind völlig „konsterniert" war und blieb.

Daß ein kleines Mädchen bei einem häßlichen Konflikt wegen eines Mannes (Supermarkt-Besitzer) auch ein Gebärmutterkörper-Ca erleiden kann, hätte früher niemand für möglich gehalten.

2.6.1.4.3 Fallbeispiel: Schizophrene Stammhirn-Konstellation durch Diagnoseschock

Bei einem Patienten wurde zufällig eine alte Sigma-Ca-Narbe entdeckt als er wegen Beschwerden zum Arzt ging. Vorausgegangen war ein kurzes Konfliktrezidiv eines „Scheiß-Konflikts". Ein Nachbarskind hatte einen Kothaufen auf seine Terrasse gesetzt, er hatte bei dem Hausneubau noch keinen Zaun gezogen.

Es wurde die alte Sigma-Ca-Narbe, ein sog. Darm-Divertikel[22] entdeckt, d. h. ein kleines Sigma-Areal, an dem früher einmal ein adenomatöses Darm-Ca gewesen war, welches danach durch Tbc abgeräumt worden war einhergehend mit dem typischen Nachtschweiß. Dies war 2 Jahre früher gewesen, verursacht durch einen äußerst häßlichen Konflikt am Arbeitsplatz.

Die klinische Diagnose „Sigma-Ca" führte bei dem Patienten zu gleich 2 neuen Konflikten, wie wir auf dem Hirn-CT sehen:

a) einem Verhungerungs-Konflikt durch die Angst, daß keine Speise mehr durch den Darm (Sigma, wo das Divertikel gewesen war) hindurchgehen könnte.

b) „einem Mittelohr-Konflikt", d. h. einem Konflikt, die Information (in diesem Fall die Operation und der histologische Befund) bzw. den Informationsbrocken nicht wieder loswerden zu können. Im CCT bezeichnete man dies, wenn der Konflikt lange genug gedauert hat, als Akustikus-Neurinom.

Der Patient war also augenblicklich in schizophrener Stammhirn-Konstellation. Die Ehefrau berichtet, daß der Ehemann ca. 10 Tage lang bis zur endgültigen histologischen Diagnose *völlig konsterniert* gewesen sei. Er habe fassungslos auf ein und demselben Platz gesessen und nicht mehr gewußt, wohin er gehen könne. Er war zwar nicht desorientiert, wie die Patientin mit dem doppelten Nierensammelrohr-Sonderprogramm, aber konsterniert, quasi erstarrt.

Glücklicherweise lösten sich beide Konflikte sehr rasch wieder, weil ihm die Ärzte einerseits sagten, nun ginge der Stuhl wieder problemlos durch den Darm. Weiterhin sagte der Histologe, man hätte nur ein paar Vernarbungen im Divertikel gefunden und schrieb, die Sache sei „ziemlich gutartig".

---

22 Divertikel = sackförmige Ausstülpung umschriebener Wandteile eines Hohlorgans

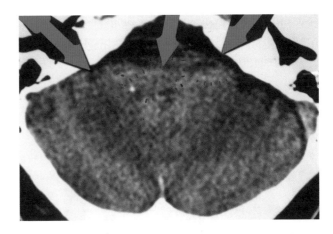

*Die beiden aktiven HHe links im Sigma- und Hör-Relais (Akustikus-Neurinom)
und rechts im Leber-Relais sind mit ihren Schießscheibenringen deutlich zu sehen.
Leider durfte nach der Lösung der beiden Konflikte kein Hirn-CT mehr angefertigt
werden, so daß man den Verlauf hier nicht zeigen kann.*

2.6.1.4.4 Fallbeispiel: Doppelte schizophrene Stammhirn-Konstellation

Bei dem 60-jährigen Patienten, von dem die folgenden Bilder stammen, geht es
um 2 Existenz-Konflikte (Nierensammelrohre), zusätzlich noch um ein Leber-Ca
und ein Sigma-Ca.

Die Konflikte wurden ausgelöst durch einen Konkurs in Millionenhöhe. Dies war
bzw. ist der eine Existenz-Konflikt. Das Finanzamt fordert außerdem noch einige
Millionen, das ist der „kleinere" Existenz-Konflikt, den wir im CCT links sehen.

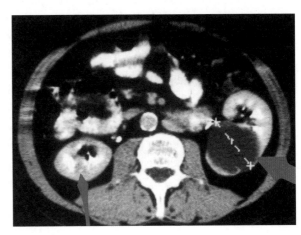

*Nierenkaverne rechts nach
Sammelrohr-Ca.*

Interessant sind in diesem Fall 4 Dinge:

1. Das CCT zeigt uns einen Zustand nach doppelter schizophrener Stammhirn-Konstellation.

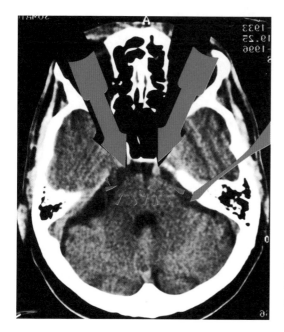

CCT: *Die beiden Pfeile weisen auf die beiden Nierensammelrohr-Relais.*

a) beide Nieren haben Sammelrohr-Ca, die linke Niere wenig und schon gelöst, die rechte Niere ist wieder in ca-Phase, entsprechend dem CCT-Bild im Stammhirn (Relais ebenfalls rechts, nicht gekreuzt!) mit aktivem HH.

Als beide Sonderprogramme in aktiver Phase waren, links dauerte die Aktivität zum Glück nur relativ kurze Zeit, hatte der Patient eine Desorientierung. Er konnte sich in seiner Stadt, die er seit seiner Jugend kannte, nicht mehr zurecht finden. Seine Freundin mußte das Auto steuern, weil er orientierungslos war. In diesem Zeitraum stieg auch der Kreatinin auf Werte um 4 mg.

b) Das Sigma-Ca (häßlicher hinterhältiger Konflikt) wurde glücklicherweise nicht diagnostiziert. Das Leber-Ca wurde nur CCT-mäßig diagnostiziert. Es muß eine kurze Lösung des zugehörigen Verhungerungs-Konfliktes zwischendurch gegeben haben, zum Zeitpunkt dieser Aufnahme ist es jedoch wieder aktiv, zu sehen an dem zentralen Punkt im HH des Leber-Relais (unterer Pfeil rechts), während das Sigma-Ca in der Heilungsphase zu sein scheint.

Auch hier lag eine Zeit lang eine große, gespannte schizophrene Stammhirn-Konstellation vor. Der Patient legte z. B. überall, wo er konnte, kleine Gelddepots, quasi „gegen Verhungern" an, soweit er aus der Konkursmasse Gelder abziehen konnte. Da dies aber bei einem Konkurs als normal gilt, solche Sonderprogramme und schizophrene Konstellationen also als nicht ungewöhnlich gelten, findet zum Glück niemand etwas dabei.

c) Weiterhin weist das Hirn-CT auf ein Prostata-Ca. Dieses hat nicht oder nur indirekt mit dem Konkurs zu tun: Eine der 3 Freundinnen des Patienten verließ diesen, für ihn ein häßlicher halbgenitaler Konflikt. Dies war fast schlimmer als der ganze Konkurs. Der linke Prostata-Lappen ist sicher, der rechte wahrscheinlich betroffen.

2. Kombinierte Sonderprogramme:

Ich will mich nicht schlauer machen als ich bin. Ich bin mühsam dabei, den Sinn jeweils für nur 2 Sonderprogramme, die früher, wenn sie denn überhaupt je bemerkt worden waren, für eine sinnlose Störung gehalten wurden, jetzt aber als sinnvolle „Schein-Paranoia", als sinnvolle Kombination solcher zweier Sonderprogramme in aktiver Phase zu verstehen sind, herauszufinden. Sehr mühsam! Aber nun kann und wird wahrscheinlich auch jeder aktive Herd rechts mit jedem aktiven Herd links eine Kombination solcher Sonderprogramme mit einem ganz bestimmten Sinn machen. Aber wie die jeweiligen Kombinationen sich wieder kombinieren können und in ihrer Gesamtkombination wieder einen Biologischen Sinn geben müssen, das ist wohl sehr schwer herauszufinden, wenn man ganz alleine arbeiten muß.

Deshalb hat es mich gefreut, als kürzlich ein Schweizer Psychiater mir anerkennend auf die Schultern klopfte und sagte: „Herr Hamer, wenn Sie auch nur eine einzige Kombination zweier Sonderprogramme herausgefunden hätten, z. B. die bei beidseitigem Nierensammelrohr-Ca (biologisch gewollte Desorientiertheit) und damit wieder die Verbindung geschlagen hätten zwischen Psychiatrie und Organmedizin, dann wären Sie der König unter uns Psychiatern, denn wir alle wissen ja gar nichts ..."

3. Der Verlauf der Sonderprogramme:

Der Mensch denkt und fühlt ständig, selbst im Schlaf. Er ändert ständig seine Gedanken und Gefühle. Er findet z. B. kurzfristig vermeintlich Lösungen, die sich nach einer Woche als nicht realisierbar herausstellen. Es wechseln kurze oder längere Lösungen und Konfliktrezidive miteinander ab. Das CT des Gehirns ist nur eine Momentaufnahme, die uns allerdings auch Schlüsse erlaubt über den bisherigen Verlauf – mit Vorbehalt. Denn morgen kann eine Lösung schon wieder in Aktivität verwandelt sein. Wir kontrollieren uns, soweit es irgend möglich ist, an den Organ- und Laborbefunden, z. B. Kreatinin-Wert, PSA-

Wert etc., die uns auch über Aktivität oder sogar Doppelaktivität Aufschluß geben können.

4. Der Patient in unserem Fall hatte auch immer wieder starken Nachtschweiß. Das bedeutet, daß eine Organtuberkulose läuft, aber welche? Wenn wir 5 Organe zur Auswahl haben, kann uns oft nur der Patient selber weiterhelfen, indem er uns verrät, was er denkt oder welches Problem er gelöst zu haben glaubt.

Die Neue Medizin ist für uns Ärzte sehr mühsam, zeitaufwendig, aber sie ist für den Patienten und Arzt beglückend und faszinierend und – so ungeheuer menschlich ...

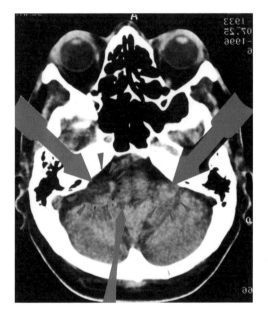

CCT einige Monate später.

Gelöster HH im Leber-Relais und gelöster HH im Sigma/Akustikus-Relais.

2.6.1.4.5 Fallbeispiel: Das gefälschte Gemälde

Eine sehr intelligente 46-jährige Patientin, Mutter von 5 Kindern aus 3 verschiedenen Ehen, Kunstkennerin und -liebhaberin, verliebt sich in einen Maler. Sie wünschen sich beide ein gemeinsames Kind. Gleichsam als Unterpfand seiner Liebe schenkt er ihr ein Gemälde, das sie sehr liebt. Sie wird schwanger. Man schmiedet auch gemeinsame berufliche Pläne. Es scheint endlich die große Liebe zu sein. Eines Tages jedoch gesteht ihr der Freund, er sei eigentlich überwiegend homosexuell. Die Patientin ist völlig geschockt. Eine Woche später kommt es bei der Schwangeren zu einem Spontanabort. Zwar schläft sie in der Folgezeit nicht mehr mit ihrem bisexuellen Freund, der eigentlich die große Liebe hätte sein sollen, aber man trennte sich auch noch nicht.

Zehn Monate später bekommt die Patientin Besuch von einer Freundin. Diese sieht das besagte Gemälde an der Wand hängen und sagt: „Ach, ich wußte nicht, daß Du ein Bild von G. hast!" Darauf die Patientin: „Wieso von G.? Das hat doch mein Freund gemalt und mir geschenkt." Freundin: „Ausgeschlossen, es ist auf der ersten Seite eines Katalogs, ich bringe ihn Dir. Das Bild ist abgekupfert, eine Fälschung!"

Die Patientin erlitt ein DHS! Ein paar Wochen später brachte die Freundin ihr den Katalog. Aber die Patientin wollte es nicht glauben. Sie wußte, daß diese beiden Maler eine kurze Zeit einmal ein gemeinsames Atelier benutzt hatten. Also konnte auch G. abgekupfert haben. Sie saß stundenlang vor dem umstrittenen Bild: Das konnte nicht sein …

Schließlich ging sie bei einer Vernissage auf Maler G. zu, den sie auch kannte und fragte: „Wieso kupfern Sie eigentlich Bilder ab?" Maler G. war völlig verdattert. „Wieso, ich Bilder abkupfern? Fällt mir im Traum nicht ein!" Sie zeigte ihm ein Foto ihres Bildes mit dem gleichen Motiv. Maler G. lachte, lud sie in sein Atelier und zeigte ihr dort das Original.

Die Patientin erstand das Original für ein Drittel des vorgesehenen Preises zum „Supersonderpreis". Ihr Konflikt hatte bereits 4 Monate gedauert. Aber nach dem Motto „lieber ein Ende mit Schrecken als ein Schrecken ohne Ende" löste sie jetzt den Konflikt auf ihre Art. Es fraß jedoch ungeheuerlich an ihr: Diese Blamage! Mich, eine Expertin, hat meine große Liebe so erbärmlich mit einer plumpen Fälschung angeschmiert und noch auf so eine miese Art, wo doch der Maler des Originals in der gleichen Stadt wohnt …

Sie bestellte ihre große Liebe O., reichte ihm „seine Fälschung" durch den Haustürspalt und schloß die Tür mit der Bemerkung, er solle sich bei ihr nicht mehr sehen lassen.

Die CTs wurden 3 Wochen nach dem DHS angefertigt als es ihr „hunds-miserabel" ging. Wie gesagt, sie hatte stundenlang konsterniert-fassungslos vor dem Bild gesessen, ihrem „geliebten Bild", hatte unentwegt auf das Bild gestarrt und gemurmelt: „Nein, ist nicht möglich. Nein, unmöglich ..."

Das Leber-Ca beinhaltet den Konflikt, daß ihre gemeinsam geplante Zukunft, überwiegend ein Ausstellungsprojekt für Behinderte, in das sie bereits kräftig investiert hatte, wie eine Seifenblase geplatzt sein sollte.

Das flächenhaft gewachsene Colon-Ca beinhaltet den Konflikt, daß sie das Gemälde, „ihr Gemälde der Liebe" biologisch gesprochen nicht resorbieren konnte, gleichzeitig aber, daß ihr diese Niederlage auf so besch..., plumpe Art und Weise beigebracht worden war.

Das ebenfalls sichtbare Corpus-Uteri-Ca bedeutete, daß sie sich konfliktiv-emotional von diesem Kind der Liebe 10 Monate zuvor hatte trennen müssen.

Die Patientin erlitt übrigens auch noch eine Nebennierenrinden-Nekrose mit dem Konflikt, in die falsche Richtung gelaufen zu sein. Diese wurde aber erst 3 Jahre später entdeckt, als sie bereits eine indurierte Zyste nach der Heilungsphase war.

Als sie wegen etwas ganz anderem nach eben diesen 3 Jahren eine Lösung eines Revier- und Revierangst-Konfliktes mit Bronchial-Atelektasen bekam, las sich das ganze „rückwirkend" so. „Generalisiert metastasiertes Bronchial-Karzinom mit Leber-Metastase, Colon-Metastase, Nebennieren-Metastase und Lungenrundherd-Metastasen, noch 2 Monate zu leben."

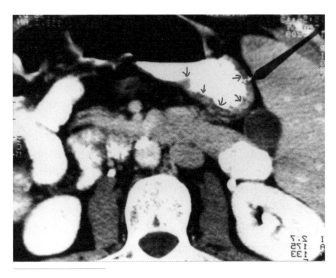

Flächig wachsendes Colon-Ca an der sog. Flexura[23] hepatica, der Dickdarm-Kurve zwischen aufsteigendem Dickdarm-Ast (Colon ascendens) und Quercolon.

---

23 Flexura = Biegung, Krümmung

Ich beschreibe es deshalb so genau, um damit zu sagen, daß es der eingehende Teil des Dickdarms ist. Als noch unsere embryologischen Vorfahren „nur" Dickdarm hatten, war die Mitte des Quercolons auch der Umschlagpunkt zwischen eingehender Speise und ausgehender Speise (Kot). (In der allerersten entwicklungsgeschichtlichen Zeit vor der jetzigen Anordnung unseres Stammhirns. Der proximale Anteil des Colon ascendens und Quercolons haben auch resorptive Funktionen, z. B. Wasser und Glucose.)

Das Bild, das die Patientin als Kunstkennerin sehr geliebt hatte, auch weil es von dem Vater des erwarteten Kindes geschenkt war, war nun als Fälschung enttarnt und konnte von ihr nicht mehr „resorbiert" werden. Entsprechend sehen wir ein flächenhaft wachsendes Colon-Ca (hier von 3 Wochen Wachstumsdauer!) vom Resorptionstyp, im Gegensatz zu den blumenkohlartigen Colon-Krebsen (meist im Colon descendens) vom Sekretionstyp.

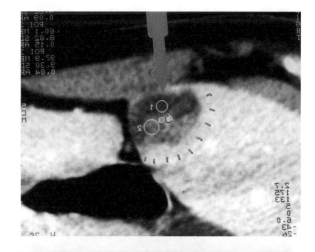

Deutlich sichtbares Leber-Karzinom ventro-medial mit gut sichtbaren aktiven Schießscheibenringen des Organ-HH.

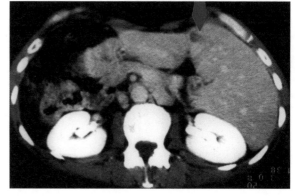

So sieht ein ehemaliges Leber-Ca aus (nach 3 Jahren), nachdem es durch eine Leber-Tbc kavernisiert ist.

Infolge ihrer Ignoranz erklärten die Onkologen diese Kaverne später als Metastase des endlich gefundenen Plattenepithel-Bronchial-Ca.

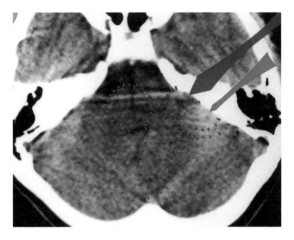

CCT: Es überlappen sich zwei HHe. Der des Leber-Relais (großer Pfeil rechts) und der eines Hör-Konflikts in dem Sinne: Eine erwartete Information nicht zu bekommen (z. B. „doch, das Bild ist doch echt") entsprechend einem Adeno-Ca des rechten Mittelohrs vom resorptiven Typ. Beide HHe zeigen Restnarben verheilter Konflikte.

In der Mitte (Strichelung) sehen wir den HH für beide Gebärmutterhälften, die Patientin war schwanger. Das stark angeschwollene Herzbeutel-Relais (untere Strichelungen rechts und links) soll nur der Vollständigkeit halber erwähnt werden. Der Befund entspricht dem Konflikt einer Attacke-gegen-das-Herz, ausgelöst durch Angina pectoris. Zu diesem Zeitpunkt hatte die Patientin den Konflikt stark heruntertransformiert zusammen mit einem Bronchial-Ca. Bei dem Konflikt war es um die behinderte Tochter gegangen.

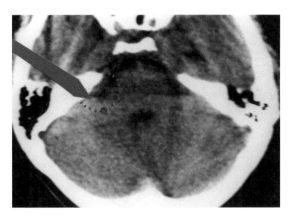

HH-Restnarbe für geheiltes Colon-Ca (linker Pfeil). Man sieht deutlich sowohl das Zentrum, als auch die vernarbten alten Schießscheibenringe. Es entspricht einem Adeno-Ca vom resorptiven Typ.

Linker Pfeil: Schreckangst- (Kehlkopf) und Ohnmächtigkeits-Konflikt (Struma).

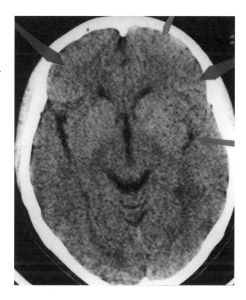

DHS: 1994 sagte die Mutter, kurz bevor sie an Bronchial-Krebs unter Chemo verstarb, zu ihrer Tochter: „Es wird nicht lange dauern, dann wirst Du auch an Bronchial-Krebs sterben." Dieser Fluch der Mutter schlug ihr „wie ein Hammer an den Kopf". Sie hatte ihn, wie man sieht, bis zur Anfertigung der Aufnahme (28.4.99) nicht vergessen.

Deshalb erlitt sie, als das sog. Bronchial-Ca, bzw. Bronchial-Atelektase diagnostiziert und „histologisch gesichert" war (2. Pfeil rechts) samt Kiemenbogen-Zysten im Mediastinum (beides pcl-Phase) ein neues DHS.

Der unterste Pfeil rechts bezeichnet den HH des Koronararterien-Relais. Die Patientin hatte Angina pectoris.

Rechte Pfeile:

DHS 1997: Der Sohn des Pfarrers, mit der 17-jährigen behinderten Tochter der Patientin in einer Behinderten-Werkstatt, versuchte die Tochter zu vergewaltigen. Da er als Behinderter nicht verantwortlich war (und es auch wieder versuchte), war die Patientin in völlige Panik geraten.

Bei noch aktivem Schreckangst-Konflikt (Fluch der Mutter):

1. *Frontalangst-Konflikt (auf dem CT vom März '99 in Lösung) = Kiemenbogengangs-Zysten im Mediastinum.*

2. *Revierangst-Konflikt = Ulcera in den Bronchien.*

3. *Revier-Konflikt = Ulcera in den Koronararterien, Angina pectoris (heruntertransformiert).*

Der Kampf dauerte 2 Jahre. Überall fand die Patientin taube Ohren, als sie ihre Tochter in eine andere gleichartige Behinderten-Werkstatt umschulen wollte. Obgleich sie nunmehr in schizophrener Konstellation war, war das für sie quasi als Mutter und Revier-Chefin ein unerträglicher Zustand. Sie war in Schwebe-Konstellation, träumte dauernd von „Schwebe-Erlebnissen", hatte z. T. heftige Angina pectoris-Anfälle und war auch zeitweilig depressiv. Dann hatte sie wieder die Periode, weil dann die rechts-cerebrale (männliche) Hirnseite überwiegend betroffen war. Interessant sind hier noch zu erwähnen die Angina pectoris-Anfälle als Grund für den späteren Herzbeutel-Erguß, sowie die schizophrene Schwebe-Konstellation. Die Angina pectoris verschwand erst vollständig, als die Tochter am Ende diese Werkstatt nicht mehr besuchte. Es endete nämlich schließlich ihr Kampf mit einem Sieg (CL!) beim Petitions-Ausschuß des Bundestages im Jänner 1990. Einen Monat später wurde das Bronchial-Ca (= Bronchial-Atelektase), Kiemenbogen-gangs-Zysten im Mediastinum (= Heilungsphase des Frontalangst-Konfliktes) und die erheblich vergrößerte Nebennierenrinde aus dem Konflikt 3 Jahre vorher fest-gestellt. Und jetzt waren das alles „Metastasen" vom Plattenepithel-Bronchial-Ca (siehe dazu auch das kleine Kapitel über Schizophrene Schwebe-Konstellationen, Seite 185).

Die Künstler suchen stets verzweifelt nach neuen Motiven oder Roman-Ideen. Solche unwahrscheinliche Geschichten wie das Leben selbst schreibt, kann sich niemand ausdenken. Man muß sie nur getreulich aufzeichnen. Und daß dann solche wahren Geschichten mit Hirn-CTs und Leber-, Colon- und sogar Nebennieren-rinden-Krebs zu tun haben, das versteht man natürlich nur, wenn man die Neue Medizin kennt. Die kluge ehemalige Patientin: „Ja, das verstehe ich doch alles, das ist mir jetzt alles völlig klar!"

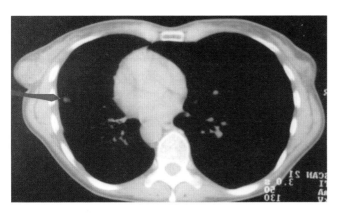

Todesangst-Konflikt (Pfeil links bezeichnet einen der Lungenrundherde).

Da sagten ihr die Ärzte: „Jetzt ist nichts mehr zu machen, jetzt haben Sie nur noch 2 Monate!"

Als die Patientin durch Kenntnis der Neuen Medizin aus der Panik herausfand und von den in kurzer Zeit verlorenen 10 kg Gewicht 7 kg wieder zugenommen hatte, sagte eine „gute Freundin" zu ihr: „Es ist doch schön, wenn es einem 'zwischen-durch' noch einmal besser geht." Patientin: „Meine Liebe, wenn Du den Namen 'Rumpelstilzchen' kennst, nimmst Du wieder zu."

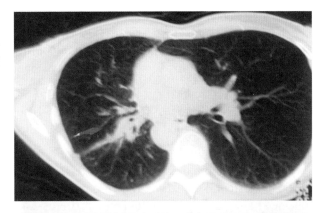

Pfeil zeigt das Bronchial-Ca (Bronchial-Atelektase = pcl-Phase eines Revierangst-Konfliktes) im Schnitt, gleichzeitig Kiemenbogengangs-Zyste (pcl-Phase eines Frontalangst-Konflikts).

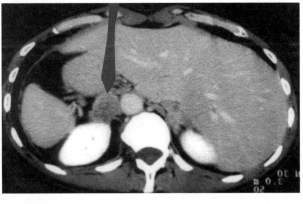

CT zeigt die Nebennierenrinden-Vergrößerung links, vom 2.2.99 (= Zustand nach pcl-Phase eines Konfliktes „Ich war in die falsche Richtung gelaufen", gemeint war die Liaison mit dem Maler). Solche Nebennierenrinden-Vergößerungen bedeuten immer einen geheilten, also älteren Konflikt. Wegen der Anschaulichkeit wurde die Aufnahme hier mit aufgenommen. Natürlich muß der Cortisol-Spiegel mindestens eine geraume Zeit lang erhöht gewesen sein.

2.6.1.4.6 Fallbeispiel: Der Freund geht weg und die Mutter begeht Selbstmord

Bei dieser rechtshändigen 45-jährigen Patientin bestand sowohl eine doppelte schizophrene Stammhirn-Konstellation als auch eine doppelte schizophrene corticale Großhirnhemisphären-Konstellation. Alle vier Konstellationen rührten von zwei furchtbaren Erlebnissen her:

1. Die Patientin war damals (1990) 36 Jahre alt und lebte seit 10 Jahren mit einem Mann zusammen. Dieser Freund lief weg und heiratete eine andere Frau, obwohl er immer beteuert hatte, sie (die Patientin) heiraten zu wollen. Durch dieses DHS erlitt sie das Stammhirn betreffend:

a) einen häßlichen genitalen Konflikt mit Uterus-Ca,
b) einen Existenzkonflikt mit Nierensammelrohr-Ca,
c) einen Verhungerungs-Konflikt mit Leber-Adeno-Ca.

Weiterhin erlitt sie das Großhirn betreffend:
d) einen Identitätskonflikt mit Rektum-Ulcus-Ca,
e) einen Reviermarkierungs-Konflikt mit Blasen-Ulcus-Ca und
f) einen sexuellen Konflikt mit Gebärmutterhals-Ulcus-Ca.

2. 1994 hängte sich die Mutter der Patientin in der Badewanne auf. Dadurch erlitt die Patientin das Stammhirn betreffend:
a) einen Existenz-Konflikt mit Nierensammelrohr-Ca,
b) einen häßlichen genitalen Konflikt mit Uterus-Ca.

und das Großhirn betreffend:
c) einen Revierärger-Konflikt mit Magen-Ulcus-Ca und
d) einen Reviermarkierungs-Konflikt mit Blasen-Ulcus-Ca.

Seit 1994 war die Patientin durch die nunmehr doppelte schizophrene Stammhirn-Konstellation maximal konsterniert (bestürzt-fassungslos) und desorientiert.

Offenbar bewirkte auch der doppelte Reviermarkierungs-Konflikt mit doppelten Blasenschleimhaut-Ulcera eine völlige Orientierungslosigkeit. Die Patientin hatte keine Reviergrenze mehr, an der sie sich hätte orientieren können. Dies zusammengenommen mit der doppelten stammhirn-bedingten Konsternation macht ihr Verhalten verständlich: Die junge Frau verrichtete noch 1 ½ Jahre lang an ihrer Arbeitsstelle mühsam ihre Arbeit, redete aber quasi mit niemandem. Die Mitarbeiter trauten sich nicht mehr an die heran, weil sie ihnen „wie ein wandelnder Sprengsatz" erschien. Zum Glück hatte sie jedoch noch einen gewissen Bonus des Verständnisses, da man vom furchtbaren Suizid der Mutter gehört hatte. Sobald die Patientin zu Hause war, saß sie dort immer viele Stunden lang und starrte in maximalem Autismus immer nur auf einen Fleck. Es erschien ihr immer so, als laufe eine kaputte Schallplatte immer auf der selben Rille.

Schließlich konnte sie nicht mehr länger arbeiten. Aber noch im Krankenstand kam für sie die Lösung durch das Kennenlernen der Neuen Medizin: Sie besaß ein Foto aus ihrer Kindheit, auf dem sie ein neues Kleidchen anhatte, das die Mutter ihr selbst geschneidert hatte. Das blickte sie unverwandt an. Da hatte sie das Gefühl, ihre Mutter wiedergefunden zu haben. Und allmählich löste sich der furchtbare Konsterniertheits-Krampf und sie wachte wie im Märchen aus einem furchtbaren Bann auf.

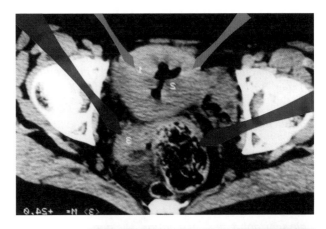

Abdomen-CT: Obere Pfeile: Blasenschleim-haut-Schwellung bds.

Untere Pfeile: Gebär-mutterkörper-Schleim-haut-Tbc, wir sehen rechts eine Kaverne.

Organbilder zeigen uns oft eine andauernde oder abgelaufene schizophrene Konstellation eindrucksvoller als die Hirn-CT-Bilder. Die oberen beiden Pfeile zeigen eine beiderseits stark geschwollene Blasenschleimhaut, so daß nur noch ein kleines Lumen übrig ist, die Patientin also häufig zur Toilette mußte (Pollakisurie). Aber eine beiderseitige Blasenschwellung gibt es nur, wenn Mutter (oder Kinder) und Partner je einen eigenen Revier-markierungs-Konflikt bewirkt hatten. Das war hier der Fall! Wir können dem Bild nicht ansehen, wann die beiden Konflikte entstanden sind. Wir sehen nur, daß sie beide ziemlich lange (möglicherweise Jahre) gedauert ha-

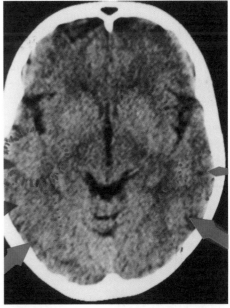

ben müssen und daß sie etwa zur gleichen Zeit in Lösung gegangen sein müssen. Und wir wissen aus der Anamnese, daß das auch der Fall war. Ist das Blasenbild (für Fachleute) schon atemberaubend, mit dem Hirn-CT dazu (siehe unterste Pfeile rechts und links, HHe gekreuzt zum Organ für beide Reviermarkierungs-Konflikte), so ist der untere Teil des Abdomen-CT-Bildes mit einer doppelseitigen (vorwiegend rechts) kavernisierenden Gebärmutterschleimhaut-Tbc geradezu umwerfend an Eindrücklichkeit. Während also die Blasenschleimhaut-Schwellung ein Zustand nach corticaler schizophrener Konstellation darstellt, ist dieser Befund (Gebärmutter beiderseits) ein Zustand nach schizophrener Stammhirn-Konstella-

tion. In der biologischen Sprache bedeutet der Befund an der rechten Uterus-Seite, den Freund nicht aufnehmen zu können, der Befund an der linken Uterus-Seite, die Mutter (die sich in der Badewanne umgebracht hatte) nicht abgeben können. An der linken Unterseite scheinen immer noch mal wieder Rezidive abgelaufen zu sein. Das Karzinom der rechten Uterushälfte ist durch langdauernden Fluor vaginalis (Ausfluß) bereits nahezu völlig entleert, die linke Uterushälfte ist offenbar auch schon seit längerem dabei, sich zu entleeren, ist aber kollabiert, zudem zeitweilig reziviert, so daß wir die Sache nicht ganz genau einschätzen können. Aber aus der psychischen Anamnese wissen wir, daß die Patientin beide Konflikte (ebenso die Flüchtlings- bzw. Existenzkonflikte und den Verhungerungs-Konflikt) zur gleichen Zeit in Lösung gebracht hatte. Die beiden zweituntersten Pfeile des CCTs (links: Identitätskonflikt, rechts: Revierärger) weisen auf eine zweite corticale schizophrene Konstellation: Die aggressiv-biomanische Konstellation! Solche Patienten sind „wie wandelnde Sprengsätze" aber dadurch in dieser Konstellation auch zu Leistungen befähigt, die anderen unmöglich wären. Außerdem sehen wir einen aktiven sexuellen Konflikt (HH: linker oberer Pfeil). Zur Zeit dieser Aufnahmen sind der sexuelle Konflikt (Freund) und der Revierärger-Konflikt rechts cerebral (wegen Mutter) noch beide aktiv, es besteht also noch eine schizophrene Großhirn-Konstellation!

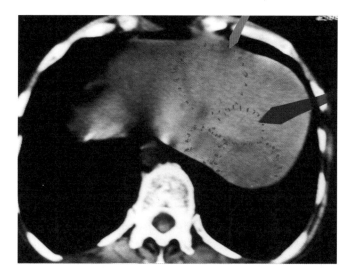

Leber-CT: Die Organ-HHe der Leber sind auf den vorliegenden Aufnahmen nur schwach markiert. Dies deutet darauf hin, daß sie immer nur kurzzeitig aktiv waren, der Verhungerungs-Konflikt also nicht durchgehend bestand, sondern immer kurz darauf wieder gelöst war.

Auf diesem Bild sehen wir 2 solcher Leber-Ca-Herde, die länger aktiv gewesen sein müssen. Hier sind sie jedoch nicht mehr rund, zeigen das Bild von Kavernen.

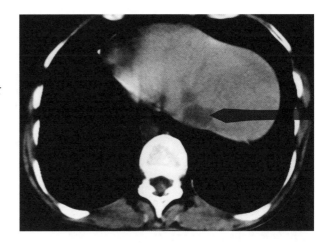

Auf diesem Hirn-CT vom 13.10.98 sehen wir den HH für das Leber-Ca (unterer rechter Pfeil) in leichter Aktivität. Oberer Pfeil rechts: HH für Gebärmutterkörperschleimhaut-Ca in pcl-Phase. Unterer Pfeil links: HH für Gebärmutterkörperschleimhaut-Ca halb aktiv, halb gelöst. Oberer Pfeil links: HHe für Sammelrohr-Ca beider Nieren, beide in pcl-Phase.

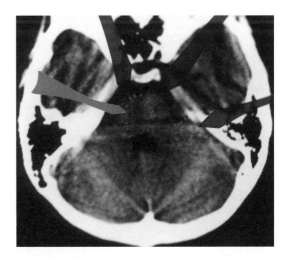

Wir sehen hier die „alte Weisheit" in der Neuen Medizin, daß „einmal gelöst" nicht bedeutet „für immer oder definitiv gelöst". Wer mitangesehen hat, wie sich viele Patienten unter Mobilisierung aller Kräfte mühsam durch die Rezidive hindurchquälen, der kann vor Bewunderung angesichts solcher Bilder nur den Hut ziehen. Auf der einen Seite lauern die Onkologen die stets vergiften und morphinisieren möchten, auf der anderen Seite der Psychiater, von den dumm oder geschmacklos fragenden Mitmenschen ganz zu schweigen. Diese arme Patientin hat jahrelang trotz dreifacher schizophrener Konstellation gearbeitet, aus lauter Angst, sonst untersucht und niedergespritzt zu werden. Aber sie hat überlebt!

2.6.2 Die schizophrene Kleinhirn-Konstellation

Um es vorweg zu sagen: was bei der schizophrenen Stammhirn-Konstellation die Konsterniertheit ist, das ist bei der schizophrenen Kleinhirn-Konstellation

das emotionale Gefühl des Ausgebrannt-Seins!

Diese Menschen leben wie „Tote"!

„Herr Doktor, meine Seele ist zersprungen, ich fühle nichts mehr. Ich bin wie tot, wie ausgebrannt", sagen solche Menschen zu mir.

So etwas lief bei uns früher gerne unter „Depression", obwohl es damit, wie wir noch sehen werden, streng genommen nichts zu tun hat. Aber es kann natürlich auch mit einer Depression (Großhirn!) kombiniert sein. Aber wir wollen das Pferd nicht vom Schwanz aufzäumen ...

Schematischer CT-Schnitt durch das Kleinhirn

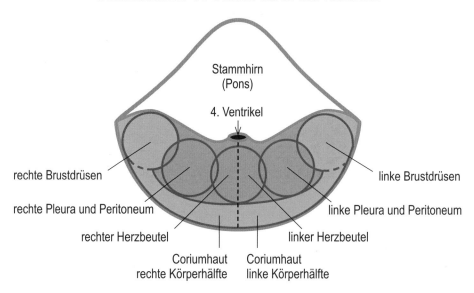

Entwicklungsgeschichtlich ist im Kleinhirn zum ersten Mal die Innervation vom Gehirn zum Organ gekreuzt! Zum ersten Mal sind die beiden Seiten des Individuums verschiedenen sozialen Gruppen vorbehalten: die eine Körperseite (bei der Rechtshänderin die linke) der Mutter und dem Kind; die andere Körperseite (bei der Rechtshänderin die rechte) allen Partnern.

Bei der Linkshänderin ist alles genau umgekehrt. Das Gleiche gilt natürlich für die männlichen Wesen, hinsichtlich Kind allerdings nur, sofern sich das männliche Wesen von Anfang an intensiv als Vater fühlt.

Zum ersten Mal auch wird die ganze (Korium-) Haut in Hautsegmente aufgeteilt, entsprechend den (späteren) Segmenten der Wirbelsäule.

Es ist für unsere Betrachtungen wichtig, sich vorzustellen, daß ja schon das „Stammhirn-Wesen" eine Art von archaischem sozialen Verhalten darin ausdrückt, daß es nach dem „Teratom-Schema" im Uterus ein neues Wesen (Kind) auf Kosten der eigenen Substanz großzieht.

In der Entwicklungsphase der Kleinhirn-Entstehung wurde dieses soziale Verhalten bei den Säugern noch wesentlich gesteigert dadurch, daß mit der einen Brust Kind und Mutter, mit der anderen Brust die Partner in Notzeiten gestillt wurden und werden, wieder auf Kosten der eigenen Substanz der Mutter. In dieser entwicklungsgeschichtlichen Zeit der Ungeschlechtlichkeit gab es noch keine Männer oder männliche Wesen. Alle Wesen waren, wenn wir so wollen, weiblich und stillten mit ihrer Milchleiste.

Aus dieser entwicklungsgeschichtlichen Zeit stammen die Biologischen Konflikte, die wir in diesem Kapitel behandeln und kleinhirn-gesteuerte Sinnvolle Biologische Sonderprogramme (SBS) nennen wollen.

Sodann die SBS mit aktivem HH in der einen Kleinhirnhälfte in Zeitgleichheit, also in Kombination mit einem SBS bzw. einem aktiven HH der anderen Kleinhirnhälfte, was wir

schizophrene Kleinhirn-Konstellation

nennen wollen.

Um das, was wir rein empirisch etwa „emotionale Totenstarre" nennen könnten, verstehen zu können, müssen wir zurückgehen in die entwicklungsgeschichtliche Kleinhirn-Entstehungsphase:

Hatte solch ein „stillendes Wesen" z. B. einen Mutter/Kind-Konflikt erlitten und gab nun im Rahmen dieses SBS dem Kind die doppelte Menge Milch (mit Hilfe des Gesäugekrebs), dann war das offenbar zu schaffen. Kam aber ein weiteres SBS hinzu mit einem aktiven HH auf der anderen Seite des Kleinhirns, also einen verunglückten oder akut erkrankten Partner betreffend, der auch gestillt werden mußte mit der gegenüberliegenden Gesäugeleiste, dann könnte dieses „emotionale Loch", in das dieses stillende Wesen hineinfiel zwei Möglichkeiten der Bedeutung gehabt haben:

1. Das stillende Wesen könnte sich zum Selbstschutz quasi ausgeklinkt haben: Das schaffe ich nicht mehr!

2. Es könnte eine Art biologischer „gnädiger" Suizid gewesen sein, bei dem dieses stillende Wesen in dem „emotionalen Loch" nicht mehr merkt, daß es sich selbst zu Grunde richtet und stirbt.

Es hat hier keinen Zweck zu spekulieren. Man kann es ganz einfach biologisch nachprüfen, ob das „stillende Wesen" auf beiden Gesäugeseiten in der schizophrenen Kleinhirn-Konstellation mehr oder weniger Milch produziert. Weniger würde für die erste Möglichkeit sprechen, mehr für die zweite.

Keine Frage, daß dieser Absturz in ein „emotionales Loch" bisher unter Depression lief.

Ich vermute, daß solange, als das Korium „nur" Abgrenzung gegen andere Individuen war, die schizophrene Kleinhirn-Konstellation einen anderen Inhalt gehabt hat als von dem Zeitpunkt an, wo das Korium in Form der stillenden Brust bzw. Gesäugeleiste, die dieser Gruppe ja den Namen „Säuger" gegeben hat, zum Inbegriff der Zuwendung, des Sorge-Konfliktes für das in Not befindliche Kind oder den in Not geratenen Partner wurde.

Ich sage wohl kaum zuviel, wenn ich behaupte, daß es jetzt einen neuen, embryologischen Wissenschaftszweig geben wird, der sich mit der zu vermutenden Psyche unserer entwicklungsgeschichtlichen „Vorfahren" auf „halber Strecke" befassen wird. Das Durchziehen der Linien bis heute ist ja ganz besonders interessant.

2.6.2.1   Fallbeispiel: „Schau, daß D' weiterkommst!"

Eine 67-jährige Patientin, die eine sehr harmonische Ehe führte, hatte ihre Tochter und Schwiegersohn zu Besuch. Die Tochter war der Liebling des 75-jährigen Vaters. Die Patientin bemühte sich, der Tochter alles nach Wunsch besonders schön zu machen, sparte an nichts. Als die Tochter sich später von ihr verabschiedete, sagte sie nur so obenhin: „Ich glaube, Mama, das nächste Mal, wenn ich zu Besuch komme, gehe ich ins Restaurant essen." Die Mutter, die wirklich die besten Leckerbissen zubereitet hatte, war wie vom Schlag gerührt. Sie brachte nur noch stammelnd heraus: „Schau, daß D' weiterkommst!"

In diesem Moment hatte sie einen Mutter/Kind-Konflikt erlitten, organisch einen Krebs in der Mutter/Kind-Brust. Kaum hatte sie das gesagt, stand ihr Mann, der neben ihr gesessen hatte und mit dem sie quasi noch nie ein böses Wort in 40-jähriger Ehe gewechselt hatte, auf und sagte: „Du dummes altes Weib!"

Da war sie nun innerhalb von Sekunden zum zweiten Mal wie vom Donner gerührt! „Von da ab, Herr Doktor", sagte sie, „war ich gefühlsmäßig wie tot! Ich fühlte nichts mehr für meine Tochter und nichts mehr für meinen Mann. Ich fiel wie in ein tiefes Loch und war wie ausgebrannt!" Ich schrieb es damals so auf, wie sie es sagte.

Weiter fragte ich routinemäßig, ob sie in der nachfolgenden Zeit, in der sie in beiden Brüsten große Krebsknoten bekommen hatte und tiefe Falten und Runzeln im Gesicht, irgend etwas Verrücktes getan oder empfunden habe. „Nein", sagte sie, „bis auf die völlige Leere meiner Gefühle", die zum damaligen Zeitpunkt noch andauerte, „oder doch, aber das ist so lächerlich und verrückt, daß ich mich schäme, es Ihnen zu erzählen, aber na, meinetwegen, ich will es Ihnen sagen, vielleicht können Sie damit ja etwas anfangen für Ihre Wissenschaft." Dann erzählte die Patientin mir eine drollige Geschichte, die aber völlig dumm schien und die ich damals nicht verstand. Jetzt aber, glaube ich, sie verstehen zu können und diese „dumme kleine Geschichte" scheint für uns als hätte sie eine Erkenntnislawine ausgelöst!

„Herr Doktor, stellen Sie sich vor, ich habe einen kleinen Pudel. Der war völlig verfloht und ich kriegte die Flöhe einfach nicht weg. Da verfiel ich auf eine dumme Idee, für die ich mich eigentlich schäme: Ich lud alle meine Freundinnen ein, die auch Hunde hatten, zum „Tee mit Hund". Ich hoffte, daß die Flöhe auf die Hunde meiner Freundinnen überspringen würden, was auch passierte. Anschließend hatten alle Hunde meiner Freundinnen Flöhe – aber meiner hatte nur etwas weniger Flöhe.

Ich verstand, ehrlich gesagt, damals gar nichts, murmelte nur anerkennend, daß sie das sehr originell erzählt habe ...

Die Dame hat übrigens Dank der Neuen Medizin überlebt, und da sie glücklicherweise Tuberkel-Mykobakterien hatte, gingen die Krebsknoten in beiden Brüsten auch wieder per Tbc-Verkäsung und Kavernisierung zurück.

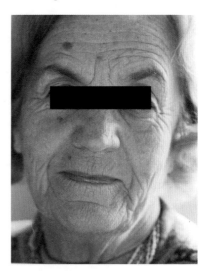

Nebenstehend Foto der Patientin, deren Gesicht wie „abgeschaltet" gewesen war, nun wieder normal. Das Gesicht bekam innerhalb weniger Monate nach dem Konflikt eine Unmenge von Falten und Runzeln. Offenbar war ein Großteil der Korium-Haut mitbetroffen und war durch eine unbemerkt abgelaufene Haut-Tuberkulose offenbar weggeschmolzen (verkäst). Dadurch die tiefen Falten!

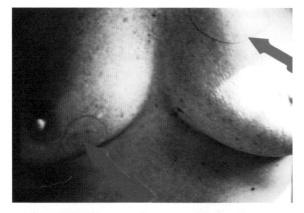

Brüste der 67-jährigen Patientin nach der Ausheilung. Die linke Brust (Mutter / Kind) war stärker betroffen gewesen (rechter Pfeil) als die rechte Partner-Brust (Pfeil links).

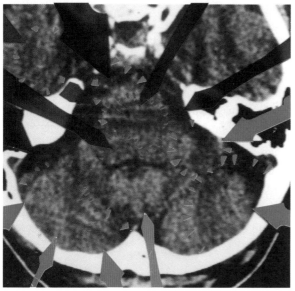

CCT der gleichen Patientin aus der konfliktaktiven Zeit:

1. HH rechts cerebral für Mamma-Ca links (Pfeil rechts unten).

2. HH links cerebral für Mamma-Ca rechts überlagert von

3. und 4. zwei Herde links cerebral betreffend die Koriumhaut rechts (mittlere linke Pfeile).

5. HH Mitte Kleinhirn für das Herzbeutel-Relais in pcl-Phase zu sehen an der Kompression des 4. Ventrikels (mittlerer rechter schlanker Pfeil).

6. HH für Flüchtlings- oder Mutterseelen-alleingelassen-seins-Konflikt (linker oberer dicker Pfeil) betreffend das Relais der linken Nierensammelrohre.

7. HH für Hör-Konflikt (2. Pfeilspitze von oben links, betrifft rechtes Ohr).

8. HH für Uterus-Schleimhaut, Konflikt offenbar im Zusammenhang mit der Tochter (rechter oberer schlanker Pfeil).

9. HH für Leber-Adeno-Ca entsprechend einem Verhungerungs-Konflikt (3. Pfeil von oben rechts).

10. HH für das Jejunum mit dem Konflikt, einen Brocken nicht verdauen zu können (2. Pfeil von oben rechts).

11. Schon häufig rezidivierter doppelseitiger HH, momentan in pcl-Phase im Relais für den Herzbeutel mit dem Konflikt einer Attacke-gegen-das-Herz. (mittlerer schlanker Pfeil unten).

12. HH im Tuben-Relais links betreffend einen häßlichen halbgenitalen Konflikt (dritter Pfeil links).

Wenn wir das Stammhirn bzw. Kleinhirn-CT aus der konfliktaktiven Phase ansehen, dann sehen wir 13 Hamersche Herde, von denen nur der Perikard-Konflikt (Attacke-gegen-das-Herz oder Angst um das Herz) in der pcl-Phase ist und gleichzeitig eine Perikard-Tamponade verursacht haben muß.

Wir stellen überrascht fest, daß bei diesen beiden kurz hintereinander eingeschlagenen Kleinhirn-Konflikten, die die Patientin emotional „wie tot" machten, noch gleichzeitig eine ganze Serie von Stammhirn-Konflikten eingeschlagen hat. Sie sind auf diesem Bild quasi alle noch aktiv, d. h. die HHe befinden sich noch in scharfer Schießscheiben-Konfiguration. Die Patientin ist also gleichzeitig in stammhirn-schizophrener Konstellation und konsterniert. Da wir kein Bauch-CT und kein Thorax-CT von der Patientin besitzen, wurden die zugehörigen stammhirn-gesteuerten Karzinome nicht entdeckt. Nach Schulmedizin wären das im Falle einer Entdeckung alles „Metastasen" gewesen. Die Patientin fand jedoch den Weg zur Neuen Medizin und ist gesund.

Die 2 Sätze von Tochter und Ehemann hatten die 67-jährige Patientin seelisch „völlig vernichtet".

Zwei Hamersche Herde samt zugehörigem Konflikt wollen wir uns herausnehmen, weil sie besonders interessant sind: Dem Verhungerungs-Konflikt (Leber-Ca evtl. noch zusätzlich Magen-Ca und Speiseröhren-Ca) des einführenden Schenkels des Magen-Darm-Traktes steht im ausführenden Schenkel links der Konflikt, den Informationsbrocken nicht loswerden zu können, gegenüber.

Durch die häßlichen Worte vornehmlich ihres Ehemanns hat die Patientin zugleich einen Konflikt erlitten, in Zukunft keinen „Brocken" mehr zu bekommen, also zu verhungern.
Andererseits will sie den Informationsbrocken, nämlich die häßlichen Worte des Ehemanns aus dem linken ausführenden Schenkel des Magen-Darm-Traktes, d. h.

aus der linken Schlundhälfte wieder loswerden. Sie ist also in mehrfacher Hinsicht in dieser herausgegriffenen Stammhirn-schizophrenen Konstellation in Konsternation, zu Deutsch: Sie hat Angst um die Einfuhr von Speise und hat Angst um die Ausfuhr des Kotbrockens (häßliche Worte des Ehemanns). Rechts geht, so fürchtet sie instinktiv, nichts mehr hinein und links nichts mehr heraus. Alle diese Konflikte fühlte diese Patientin instinktiv – unterbewußt, natürlich sind ihr diese Dinge nicht intellektuell klar gewesen.

Ihr seht, liebe Leser, wie wichtig es ist, daß wir in der Neuen Medizin sorgfältig arbeiten. Dieser Fall ist glücklicherweise gutgegangen, er wäre aus schulmedizinischer Sicht, wenn man die Organkrebse alle erkannt hätte, ein desolater Fall. Und trotzdem ist die Patientin wieder völlig gesund.

Was aber ist nun der Sinn dieser „dummen kleinen Geschichte" mit den Hundeflöhen? Wir würden doch das Verhalten der Dame in hohem Grade als „asozial" bezeichnen! So was tut man doch nicht!? Das ist doch böse, strafbar, vorsätzlich … aus niederen Beweggründen …

Wir Menschen waren vielleicht auch durch unsere Religion gewohnt, immer gleich den ethisch-moralischen Maßstab „gut-böse" anzulegen. Was, wenn das mit „gut" und „böse" vorderhand eigentlich gar nichts zu tun hätte, sondern das „asoziale Verhalten" mit solchen schizophrenen Kleinhirn-Konstellationen? Die Patientin war eben, wie wir schon sahen, in einem biologischen Dilemma zwischen ihrer von einem aktiven Herd betroffenen einen Gehirnseite und der ebenfalls von einem aktiven Herd betroffenen anderen Kleinhirnseite, also zwischen Kind und Partner. Unser ethisch-moralisches Weltbild könnte ins Wanken geraten!

Bei den Tieren haben wir ihre sozialen biologischen Verhaltensweisen und Störungen als „instinktiv" bezeichnet, während wir bei unseren Mitmenschen und manchmal auch bei uns selbst solche Erscheinungen stets mit ethisch-moralischen Maßstäben gemessen hatten.

Es wäre doch eigentlich ganz normal, daß das Sozialverhalten bei Mensch und Tier auch nach unseren 5 Biologischen Naturgesetzen ablaufen würde. Und bei einer doppelten Störung durch DHS hätte die schizophrene Kleinhirn-Konstellation, sprich das „asoziale" Verhalten einen bestimmten Biologischen Sinn. So einfach wäre das! Wir müßten nur unsere verschiedenen weltanschaulichen Scheuklappen ablegen und unsere Umgebung mit klugen Augen des biologischen Verständnisses betrachten.

Ich weiß noch lange nicht alles. Und wir müssen noch viele Rätsel lösen. Aber aus dem wenigen was wir jetzt wissen, scheinen sich bereits jetzt prinzipielle Erkenntnisse herauszuschälen, die revolutionierend sind.

2.6.2.2 Fallbeispiel: Häufig rezidivierende schizophrene Kleinhirn-Konstellation durch Streit der Eltern (Mutter, und Vater = Partner).

Wir sehen die Brüste der 30-jährigen Patientin, die allgemein als ästhetisch hübsch gelten würden. Wie diese Schönheit zustande kommt und daß sie großen Schwankungen unterworfen ist, kann man nur von diesem Bild noch nicht erschließen.

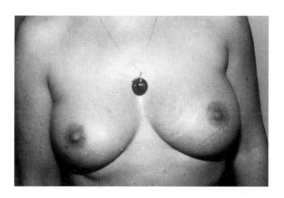

Diese junge Frau hat auf beiden Brüsten einen Vorgang, den wir in der jeweils aktiven Phase als adenoides Brustkrebs-Rezidiv links (Streit/Sorge-Konflikt um die Mutter) und rechts (Streit/Sorge-Konflikt um den Vater), und den wir in der Heilungsphase als Brust-Tuberkulose bezeichnen müßten. Diese macht die „Schönheit der prallen Brüste". Alle 3-4 Wochen zanken sich die Eltern der jungen Frau, bei denen sie noch lebt, „wie die Kesselflicker". Die Patientin steht zitternd dabei, unfähig etwas zu tun, „wie tot", sagt sie. Schon nach einem Tag haben sich die Eltern normalerweise wieder versöhnt – bis zum nächsten Streit. Aber die Patientin braucht 3-4 Tage, bis sie aus ihrer emotionalen Starre erwacht. 3-4 Tage also hat sie ein konfliktaktives Rezidiv zweier Konflikte: Eines Tochter/Mutter-Konflikts für die linke Brust und eines Partner-Konflikts (Vater) für die rechte Brust. Das geht seit Jahren so. Das Erwachen aus der emotionalen Starre ist Zeichen der Konfliktlösung. Damit gleichzeitig setzt wieder eine Tbc ein, die wieder Liquidität in den Brust-Kavernen macht und beide Brüste quasi durch Flüssigkeit (verkäsend) „aufpumpt". Bis zum nächsten Streit der Eltern werden die Brüste dann wieder schlaffer. Die junge Frau hat, wohl-gemerkt, mit beiden Eltern keinen Streit, liebt ihre Eltern heiß und innig. Gerade deswegen ist der Streit der Eltern jedesmal für sie ein doppelter Konflikt.

Dieser Patientin wollte man dringend beide Brüste amputieren. Durch die Neue Medizin weiß sie jetzt, wann und warum die Brüste anschwellen und daß kein

Grund zur Panik besteht. Z. Zt. befindet sich die Patientin wieder in einer solchen Phase kurz nach einem ganz besonders heftigen „Monatsstreit", den die Eltern hatten, und jeden Monat wieder haben, und offenbar geradezu brauchen. Die Brüste sind deswegen z. Zt. extrem „aufgepumpt".

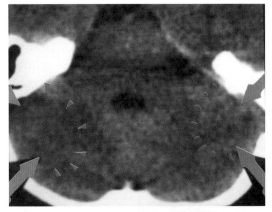

So sieht eine chronisch rezidivierende Kleinhirn-schizophrene Konstellation im Hirn-CT aus. Auf dem nebenstehenden Bild ist gerade wieder pcl-Phase.

Seit wir jetzt wissen, wann und warum das alles so ist, können wir der Patientin diese Veränderungen erklären.

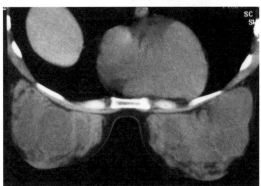

CT der Brüste der Patientin in „Hängelage". Die rot umstrichelten sind die tuberkulösliquiden verkäsenden Anteile der beiden Brüste, die ihnen das pralle Aussehen geben, jeweils in der Heilungsphase nach Konfliktrezidiv.

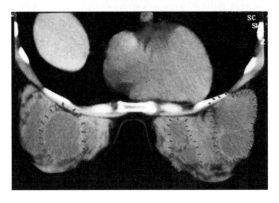

Im Vergleich zu dem obigen Bild kann man hier die tuberkulösliquiden Brust-Kavernen (siehe Strichelung) erkennen. Würden die Eltern sich nicht mehr zanken, dann hätte die Patientin nach einigen Monaten eine „Hängebrust" beiderseits. Die Kavernen würden sich entleeren und kollabieren.

2.6.2.3 Fallbeispiel: Schizophrene Kleinhirn-Konstellation wegen vorgesehener Mediastinal-Operation

Bei diesem Patienten wurde ein Kiemenbogen-Ulcera-Karzinom in der pcl-Phase, also Kiemenbogengangs-Zysten nach einem gelösten Frontalangst-Konflikt diagnostiziert. Die schulmedizinische Diagnose lautete „Non-Hodgkin-Lymphom". Man sagte ihm, man müsse eine große Thorax-Operation machen, um von beiden Seiten an das Mediastinum heranzukommen. Das war ein ungeheurer Schock für den Patienten. Die Operation wurde nach dieser Aufnahme auch durchgeführt. Der Patient starb in der pcl-Phase mit massiven, beidseitigen Pleura-Ergüssen.

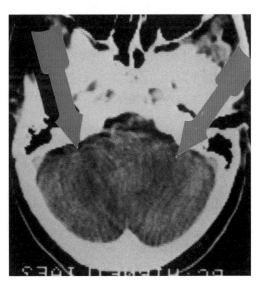

Sehr gut erkennbare HHe bds. in beiden Pleura-Relais in Aktivität. Die Konflikte waren das Empfinden einer beidseitigen Attacke gegen den Brustraum, auf organischer Ebene entsprach dies beidseitigen Pleura-Mesotheliomen.

2.6.3 Die schizophrene Großhirnmarklager-Konstellation

Die gesamte Großhirn-Konstruktion (Marklager und Rinde) baut im Prinzip auf der Kleinhirn-Konstruktion oder dem Kleinhirn-Prinzip auf. Die Innervation ist vom Gehirn zum Organ stets gekreuzt. Die eine Körperseite (bei Rechtshändern die rechte, bei Linkshändern die linke) ist die Partnerseite, die andere Körperseite (bei Rechtshändern die linke, bei Linkshändern die rechte) ist die Mutter/Kind- oder Vater/Kind-Seite bzw. die Tochter/Mutter- oder Sohn/Mutter-Seite.

Zum Beispiel ist die konfliktive Bedeutung des Knies verschieden: Bei Rechtshändern ist das rechte Knie das Partner-Knie, während das linke Knie dasjenige ist, das mit einem Kind oder mit der Mutter zu tun hat. Beim Linkshänder ist natürlich alles umgekehrt. Die „Ausnahme" macht hier natürlich die direkte Betroffenheit einer Extremität, z. B. bei einem Unfall.

Folgerichtig setzt sich natürlich auch in abgewandelter Form die biologische Sozialität in der Großhirn-Konstruktion, besser im Großhirn-Konzept, fort. Hinzu kommt ja noch, daß kleinhirn-gesteuerte Organe und großhirnmarklager-gesteuerte Organe beide dem mittleren Keimblatt zugehören.

2.6.3.1 Das gesunde Skelettsystem ist Zeichen des intakten Selbstwertbewußtseins

Die vom Großhirn-Marklager gesteuerten Organe sind: Knochenskelett, Lymphknoten, Arterien, Venen, Muskulatur (quergestreifte), sowie die Zwischenzellen (hormonproduzierend) von Ovar und Hoden, und das Nierenparenchym, das den Urin produziert.

Wir sehen aus der Tabelle „Psyche - Gehirn - Organ", daß der Biologische Sinn stets erst durch die Heilungsphase realisiert wird. Die Biologischen Konflikte sind quasi „Luxuskonflikte", bei denen sich der Organismus den Luxus leistet, ein SBS laufen zu lassen, das sich erst am Ende des SBS amortisieren wird für künftige Wiederholungsfälle!

2.6.3.2 Der doppelseitige Biologische Selbstwerteinbruch–Konflikt = Größenwahn

Rein empirisch wissen wir, seit es die Neue Medizin gibt, daß Mensch und Tier, die auf beiden Körperhälften Skelett-Osteolysen durch einen jeweiligen Selbstwerteinbruch-Konflikt haben, in Bezug auf Mutter oder Kind und in Bezug auf Partner einen sog. *Größenwahn* aufweisen. Der Größenwahn[24] galt bei uns in der Psychiatrie früher als besonders schlimmer Wahn, weil er so offensichtlich nicht mit der Realität übereinstimmte. Napoleon, Alexander der Große oder Cäsar waren häufige Wahnbilder unserer Patienten. Wir wußten damit natürlich nicht umzugehen.

Jetzt endlich können wir beginnen zu verstehen, daß hier ein ganz sinnvoller, biologischer Vorgang abläuft. Welcher Junge wollte nicht schon einmal ein großer Ritter gewesen sein oder Old Shatterhand, welches Mädchen nicht eine Prinzessin oder die Kaiserin Sissi? Von unseren Idolen oder Idealen zum Größenwahn ist es soweit nicht hin, mindestens im Ansatz!

Der auf beiden Körperseiten bzw. den jeweils gegenüberliegenden Gehirnseiten in seinem Selbstwert eingebrochene Patient hätte ja eigentlich kaum noch eine Chance: In seiner Rangordnung ist er sowohl hinsichtlich Kind oder Mut-

---

24 Megalomanie = Größenwahn

ter, als auch hinsichtlich seiner Partner abgestürzt. Bei dieser katastrophalen Zukunftsperspektive schafft ihm Mutter Natur durch den Größenwahn eine echte Chance: Er kann sich nicht nur quasi selbst „an den Haaren aus dem Sumpf ziehen", sondern es stoppt auch die Progression der Osteolysen! Vorderhand ist das erst mal die Rettung! Seine Umgebung merkt natürlich sehr gut, daß man ihn nicht wie einen echten, gefährlichen „Napoleon" behandeln muß, sondern er hat ja seinen Größenwahn „nur für sich selbst". Seine Chance ist die: Irgendwann haben sich die Verhältnisse möglicherweise zu seinen Gunsten verschoben; z. B. ist der Jugend-Tennisspieler gegen den jemand im Endspiel verloren hatte, jetzt zu alt und deshalb kein Gegner mehr. So kann der Betroffene den einen Konflikt (Partner-Unsportlichkeits-Selbstwerteinbruch) zunächst lösen. An dem anderen Selbstwerteinbruch, z. B. sein eingebrochenes Prestige in den Augen der Mutter, kann er arbeiten und den verbleibenden Konflikt zu lösen versuchen, z. B. indem er sich bei der Mutter unentbehrlich macht.

Schon nach Lösung des einen Selbstwerteinbruch-Konfliktes ist der Größenwahn wie spurlos verschwunden. Es gibt natürlich auch Fälle, in denen der Konflikt nicht auf einen Schlag gelöst werden kann, bzw. wo es immer wieder zu Rezidiven kommt, so daß dann immer wieder kurzfristig beide Konflikte aktiv sind. Dann kommt auch der Größenwahn natürlich immer wieder.

Ob es auch einen Begattungs-Überwertigkeitswahn bei doppelseitiger interstitieller Hodennekrose und daraus resultierender passagerer Impotenz gibt, und ob es einen Wasserausscheidungs-Überwertigkeitswahn gibt bei doppelseitiger Nierenparenchym-Nekrose mit Hypertonie, weiß ich noch nicht zu sagen. Dazu brauche ich eine Reihe von Fällen, die ich z. Zt. nicht haben darf.

Wichtig ist noch, folgendes zu betonen: Der sog. Größenwahn ist keineswegs selten. Es können natürlich rechts und links auch völlig verschiedene (also nicht spiegelbildliche) Skeletteile betroffen sein. Stets resultiert ein Größenwahn.

Wenn man z. B. einem Patienten früher in der Schulmedizin mit der „Krebsdiagnose" die 98%ige Mortalitäts-Prognose gestellt hatte, dann hat solch ein armer Patient gewöhnlich u.a. sog. „Knochenmetastasen" bekommen. In der Neuen Medizin, wo solche Prognosen grundsätzlich nicht gestellt werden, weil sie objektiv falsch sind, können wir bei den Schulmedizin-Fällen genau rekonstruieren, welche Osteolysen auf welcher Seite inhaltlich zu welchem Selbstwerteinbruch-Konflikt (Kind/Mutter oder Partner) gehörten. Der „Größenwahn" erschöpft sich dann bei den armen Teufeln gewöhnlich darin, daß sie davon träumen, wieder ganz gesund und von allen Seiten (Kindern und Partnern) bewundert zu werden.

Die Seele unserer Patienten ist jetzt für uns in den Details und Nuancen noch viel komplizierter geworden, gleichzeitig aber viel übersichtlicher!

Wenn wir z. B. einen Fußballspieler vor uns haben, der gelenknah im Bereich eines oder beider Knie Osteolysen hat, dann wissen wir schon: Der kann bzw. muß sogar einen Sportlichkeits-Überwertigkeitswahn haben. Er träumt in seinen Wachträumen davon, Pelé zu werden oder mindestens in der Fußballnationalmannschaft zu spielen. Und trotzdem müssen wir wissen, daß dieser Sportlichkeits-Größenwahn ein biologisch sehr sinnvoller Vorgang ist und von uns auch entsprechend ernstgenommen werden muß.

Der Selbstwerteinbruch auf der Mutter/Kind-Seite, beim Rechtshänder der linken Körperseite, bedeutet, daß er seinen Eltern sportlich imponieren wollte (und nicht konnte), auf der rechten Seite (rechtes Knie), daß er den Partnern sportlich imponieren wollte – und ebenfalls nicht konnte.

Es ist auch eine sehr verantwortungsvolle Aufgabe, hier zu raten. Denn solange die beiderseitigen Konflikte aktiv sind, ist die Progredienz der Osteolysen möglicherweise gering oder wenig vorhanden. Löst der Patient aber einen Konflikt der einen Seite und kann er den der anderen Seite nicht lösen, dann hat die eine noch verbliebene Osteolyse möglicherweise eine um so größere Progression der Nekrose. Die schizophrene Großhirnmarklager-Konstellation ist eine Art Schutz für den Patienten, den man nicht leichtfertig aufs Spiel setzen darf. Solche Patienten gehören in die Hände eines Wissenden!

Die Vermutung, daß möglicherweise eine schizophrene Marklager-Konstellation analog zu den Verhältnissen der großhirnrinden-gesteuerten SBS bei den Konflikten der jeweils verschiedenen Hemisphären weniger oder kaum Konflikt-Masse aufbauen würde und die Osteolysen weniger rasch wachsen würden, muß mit einem großen Fragezeichen versehen werden. Denn das „Über-Sonderprogramm" der Megalomanie hat ja entsprechend dem Biologischen Sinn am Ende der Heilungsphase eine ganz andere Intention als die schizophrenen Cortex-Konstellationen.

Die schizophrene Großhirnmarklager-Konstellation, z. B. die Megalomanie, hat die Intention: Wiederaufbau des eingebrochenen Selbstwerts, beiderseitige Rekalzifikation des Skeletts, Heilung!

Diese Intention hat die schizophrene Großhirnrinden-Konstellation, die ja in beiden Teilprogrammen ihren Biologischen Sinn ihrer SBS in der konfliktaktiven Phase hat, nicht.

Schematischer CT-Schnitt durch das Marklager

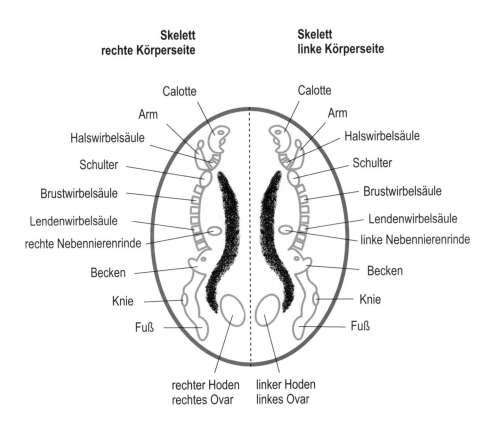

**Skelett
rechte Körperseite**

**Skelett
linke Körperseite**

Calotte

Calotte

Arm

Arm

Halswirbelsäule

Halswirbelsäule

Schulter

Schulter

Brustwirbelsäule

Brustwirbelsäule

Lendenwirbelsäule

Lendenwirbelsäule

rechte Nebennierenrinde

linke Nebennierenrinde

Becken

Becken

Knie

Knie

Fuß

Fuß

rechter Hoden
rechtes Ovar

linker Hoden
linkes Ovar

2.6.3.2.1   Fallbeispiel mit zwei Eierstocks-Zysten und „Überwertigkeits-Gefühl"

Diese Patientin von 53 Jahren hat seit 6 Jahren diese beiden indurierten Eierstocks-Zysten: linke, vom rechten Hirnrelais (unteres Bild) gesteuert und rechte vom linken Hirnrelais. Der Patientin, die am Anfang mit allen Pressionsmitteln der „Schulmedizin" zur Operation (und Chemo) fast gezwungen werden sollte („ ... sonst leben Sie nur noch 3 Wochen!"), geht es sehr gut. Sie sieht aus wie 21 Jahre!!

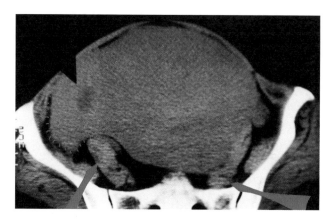

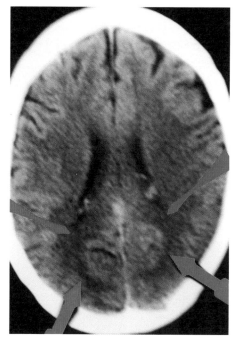

Auf der oberen Aufnahme ist die Begrenzung zwischen den beiden indurierten Zysten etwas willkürlich rot gestrichelt. Die beiden Pfeile auf dem oberen Bild markieren jeweils den Versorgungsstiel zum zugehörigen Eierstock.

Die Patientin berichtet auch, daß sie in der aktiven marklager-schizophrenen Konstellation „Überwertigkeits-Gefühle" hatte.

2.6.3.2.2   Fallbeispiel: Potenz-Größenwahn

31-jährige Patientin, die mit ihrem Ehemann, einem Trinker, einen sexuellen Konflikt erlitt. Sie wurde „total"-operiert (Gebärmutter und Eierstöcke entfernt). Sie war kastriert. Dadurch wurde dem sexuellen Konflikt der Boden entzogen. Aber wie fühlt sich eine 31-jährige kastrierte Frau und Mutter zweier 7 und 9 Jahre alter Kinder?

Sie brach in ihrem Selbstwertgefühl vollständig ein. Sie war als (kastrierte) Partnerin nicht mehr attraktiv und konnte keine Kinder mehr bekommen, die sie sich eigentlich noch gewünscht hätte. Sie ließ sich scheiden. Sie betrieb einen Kiosk im Haus der (Ex-) Schwiegermutter, die ihr nun nach der Scheidung die Hölle bereitete, d. h. sie nach Kräften schikanierte.

Man tut aber gut daran, die Sache biologisch zu sehen: Die Schwiegermutter reagierte „als Mann" (postmenopausisch), der Exehemann natürlich auch, und – die Patientin als kastrierte Frau auch! 3 Chefs in einem Haus – das sind 2 zuviel!

Die Patientin hatte eine Reihe von Osteolysen im 4. und 5. LWK und im Kreuzbein - alles sog. „Metastasen", natürlich des Gebärmutterhalses (Plattenepithel), so wurde ihr gesagt. Kurz: Sie galt als hoffnungsloser Fall, weil angeblich trotz der großen Operation (weit im Gesunden!) die bösen Metastasen schon weggekrabbelt gewesen seien ins Promontorium[25] und die LWS. Mit Hilfe der Neuen Medizin überlebte die Patientin dadurch, daß sie die Zusammenhänge verstehen lernte.

Wir sehen auf den 3 Aufnahmen des 4. LWK (mittleres Bild = Vergrößerung des oberen Bildes, unteres Bild ist eine andere Schicht des gleichen Wirbels) eine aktive Schießscheibe rechts paramedian mit dem Zentrum gelegen, aber auch nach links hinüberreichend.

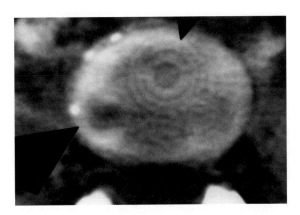

---

25 Promontorium = inwendiger Teil des Kreuzbeins

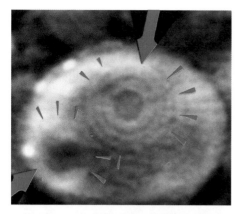

So beginnt jede Osteolyse, d. h. mit einer solchen Schießscheibe im Knochen. Dieser Selbstwerteinbruch (SWE) ist also (mehr) SWE hinsichtlich Partner und (weniger) hinsichtlich Kinder (Kinder noch bekommen können bzw. nicht mehr bekommen zu können). Der linke Herd mit nur noch angedeuteter Schießscheiben-Struktur ist bei der rechtshändigen Patientin eindeutig ein SWE des „Nicht mehr Kinder bekommen Könnens".

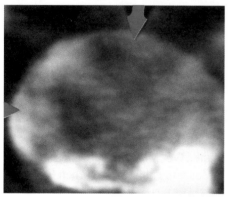

Wir können also jede einzelne Osteolyse sehr gut zuordnen. Osteolysen im unteren LWS- und Kreuzbein-Bereich, oft auch noch im Steißbein, kann bedeuten: „Dort fehlt mir der Uterus und die Eierstöcke, dort tauge ich nichts mehr"

Die nebeneinander stehenden Aufnahmen auf der nächsten Seite (rechts höhere, links tiefere Schicht, aber beide Schnitte oberhalb der Seitenventrikel) sind sehr eindrucksvoll, weil alle Hamerschen Herde, bis auf die beiden Eierstocks-Relais, aktiv sind. Aber auch die Eierstocks-HH können rezidivierend aktiv sein, sog. „phantomatös aktiv", denn die Eierstöcke sind ja zu diesem Zeitpunkt schon längst nicht mehr vorhanden.

Auch der sexuelle Konflikt (linkes Bild, linker Pfeil) ist noch phantomatös aktiv, bzw. halb phantomatös aktiv: Die Gebärmutter mit Gebärmutterhals und -mund ist ja operativ entfernt. Aber die Koronarvenen sind ja als korrelierendes Organ vorhanden, ebenfalls ist ja im frontalen HH-Anteil die Kehlkopf-Schleimhaut betroffen. Der sexuelle Konflikt, der zu diesem Gebärmutterhals-Ca (samt Koronarvenen-Ulcera-Ca) dazugehört, war, daß der Alkoholiker-Ehemann, den sie trotz seines Alkohols sehr liebte, sie mit einer anderen Frau betrogen hatte. Weil sie ihn aber sehr geliebt hatte, erlitt sie gleich auch noch einen doppelseitigen Verlust-Konflikt (Eierstöcke für Ehemann und Kinder, von denen sie nicht wußte, ob sie bei ihr bleiben könnten bzw. mit ihr ausziehen würden) und einen brutalen

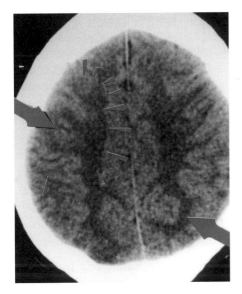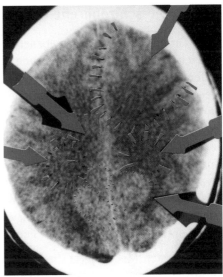

Partnertrennungs-Konflikt (HH siehe linker oberer Pfeil des rechten Bildes). Die CT-Aufnahme ist technisch glücklicherweise so gut, daß wir hier die aktiven HHe im Großhirnmarklager-Relais sehen können.

Linker unterer Pfeil für HH für rechte Skelett-Anteile der unteren LWK und des Kreuzbeins; mittlerer Pfeil rechts auf der rechten Aufnahme für die linke Skelett-Seite des gleichen Bereichs.

Schließlich ist noch ein riesiger Frontalangst-Konflikt als aktiver HH rechts frontal (rechter oberster Pfeil auf der rechten Aufnahme) sichtbar, der erst im zweiten Schritt gekommen sein kann, nachdem die linke Seite durch den sexuellen und den Schreckangst-Konflikt zugeschlossen war.

Wenn wir zum einfacheren Verständnis einmal den links-cerebralen HH im Periost-Relais (brutaler Trennungs-Konflikt vom Partner) unberücksichtigt lassen, dann hat die Patientin noch drei sog. schizophrene Konstellationen:

Großhirn-Marklager:
- Eierstocks-Relais rechts und links = Potenz-Größenwahn, trotz Hysterektomie!
- Skelett-Relais: HH rechts- und links-cerebral = Größenwahn.

Großhirn-Rinde:
- HH aktiv im weiblichen Sexual-Relais, betrifft Collum- und Koronarvenen, sowie HH im Kehlkopfschleimhaut-Relais (Schreckangst-Konflikt), alles links-cerebral. Zusätzlich großer aktiver Frontalangst-Konflikt die Kiemenbögen betreffend. Es resultiert eine große Paranoia, d. h. die Patientin war total „ausgerastet" – was wir aber nun verstehen können.

2.6.4 Die schizophrene Großhirnrinden-Konstellation

Diese Gruppe habe ich, zugegebenermaßen, bisher am ausgiebigsten beobachtet, weil ich anfangs der irrigen Meinung war, die schizophrenen Konstellationen beträfen allein die Großhirnrinde. Das war sicher falsch, wenn wir auch hier die meisten der schizophrenen Konstellationen finden, die in der Schulmedizin „Schizophrenien" genannt werden. Immerhin hat das den Vorteil gehabt, daß ich in dieser Gruppe die meisten schizophrenen Großhirnrinden-Konstellationen inhaltlich definieren kann. An dieser Gruppe habe ich auch gelernt, daß eben die schizophrene Konstellation nicht nur einen eigenen „Biologischen Übersinn" hat, sondern auch dieser Biologische Übersinn eine eigene spezifische psychische Symptomatik hat. Das haben wir natürlich alles früher nicht gewußt und fanden dadurch von dem sog. paranoiden Wahn her nie mehr eine Verbindung zu den voraufgegangenen zwei Konflikten bzw. den beiden Sinnvollen Biologischen Sonderprogrammen.

Zum ersten Mal ist jetzt die Psychiatrie, die ja als vermutete rein psychische „Krankheit" in der Neuen Medizin nicht mehr existiert, biologisch sinnvoll und verstehbar geworden und damit auch – mit dem Patienten als jederzeitigem Chef des Verfahrens – therapierbar geworden, weil man ja jetzt weiß, was man machen muß, darf, kann, auch was man nicht machen darf ... Es ist eine schwierige Sache, viel schwieriger als bisher, wo man die armen Teufel meist nur ruhigstellte, aber es ist eine im höchsten Maße erfreuliche und ärztlich befriedigende Sache, den betroffenen Menschen wissend und gezielt helfen zu können.

Bei den bisher besprochenen schizophrenen Konstellationen der
• schizophrenen Stammhirn-Konstellation
• schizophrenen Kleinhirn-Konstellation und der
• schizophrenen Großhirnmarklager-Konstellation

konnten wir noch in etwa die schizophrene Konstellation aus den beiden ursprünglichen Sinnvollen Biologischen Sonderprogrammen (SBS) einigermaßen verstehen.

Auch bei einem Teil der schizophrenen Großhirnrinden-Konstellationen wie den rein motorischen oder rein sensorischen Konstellationen, der Konstellation der beiden Zucker-Zentren, der frontalen Konstellation oder der Sehrinden-Konstellation, dem sog. „Verfolgungswahn", können wir noch die beiden ursprünglichen Konflikte ursächlich erkennen und verstehen.

Schematischer CT-Schnitt durch das Großhirn

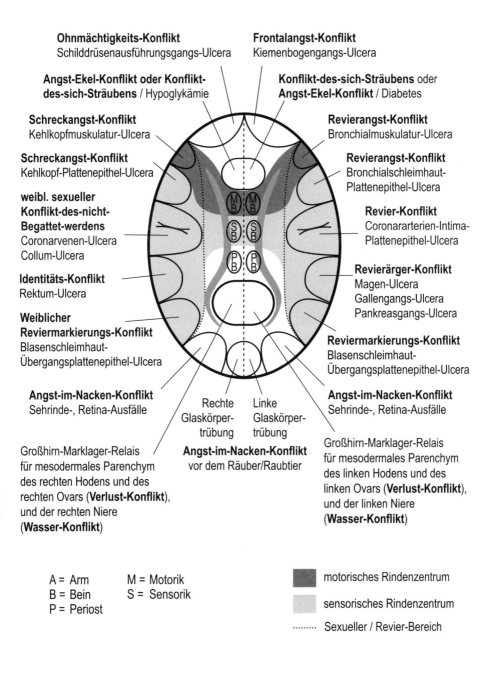

Ohnmächtigkeits-Konflikt
Schilddrüsenausführungsgangs-Ulcera

Frontalangst-Konflikt
Kiemenbogengangs-Ulcera

**Angst-Ekel-Konflikt oder Konflikt-
des-sich-Sträubens** / Hypoglykämie

Konflikt-des-sich-Sträubens oder
Angst-Ekel-Konflikt / Diabetes

Schreckangst-Konflikt
Kehlkopfmuskulatur-Ulcera

Revierangst-Konflikt
Bronchialmuskulatur-Ulcera

Schreckangst-Konflikt
Kehlkopf-Plattenepithel-Ulcera

Revierangst-Konflikt
Bronchialschleimhaut-
Plattenepithel-Ulcera

**weibl. sexueller
Konflikt-des-nicht-
Begattet-werdens**
Coronarvenen-Ulcera
Collum-Ulcera

Revier-Konflikt
Coronararterien-Intima-
Plattenepithel-Ulcera

Identitäts-Konflikt
Rektum-Ulcera

Revierärger-Konflikt
Magen-Ulcera
Gallengangs-Ulcera
Pankreasgangs-Ulcera

**Weiblicher
Reviermarkierungs-Konflikt**
Blasenschleimhaut-
Übergangsplattenepithel-Ulcera

Reviermarkierungs-Konflikt
Blasenschleimhaut-
Übergangsplattenepithel-Ulcera

Angst-im-Nacken-Konflikt
Sehrinde-, Retina-Ausfälle

Rechte
Glaskörper-
trübung

Linke
Glaskörper-
trübung

Angst-im-Nacken-Konflikt
Sehrinde-, Retina-Ausfälle

Großhirn-Marklager-Relais
für mesodermales Parenchym
des rechten Hodens und des
rechten Ovars (**Verlust-Konflikt**),
und der rechten Niere
(**Wasser-Konflikt**)

Angst-im-Nacken-Konflikt
vor dem Räuber/Raubtier

Großhirn-Marklager-Relais
für mesodermales Parenchym
des linken Hodens und des
linken Ovars (**Verlust-Konflikt**),
und der linken Niere
(**Wasser-Konflikt**)

A = Arm   M = Motorik
B = Bein   S = Sensorik
P = Periost

motorisches Rindenzentrum

sensorisches Rindenzentrum

.... Sexueller / Revier-Bereich

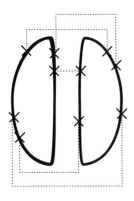

Die bisher empirisch gefundenen corticalen schizophrenen Spezial-Konstellationen als Sinnvolles Biologisches „Doppel-Programm" sind nur „pars pro toto" anzusehen. In Wirklichkeit gibt es ca. 500 oder mehr corticale Konstellationen, weil ja die beiden Hirn-Hemisphären quasi zwei Halbkugeln sind, die bis auf die Verbindung in der Mitte, überall mit Cortex überzogen sind, dazu auch die Einstülpungen, wie z. B. die „Insula".

Wenn hier einige häufige oder besonders häufige Konstellationen herausgenommen und vorgestellt werden sollen, dann ohne den geringsten Anspruch auf Vollständigkeit.

2.6.4.1 Die schizophrene Geruchs-Konstellation

Auch wenn der Bulbus olfactorius, der Riechhirnbuckel, mittelständig ist an der Schädelbasis, so gibt es doch, streng genommen, ein rechtes und ein linkes Riechhirn. Außerdem sind die Geruchsfasern im Prinzip gekreuzt, d. h. die Rechtshänderin riecht mit der linken Nase ihr Kind und mit der rechten Nase den Partner.

Entsprechend gibt es natürlich schizophrene Geruchs-Konstellationen, paranoide Geruchs-Dysosmien[26], Geruchshalluzinationen etc. Die filia olfactoria (I. Hirnnerv) gelten ja als Ausstülpung des Gehirns, also nicht als eigentlicher Nerv.

2.6.4.2 Die schizophrene Gesichts-Konstellation

Hier müssen wir unterscheiden zwischen den Katastrophen- oder Schreckensbildern, die wir vor uns (frontal) sehen müssen, gesehen haben oder nicht sehen wollen und die sog. visuelle schizophrene Konstellationen hervorrufen können –, und der Angst-im-Nacken, die wiederum Dinge betreffen kann und dann die Netzhaut (rechte oder linke Hälften) betrifft, oder Personen (u. Tiere) betreffen kann, die dann den rechten oder linken Glaskörper betreffen.

Bei der schizophrenen Konstellation der Angst-im-Nacken (auch Kombination von Netzhaut und Glaskörper) sprechen wir dann von „Verfolgungswahn", obwohl beide Verfolgungen ursprünglich sehr real gewesen sein können bzw. real waren. Ein Blick ins Tierreich erklärt uns die Sache:

Bei unseren nächsten Verwandten unter den Säugern gibt es Raubtiere wie Wolf, Bär, Affe, Katze oder Löwe und Beutetiere, wie Schaf, Pferd, Kuh oder Hase.

---

26 Dysosmie = gestörtes Geruchsvermögen

Die Raubtiere schauen nach vorne, wie auch wir Menschen (ursprünglich Raubtiere), die Beutetiere dagegen schauen zur Seite, so daß sie bis zu einem bestimmten Winkel auch nach hinten sehen können, um den „Räuber von hinten" bemerken zu können.

Die Menschen sind keine sehr ausgeprägten Raubtiere, ernähren sich ja überwiegend pflanzlich, man kann sagen, sie sind Raubtier und Beutetier (z. B. für Löwe und Tiger) gleichzeitig. Deshalb ist auch die „Angst-im-Nacken" des Beutetiers bei uns Menschen durchaus sehr ausgeprägt.

Diese Dinge müssen wir nicht nur wissen, sondern auch auf die Natur übertragen können, um sie zu verstehen. In der Natur kann sich eben kein Tier ins Haus einschließen, um sich z. B. während der Nacht vor Räubern zu schützen. Der Todesschrei eines in der Nähe vom Räuber geschlagenen Tieres setzt sofort alle Ängste wieder frei. Insofern ist ein „Verfolgungswahn" in der Natur nur eine „Übervorsichtigkeits-Reaktion", die durchaus sehr begründet war oder ist. Einen Teil dieser biologischen Reaktionsweisen, die in unserer Zivilisation nicht mehr oder nur noch sehr schwer verstanden werden können und die wir deshalb als „paranoide Wahngebilde" bezeichnet haben, können wir mit unserem neuen biologischen Verständnis in Kenntnis der Neuen Medizin durchaus wieder verstehen.

2.6.4.3 Die motorischen, sensorischen und die schizophrenen Revierbereichs-Konstellationen

Schwierig oder unmöglich wird das bei den Revierbereichs-Konstellationen, die früher die Hauptmasse der sog. Schizophrenien ausgemacht haben. Dazu gehörten auch die sog. paranoid-halluzinatorischen Schizophrenien, das Stimmenhören und das sog. manisch-depressive Irresein.

Statt dieser alten Schlagwörter und symptomatisch-diagnostischen Worthülsen wollen wir auch hier wieder wie brave Handwerker systematisch an die Sache herangehen.

Abgesehen vom Riechhirn mit der Möglichkeit der paranoiden schizophrenen Geruchs-Konstellation und den Sehrinden mit der Möglichkeit des Verfolgungswahns – durch Sachen die Netzhaut betreffend, oder durch Tiere oder Personen den Glaskörper betreffend (grüner Star) –, können wir die Großhirnrinde von vorne nach hinten grob wie folgt einteilen:

In die Frontalängste, zu denen auch die Angst des Sich-Sträubens und der Angst-Ekel-Konflikt (Zuckerzentren) gehören. Die motorischen Konflikte des motorischen Rindenzentrums und die sensorischen Konflikte des sensorischen Rindenzentrums (Haut) und des postsensorischen Rindenzentrums (Knochenhautnerven).

Es bleiben dann die seitlichen (temporalen) sog. Revierbereichs-Zentren rechts und links, die ja im Prinzip ursprünglich auch zum motorischen und sensorischen Rindenzentrum gehörten oder noch gehören, die aber aufgrund ihrer hormonalen und geschlechtsspezifischen Abhängigkeit eine besondere Gruppe bilden, womit u. a. das „Springen" der Konflikte und der Hamerschen Herde bei Änderung der Hormonlage etc. zusammenhängt. Das sind die schizophrenen Konstellationen, die einen Biologischen „Übersinn" mit quasi eigener Symptomatik haben, die scheinbar mit den ursprünglichen beiden Konflikten auf den ersten Blick nichts Erkennbares mehr zu tun haben.

Solche Menschen galten schon immer als „uneinfühlbar", „paranoid", „verrückt". Da sie natürlich oftmals auch mit den Symptomen der übrigen Konstellationen vermischt waren, und man ja früher ursächlich nichts wußte, brachten diese besonderen Konstellationen den sog. Geistes- und Gemütskrankheiten den Ruch des unheilbar Abartigen ein. Ganz zu Unrecht, wie wir jetzt wissen. Denn die Konstellationen sind ja im Prinzip völlig reversibel, wenn auch diese Menschen, da ja kein Arzt Ursächliches wußte und hätte warnen können, ahnungslos immer wieder auf die alte Schiene aufsetzten und Rezidive erlitten, also die alten Konflikte wieder reaktivierten.

2.6.4.4 Die motorischen schizophrenen Großhirnrinden-Konstellationen

Eine motorische schizophrene Großhirnrinden-Konstellation bedeutet einfach nur, daß auf beiden Körperhälften eine motorische Lähmung besteht. Bisher wußten wir ja darüber ursächlich in der Schulmedizin praktisch nichts. Es wird üblicherweise als Multiple Sklerose bezeichnet. Wenn zwischendurch kürzere oder längere Lösungen für eine der beiden Seiten eintraten, dann sprachen wir von Epilepsie. Die Benennung solcher Erscheinungen erfolgte in der Schulmedizin immer nur rein vordergründig nach Symptomen.

Wenn z. B. einem Mann seine Frau wegläuft und die gemeinsamen Kinder auch mitnimmt, dann kann ein rechtshändiger Mann eine Lähmung der Beuger-Muskeln des rechten Partner-Arms erleiden, aus dem ihm seine geliebte Frau herausgelaufen ist. Er kann aber auch gleichzeitig noch eine Lähmung der Beuger-Muskeln des linken (Vater-Kind)-Arms erleiden, aus dem ihm seine Kinder herausgelaufen sind. Vermißt er auch seine Frau als sexuelle Partnerin, dann können auch gleichzeitig die Beuger des rechten Partner-Beins betroffen sein. Ein solcher Mann kann von einem Augenblick auf den anderen in schizophrener motorischer Großhirnrinden-Konstellation sein. Er würde dann ständig davon „wachträumen", alle und jeden festzuhalten, in die Arme zu schließen, während er das real gerade immer weniger kann. Die Muskeln atrophieren in der ca-Phase bzw. bekommen Nekrosen. Das wird schulmedizinisch auch als Muskel-Dystrophie bezeichnet.

Nun ein kleiner Vorgriff auf die Revierbereichs-Konstellationen: Hat nun dieser gleiche Ehemann und Vater beim Exodus seiner Ehefrau noch – fast die Regel – einen Revierangst-Konflikt erlitten, bei dem die Bronchialmuskulatur und/oder die Bronchial-Schleimhaut mit der Sensibilität der Bronchien betroffen sind (Rechtshänder) und einen weiteren (weiblichen) Schreckangst-Konflikt die Kehlkopf-Muskulatur betreffend und/oder die Kehlkopf-Schleimhaut und -Sensibilität, dann – ja dann ist er augenblicklich in der Schwebekonstellation.

Andere motorische schizophrene Konstellationen können grundsätzlich alle kleineren oder größeren Muskelgruppen- oder -bereiche betreffen. Die psychische Symptomatik ist dann immer entsprechend verschieden. Interessant ist noch in diesem Zusammenhang, daß Menschen oft über Jahre z. B. im Bereich der Arm- oder Schultermuskulatur gelähmt sein können, ohne daß das diagnostiziert wird. Solange jemand noch einen Bleistift führen kann, gilt er nicht als gelähmt. Ganz anders ist das bei den Beinen. Da fällt es ziemlich bald auf, schon allein durch die Veränderung des Ganges und des Bemerkens rascherer Ermüdung z. B. beim Gehen in der Ebene oder beim Radfahren oder Treppensteigen. Es gibt durchaus eine motorische Paranoia!

2.6.4.4.1 Fallbeispiel: Aktiv hängender Parazentralkonflikt und hängender Angst–Konflikt bei jungem sog. „Neurotiker oder Psychopathen"

In der Psychiatrie wird, grob gesagt, alles, was nicht mehr einfühlbar ist, als psychotisch bezeichnet, alles aber, was exzentrisch oder sogar hochexzentrisch, aber irgendwo noch halbwegs einfühlbar ist, als neurotisch.

Wer die Neue Medizin begriffen hat, der weiß, daß das eine rasch in das andere übergehen kann, je nachdem, ob ein neues Konflikt-DHS hinzukommt oder ein Konflikt in Lösung geht. Und so hat man denn auch nie ein auf den einzelnen Fall anwendbares System finden können, weil oftmals die Grenzen fließend erschienen, in Wirklichkeit aber nicht waren. Man war zu sehr in Freudschen Vorstellungen von „Konflikt-Langzeitentwicklung" verhaftet. Zudem konnte sich niemand vorstellen, daß man z. B. 3 Monate komplett in schizophrener Konstellation sein könne und vorher nie, und hinterher nie wieder. Außerdem wurden die cerebralen Formationen des Zentralkonfliktes im Hirn-CT stets nur als „Artefakte"[27] angesehen und ihnen jeglicher diagnostischer Wert abgesprochen. Oftmals fand man

---

27 Artefakt = hier: Kunstprodukt des Computer-Tomographen

ja auch beim Kontroll-Hirn-CT, daß das vormalige Bild des Zentralkonfliktes verschwunden war, für die Psyche hatte sich ja ohnehin niemand je interessiert. Also galten diese „komischen Kreise" als Artefakte („Der Apparat spinnt manchmal, Herr Hamer, wenn Sie das als diagnostisches Kriterium ansehen werden, wird Sie jeder auslachen!"). Sollen sie alle lachen, solange sie wollen! Die Befunde sind einfach allzu eindeutig!

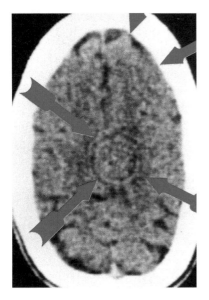

Dieses Bild stammt von einem jungen Mann, den man nicht so recht einzuordnen vermag, ein Kellerkind der Gesellschaft, von den Eltern grausam mißhandelt, in unzähligen Kinder- und Lehrlingsheimen herumgeschubst, trotzdem die mittlere Reife nachgeholt, hochintelligent, ein trauriger Fürsorgefall.

Aber dieser Junge hatte einen Lebenstraum. Er hat es mir in einem langen Brief alles genau beschrieben. Dieser Lebenstraum war sein einziger Halt. Für ihn ertrug er alle Schikanen, alle Armut, alle Arroganz der Behörden gegenüber einem „Sozialfall". Für diesen Lebenstraum machte er die mittlere Reife in mühsamen Abendkursen vom Asylantenheim aus. Endlich hatte er es geschafft und war 18 Jahre alt. Endlich, so glaubte er, dürfe er nun den Traum seines Lebens verwirklichen und – *Tänzer* werden. Er trug den Behörden seinen Herzenswunsch bescheiden vor und wollte ihnen erklären, daß er auf diese Weise und in dieser „Berufung" seinen Mitmenschen alles geben könne, was er zu geben habe. – Ein donnerndes Hohngelächter der fettwanstigen Behördenhengste war die Antwort. Es ging ihm durch Mark und Bein, er stand, unfähig eines Wortes, wie von einem Keulenschlag auf den Kopf niedergestreckt. Bitterlich weinend schlich der sensible junge Mann aus dem Büro. Der Traum seines Lebens war zerbrochen! Er hatte ein DHS mit Zentralkonflikt erlitten, er hatte den allerschlimmsten Schlag unter all den vielen Schlägen erlitten. Und so sieht das im Gehirn aus, wenn der Traum des Lebens zerbrochen ist! Ein hängender Zentralkonflikt, unter dem er nun wie unter einem Panzer gefangen ist und nicht mehr wagt, den Traum seines Lebens zu träumen!

2.6.4.4.2 Fallbeispiel: Zentralkonflikt bei Hernien-Operation

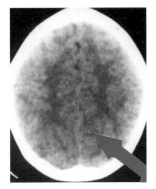 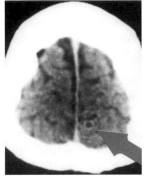 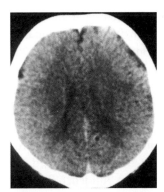

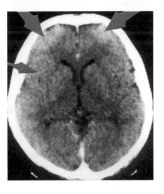

Die ersten drei der Hirn-CT-Bilder zeigen den Parazentralkonflikt rechts, praktisch nur minimal in Lösung, ein sog. „hängender Parazentralkonflikt". Dieser Bereich interhemisphärisch betrifft die Sensibilität der Beine und Gelenke. Der Parazentralkonflikt hat dieses Mädchen seit 2 Jahren verändert. Die Therapie bei vielen Kindern dieses Alters ist schwierig, wenn man es intellektuell-psychologisch anfangen will, und leicht, wenn man es praktisch, mit gesundem Menschenverstand angeht.

Diese Bilder stammen von einem 4-jährigen kleinen Mädchen aus Frankreich und zeigen ganz deutlich einen „hängenden Zentral-Konflikt". Genauer gesagt ist es ein Parazentralkonflikt rechts. Das Zentrum dieses Parazentralkonflikts liegt im sensiblen Zentrum, dem Gyrus postcentralis, betrifft insbesondere die interhemisphärischen Relaiszentren für das linke (mehr) und rechte Bein (weniger).

Das DHS ereignete sich vor 2 Jahren, als das Mädchen 2 Jahre alt war. Sie wurde an einer Inquinalhernie rechts (Leistenbruch) und einer Umbilicalhernie (Nabelbruch) operiert. Es waren zwei Operationen. Was sich genau dort abgespielt hat, wissen wir nicht. Die Eltern durften nicht dabei sein. Wahrscheinlich wurde das Kind gegen seinen Willen und in panischer Angst intubiert. Die Eltern, die das Kind besuchten, merkten, daß es rapide an Gewicht abnahm. Als sie das Kind nach 4 Wochen wieder aus dem Krankenhaus holten, war es völlig verändert. Es hatte keinen Appetit mehr, wachte nachts aus dem Schlaf auf mit Krämpfen in den Beinen, konnte die Knie nicht mehr richtig bewegen wie früher, oftmals hatte es Knieschwellungen. Bei den Ärzten läuft es jetzt unter der symptomatischen Diagnose: „Gon-Arthritis juvenilis bd. Knie", heißt Gonokokken-Arthritis = Tripper-

Arthritis, ein völlige Ignoranz-Diagnose, die es nicht gibt. Das Mädchen kann zwar in den Kindergarten, ist aber einfach „nicht in Ordnung", wie man so sagt. Es ist psychisch nach wie vor verändert, schreit nächtens auf in pavor nocturnus, hat dann stets Krämpfe in den Beinen, wahrscheinlich aber hat es nur das Gefühl der „eingeschlafenen Beine", d. h. der Sensibilitätsstörung in den Beinen.

Dieser Fall hat momentan grundsätzlich nichts mit schizophrener Konstellation zu tun. Zwar greift der Zentral- oder Parazentralkonflikt auf beide Hemisphären, verändert aber offenbar die Hirnschwingungen in gleicher Weise. Vielleicht aber doch nicht genau gleich, da es ja ein „Parazentralkonflikt" ist. Wenn das Kind sehr großes Glück haben sollte, wird es diesen Parazentralkonflikt lösen können. Wenn das nicht gelingt, wird es später unter das Heer der sog. „Neurotiker" eingereiht werden. Auf jeden Fall aber ist es in ständiger Gefahr, in die schizophrene Konstellation zu kommen, sobald links-hemisphärisch noch ein Hamerscher Herd durch ein entsprechendes DHS hinzutritt. Mein Rat an die Eltern lautete: Kauft dem Kind einen Boxerhund und erlaubt, daß er mit ihm im Bett schlafen darf. Meistens wirkt das Wunder!

2.6.4.5   Die sensorischen schizophrenen Konstellationen

Wichtig zu wissen ist, daß die Motorik und die Sensorik sowohl die Innervation betreffend, als auch inhaltlich (Partner oder Kind/Mutter betreffend) lebenslang unverändert bleibt.

Also z. B. Motorik und Sensorik der linken Körperseite (linke Gehirnseite) bei Rechtshändern immer für Partner, linke Körperseite (rechte Gehirnseite) immer für Kind oder Mutter. Bei Linkshändern ist alles umgekehrt.

Bei Hormonänderungen oder einem aktiven Konflikt, das wissen wir ja, ändert sich nicht z. B. die Innervation der Koronararterien, diese erfolgt immer von der rechten Hirnseite aus (periinsulär). Sondern der Konflikt samt SBS „springt" auf die andere Hirnseite über, betrifft jetzt nicht mehr die Koronararterien, sondern die Koronarvenen und den Gebärmuttermund- oder -hals bei der Frau. Der Konfliktinhalt ändert sich natürlich ebenfalls entsprechend. Das nur zur kleinen Erinnerung an dieser Stelle.

Der sensorische Konflikt der Haut und der Schleimhaut, beides stets Plattenepithel, wenn es von der Großhirnrinde innerviert ist – führt immer zu Gefühllosigkeit und zu Neurodermitis bzw. bei der Schleimhaut nennen wir es kleinere oder größere Ulcerationen. Die Heilungsphase besteht immer in hochroter Schwellung, Hyperästhesie (hochgradiger Berührungsempfindlichkeit) und/oder Juckreiz (Pruritus).

Eine Besonderheit ist hier die Schuppenflechte oder Psoriasis vulgaris; wenn sie einseitig ist, nennen wir sie Neurodermitis. Aber bei der Schuppenflechte (Psoriasis) handelt es sich auch um 2 SBS, die aber

1. beide auf der gleichen Seite sind, sich nur überlappen,
2. in verschiedenen Phasen sind. Das eine SBS ist in der ca-Phase und macht die Schuppung, das andere SBS in der pcl-Phase und macht den tiefroten Untergrund.

Natürlich gibt es auch doppelseitige Psoriasis, d. h. auf jeder Körperseite je einen Prozeß in ca-Phase und einen in pcl-Phase. Die beiden ca-Phasen-SBS (rechts und links) bedeuten dann allerdings, daß für den Fall eine echte sensorische schizophrene Konstellation vorliegt.

Die Sensorik hat in der Biologie einen sehr hohen sozialen Stellenwert. Insofern ist sie gerade für uns „Säuger" eine direkte Fortsetzung der sozialen Funktion der alten Korium-Haut (Lederhaut) in Bezug auf den Stillvorgang des Kindes und Partners.

Betrachten wir unsere riesige „Computerfestplatte" Großhirnrinde, dann stellen wir fest, daß für die Sensorik etwa die zehnfache Platzmenge gegenüber der Motorik bereitgestellt wird, obwohl sie uns, z. B. bei der motorischen Lähmung der Beine, viel wichtiger erscheint. Der Konfliktinhalt der sensorischen Konflikte ergibt sich daraus, an welcher Stelle gleichsam das Kind/Mutter oder Partner aus dem Körperkontakt abreißen. Die Rechtshänderin hält ihr Kind normalerweise im linken Arm, an der linken Brust. Den Partner im rechten Arm. Bei einem doppelten Trennungs-Konflikt (z. B. Ehezerwürfnis) von Kind und Partner oder zwei hintereinander erfolgten Trennungs-Konflikten von Kind und Partner ist die Menschen- oder Tiermutter völlig isoliert! Sie ist in schizophrener Konstellation. Wie schlimm so etwas für Mensch oder Tier ist, können wir, außer durch unsere eigene Erfahrung, daran objektivieren, daß dieses sensorische und postsensorische (für das Periost) Rindenzentrum einen so ausgedehnten Platz in unserer Großhirnrinde einnimmt. Es ist selbst bei den Tieren nicht so, daß bei mehreren Jungen und mehreren Partnern ein verschwundenes Junges oder ein verschwundener Partner nicht auffiele. Im Gegenteil: Bei unserer Boxerhündin Maja haben wir es gut beobachten können. Meine Kinder hatten eines ihrer 12 Welpen versteckt. Nun wollten wir wissen, ob Maja zählen könne. Sie konnte. Aber sie zählte nicht mit Zahlen, sondern mit einem Geruchsmuster, das komplett sein mußte, wenn alle Welpen da waren. Sie senkte ihre Nase auf jedes einzelne der noch vorhandenen 11 Welpen und sog seinen Geruch ein, der Reihe nach. Sie merkte: Das Muster war nicht komplett, es fehlte ein Stück „Bild" im Muster. Also zählte sie immer und immer wieder, zehn mal, zwanzig mal. Da hielten meine Kinder das Experiment nicht länger aus und brachten Mutter Maja unter vielen Entschuldigungen und zwei schmackhaften

Würstchen für die erlittene Unbill, ihr Junges zurück. Sie freute sich so sehr, als hätte sie überhaupt nur dieses eine Junge gehabt! Dann aber machte sie sich noch mal ans Zählen, um nach zwanzigmaligem Durchzählen befriedigt festzustellen, daß nunmehr das „Geruchsmuster" wieder komplett war.

Ein interessantes Experiment, das jeder von Euch leicht nachvollziehen kann, ist das subjektive Empfinden des Frierens im Schlaf, wenn er alleine ist (und nicht mit einer Daunendecke zugedeckt). Denn wenn ein Mensch mit Kind oder Partner oder beiden in Hautkontakt schläft, friert er selbst dann nicht, wenn der Hautkontakt nur wenige Handflächen groß ist.

Das Phänomen der sensorischen schizophrenen Konstellation ist, glaube ich, relativ leicht zu verstehen. Das nannten wir bisher doppelseitige Neurodermitis, wobei man das Symptom der Schuppung der Haut (Fischhaut!) ja erst nach längerer Zeit klinisch richtig erkennt. Wir können etwas verallgemeinernd auch sagen: Diese Menschen sind in sozialer schizophrener Konstellation, wenn die Schuppung beidseitig ist. Sie sind von Kind und Partner getrennt.

Wesentlich schwieriger ist die klinische Beurteilung einer Lähmung der Periost-Sensibilität einer oder beider Seiten. Das sind die Menschen mit den sog. „Durchblutungsstörungen", die z. B. ständig kalte Füße haben, auch wenn sie dicke Socken anhaben. Der Konfliktinhalt ist ein brutaler Trennungs-Konflikt. Bei der postsensorischen (periostalen) schizophrenen Konstellation ist das Mißempfinden (Frieren) ganz erheblich potenziert. Gleichzeitig ist es aber auch ein psychosozialer Ausnahmezustand: Der Betroffene ist „verrückt"!

Es gibt sogar Trennungs-Konflikte, bei denen wir z. B. ein erwachsenes Kind zu 80% als Partner empfinden und nur noch zu 20% als Kind. Bei einem entsprechenden DHS der Trennung oder des Getrennt-werden-Wollens, erleiden wir im gleichen Moment auf beiden Hirnseiten einen HH, sind also augenblicklich mit einem Konflikt in schizophrener Konstellation.

2.6.4.5.1 Fallbeispiel: Pseudo-Schizophrenie (sog. organische Psychose) bei Entzugsdelir

Februar '83   erstes Entzugsdelir: 1 Monat psychiatrisches Krankenhaus mit Verdachtsdiagnose Schizophrenie – „Stimmenhören".

Jänner '86   zweites Entzugsdelir: nach Rauschgift-Rückfall über 3 Jahre, erneut psychiatrische Klinik stationär – „Stimmenhören", wieder Diagnose „Schizophrenie".

Hier geht es um eine entscheidende Frage: Warum erleidet der Patient, der inzwischen nicht mehr die geringsten Anzeichen einer Psychose zeigt, zweimal psychosetypische Symptome beim Delir?

Beim Drogierten wird toxisch eine gleichmäßige toxisch bedingte Veränderung der Grundschwingungen des Gehirns, z. B. auch der beiden Hemisphären, bewirkt. Bei dieser gleichmäßigen Veränderung beider Hemisphären ist der Patient zwar auffällig, nicht aber psychotisch. Er zeigt also keine Symptome, wie sie bei der Schizophrenie gefunden werden, wie „Stimmenhören" u. dgl. Ein Drogen-"Schuß", d. h. stärkere Dosis von Drogen können passager massivste paranoische Symptomatik hervorrufen und können zum akuten DHS führen, wie ich es mehrfach beobachtet habe. Wenn dann die Drogen-Intoxikation abklingt, bleibt der Konflikt des DHS und ist quasi verselbständigt. Nun hat der Patient in einer Hemisphäre beispielsweise einen aktiven Hamerschen Herd. Die andere Hemisphäre hat aber noch Drogenveränderung, wie das ganze Gehirn. Oder so: Die eine Hemisphäre hat Drogenveränderung und Hamerschen Herd, die andere „nur" Drogenveränderung. Normal ist keine. Daß aber eine Hemisphäre normal bliebe, wäre die Bedingung dafür, daß der Patient nicht auffällig in Richtung psychotischer Symptomatik wird. Solange also die Drogierung andauert, mithin keine Hemisphäre normal schwingt, bleibt der Patient psychotisch-schizophren.

Der analoge Vorgang kann passieren bei Entwöhnung von diesen Drogen: Wieder sind die Grundschwingungen beider Hirnhälften gleichmäßig verändert. Wieder ist also keine Hirnhälfte „normal". War der Patient lange süchtig oder stark dosiert süchtig, dann kommt mit ziemlicher Sicherheit das mit Recht so gefürchtete Delir. Dieses Delir ist in vielen von mir beobachteten Fällen fast zwangsläufig ein DHS, und zwar zumeist ein Zentralkonflikt mit *Revier-Konflikt*. Der Patient fühlt sich quasi aus seinem „Drogenhimmel" vertrieben. Genau diesen Fall haben wir hier vor uns: Beim 1. Entzugsdelir hatte der Patient vorher 16 Jahre lang – von seinem 10. Lebensjahr an! – Heroin und Haschisch genommen mit 15 Monaten Unterbrechung im Gefängnis nach 10-jähriger Rauschgifteinnahme, weil er eine Gefängnisstrafe wegen Heroinschmuggels absitzen mußte. Damals erfolgte die Entziehung im Gefängnis sehr sachkundig mit Distraneurin. Bei der 1. freiwilligen Entziehung, die der Patient, durch seine Frau motiviert, in eigener Regie versuchte, kam es zu besagtem Delir, das ein DHS (Revier-Konflikt) wurde. Er hörte Stimmen, wurde in die psychiatrische Klinik eingeliefert, dort wegen vermeintlicher Schizophrenie behandelt. Unmittelbar nach dem vierwöchigen Klinikaufenthalt wurde der Patient wieder rückfällig und drogierte sich 3 weitere Jahre. Als seine Frau ihn verlassen wollte, die sein einziger Halt war, versuchte der Patient mit Unterstützung seiner Frau eine 2. Entziehung. Wieder ging es daneben, wieder kam es im Jänner '86 zum Delir. Wieder wurde der Patient in die psychiatrische Klinik eingewiesen. Und weil er wieder „Stimmen hörte" und „Depersonalisations-Wahn" zeigte, wurde wieder die Diagnose Schizophrenie gestellt. Seither ist der Patient drogentrocken. Psychotische Symptome sind nicht mehr aufgetreten. Im CT des Gehirns abheilende Narben-HHe im rechten periinsulären Parietalbereich (Revier-Konflikt und Revierärger-Konflikt) mit möglicherweise häufigen kurzdauernden Rezidiven (sog. „hängender Suchtentzug"). Deshalb ist die Rückfallquote (98%) vermutlich so hoch, weil der Sucht-Konflikt unterschwellig häufig rezidiviert, z. B. ein Tropfen Alkohol oder Heroin und: „alles fängt von vorne an ...".

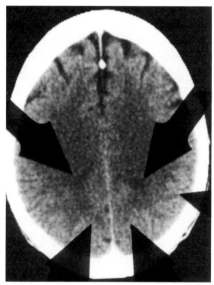

Gelöster und in Vernarbung begriffener zentraler HH im postsensorischen Bereich (organisch: Periost nach Trennungs-Konflikt wegen Delirs).

Pfeil links oben: Brutaler Trennungs-Konflikt des Periost die rechte Körperseite betreffend, also die Mutter (wegen Linkshändigkeit des Patienten).

Pfeil links unten: Verlust-Konflikt, rechten Hoden betreffend.

Pfeil rechts oben: Brutaler Trennungs-Konflikt, das Periost der linken Körperseite betreffend, also den Vater.

Mittlerer Pfeil rechts: Reviermarkierungs-Konflikt (schizophrene Konstellation).

Pfeil rechts unten: Verlust-Konflikt den linken Hoden betreffend (Vater bzw. Partner). Alle Konflikte sind aktiv!

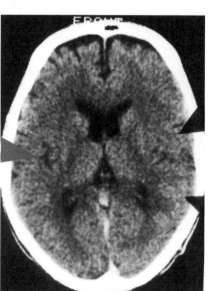

Vernarbender Revierkonflikt-HH und Revierärgerkonflikt-HH. Möglicherweise mit kurzdauernden Rezidiven (außen noch scharf Schießscheiben-Konfiguration).

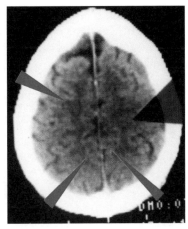

Vernarbende, möglicherweise aber hängend aktive HH für Trennungs-Konflikt (beide Beine) und brutalen Trennungs-Konflikt (Periost beider Beine).

2.6.4.5.2 Fallbeispiel: Haarausfall

Bei diesem linkshändigen Patienten mit Alopecia am Kopf und Bart und Gesichts-verlust-Konflikt 1995 kam es Weihnachten zu einer schweren Auseinandersetzung mit Vater und Mutter des Patienten. Der Vater äußerte dabei: „Du brauchst Dich hier gar nicht mehr sehen zu lassen. Dein Gesicht wollen wir hier überhaupt nicht mehr sehen."

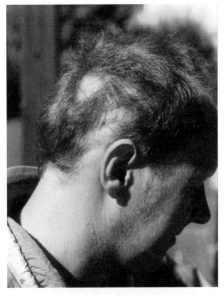

Der Patient erlitt die drei erwähnten sensorischen Konflikte. Den Haarausfall auf der linke Körperseite erlitt er durch den Trennungs-Konflikt vom Vater, den Haarausfall auf der rechten Körperseite durch den Trennungs-Konflikt von der Mutter.

Das Verhältnis mit dem Vater renk-te sich nicht mehr ein. Mit der Mutter war es etwas besser, allerdings war das Problem, daß sie auf der Seite des Vaters stand. Mit der Mutter hatte der Patient immer ein gutes Verhältnis gehabt. Sie streichelte ihn immer am Kopf. Deshalb projizierte er den Trennungs-Konflikt auf den Kopfbereich.

Der Patient war, wie uns die nachfolgenden Hirn-CTs zeigen, in doppelter sensorischer schizophrener Konstellation.

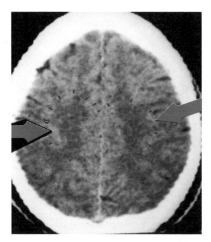

6.5.96

Die HHe im Top des Gehirns und links betreffen die Kopf- (und Rücken-) Behaarung; links (Trennung von Vater) und rechts (Trennung von Mutter), weil Patient Linkshänder ist.

Das Kopfhaar (bis zur Stirn) gehört quasi zum Rücken!

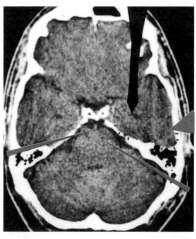

6.5.96

Zwei HHe rechts in der mittleren Schädelgrube, der linke bedeutet Hör-Konflikt (aktiv, linkes Ohr), den Vater betreffend, weil Patient Linkshänder ist (sog. „Sprach-Tinnitus"). „Du brauchst Dich hier gar nicht mehr sehen lassen!", hatte der Vater gesagt.

Der laterale Pfeil zeigt auf den HH (Trigeminus) für die linke Gesichtshälfte: „Dein Gesicht wollen wir hier überhaupt nicht mehr sehen!" Gesichtsbehaarung des linken Gesichtes (Augenbrauen links und Bart links).

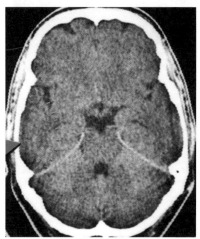

Im Stammhirn (unterster Pfeil rechts) sieht man rechts einen aktiven Flüchtlings-Konflikt, links (linker Pfeil) einen vernarbten. Erstaunlicherweise ist die Nierensymptomatik bisher überhaupt niemandem aufgefallen. Dabei müßte man in der rechten Niere ein großes Sammelrohr-Ca finden.

6.5.96

Trigeminus-Bereich links für das rechte Gesicht (betrifft Mutter) ist hochaktiv, deshalb Haarausfall rechts von Augenbrauen und Bart.

2.6.4.5.3 Fallbeispiel: Doppelte sensorische schizophrene Konstellation durch tote Mutter

Die Mutter dieser rechtshändigen Patientin starb im November 1988. Zwei Monate vorher hatte die Patientin ein DHS mit doppeltem Trennungs-Konflikt erlitten, als die Ärzte ihr sagten, daß die Mutter sterben werde. Die Tochter hatte sehr an ihrer Mutter gehangen. Sie war gleichzeitig Mutter und ihre beste Freundin gewesen. Zu etwa 80% war sie die Mutter, zu etwa 20% die beste Freundin. Deshalb kam sie bei diesem einen Trennungs- und Verlust-Konflikt (der auch beide Eierstöcke betraf) augenblicklich in die schizophrene corticale Konstellation.

Als die Patientin sich beruhigte und allmählich in die Lösungsphase kam, kam sie folgerichtig für beide sensorischen Konflikte zum gleichen Zeitpunkt in die epileptoiden Krisen und doppelseitige Absence, weil es ja um den gleichen Menschen, nämlich die Mutter, gegangen war.

Da die Patientin in der sensorischen schizophrenen Konstellation gewesen war, war die Absence innerhalb dieser epileptoiden Krise (aktive Zacke innerhalb der pcl-Phase) auch eine besonders lange. Für den erfahrenen Arzt besteht hier, so dramatisch sich auch der Zustand für den unerfahrenen darstellen mag, keine Gefahr, weil kein vitales Zentrum in Mitleidenschaft gezogen ist. Man kann also ganz ruhig das Ende der Absence (Zeit der Bewußtlosigkeit) abwarten, was in diesem Fall auch geschah.

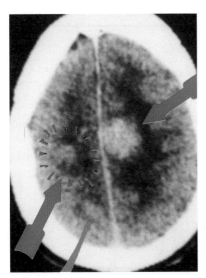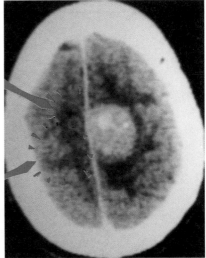

Sensorisches und postsensorisches Rindenzentrum sind betroffen.
Rechtes Bild, höhere Schicht.

2.6.4.6 Die eigentlichen schizophrenen Großhirnrinden-Konstellationen der Revierbereiche

Definition:
Unter den Revierbereichen verstehen wir die um die sog. Insula rechts-hemisphärisch und links-hemisphärisch gelegenen Relais und zwar rechts von den motorischen und sensorischen Bronchial-Relais fronto-temporal bis zu dem sensorischen Blasen-Relais occipito-temporal, sowie links vom motorischen und sensorischen Kehlkopf-Relais fronto-temporal bis ebenfalls zum sensorischen Blasen-Relais occipito-temporal, sowie fakultativ beide Hör-Relais in der mittleren Schädelgrube temporal.

Das Revier definiert sich so, daß jeweils das männliche Individuum (Mensch oder Tier) ein Revier nach außen verteidigt gegen Eindringlinge von außen, während das weibliche Individuum das Revier im Inneren quasi *ausfüllt!*

In dem so verstandenen Sinne reagieren der rechtshändige Mann und die linkshändige Frau bei „Revier-Konflikten" mit einem Hamerschen Herd im rechten periinsulären cerebralen Bereich, während der linkshändige Mann und die rechtshändige Frau bei entsprechenden biologischen Revier-Konflikten im linken periinsulären corticalen Bereich reagieren.

Die zugehörigen Körperorgane sind:

Links cerebral periinsulär von frontal nach occipital (siehe Tabelle „Psyche - Gehirn- Organ")	Rechts cerebral periinsulär von frontal nach occipital (siehe Tabelle)

(LH = Linkshänder; RH = Rechtshänder; M = Mann; F = Frau; K. = Konflikt)

Kehlkopf-Muskulatur; Kehlkopf-Schleimhaut	LH M Revierangst-Konflikt. RH F Schreckangst-Konflikt.	Bronchial-Muskulatur; Bronchial-Schleimhaut	RH M: Revierangst-Konflikt. LH F Schreckangst-Konflikt.
Koronarvenen	LH M Revier-Konflikt. RH F Sexueller Konflikt.	Koronararterien (Plattenepithel-Schleimhaut)	RH M Revier-Konflikt LH F Sexueller Konflikt.
Rechtes Innenohr	LH M Revier-Hör-Konflikt. RH F sexueller Hör-Konflikt.	Linkes Innenohr	RH M Revier-Hör-Konflikt. LH F sexueller Hör-Konflikt.
Gebärmuttermund und -hals	RH F Sexueller Konflikt.	Magen-Ulcus	RH M Revierärger-Konflikt. LH F Identitäts-Konflikt.
Vagina-Schleimhaut	RH F präsexueller Konflikt.	Zwölffingerdarm-Ulcus	RH M Revierärger-Konflikt. LH F Identitäts-Konflikt.
Rektum-Schleimhaut	LH M Revierärger-Konflikt. RH F Identitäts-Konflikt.	Leber-Gallengangs-Ulcera	RH M Revierärger-Konflikt. LH F Identitäts-Konflikt.
Blasen-Schleimhaut	LH M Reviermarkierungs-Konflikt des äußeren Reviers. RH F Reviermarkierungs-Konflikt des inneren Reviers.	Pankreasgangs-Ulcera	RH M Revierärger-Konflikt. LH F Identitäts-Konflikt.

Der Hör-Konflikt ist fakultativ ein Revier-Konflikt. Er kann aber auch ein Mutter (Vater) /Kind- oder Partner-Hörkonflikt sein. Er/sie hört etwas vom Kind was er/sie nicht glauben kann. Oder er/sie hört etwas vom Partner, was er/sie nicht glauben kann.

Da die Revierbereiche mit *Revier-Konflikten* zu tun haben, männlich nach außen gerichtet, weiblich nach innen gerichtet, haben sie natürlich auch etwas oder sehr viel mit Hormonen zu tun.

Sowohl der Mann, als auch die Frau produzieren sowohl männliche als auch weibliche Hormone, wobei das Schwangerschaftshormon (Progesteron) auch als mehr „männlich" gilt.

Ändern sich die Hormonspiegel, bzw. das „summa summarum" der Hormone, dann kann die biologische Identität „kippen" oder wechseln, z. B. im Klimakterium, bei Hormoneinnahme, bei Schwangerschaft und Stillzeit, auch bei indurierenden Eierstocks- oder Hodenzysten und bei einem Biologischen Konflikt, der die betroffene Gehirnseite biologisch quasi *„zuschließt"*. Dies gilt auch bei Einnahme der Anti-Baby-Pille (= Hormoneinnahme).

2.6.4.6.1 Kombinationsmöglichkeiten

Im Prinzip kann nun jeder Revierbereichs-Konflikt bzw. HH der einen Großhirn-Hemisphäre mit jedem corticalen HH der anderen Hemisphäre eine schizophrene Konstellation bilden. Wenn wir die nicht-spiegelbildlichen Konstellationen betrachten, so habe ich die Erfahrung gemacht, daß meist auch das Muster des stärkeren Konflikts in solchen Konstellationen überwiegt. Aber hier muß sicher noch viel Detailarbeit geleistet werden, denn wir haben hier noch zu wenig entsprechende Fälle auf diese Frage hin untersuchen können. Es könnten uns also noch Überraschungen blühen. Genauso müssen wir genau untersuchen, wie es sich mit mehr als zwei Großhirnrinden-Konflikten in schizophrener Konstellation verhält, ob die Reihenfolge der Entstehung eine Rolle spielt oder mehr das „Endresultat" der Konstellation.

Auch müssen wir nunmehr systematisch untersuchen, wie nicht nur die Hormone die Revierbereichs-Konflikte bzw. ihr Zustandekommen beeinflussen oder gar determinieren, sondern auch wie die Konflikte und eine Konstellation ihrerseits die Hormone verändern. Ich wüßte sicherlich auf einen Zug 300 Doktorarbeiten zu vergeben.

Im Prinzip glaube ich, daß die Auswertung einer solchen empirischen Sammlung im Zeitalter unserer Computer kein prinzipielles Problem darstellt. Es ist eine reine Fleißsache, wenn wir erst einmal, wie jetzt geschehen, grundsätzlich wissen, „wie der Hase läuft".

Vor allem ist es ja eine wunderschöne Aufgabe, die Details zusammenzutragen, weil hinter jedem Detail ein uns heiliges Menschenleben steht mit all seinen Sorgen und Nöten und Freude und Dankbarkeit, wenn wir ihm helfen können.

2.6.4.6.1.1 Ein typischer Fall

Symptome auf allen drei Ebenen:

Alle Fälle haben Symptome auf allen drei Ebenen (Psyche - Gehirn - Organ). Aber an diesem Fall ist es vielleicht besonders leicht zu studieren. Bei dieser 31-jährigen jungen Rechtshänderin lief bis zum 12. Lebensjahr alles ganz normal. Seit einem halben Jahr hatte sie bis zu dem Zeitpunkt ihre Periode.

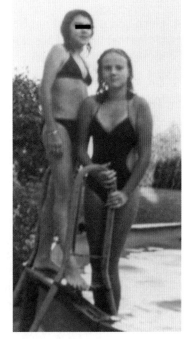

Mit freundlicher Genehmigung der Patientin darf ich dieses und das folgende Bild abdrucken. Rechts die hübsche Patientin mit 12 Jahren im Schwimmbad.

Mit 12 Jahren passierte etwas, das bei diesem hochsensiblen Mädchen nicht hätte passieren dürfen: Ihr Vater, der sie zwar oft schlug, den sie aber trotzdem heiß und innig liebte und verehrte, hatte erfahren, daß das Mädchen einen kleinen Freund hatte. Man hatte sich Küßchen gegeben, auch ein bißchen Petting gemacht aber nicht miteinander geschlafen.

Eines Tages als die Mutter weg ist und die Patientin schon nackt in ihrem Bett unter der Zudecke liegt, um zu schlafen, kommt der Vater ins Zimmer, setzt sich hinten auf ihr Bett und sagt, nun müsse er ihr „das" mal alles beibringen. Mit diesen Worten zieht er ihr die Zudecke vom Bett, so daß sie nackt vor ihm liegt.

Das Mädchen liegt starr vor Schreck, unfähig zu einem Wort oder einer Regung. Es wußte sofort, was „das" bedeuten sollte, nämlich daß der Vater sie mißbrauchen wollte. Durch diese Starre irritiert zog sich der Vater unverrichteter Dinge zurück. Aber es war nicht „nichts passiert". Es war „alles passiert", nämlich in der Seele des Mädchens.

Die Patientin erlitt in dieser Sekunde mehrere Konflikte:

1. Einen sexuellen Konflikt, verlor ihre Periode und hat sie bis heute fast 20 Jahre danach nicht wiederbekommen, was auch nicht sein *darf*, weil sie sonst an einer Lungenembolie sterben könnte.

2. Einen Thalamus-Konflikt links cerebral als Zeichen eines furchtbaren Persönlichkeitseinbruchs. Von Stund an war das Verhältnis zu ihrem Vater zerstört. Ein Großteil ihrer jungen Persönlichkeit war in einem einzigen Augenblick unwiederbringlich zerstört.

3. Einen Angst-Ekel-Konflikt vor dem, was der Vater mit ihr vorhatte, auf organischer Ebene einer Unterzuckerung entsprechend (Glukagonmangel). Auch dieser Konflikt war mindestens bis 1996 aktiv.

4. Einen Verlustkonflikt mit Nekrose des linken Eierstocks, weil sie den Vater nicht als Partner (in dem Falle wäre der rechte Eierstock betroffen gewesen), sondern als Vater sah, den sie schwärmerisch verehrte.

5. Einen noch aktiven Angst-im-Nacken-Konflikt vor dem Räuber (Vater) betreffend beide Glaskörper, den sie dabei zu 2/3 als Vater und zu 1/3 als Partner empfand. Die Patientin hatte dauernd Angst, daß der Vater sein Vorhaben doch noch wahr machen werde.

Im Alter von 16 Jahren ereilte diese sensible Patientin der zweite Schlag: Sie wurde zwangsweise aus der Schule genommen und in eine Lehre gegeben, obwohl sie gerne noch ein bis zwei Jahre in der Schule geblieben wäre. Sie erlitt dabei:

1. Einen Revierkonflikt – sie reagierte ja jetzt „männlich", weil die linke Gehirnseite durch den aktiven sexuellen Konflikt geschlossen war und bis heute blieb. Von da ab hatte sie Depressionen – auch bis heute – mit kleinen Unterbrechungen. Genauer gesagt ist sie seither manisch-depressiv in schizophrener Großhirnrinden-Konstellation, d. h. in der sog. postmortalen Konstellation. Sie muß sehr häufig an Dinge denken, die nach dem Tode sind.

2. Einen Konflikt, sich zu sträuben. Man hatte sie ja zu etwas gezwungen, was gegen ihren Willen war. Von da ab hatte sie einen schweren Diabetes mit hohen Blutzuckerwerten (300 mg und mehr), spritzt sich seither Insulin. Immer, wenn sie wieder auf die „Schiene" kommt, wenn sie z. B. etwas tun soll, was sie nicht will, springt der „labile Diabetes" mit seinen Blutzuckerwerten in die Höhe zwischen 400 und 500 mg%. Diesen Diabetes hat sie seit nunmehr 15 Jahren.

3. Einen Flüchtlingskonflikt. Sie fühlte sich außerhalb der Schule, in der sie sich wohl gefühlt hatte, wie ein Flüchtling. Auch dieser Konflikt blieb seither aktiv, weil auch er jedesmal mit der Schiene „mitreagiert", d. h. aktiv bleibt. Das bedeutet, daß die Patientin auf der linken Niere ein Sammelrohr-Ca hat, das, wie sie berichtet, zwischen dem 17. Und 18 Lebensjahr vorübergehend ganz oder teilweise gelöst war. Sie hatte damals monatelang Nachtschweiß und subfebrile Temperaturen, starke Müdigkeit und Eiweiß im Urin. Danach war der Konflikt aber wieder, vielleicht mit kurzen Unterbrechungen, bis heute aktiv, weil sie immer wieder auf die gleiche Schiene aufsetzte: Daß sie irgend etwas machen soll, was sie nicht will. Dann reagiert auch gleich immer die „Flüchtlings-Schiene" mit.

Die äußerlichen Symptome dieses Flüchtlingskonflikts sind, daß sie, seit sie 16 Jahre alt ist, also unmittelbar nach dem zweiten Konflikt, *dick* wurde. Dies führte man auf den Diabetes zurück, fälschlicherweise, denn ihre Korpulenz ist nicht Speck, sondern Wassereinlagerung. Als typisches Zeichen trinkt sie 3 Liter und mehr am Tag, scheidet aber relativ wenig Urin aus (ca. 500 bis maximal 1000 ml/Tag) und verschwitzt den Rest der überschüssigen Flüssigkeit. Dadurch ist sie ständig feucht und schwitzig. Außerdem ist sie seither das „Baby".

Mit 16 kam sie wegen des Diabetes für 5 Wochen ins Krankenhaus mit Untergewicht und verließ es mit Übergewicht, vollgepumpt mit Wasser. Denn damals, als einzige „Nicht-Krebspatientin" und lauter „Krebspatienten", wie sie sagt, erlitt sie den 2. Flüchtlings-Konflikt (auf der rechten Niere). Seither hat sie Probleme sich zu orientieren (örtliche Desorientiertheit).

Aber das „Baby" ist sie nicht nur wegen der Wassereinlagerung, sondern auch, weil sie seit ihrem 16. Lebensjahr keine Reifeentwicklung mehr durchgemacht hat. Sie bleibt 16 mit einem Teenager-Gesicht (Babyface).

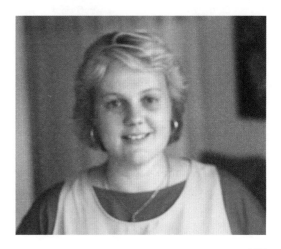

Nebenstehend die Patientin von 31 Jahren mit „Baby-Gesicht", das für diese Konfliktkonstellation typisch ist. Man sieht deutlich die Tränensäcke als Zeichen des Wasserretentions-Programms (Existenz- bzw. Flüchtlingskonflikt). Die generalisierte Wassereinlagerung täuscht vor, die Patientin sei dick, was sie nicht ist. Bis zu dem 2. Konflikt war sie auch völlig schlank gewesen.

Zusammengefaßt heißt dies: Gleichzeitig mit dem 2. Konflikt mit 16 Jahren war die Patientin:

1. in schizophrener corticaler Konstellation,
2. die Reifeentwicklung hörte auf,
3. dadurch, daß sie gleichzeitig mit dem 2. Konfliktschock auch einen Flüchtlingskonflikt erlitt und auf der Krebsstation gleich noch einen weiteren in den Sammelrohren der rechten Niere (mit schizophrener Stammhirn-Konstellation und örtlicher Desorientiertheit), wurde sie dick – durch Wassereinlagerung! Alle sagen seither zu ihr „Baby".

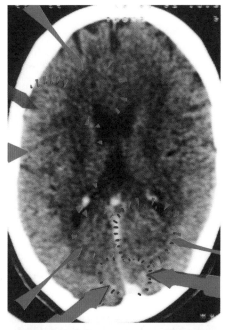

CCT vom 28.11.96:

Linker oberer Pfeil: Aktiver HH im α-Inselzell-Relais: Unterzuckerungs-Konflikt bzw. Angst-Ekel-Konflikt als der Vater sie mit 12 Jahren mißbrauchen wollte. Zweitoberster Pfeil links: HH für Schreckangst-Konflikt, zusammen mit mittlerem linken Pfeil: HH für sexuellen Konflikt, aktiv seit 19 Jahren.

Schlanke Pfeile links und rechts unten: HH für Eierstocks-Relais. HHe beide aktiv, das bedeutet: Eierstocks-Nekrosen beiderseits, besonders im linken Ovar.

Breite Pfeile links und rechts unten: HH für Zentralkonflikt für beide Glaskörper. Die Patientin empfand ihren Vater zugleich als „räuberischen Vater" aber auch als Partner, der sie mißbrauchen wollte.

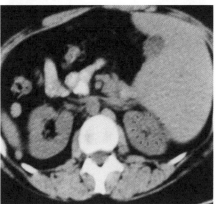

CT vom Abdomen vom 17.9.99.

Deutlich sichtbarer Organ-HH mit Sammelrohr-Ca beider Nieren.

Auf dieser Abbildung vom 28.11.96 ist besonders gut die Schießscheiben-Konfiguration des aktiven Flüchtlings-Konfliktes, betrifft die Sammelrohre der linken Niere, zu sehen (linker Pfeil).

Rechter Pfeil: Großer Hör-Konflikt, eingeschlagen zusammen mit dem Revier-Konflikt rechts, als sie mit 16 Jahren gegen ihren Willen von der Schule genommen wurde.

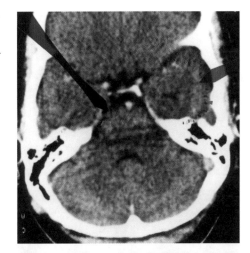

18.6.99

Linker äußerer Pfeil: Hör-Konflikt (aktiv), zusammen mit dem sexuellen Konflikt mit 12 Jahren eingeschlagen. Sie „traute ihren Ohren nicht", als der Vater ihr die Decke wegzog und sagt, nun müsse er ihr alles beibringen.

Rechter äußerer Pfeil: aktiver Hör-Konflikt, weil sie mit 16 von der Schule sollte: „Das darf doch nicht wahr sein!"

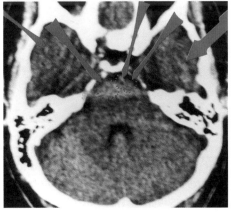

Die drei mittleren Pfeile bezeichnen die halb aktiven, halb gelösten HH für die Sammelrohre der linken und rechten Nieren, entsprechen Flüchtlings-Konflikten jeweils zusammen mit dem sexuellen Konflikt und dem Revier-Konflikt eingeschlagen.

Die Flüchtlings-Konflikte sind nicht konstant aktiv, sondern „häufig rezidivierend aktiv" und dazwischen in Lösung.

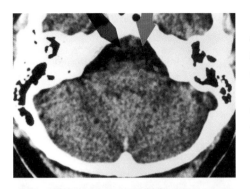

18.6.99
Auf dieser Schicht hat man den Eindruck, daß beide Flüchtlings-Konflikte überwiegend in Lösung sind, links sehr wahrscheinlich, rechts möglicherweise (rechts nicht ganz sicher, weil noch Schießscheibenringe zu sehen sind).

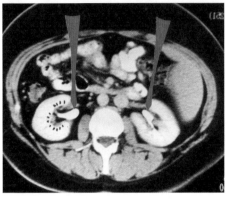

8.9.98
Dieses CT hat für den Kenner eine sehr große Aussagekraft. Es ist ein Nieren-CT mit Kontrastmittel. Wir sehen, daß die Sammelrohre (nierenbeckennah mit roten Strichen eingefaßt) sich nicht mit Kontrastmittel anreichern. Sie sind unregelmäßig, z. T. nekrotisiert (durch Tbc!) und abgebaut. Und, obwohl das gesamte Nierenparenchym intakt ist, also Kontrastmittel anreichert, scheint nur ein Kelchsystem (Pfeil) auszuscheiden. Das übrige Nierenbecken ist ohne Kontrastmittel. Links besonders gut zu sehen, aber auch rechts. Das entspricht genau meiner Vorstellung von chronisch rezidivierenden leichten Konflikten, die mal aktiv sind, mal in Lösung, d. h. mal die eine in Lösung, mal vielleicht kurzfristig auch alle beide. Aber nie lange. In der Heilungsphase werden die geringen Tumoranteile wieder verkäsend abgebaut. Nach vielen Jahren resultiert ein verplumptes Nierenbecken.

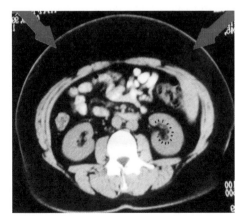

8.9.99
Die rechte Niere zeigt auf diesem CT-Schnitt ebenfalls sehr deutlich das halb-nekrotisierte Sammelrohr-Tumorgewebe (Zustand nach Tbc!).

Die beiden oberen Pfeile zeigen einen „Wasserbauch-Panzer", d. h. was bei einem normalen Menschen die Bauchdecke oder Bauchfett ist, ist hier fast ausschließlich Wasser, bzw. Gewebs-

flüssigkeit (in CT schwarz). Die enorme Wassereinlagerung von ca. 40 kg betrifft hier fast ausschließlich das Unterhautgewebe!

Die große Frage ist jetzt sofort: Haben nicht viel mehr Menschen als wir bisher dachten solchen „Wasserpanzer" statt Fett? Und haben nicht viele sog. „Bierbäuche" eine chronische Hepatitis mit aktivem Flüchtlings-Konflikt? Wir haben hier ganz neue Kriterien, denen man offenbar mit der sog. „Lipodiagnostik" schon auf der Spur war.

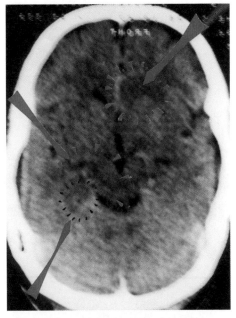

Rechter Pfeil links: Seit 15 Jahren konfliktaktiver HH im β-Inselzell-Relais, organisch einem Diabetes entsprechend.

Linker oberer Pfeil: HH für aktiven Thalamus-Konflikt.

Linker unterer Pfeil: HH für aktiven Hörkonflikt für den Partner (Vater). Sie hatte ihren Ohren nicht getraut.

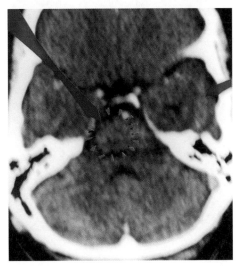

Pfeil: HH für großen Flüchtlingskonflikt, vermutlich aktiv, entsprechend einem Sammelrohr-Ca der linken Niere. Der Konflikt war entstanden als man die Patientin mit 16 Jahren gegen ihren Willen von der Schule nahm. Während sie vorher schlank war, war sie von da ab teigig und aufgequollen (Wassereinlagerung, kein Fett!). Man führte es auf den Diabetes zurück aber trotz Insulin änderte sich nichts mehr.

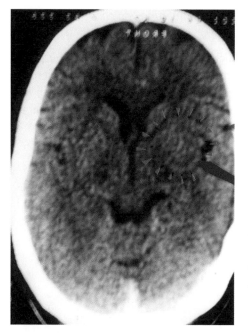

Pfeil rechts: HH für großen Revier-konflikt in der sog. Insula, seit 15 Jahren aktiv, die Patientin war damals 16 Jahre. Seither Herzschmerzen, Depressionen, manisch-depressiv.

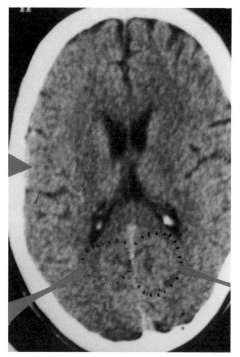

Pfeil links Mitte: Auf dieser Aufnahme erkennt man den aktiven sexuellen Konflikt mit scharfen Schießscheiben-ringen besonders gut.

Rechter Pfeil: aktiver HH für das linke Ovar (Ovarnekrose!) entsprechend einem Verlustkonflikt um den Vater.

Linker unterer Pfeil: Kleiner HH für eine rechtsseitige Eierstocks-Nekrose entsprechend einem zweiten Verlust-Konflikt für Partner (?) (Vater ?).

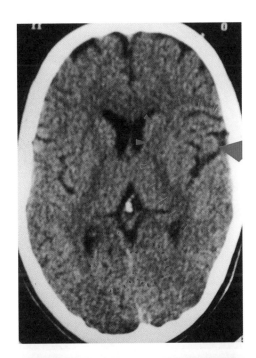

CT 18.6.99
Auf dieser Aufnahme gut sichtbar:
HH für Revierkonflikt in Aktivität.
Allerdings verrät uns das etwas kom-
primierte rechte Ventrikelvorderhorn,
das hier ansatzweise auch schon
einmal eine Lösung erreicht war.
Jetzt allerdings wieder Aktivität.

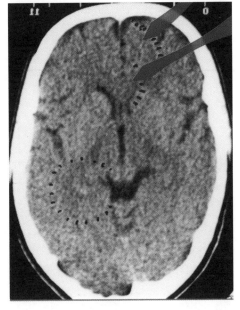

CCTs 18.6.99
Oberer Pfeil rechts: HH für einen Beiß-
konflikt, nicht zubeißen zu können und
zu dürfen, vermutlich entstanden mit
dem dorsal davon gelegenen (unterer
Pfeil rechts) HH für den Konflikt-des-
sich-Sträubens. Beide Konflikte erlitt
sie mit dem zweiten Konfliktschock als
sie gegen ihren Willen aus der Schule
genommen wurde. Seither Konfliktaktivität. Die Patientin hat sehr schlechte Zähne.

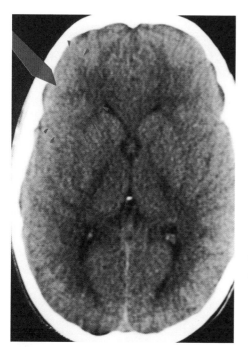

CT 18.6.99
Pfeil: HH für sehr gut sichtbaren
Schreckangst-Konflikt, aktiv seit 19
Jahren (damals 12 Jahre).

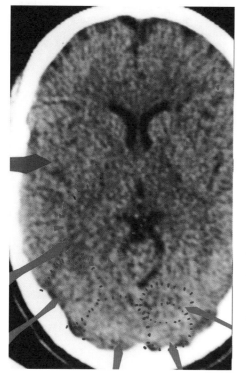

CT 18.6.99
Pfeil rechts oben: HH für Revierangst-
und Revierkonflikt, beide in Aktivität
seit 15 Jahren.

2. Pfeil von rechts oben: HH für Angst-
im-Nacken-Konflikt vor einem Räuber
(Vater) und vor einer Sache.

Unterster Pfeil rechts: HH für Konflikt
der Angst gleichzeitig vor einem Be-
droher/Räuber von hinten (Vater) und
vor einer Sache.

Linker oberer Pfeil: HH für aktiven
sexuellen Konflikt.

2. Pfeil von links oben: HH für Thalamus-Konflikt.

3. Pfeil von links oben: HH für aktiven
weiblichen Reviermarkierungs-Konflikt
betreffend die rechte Blasenhälfte.

Unterster Pfeil links: HH für gleichzeitige Angst vor einem Bedroher/Räuber im Nacken betreffend den rechten Glaskörper (= grüner Star) und einer Sache, die von hinten droht. Der Konflikt muß einmal vorübergehend gelöst gewesen sein (Raumverdrängung), jetzt jedoch wieder aktiv.

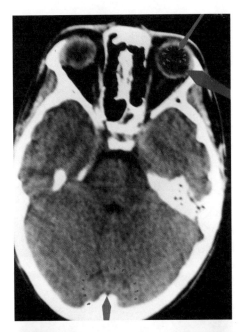

CT 18.6.99
Oberer Pfeil rechts: Glaskörper-Kaverne, die zeigt, daß der Konflikt schon einmal ansatzweise gelöst war.

2. Pfeil von rechts: Netzhautablösung, die ebenfalls auf eine mindestens vorübergehende Lösung hindeutet.

Pfeil unten: aktiver HH in der Sehrinde.

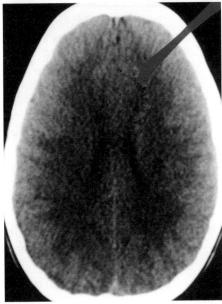

CT 18.6.99
Pfeil: aktiver HH im Diabetes-Relais.

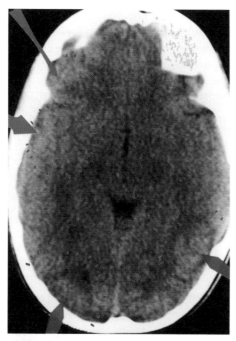

CT 18.6.99
Pfeil links oben: HH für Schreckangst-Konflikt.

2. Pfeil links: aktiver HH für sexuellen Konflikt.

Unterster Pfeil links: HH in der linken Sehrinde halb in pcl-Phase (Angst vor einer Sache).

Pfeil rechts: HH für aktiven Revier-markierungs-Konflikt, der schon mehrfach in Lösung gewesen zu sein scheint und immer wieder rezidiviert ist; vermutlich ist der Konflikt auch beim 2. Konflikterlebnis mit 16 Jahren entstanden.

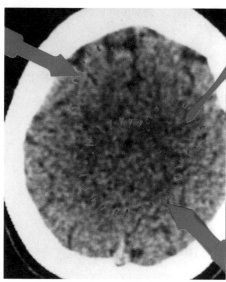

CT 18.6.99
Pfeil links: HH in Schießscheibenrin-gen für den Angst-Ekel-Konflikt (mit 12 Jahren), aktiv.

Pfeil rechts oben: HH im motorischen Rindenzentrum für die linke Hand, aktiv, Konflikt: sie wollte den Vater abwehren. Die Patientin hat eine Teillähmung der Strecker-Muskulatur des linken Arms.

Unterer Pfeil rechts: HH für zentralen Trennungskonflikt vom Vater (seit dem 12. Lebensjahr). Sie empfindet den Vater als Partner und Vater. Nach dem Ereignis zerbrach das Verhältnis – bis heute, obwohl die Patientin den Vater vorher heiß geliebt und vergöttert hatte, und das, obwohl er sie oft geschlagen hatte.

Vorstehender Fall ist nicht nur wegen seiner Dramatik und Tragik so aufregend, sondern vor allem weil wir an ihm sehr viel lernen können. Die Achtung vor dem persönlichen Schicksal jedes einzelnen Menschen ist eine wichtige Sache, sollte selbstverständlich sein. Aber das Lernen aus den medizinischen Aspekten und Verläufen solcher Schicksale ist ebenfalls von Bedeutung, hier können wir besonders viel lernen. In diesem Fall liegen zufällig zwei CCT-Serein vor aus den Jahren 1996 und 1999. Die Patientin, die in einem medizinischen Beruf gearbeitet hatte, konnte klare Angaben machen, hatte auch die Neue Medizin gut verstanden. Wir haben somit viele Punkte auf allen 3 Ebenen (Psyche - Gehirn - Organ), die sich entsprechen müssen. Da ja die Neue Medizin eine Naturwissenschaft mit 5 Naturgesetzen ist ohne Hypothesen, können wir uns viele Fragen, die sich stellen, selbst beantworten:

- Wenn ein 12-jähriges rechtshändiges Mädchen, das schon ein halbes Jahr regelmäßig menstruiert war, plötzlich keine Periode mehr bekommt, dann kann man sogar ohne Hirn-CT und ohne Befragung fast mit Sicherheit davon ausgehen, daß sie einen sexuellen Konflikt erlitten haben muß. Dies war hier der Fall. Es reicht, wenn ein Vater seiner Tochter ein einziges Mal die Decke wegzieht mit eindeutigem Ansinnen, um ein junges Mädchen ein Leben lang unglücklich zu machen und buchstäblich zu kastrieren!
Sicher, dieses Mädchen hatte außer dem Angst-Ekel-Konflikt mit Unterzuckerung und dem Thalamus-Konflikt, von denen mindestens der letztere noch aktiv ist, noch einen Verlustkonflikt mit Eierstocks-Nekrose des linken Ovars (gekreuzt). Aber normalerweise verliert eine junge Frau mit einseitiger Eierstocks-Nekrose nicht sofort ihre Periode. Das passiert eben nur beim sexuellen Konflikt. Seit dem 20. Lebensjahr ist bei ihr jedes Jahr eine gynäkologische Untersuchung gemacht worden. Immer (11 mal!) wurde ein Collum-Ca festgestellt, immer zur Totaloperation geraten, immer hatte die Patientin abgelehnt, weil sie die Neue Medizin kannte.

- Wenn wir wissen, daß die Patientin mit 12 Jahren nach einem halben Jahr regelmäßiger Menstruation ihre Periode plötzlich verloren hat und 4 Jahre später einen Diabetes bekommt und Angina pectoris, dann wissen wir aufgrund der Naturgesetze der Neuen Medizin genau, daß die Patientin manisch-depressiv gewesen sein muß, sie ist es bis heute. Wir sehen also, daß wir aus rein körperlichen Symptomen eine im früheren Sinne „psychiatrische Diagnose" stellen können, die sogar gestimmt hätte. Aber es zeigt nur zu deutlich, daß es keine Psych-Iatrie mehr gibt. Die psychischen, cerebralen und organischen Symptome müssen sich in gesetzmäßiger Weise entsprechen. In diesem Fall haben wir übrigens die beiden CCTs erst später bekommen. Trotzdem wußten wir auch ohne diese schon (fast) alles, so daß die Hirn-CTs nur noch eine Bestätigung waren.

Natürlich heißt das auch, daß es im Rahmen der SBS kein organisches Symptom gibt ohne das psychische Pendant.

Der weitere Lebenslauf und der Verlauf der verschiedenen SBS ist tragisch. Seit bei der Patientin mit 16 Jahren die zweite Konfliktserie eingeschlagen hatte, als man sie gegen ihren erklärten Willen aus der Schule nahm, hat sich an den Konflikten nichts Wesentliches geändert. Da sie laufend auf die „Schiene" gerät, bleiben praktisch alle Konflikte „hängend-aktiv". Sie ist also seit 15 Jahren in der postmortalen schizophrenen Konstellation (Großhirnrinden-Typ). Die manischen und depressiven Phasen wechseln ab, je nachdem, welche Hirnseite konfliktiv betont ist. Das „Sexualleben" dieser jungen Frau ist daher ungewöhnlich: Die Paranormalität ist bei ihr die Norm. Genau genommen hat die Patientin eine doppelte und dreifache schizophrene corticale Konstellation. Fangen wir einmal bei der Konstellation des Zuckerzentrums an:

- Die Patientin hatte als ersten Konflikt zusammen mit dem sexuellen und Thalamus- und Verlust-Konflikt einen Angst-Ekel-Unterzuckerungskonflikt (α-Inselzellen des Pankreas) mit 12 Jahren, als ihr der Vater in eindeutiger Absicht die Bettdecke wegzog, unter der sie nackt gelegen hatte.
Dieser Angst-Ekel-Konflikt ist bis heute aktiv, bewirkt Unterzuckerung, wenn sie sich, insbesondere bei der Sexualität, vor irgend etwas ekelt. Deshalb schläft sie nur mit Frauen oder möglichst weichen Männern, die genau tun, was sie will.

- Beim zweiten Konflikt mit 16 Jahren, als sie gegen ihren Willen aus der Schule genommen wurde, erlitt sie außer dem Revierkonflikt, mit dem sie ja in die manisch depressive, postmortale schizophrene Konstellation kam – und bis heute noch ist – einen Konflikt-des-sich-Sträubens, auf organischer Ebene einen Diabetes (β-Inselzellen des Pankreas).
Da der Angst-Ekel-Unterzuckerungskonflikt und der Sträubens-Konflikt beides corticale Konflikte sind und bei der Patientin beide aktiv, ist sie schon alleine dadurch in einer schizophrenen corticalen Konstellation. Da wir uns das früher nicht erklären konnten, warum ein Diabetiker ohne erkennbare Ursachen plötzlich unterzuckert ist, sprachen wir von „labilem Diabetes". Die wahre Ursache sind, wie wir sehen, zwei Konflikte, von denen eben der rechts-cerebrale hier meist überwiegt.

Greifen wir uns noch eine corticale schizophrene Konstellation heraus: Die Patientin benötigt für beide Augen eine Brille, sowohl für beide Glaskörper, als auch für jeweils beide Netzhauthälften. Der HH für beide Glaskörper ist ein Zentralkonflikt, der alt aussieht und dem ersten Konfliktkomplex (Bettdecke wurde weggezogen) zuzuordnen sein dürfte. Die Patientin empfand in dem Moment den heißgeliebten Vater gleichzeitig als Elternteil (linker Glaskörper) und als Partner, der mit ihr schlafen wollte (rechter Glaskörper). Seit dieser Zeit sieht sie nicht nur schlecht, sondern einer der Netzhaut-Konflikte (Angst-im-Nacken vor einer Sache, HH linkscerebral), scheint auch von damals herzurühren, so daß sie seit damals auch in einer weiteren schizophrenen corticalen Konstellation – einem sog. Verfolgungswahn – ist.

Nun ist allerdings jeder aktive corticale HH der einen Hemisphäre mit jedem anderen aktiven corticalen HH der anderen Hemisphäre eine schizophrene Konstellations-Möglichkeit. Wir müssen ehrlich zugeben, daß wir noch viel zu wenig über diese multiplen Kombinationsmöglichkeiten wissen, die ja dann auch wieder alle einzeln oder zusammen einen Biologischen Übersinn haben müssen. Wir müssen noch viel forschen, um diese Kombinationsmöglichkeiten einordnen und verstehen zu können. Dieser Fall ist aber ganz besonders geeignet, weil fast alle Konflikte seit 15 bzw. 19 Jahren aktiv sind.

Da der Sträubens-Konflikt („gegen ihren Willen etwas erdulden sollen") auch nach wie vor aktiv und eine Schiene ist, so schläft sie mit Partnerinnen oder möglichst weichen Männern nur, wenn alles nach ihrem Willen abläuft. Läuft einmal etwas nicht nach ihrem Willen ab, dann schnellt der Zucker gleich in die Höhe.

Mit 23 Jahren heiratete die Patientin, ohne die Periode zu haben, einen geschiedenen Mann, der nach einigen Jahren den Wunsch äußerte und auch durchführte, sich in eine Frau geschlechtsumwandeln zu lassen. Vor 2 Jahren ließ die Patientin sich scheiden, weil ihre „Frau", mit der sie sich aber nach wie vor sehr gut versteht, ein zu großes Interesse an Transvestiten entwickelte. Dadurch kam sie dann wieder auf ihre Schiene, etwas tun zu sollen oder geschehen lassen zu sollen, was sie nicht wollte. Und das paßte ihr natürlich nicht.

Geradezu rührend mutet es an, daß diese Patientin sei 12 Jahren die Pille nimmt, damit sie „wie andere Frauen" eine Periodenblutung hat. Natürlich ist es keine Periodenblutung, sondern eine künstlich erzeugte Abbruchsblutung ohne Eisprung. Der unsinnige, unbiologische Unfug wird zur Norm!

2.6.4.6.2 Das Springen der Konflikte

Wenn eine rechtshändige Frau, mit 45 bis 50 Jahren nach 30 bis 35 Jahren der geschlechtsreifen Phase (mit Ausnahme ihrer Schwangerschafts- und Stillzeiten) ins Klimakterium kommt, dann kann sie (muß nicht!) von da ab männlich reagieren. Sie wechselt mit ihrer Art, die Dinge zu empfinden, auch ihre Hirnseite. Vorher hatte sie, z. B. wenn sie Rechtshänderin war, auf der linken Großhirnseite reagiert, von jetzt ab auf der rechten Großhirnseite. Bei der Linkshänderin trotz Klimakterium umgekehrt.

Nicht ändern kann sich die Seitenzugehörigkeit Mutter/Kind oder Frau/ Partner, ebenso ändert sich natürlich nichts daran, daß die Motorik und Sensorik der linken Körperseite von der rechten Großhirnrindenseite kommt, und die Motorik und Sensorik der von der Großhirnrinde innervierten Körperorgane der rechten Körperseite von der linken Großhirnrinde.

Es ändert sich das Empfinden und damit auch die Konflikt-Empfindung und die Konflikt-Zuordnung. Die postklimakterische Frau empfindet einen sexuellen Konflikt jetzt als Revier-Konflikt: „Der Partner ist mir aus dem Revier gelaufen". Ähnlich konnte sie früher schon nach einem vorangegangenen sexuellen Konflikt empfinden. Wir sagen: „Die linke Seite war zugeschlossen." Der Eisprung samt Periode bleiben bei einem sexuellen Konflikt sofort aus (Rechtshänderin!).

Andererseits kann eine postklimakterische Frau durch einen Revier-Konflikt auf der rechten Hirnseite, wenn sie Rechtshänderin ist, ihre Periode wiederbekommen, denn nun ist ja die rechte Hirnhälfte zugeschlossen oder, wenn sie einen sexuellen Konflikt hat, *auch* zugeschlossen.

Eine, insbesondere junge Frau, die durch einen sexuellen Konflikt ihre Periode verloren hatte, kann sie wiederbekommen, wenn sie
1. entweder den sexuellen Konflikt lösen kann oder
2. wenn sie auf der rechten Hirnseite noch einen Konflikt erleidet, nämlich einen Revierbereichs-Konflikt und somit in schizophrene Konstellation gerät.

Die schizophrene Revierbereichs-Konstellation hat also einen Biologischen Sinn! Außerdem bauen die Betroffenen während der Konstellation keine Konfliktmasse auf! Diese Tatsache können wir nicht hoch genug veranschlagen. Sie muß in jede unserer diagnostischen Erwägungen einbezogen werden. Die schizophrene Konstellation ist also auch ein Schutz! (Siehe auch das Springen der Revierbereichs-Konflikte am Beispiel Bulimie[28]).

---

28 Bulimie = Eß-Brech-Sucht

2.6.4.7 Die schizophrene frontale Konstellation

Schematischer Schnitt durch das Großhirn:

Schilddrüsenausführungsgangs-Relais

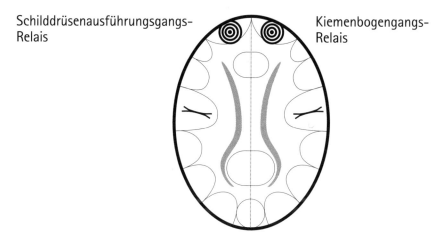

Kiemenbogengangs-Relais

Auf dem obigen Schema sehen wir die für die frontale schizophrene Konstellation relevanten Relais. Die psychischen Symptome einer solchen Konstellation sind:

extreme Ängstlichkeit bzw. Dauerangst vor der Zukunft

2.6.4.7.1 Fallbeispiel: Die Lieblingskuh

Bei dieser jungen Patientin wurde ein „Hirntumor" diagnostiziert. Das DHS ereignete sich im Alter von 6 oder 7 Jahren. Die Eltern des Mädchens hatten einen Bauernhof. Die Patientin hatte eine junge Lieblingskuh, die ihr schon als Kälbchen ans Herz gewachsen war. Immer wenn sie in den Stall ging, streichelte und schmuste sie mit ihrer Lieblingskuh, die sehr zahm und gutmütig und an sie gewöhnt war.

Eines Tages beschlossen ihre Eltern, gerade diese Kuh zum Metzger zu geben. Auf Sentimentalität der Kinder nimmt man in diesen Kreisen ohnehin gewöhnlich keine Rücksicht. Kühe sind für solche Leute eine Sache, mit der man beliebig hantieren darf bzw. muß.

Die rechtshändige Tochter erlitt zuerst einen Konflikt der Ohnmächtigkeit, da sie Rechtshänderin ist, auf der linken Seite des Gehirns. Gleichzeitig einen Schreckangst-Konflikt und einen Angst-Ekel-Konflikt, weil sie sich vorstellte, daß ihre heißgeliebte Kuh geschlachtet werden sollte. Sie heulte und schrie hemmungslos, um den Mord an der Kuh zu verhindern. Es half ihr nichts. Die Eltern blieben grausam hart und sperrten sie in ihr Zimmer ein. Sie erlitt, als sie aus dem

Fenster mit ansehen mußte, wie die Kuh in den Metzger-Wagen eingeladen wurde und ihrem Schicksal durch den Metzger entgegenrollte, noch einen zweiten Konflikt – das können wir heute noch nach 20 Jahren ziemlich genau rekonstruieren, und die Patientin bestätigt es auch ganz präzise – nämlich einen Frontalangst-Konflikt. Innerhalb dieser halben Stunde geriet das Mädchen in schizophrene Konstellation. Sie erlitt zwei frontalangst-ähnliche Konflikte der Ohnmächtigkeit – einen Schreckangst- und einen Angst-Ekel-Konflikt. Alle Konflikte blieben, da sie die nächsten 20 Jahre auf dem Bauernhof lebte und durch jedes Muhen der Kühe auf den alten Schienen gehalten wurde, natürlich aktiv. Jedes Problem bzw. jeder Streit mit den Eltern brachte sie wieder auf die Schiene.

Von da ab war sie ein hyper-ängstliches Mädchen in quasi schizophrener Dauer-Angst vor der Zukunft. Für die Eltern war sie ein doppelt „braves" Mädchen, das aufs Wort gehorchte. Man könnte auch sagen: sie war *gebrochen* vor lauter Zukunfts-Angst.

Als die Patientin nach 20 Jahren einen jungen Therapeuten kennenlernte und mit ihm 300 km weg zu dessen Eltern zog, wurde sie endlich nicht mehr an ihre „Kuh-Schienen" erinnert. Die Konflikte lösten sich und zwar auf beiden Hirnseiten. Als man wegen der nun einsetzenden Hirnsymptomatik ein Hirn-CT anfertigte, diagnostizierte man einen großen Hirntumor links, der schon nach rechts auf die andere Seite „Metastasen" gesetzt habe. Zuerst wollte man operieren, dann erklärte man die ganze Sache für inoperabel und die ganze Sache prognostisch katastrophal. Die Ärzte: Ohne Bestrahlung und Chemo – Tod in 3 bis 6 Wochen, mit Chemo und Bestrahlung – Tod etwas später!

Die Patientin lernte die Neue Medizin kennen und entschied sich nur für eine symptomatische Cortison-Therapie. Aber es stellten sich aufgrund der langen Dauer ihrer Konflikte Schwierigkeiten ein, die nicht verschwiegen werden sollen. Folgendes kam hinzu: Die Patientin hatte schon vor der Diagnose mit ihrem Freund einen Umzug zurück in die Nähe ihres Heimatdorfes geplant und arrangiert. Dadurch wurde die ganze Sache eine „hängende Heilung": Jedesmal, wenn sie ihre Eltern besuchte, was sie auf meinen Rat später (zu spät?) unterließ oder wenn die für diese Dinge völlig uneinsichtigen Eltern sie besuchen kamen, was sie nicht verhindern konnte, kam sie wieder auf die Konflikt-Schienen. Damit schaukelte sich das Heilungs-Oedem nach diesen kurzen Rezidiven auch immer wieder hoch. Sie kam dadurch auch von ihrer relativ kleinen Dosis Cortison gar nicht mehr weg! Schließlich blieb nichts anderes übrig, als wieder zu den Eltern des Freundes zu ziehen. Erst dann kam die Heilung zu Ende. Dann jedoch war das Lösungs-Oedem nicht mehr beherrschbar – die Patientin starb im Hirnkoma.

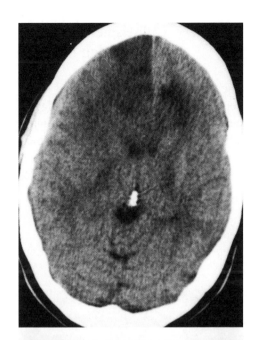

CCT vom 2.12.96

Das Bild wurde am darauffolgenden
Tag gemacht, nachdem die Eltern sie
besucht hatten. Wir sehen innerhalb
des Oedems zarte scharfe Schießscheiben als Zeichen einer Rezidiv-
Aktivität.

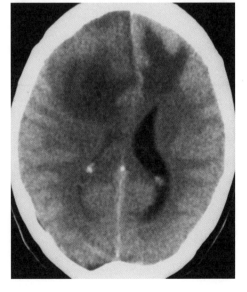

Auf der nächsten Aufnahme vom
19.12.96 sind diese Schießscheiben-
Ringe nun verändert und als dunkle
Oedem-Ringe zu erkennen.

2.6.4.7.2 Fallbeispiel: Frontalangst-Konflikt eines Mittelständigen in den neuen Bundesländern

Nach der Wende in Deutschland kam es zu vielen Existenzgründungen in den neuen Bundesländern. Wir sehen das CCT eines rechtshändigen Mannes, der einen Malerbetrieb hatte. Durch zu geringes Eigenkapital erlitt er 2 Frontalangst-Konflikte, weil er ständig Angst hatte vor

- den Banken und
- seinen Betrieb schließen zu müssen oder Angestellte entlassen zu müssen.

Der Patient hatte später einen Unfall. Als er deshalb ins Krankenhaus kam, wurde er mit Morphium eingeschläfert, ohne Grund, einfach aus Ignoranz. Denn an einem HH wäre er nicht gestorben, da er ja kaum Konflikt-Masse aufgehäuft hatte (wegen der schizophrenen Konstellation).

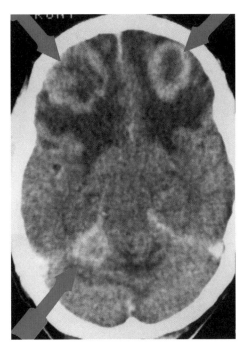

Pfeile oben: rechts für Frontalangst (in pcl-Phase) und oben links für Ohnmächtigkeitsangst (in pcl-Phase, damals muß er fast für die gesamte Zeit in schizophrener Todesangst-Konstellation gewesen sein).

Linker unterer Pfeil: HH in pcl-Phase das Colon/Sigma-Gebiet betreffend: häßlicher Resorptions-Konflikt, wenn ein Malermeister von einem Kunden sein Geld nicht bekommt, was er zu bekommen hat.

2.6.4.8 Die schizophrene Bronchialasthma-Konstellation = Bronchialasthma

Schematischer Schnitt durch das Großhirn:

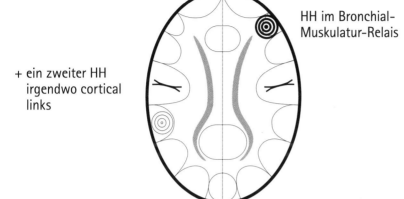

HH im Bronchial-
Muskulatur-Relais

+ ein zweiter HH
  irgendwo cortical
  links

2.6.4.8.1 Die schizophrene Laryngeal-Asthma-Konstellation = Kehlkopf-Asthma

Schematischer Schnitt durch das Großhirn:

HH im Kehlkopf-
Muskulatur-Relais

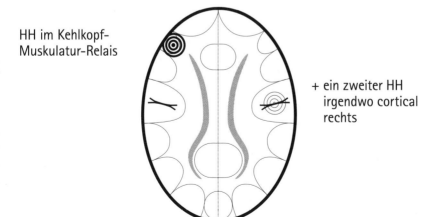

+ ein zweiter HH
  irgendwo cortical
  rechts

2.6.4.8.2 Die schizophrene Bronchial- und Laryngeal-Asthma-Konstellation = „Status asthmaticus" oder Asthmastatus

Schematischer Schnitt durch das Großhirn:

HH im
Kehlkopf-Muskulatur-
Relais

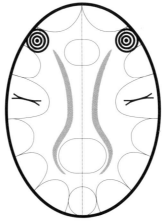

HH im
Bronchial-Muskulatur-
Relais

Auf den obigen Schemata sehen wir die Bronchialasthma-Konstellation, dann die Kehlkopfasthma-Konstellation und die Status-asthmaticus-Konstellation, das Schema für den Asthma-Status (sehr gefährlich!). Alle drei stellen schizophrene Konstellationen der Bronchien- und/oder der Kehlkopf-Muskulatur dar, also spastische Muskelkrämpfe, offenbar überwiegend vom Typ der archaischen glatten Muskulatur (N. Glossopharyngeus IX und N. Vagus X samt N. recurrens), aber die neuen Großhirn-Zentren für Bronchial- und Kehlkopf-Muskulatur (rechts und links frontal) scheinen das auslösen zu können. Ursprünglich war es eine Art peristaltischer Krampf der alten Darmmuskulatur, wobei die rudimentäre alte glatte Kehlkopf-Muskulatur noch den alten afferenten Darmanfangsteil symbolisiert, der die Nahrung ins Innere befördern mußte, deshalb verlängertes und verstärktes Inspirium (Einatmen), während die alte glatte Bronchialmuskulatur aus dem alten efferenten Darmendteil zu stammen scheint, der den Kot hinausbefördern mußte. Deshalb verlängertes und verstärktes Exspirium (Ausatmen).

Wir müssen dabei allerdings uns eins immer vor Augen halten. Die motorische Konfliktaktivität besteht ja in einer Lähmung der quergestreiften Muskulatur. Das kann also nur die Konstellation, aber nicht der sog. Asthma-Anfall sein. Den bekommt der Patient nur in der epileptischen Krise, wie das ja auch bei den anderen motorischen Anfällen üblich ist. Beim sog. Asthma-Status haben wir links und rechts (Bronchial-Muskulatur und Kehlkopf-Muskulatur) je einen epileptischen Anfall gleichzeitig.

184

2.6.4.8.3 Das Phänomen der „Bank" und der „Variablen"

Von den beiden aktiven Biologischen Konflikten bzw. aktiven HHen, die die schizophrene Konstellation ausmachen, ist normalerweise einer ständig aktiv – die sog. „Bank", der andere nur ab und zu – die „Variable". Wenn beide in Aktivität sind, ist Asthma.

2.6.4.8.4 Asthma in der epileptischen Krise

Wir kennen zwei verschiedene Möglichkeiten der Konfliktaktivität:

1. Die normale ca-Phase macht zwar evtl. Asthma-Konstellation, aber keinen Asthma-Anfall.

2. Die epileptische Zacke innerhalb der pcl-Phase, wo auch Aktivität ist.

Auch zwei gleichzeitige epileptische Krisen sind möglich zur Auslösung des Asthmaanfalles oder des sog. Asthma-Status.

2.6.4.9 Die Schwebe-Konstellation

Schematischer Schnitt durch das Großhirn:

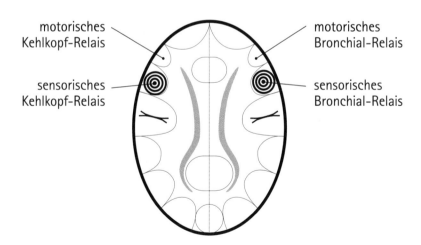

motorisches Kehlkopf-Relais

motorisches Bronchial-Relais

sensorisches Kehlkopf-Relais

sensorisches Bronchial-Relais

Definition:

Bei der Schwebe-Konstellation finden wir je einen aktiven HH im sensorischen Kehlkopf-Relais und im sensorischen Bronchial-Relais.

Rechts-cerebral: fronto-temporal im Bronchial-Relais, und zwar nur für die Schleimhaut der Bronchien.

Revierangst-Konflikt bei rechtshändigem Mann oder Schreck-angst-Konflikt bei linkshändiger Frau mit sofortiger Depression.

Links-cerebral: fronto-temporal im Kehlkopf-Relais, und zwar nur für die Kehl-kopf-Schleimhaut (Stimmband-Ulcera).

Schreckangst-Konflikt bei rechtshändiger Frau oder Revier-angst-Konflikt bei linkshändigem Mann mit sofortiger Manie.

Merke:
Bei der sog. Schwebe-Konstellation sind nur die sensorischen Relais betroffen!

Das besondere an dieser Konstellation ist, daß der Patient zwei „stink-normale" Konflikte erleidet, z. B. den einen wegen seines Arbeitsplatzes, den anderen wegen seiner Schwiegermutter – plötzlich schwebt er nur noch! Er träumt jede Nacht, er schwebe über die Dächer oder segle über die Berge, oder schwebe im Zimmer unter der Decke. Viele Patienten, die durch klinischen Tod (Ärzte: „Oh, Gott! Der Patient stirbt, der Patient ist tot!") noch einen zweiten Konflikt, z. B. einen Schreckangst-Konflikt erleiden, erzählen später nach der Reanimation, daß sie an der Zimmerdecke geschwebt hätten und ihren eigenen Körper „gesehen" haben. Solche euphorischen, für die Patienten häufig sehr beglückenden Zustände, können wir jetzt sehr gut verstehen.

Es gibt betont „manische Schweber" und betont „depressive Schweber". Im Prinzip aber sind alle Schweber manisch-depressiv! Es gilt: Jeder schwebt anders.

Die Schwebe-Konstellation ist ein erstaunliches Phänomen: Auf einem Seminar in der Schweiz über Neue Medizin hatte mir eine Patientin beim Mittagessen verraten, daß sie „schweben" könne, sowohl im Traum als auch im Wachen. Sie sei bereit, das auch den anderen Seminarteilnehmern zu schildern. Die Dame hatte glücklicherweise auch eine CT des Gehirns mitgebracht. So wurde das Seminar sehr anschaulich. Als die Teilnehmerin mit ihrer Geschichte fertig war und ich das CCT erläutert hatte, meldeten sich ungefähr acht Seminarteilnehmer ganz begeistert und hatten alle eine Schwebegeschichte von sich zu berichten, entweder zurückliegend oder noch aktuell. Ihr könnt daraus ersehen, wie häufig dieses Phänomen ist.

Mit der Schwebekonstellation sind wir bereits mitten in unseren Revierbe-reichs-Konstellationen. Eigentlich hätte man früher die Schwebekonstellation als typisch „manisch-depressives Irresein" bezeichnen können, je nachdem, welcher der beiden Konflikte stärker akzentuiert war, der links-cerebrale (manisch) oder der rechts-cerebrale (depressiv).

Aber in der Neuen Medizin kommt ein ganz neues Moment ins Spiel: *Der Biologische Übersinn*. Nicht nur hat jeder einzelne Konflikt seinen besonderen Biologischen Sinn, sondern eine spezifische Konstellation hat ihren eigenen spezifischen Biologischen Sinn, eben den „Übersinn".

Der Patient kann die beiden Konflikte nicht gleichzeitig „schaffen", er erhebt sich über die Dinge und „schwebt". Natürlich gibt es auch Nuancierungen im „depressiven Schweben" und im „manischen Schweben", aber die allermeisten empfinden die Schwebekonstellation als überaus angenehm und beglückend. Sie schweben gedanklich über ihre Stadt, über ihr Haus hinweg, übers Meer oder durch das Weltall. Übrigens scheint auch das so oft beschriebene Schweben als Phänomen der Expersonalisation beim klinischen Tod (z. B. im Operationssaal) in diese Sparte zu gehören.

Es ist übrigens bei der Schwebekonstellation egal, in welcher Reihenfolge die Schwebekonstellation zustande gekommen ist. Auch der ursprüngliche Konfliktinhalt scheint gar keine Rolle mehr zu spielen. Ein linkshändiger Mann z. B. erlitt zweimal einen Revierangst-Konflikt und – schwebte von da ab. Einen „Schweber" therapieren zu wollen, ist sehr problematisch. Er ist anschließend meist sehr unglücklich, daß er nicht mehr schweben kann. Wir müssen also sehr vorsichtig sein, wenn wir meinen, die Ärmel aufkrempeln zu müssen, um solch einen Menschen zu therapieren. Außerdem sind ja viele nicht „Dauerschweber", sondern nur streckenweise oder von Zeit zu Zeit.

Wir müssen bedenken, daß die Schwebekonstellation offensichtlich ihren tiefen Biologischen Sinn bzw. Übersinn hat, sonst wäre sie zum einen nicht so häufig, zum anderen nicht so nützlich für die Patienten. Bei der Schwebekonstellation kann man so gut wie sonst nirgends beobachten: Die Patienten denken nicht mehr an ihre Konflikte, sie stören sie meistens nicht einmal mehr.

Das war und ist auch der Grund, warum wir bisher in der Psychiatrie bei solchen sog. paranoiden Zuständen nie auf die ursächlichen Konflikte kommen konnten, sofern wir sie überhaupt vermutet hätten. Denn sie sind scheinbar gar nicht mehr da! Nur für die „erfahrenen Hasen" und „Kriminalisten" von der Neuen Medizin sind sie natürlich sehr wohl noch da – sonst würde unser Patient ja nicht weiter schweben ... Aber wir sind inzwischen erfahren genug, um nicht auf dem falschen Bein „Hurra" zu schreien, bzw. blindlings therapieren zu wollen. Der Biologische Sinn bzw. Übersinn ist quasi eine „heilige Barriere", die wir nicht ohne Not des Patienten durchbrechen dürfen.

Nicht vergessen dürfen wir vor allem, daß der Patient ja während seiner schizophrenen Konstellation *geschützt* ist. Er baut keine Konfliktmasse auf und die „Schweber" sind zudem meistens glücklich! Gehen wir aber unwissend und in medizinischem Übereifer hin und meinen, wir müßten, weil wir nun herausfinden können, um welche Konflikte es sich gehandelt hat, diese auch zu lösen versuchen, dann kann das sehr schlimm enden: Wenn es nämlich nur gelingt, einen Konflikt zu lösen und der andere aktiv bleibt, dann „läuft die Uhr"! Und löst der Patient dann zufällig nach einem Jahr den zweiten Konflikt, dann kann es heißen, er habe jetzt ein Bronchial-Karzinom...

2.6.4.9.1 Der Sinn des Übersinns

Noch etwas sollten wir wissen: Ich glaube nicht, daß der „Übersinn" der Schwebekonstellation nur darin besteht, den beiden Problemen auszuweichen bzw. sie zu verdrängen. Es könnte noch zusätzlich ein höherer Sinn dahinterstecken: Wir wissen von Mensch und Tier, daß sie zur Lösung eines eigentlich unlösbaren Problems den „geistigen Turbo" einschalten können. Mit der allgemein bekannten Telepathie z. B. machen wir ja nichts anderes, auch ohne Konstellation. Es gibt viele Menschen, ich gehöre auch dazu, die diese Fähigkeit haben. Vielleicht hätten die allermeisten Menschen sie, wenn sie es trainieren würden. Die schizophrene Konstellation mit doppelter Sympathicotonie ist aber noch eine Stufe höher. Werden nicht unendlich viele Erfindungen, Entdeckungen, Kunstwerke von Menschen in schizophrener Konstellation geschaffen, die dieses ohne die Konstellation nicht zustande brächten? Finden wir nicht auch bei den Tieren, daß sie in der Not – möglicherweise in der Konstellation – schier unglaubliche Fähigkeiten zeigen und Leistungen erbringen, die man ihnen nicht zugetraut hätte?

Einer doppelten Gefahr aus dem Wege zu gehen, wenn sie denn unvermeidbar ist, sie mit „übernatürlichen" Kräften zu meistern, liegt vielleicht gar nicht so weit auseinander. Der Übersinn wird noch viele Mediziner- und Biologengenerationen beschäftigen!

2.6.4.10   Die postmortale schizophrene Konstellation

(früher: sog. manisch-depressives Irresein)

Schematischer Schnitt durch das Großhirn

Linkshändiger Mann:
Revier-Konflikt

Rechtshändiger Mann:
Revier-Konflikt

HH im
Koronarvenen-Relais

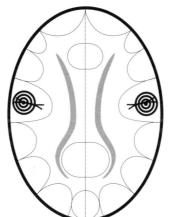

HH im
Koronararterien-Relais

Rechtshändige Frau:
Sexueller Konflikt

Linkshändige Frau:
Sexueller Konflikt

Postmortale schizophrene Konstellation rechts-cerebral betont = depressive schizophrene Konstellation.

Postmortale schizophrene Konstellation links-cerebral betont = manisch-suizidale Konstellation.

Die postmortale schizophrene Konstellation, die man in der Schulmedizin manisch-depressives Irresein nennt, worunter man jedoch auch alle anderen Konstellationen der Revierbereiche zählen kann, hat wohl alle Psychiater stets am ratlosesten gemacht. Das sog. Krankheitsbild kann laufend wechseln zwischen einer schizophrenen Depression oder einer „agitierten" Depression und einer depressiv gefärbten Manie, in der sich viele Patienten das Leben nehmen.

Da wir ja ursächlich bisher nichts wußten, sondern nur jeweils die Symptome beschrieben bzw. mit „Psycho-Jägerlatein" belegt haben, bemerkten wir bisher nicht, daß der Gedankeninhalt dieser Konstellation stets ein postmortaler ist: Der Patient denkt ständig an etwas, was mit der Zeit nach dem Tod in Zusammenhang steht, z. B. was nach dem Tode geschieht, geschehen ist oder geschehen wird – daher nennen wir diese Konstellation auch *die postmortale schizophrene Konstellation.*

2.6.4.10.1 Der Topf war es!

Ich war sehr erstaunt über folgendes: Natürlich waren alle diejenigen, die sich mit der Psychiatrie befaßt hatten, gewohnt, nach Konfliktinhalten zu suchen. Das war jedoch bisher aus den oben angeführten Gründen nicht gelungen. Denn niemand hatte vermutet, daß außer dem Inhalt und der consecutio[29] der Konflikte ein Moment ganz entscheidende Bedeutung gewinnen würde: *Der „Topf" – gemeint ist das „Gefäß" des Konfliktinhalts!* Vielleicht können wir mit „Topf" oder „Gefäß" am besten beschreiben, was wir mit Schwebekonstellation oder postmortaler Konstellation meinen. An den „Topf" hatte niemand gedacht!

Was die Gedanken über die Zeit nach dem Tode betrifft, so empfinden wir vieles als skurril. Jemand sieht sich selbst im Sarg oder den Leichenzug der eigenen Beerdigung. Oder man sieht die längst verstorbene Mutter bzw. deren Sarg oder Begräbnis. Oder jemand denkt dauernd daran, welche junge hübsche Ehefrau der Ehemann wohl nach dem eigenen Tod nehmen wird. Oder wie man das Erbe nach dem eigenen Tod verteilen wird etc. Aber wie gesagt: Entscheidend ist ja der „Topf"!

Auch bisher haben wir schon oft in unseren psychiatrischen Kliniken beobachtet, daß die Patienten sich oftmals am Ende ihrer Depression umbrachten, suizidierten. Man erklärte sich das so, daß durch das Nachlassen der Depression als erstes der Antrieb zurückkäme ... und dann hätten die Patienten schon soviel Antrieb, die Stimmung sei aber noch depressiv, daß sie sich umbrächten. Im Grunde, so sehen wir jetzt, war es natürlich anders.

Bei den Selbstmördern in unseren psychiatrischen Kliniken handelt es sich fast durchweg um Patienten in schizophrener Konstellation und zwar meist in der beschriebenen postmortalen Konstellation.

Sobald der manische Konflikt links-cerebral übergewichtig wird, d. h. durch irgendein Ereignis oder Gespräch akzentuiert wird, gerät der Patient augenblicklich in die *suizidale Konstellation.* Seine nunmehr akzentuierte manische Komponente „saugt" ihn dann geradezu zum Selbstmord – die Gedanken waren ja ohnehin schon die ganze Zeit postmortale Gedanken! Durch das manische Übergewicht werden diese Gedanken jetzt einfach aktiviert und realisiert!

Es kann sein, daß in solchen Fällen der Biologische Übersinn, tatsächlich in einer Art Streben nach Suizid liegt. Das wäre uns ja aus der Biologie nichts Neues (Lemminge). Diesen Menschen bleibt offenbar weder als männliches Wesen noch als weibliches Wesen ein Revierplätzchen übrig. Sie sind quasi „überflüssig". Die Betroffenen könnten instinktiv spüren, daß sie im archaisch-biologischen Sinn „überflüssig" sind.

---

29 consecutio = Reihenfolge

Aber, wie so oft, so liegt in der Neuen Medizin auch hier das Bedauernswerte und das Bewundernswerte eng beieinander: War nicht auch der Spartanerkönig Leonidas und seine 300 Mitkämpfer an den Thermopylen, die allein tagelang einem Millionenheer der Perser unter König Xerxes 480 v. Chr. standgehalten haben, in postmortaler, suizidaler und zusätzlich aggressiv-biomanischer Konstellation? Und sind sie nicht Helden, Jahrtausenden zum Vorbild?

> Wanderer, kommst du nach Sparta,
> berichte dorten du habest
> uns hier liegen gesehen,
> wie das Gesetz es befahl!

Vielleicht könnten ja die suizidalen „Todeskandidaten", den Biologischen Sinn des „Vorkämpfers" haben – wie der letzte Ostgoten-König T(h)eja im Jahre 553 in der denkwürdigen Schlacht am Vesuv?

2.6.4.10.2 Fallbeispiel: Schizophrene Konstellation durch 4 Konflikte gleichzeitig

46-jährige Patientin aus Südfrankreich, Schizophrenie, gestorben Dezember '86.

Diese Patientin habe ich nie gesehen. Ich kann deshalb nur spärlich über sie berichten: Die Patientin war seit 3 Jahren in der Menopause. Sie erlitt gleichzeitig

a) einen schweren sexuellen Konflikt durch den Ehemann, der sich eine Freundin genommen und den die Patientin ertappt hatte,

b) einen Revier-Konflikt, als sich ihr Vorhaben, in die Stadt zu ziehen, zerschlug und sie weiter auf dem Dorf leben mußte.

Außerdem entstand etwa zur gleichen Zeit wegen eines hartnäckigen Hautausschlages eine

a) Krebsangst, weil sie glaubte, es sei Krebs,

b) Angst-im-Nacken, weil sie ständig Angst hatte, der Ausschlag würde sich ausbreiten.

Während die Patientin 45 Jahre lang völlig normal gewesen war, wurde sie nach diesen Konfliktschocks auffällig, d. h. „verrückt". Sie wurde in eine psychiatrische Klinik eingewiesen. Die Angehörigen, die meine Bücher kannten, verlangten ein Hirn-CT, was bei normalen Fällen von Schizophrenie nicht gemacht wird. Das angefertigte Hirn-CT vom Dezember '86 ist eindeutig, zeigt frische pcl-Phase für praktisch alle 4 Konflikte. Die Angehörigen baten in der Klinik darum, die Patientin mit Cortison zu behandeln, was die Ärzte ablehnten, zumal sie inzwischen das Gebärmutterhals-Ca und die bds. (Krebsangst-) Knoten am Hals entdeckt hatten und das Ganze sich nun so las: „Schizophrene Patientin mit Gebärmutterhals-Karzinom und generalisierter Metastasierung, einschließlich multiplen Hirnmetastasen". Die Patientin starb im Hirnkoma am Hirnoedem. Die perifocalen Oedeme, die auf den folgenden CT-Aufnahmen erst im Beginn angetroffen waren, hatten noch keineswegs ihren Höhepunkt erreicht. Die Patientin war sicher kein leichter Fall, aber sie hätte auch kein aussichtsloser Fall sein müssen, wenn sie sach- und fachgemäß in Kenntnis der Neuen Medizin behandelt worden wäre.

Ich will bei dieser Veranlassung eine Frage nicht ausklammern, die mir oft gestellt wird und die ich mir selbst auch oft stelle: Wäre es möglich gewesen, die Konflikte einen nach dem anderen zu lösen statt alle auf einmal?

Eine definitive Antwort kann ich noch nicht geben. Ich halte ein solches Vorgehen in einzelnen, besonders gelagerten Fällen für möglich, allerdings nur dann, wenn man eine optimale therapeutische Umgebung, wissendes und warmherziges Personal und eine modern eingerichtete Intensivabteilung hat. Die weitere Schwierigkeit ist ja, daß sich auch die Angehörigen, die ja in diesem Spiel mitspielen, und zwar nicht unerheblich, nicht beliebig manipulieren lassen. Besser ist wahrscheinlich der „totale Weg".

Das besonders Tragische an dem Fall ist, daß die Patientin starb, nachdem sich der Mann von seiner Freundin getrennt hatte, die Patientin dadurch wieder „aufklärte" und sich dadurch bei normal-kritischer Überlegung nunmehr auch die übrigen Konflikte rasch löste. Die Patientin bekam einen starken Hirndruck, war geistig wieder völlig normal. Für die Ärzte, die ein Tomogramm des Gehirns angefertigt hatten, steckte sie „voller Hirntumore". Man lehnte meinen Rat, ihr Cortison zu geben, ab und schläferte die Patientin mit Morphium ein: wegen „generalisierter Hirntumore".

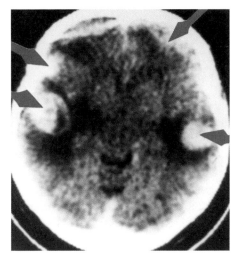

Hier deutlicher „Zustand nach Schizophrenie-Konstellation". Die Patientin starb im Hirnkoma, weil kein Arzt was mit ihr anzufangen wußte – meinem Rat wollte man aber nicht folgen – nachdem die Patientin von der Schizophrenie, wie man sieht, durch Conflictolyse geheilt war. Zum Zeitpunkt dieser Aufnahme war sie nicht mehr „verrückt".

2.6.4.10.3   Fallbeispiel:
Selbstmord in schizophrener Konstellation

Hirn-CT-Bilder einer 33-jährigen jungen Frau aus dem Buch „Krebs, Krankheit der Seele", die ihren 20 Jahre älteren Freund, mit dem sie ein 14-jähriges Kind hatte und dem sie seit 15 Jahren ihre ganze Liebe geopfert hatte, in flagranti mit ihrer besten Freundin Ursel ertappte. Ihre stereotype Frage lautete immer: „Schläft er noch mit Ursel?", die inzwischen von dem Freund schwanger war. Sie erkrankte an einem Gebärmutterhals-Krebs. Als ihr die Ärzte die Diagnose eröffneten, geriet sie in panische Angst und wenige Wochen später stellte man Lungenrundherde fest.

Ich arrangierte ein Gespräch zwischen der Patientin und ihrem Freund, der ihr dabei hoch und heilig versprach, nie mehr mit Ursel zu schlafen und ihren 14-jährigen Sohn nunmehr anzuerkennen.

Es kam zu einer Lösung des sexuellen Konfliktes, dabei kam es zum Rechtsherz-Versagen und zu einer akuten Lungenembolie. Diesen Zustand konnten wir mit hohen Dosen von Cortison beherrschen.

Die Patientin, die nur noch Haut und Knochen gewesen war, nahm wieder an Gewicht zu, ging nach Hause zu ihrer Mutter und konnte bald wieder spazierengehen. Eines Tages erfuhr sie, daß ihr Freund nicht nur ihr gesamtes Konto geplündert hatte, sondern auch wieder mit Ursel schlief. Es kam zu einem furchtbaren Konfliktrezidiv-DHS. Wieder nahm sie an Gewicht ab, wieder kam sie in die

a) postmortale schizophrene Konstellation bzw. durch Betonung der linken Seite in die suizidale Konstellation,

b) autistische Konstellation,

c) in die Schwebe-Konstellation (Bronchial-Relais, Kehlkopf-Relais).

In diesem Stadium war sie wieder in der schizophrenen Konstellation wie zwischen der Diagnoseeröffnung und der Conflictolyse. Sie redete wie im Wahn nur vom Tod und daß ihr Freund mit Ursel schliefe. In diesem Wahn machte sie eines Tages ihrem Leben selbst ein Ende, indem sie in suizidaler Konstellation vom Balkon sprang („schwebte").

Auf dem folgenden Hirn-CT-Bild (nächste Seite) sehen wir links periinsulär den typischen Hamerschen Herd für Gebärmutterhals-Ca, der aber oftmals gleichzeitig auch zum akuten Rechtsherz-Versagen mit Lungenembolie führen kann, wie es hier der Fall war. Rechts sehen wir den Hamerschen Herd im Magenschleimhaut-Relais (deshalb autistische Konstellation!) sowie im Marklager, der einen Selbstwerteinbruch beinhaltet. Im Zeitpunkt dieser Aufnahme war die Patientin

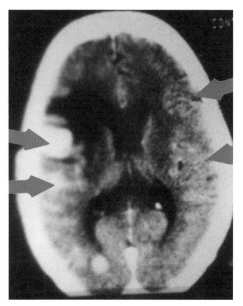

schon wieder „normal", d. h. sie hatte nur noch einen (den rechten) Herd aktiv. Dieser ging aber dann wenige Tage später auch in Lösung. Die erste schizophrene Konstellation hatte eine Dauer von etwa 2 1/2 Monaten, die zweite nur 4 Wochen. Die erste dieser beiden Phasen habe ich erlebt. Die Patientin war „wie von Sinnen", in nahezu katatoner[30] Starre, starrte nur gegen die Wand. All das änderte sich schlagartig, als der 1. der Konflikte gelöst war und die schizophrene Konstellation durchbrochen war.

2.6.4.10.4 Fallbeispiel: Zwei Monate „schizophrene Konstellation"

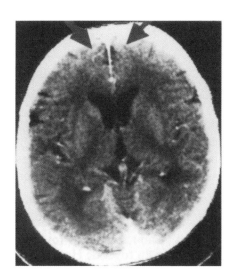 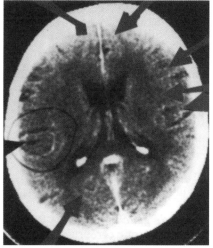

---

30 Katatonie = völlige Starre des hellwachen, auf nichts reagierenden Kranken

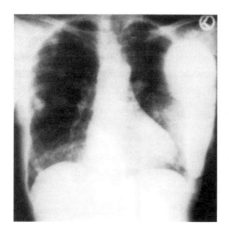
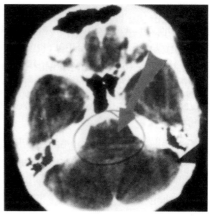

Dieser tragisch geendete Fall ist ein bißchen kompliziert, aber eigentlich nur deshalb, weil die Patientin (45 Jahre) zwischendurch Zytostatika erhielt und dadurch der „Nestrevier-Konflikt" der linken Brust zum Revier- oder Reviermarkierungs-Konflikt wurde.

Die ganze Tragödie begann mit einer verrückten Sache: Die Patientin war Sekretärin in einem Kontor. – Eines Tages sah sie 4 oder 5 Mäuse gleichzeitig in ihrem Büro laufen. – Sie lief schreiend hinaus und war nur mit Mühe wieder dazu zu bewegen, in das Büro zurückzukehren. – Sie hatte einen Nestrevier-Konflikt erlitten. Das war im August 1980. Von da ab riß die Mäuseplage nicht mehr ab. Zwar legte man Gift, einige starben daran, aber die verbliebenen klugen Tierchen rührten das Gift dann nicht mehr an. Die Patientin hörte es ständig rascheln, kratzen, nagen oder trippeln. Es war für sie eine ständige Tortur. Im Oktober '80 sah sie sogar die frechen Nager über ihren Schreibtisch laufen. Es war, meinte sie, eine große Schlamperei. Im Januar '81 fühlte sie einen Knoten von 2 mal 2 cm Größe in der linken Brust. Der Knoten wuchs in den nächsten 2 Jahren auf die Größe von 10 mal 15 cm! Im April '83 ließ sie sich operieren und kobaltbestrahlen. Der Konflikt war aber zu dieser Zeit nicht gelöst. Er wurde aber kurz darauf gelöst dadurch, daß sie aus der Firma wegen Krankheit ausschied (Ende Mai '83). Im Januar aber hatte sie ein neues DHS bereits erlitten, als ein anthroposophischer Arzt zu ihr sagte: „Sie haben nur noch maximal 3 Monate zu leben." Das war der Grund gewesen, warum sie sich am Ende der 3 Monate zur Operation bereitgefunden hatte, im Bewußtsein, sonst innerhalb von Wochen sterben zu müssen. Aber sie hatte einen Todesangst-Konflikt erlitten bei der leichtfertigen Prognose-Eröffnung. Von da ab wuchsen Lungenrundherde, die man auf der links unten befindlichen Röntgenaufnahme des Thorax gut sehen kann.

195

Am 10.8.83 starb der Vater der Patientin unvermutet durch einen Unfall. Die Patientin, die zu dieser Zeit in (Todesangst-) Konfliktaktivität war, erlitt ein erneutes allerschwerstes DHS: Diesmal schlug es gleichzeitig an 5 Stellen im Gehirn ein:

1. Nestrevier-Konflikt, quasi Mutter-Kind-Konflikt. Der Vater war ihre einzige Bezugsperson, Vater, Ehemann und Kind gleichzeitig, er war sehr alt.

2. Verlustkonflikt, linkes Ovar, im rechten oberen Bild Pfeil links unten: links occipital.

3. Zentralkonflikt frontal paramedian, beidhemisphärisch. Bei diesem Konflikt wissen wir nicht genau, ob er nicht schon bei der Prognose-Eröffnung eingeschlagen hat. Er entspricht Angstknoten am Hals bds.

4. Weiblich-sexueller Konflikt links retroinsulär. Die Patientin war unverheiratet, ihr Vater war „ihr Ehemann", sie schlief mit ihm zusammen im Ehebett. Der Tod des Vaters hatte eine sexuelle Komponente, weil sie als Grund für den Unfall eine Freundin des Vaters vermutete.

5. Revier-Konflikt; evtl. Reviermarkierungs-Konflikt. Durch Zytostatika-Behandlung und Menopause reagierte die Patientin ambivalent, gleichzeitig mit der linken Brust (Nestrevier-Verhalten) und mit echtem Revierverhalten in maskuliner Art.

Von diesem DHS an war die Patientin in „schizophrener Konstellation", in der linken Brust entstand oberhalb des früheren Tumors innerhalb von 2 Monaten ein riesiger Tumor, 10 mal 12 cm groß. Ebenfalls wuchsen die Lungenrundherde. Von August '83 bis zum Oktober '83 war die Patientin wie erstarrt, wie hinter einer gläsernen Scheibe, dazu in tiefer Depression.

Dann gelang es uns, ihrer Schwester und mir, mit ihr über den Tod des Vaters zu reden. Alle Konflikte lösten sich, sogar der Todesangst-Konflikt im Stammhirn (rechtes unteres Bild, oberer Pfeil; der untere Pfeil auf diesem Bild zeigt auf das Relaiszentrum der linken Brust, das in Lösung ist und Oedem hat. Als die Patientin wieder zu Hause war, kamen auch der Hausarzt und seine Kollegen mit ihren Pessimalprognosen wieder. Die Patientin starb, die Lunge voller Rundherde, in Todesangst!

2.6.4.11 Die nymphomanische schizophrene Konstellation der linkshändigen Frau und die casanova-manische schizophrene Konstellation des linkshändigen Mannes

Nymphomanische schizophrene Konstellation
der linkshändigen Frau

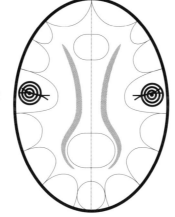

2. sexueller Konflikt   1. sexuelle Konflikt

Schematischer Schnitt durch das Großhirn

Casanova-manische schizophrene Konstellation
des linkshändigen Mannes

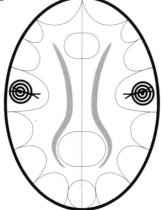

1. Revier-Konflikt   2. Revier-Konflikt

Schematischer Schnitt durch das Großhirn

2.6.4.11.1 Die nymphomanische und casanova-manische Konstellation

In der Neuen Medizin, speziell bei der Betrachtung der Großhirnrinden-Konstellation, ist es oftmals von großer Wichtigkeit, in welcher Reihenfolge die Konflikte einschlagen. Davon hängt auch ab, welche Konfliktinhalte sie einbringen.

Zwar ist es z. B. für die Schwebe-Konstellation wenig oder gar nicht mehr von Bedeutung, wie oder in welcher Reihenfolge die beiden Konflikte mit aktivem HH im Bronchial-Relais und mit aktivem HH im Kehlkopf-(Schleimhaut)-Relais entstanden sind. Hier ist offenbar der Biologische Übersinn im Gefühl des Schwebens gelegen.

Es ist aber durchaus auch ein Übersinn vorstellbar, der etwas mit den beiden DHS bzw. mit den beiden Biologischen Konflikten zu tun hat, insbesondere auch mit der Reihenfolge des Eintreffens dieser Konflikte. Und die ist eben wieder durch die Händigkeit gegeben.

2.6.4.11.2 Die nymphomanische schizophrene Konstellation der linkshändigen Frau

Erleidet eine linkshändige Frau einen sexuellen Konflikt, so ist dadurch die rechte Hemisphäre betroffen, genauer gesagt die Region im Bereich der sog. „Insel" (über dem rechten Ohr), die einen aktiven HH hat. Organmäßig merkt die Frau sofort, daß sie Herzschmerzen, Angina pectoris, hat und eine Depression. Betroffen ist die Schleimhaut der Koronararterien des Herzens. Da der HH auf der rechten Hirnseite einschlägt, hat sie keinen Stopp des Eisprungs mit Ausbleiben der Periode, wie es die Rechtshänderin bei dem gleichen Konflikt hätte.

Von da ab ist bei der Linkshänderin die rechte Hirnseite, so sagen wir, „zugeschlossen", nämlich durch den aktiven HH rechts periinsulär.

Da also die linke, weibliche Seite, frei ist, kann die Linkshänderin nochmals einen sexuellen Konflikt erleiden. Dieser schlägt dann spiegelbildlich zu dem ersten, auf der linken Hirnhemisphäre ein. Organisch betroffen sind die Schleimhaut der Koronarvenen und des Gebärmuttermundes bzw. -halses.

Mit diesen beiden Biologischen Konflikten, und in dieser Reihenfolge, ist die linkshändige Patientin dann in der nymphomanischen Konstellation.

Psychisch bzw. klinisch ergibt sich folgendes Bild: Die betroffenen Frauen sind einerseits ständig „hinter Männern her" („auf Männer-Anmache"), andererseits sind sie frigide[31]. Manche schlafen sogar mit Männern aber ohne Leidenschaft und meist nur, wenn es sich nicht vermeiden läßt. Sehr oft sind solche Frauen lesbisch. Aber sie haben durch die nymphomanische Konstellation drei große Vorteile:

1. Trotz zweier sexueller Konflikte verlieren sie ihre Periode nicht, haben ihren Eisprung und können schwanger werden.

2. Mit den anderen schizophrenen Konstellationen der Großhirnrinde haben sie natürlich gemeinsam, daß sie keine Konfliktmasse aufbauen. Sie sind quasi für die Zeit der Konstellation geschützt.

3. Wenn die links-cerebrale manische Komponente überwiegt, (nicht obligatorisch!), sind diese Frauen meistens sehr glücklich, obwohl niemand recht ersehen kann, was sie so glücklich macht. Überwiegt die rechts-cerebrale depressive Komponente, dann sind die Betroffenen „kreuzunglücklich". Sie sind dann oft noch unglücklicher und depressiver, als die Linkshänderin mit nur einem rechts-cerebralen Konflikt üblicherweise ist, weil sie dann im manisch-depressiven Irresein (bisherige Nomenklatur) sind mit Betonung der depressiven Seite.

Auch hier gibt es alle Zwischenstufen und auch alternierende Verläufe, die unsere psychiatrischen Anstalten füllen. Hier scheint die jeweilige Akzentuierung der beiden Konflikte eine große Rolle zu spielen, obwohl die Patientinnen sich natürlich dessen meist nicht bewußt sind.

Auch hier muß man feststellen, daß die Verläufe, die wir sehen, natürlich im Grunde biologisch völlig widernatürlich sind. Denn in der Natur würde die nymphomanische Frau – nolens, volens – begattet und schwanger. Dadurch werden die Karten völlig neu gemischt.

Die Nachteile der nymphomanischen schizophrenen Konstellation sind folgende:

2.6.4.11.2.1 Möglichkeit des Übergangs in die postmortale Konstellation

Glücklicherweise ist es bei Linkshänderinnen nicht häufig, daß sie in die postmortale Konstellation „rutschen" oder von da durch Akzentuierung der links-cerebralen manischen Komponente noch weiter in die suizidale Konstellation hineingesogen, d. h. in den Selbstmord hineingezogen werden.

Im Gegensatz dazu ist dies erstaunlicherweise eher die Reaktion der rechtshändigen Frau in der postmortalen Konstellation. Ganz besonders häufig kam es früher zu solchen Selbstmorden („sie ging ins Wasser" und zwar vor Ende des 3 Schwangerschafts-Monats, denn vom 4. Monat an war sie ja nicht mehr ma-

---

31 Frigidität = 'Geschlechtskälte'

nisch und auch nicht mehr depressiv!) bei Rechtshänderinnen, die nur *wegen* ihrer Konstellation hatten schwanger werden können oder wieder hatten schwanger werden können, weil das Gleichgewicht der Hirnseiten wieder hergestellt war. Solche rechtshändigen Frauen bekommen ja auch augenblicklich mit dem zweiten rechts-cerebralen Konflikt bzw. mit der Konstellation ihren Eisprung wieder. Sie sind dann wenig fruchtbar, aber sie sind empfängnisfähig.

2.6.4.11.2.2 Frigidität

Die Linkshänderinnen in nymphomanischer schizophrener Konstellation sind nicht leidenschaftlich liebes- und bindungsfähig. Dagegen sind sie meist sehr „angenehm" für ihre Mitmenschen, solange sie nicht gezwungen sind oder werden, zu heiraten.

Aber diese Konstellationen bzw. Zustände, die wir bisher psychiatrisch als definitive Endzustände zu sehen gewöhnt sind, sind ja von Mutter Natur nur als vorübergehende „Mittel zum Zweck" gedacht und *nur* als solche hervorragend!

2.6.4.11.3 Die casanova-manische schizophrene Konstellation des linkshändigen Mannes

Erleidet ein linkshändiger Mann einen Revier-Konflikt, so ist davon die linke Großhirn-Hemisphäre betroffen, der Bereich der sog. Insel (insula) über dem linken Ohr. Auch wenn das eigentlich die „weibliche Revierseite" ist, so ist der Konflikt des Linkshänders doch ohne alle Zweifel ein männlicher Revier-Konflikt. Von da ab ist die linke Hemisphäre „zugeschlossen". Dauert der Konflikt länger an, dann entwickelt sich, was ein Widerspruch zu sein scheint, ein „psychisch kastrierter Macho". Sein Gehabe ist übermännlich (Macho) aber er ist in Wirklichkeit ein Feigling, eben psychisch kastriert und als Revierchef nicht tauglich, meist homosexuell.

Psychisch oder klinisch ist solch ein Linkshänder schon mit dem 1. Revier-Konflikt manisch!

Solange der Konflikt nur kurz dauert, wirkt sich die Manie quasi wie eine doppelte Sympathicotonie aus und dient als „Treibstoff", das Revier zurückzuerobern. Dauert der Konflikt aber länger an, darf er nicht mehr gelöst werden, weil der Patient sonst an Rechtsherz-Infarkt mit Lungenembolie stirbt. Folgerichtig schwindet auch sein Wunsch, sein Revier oder ein anderes zurückzugewinnen. An Frauen hat er kein echtes Interesse mehr, obwohl sein Gehabe übermännlich bleibt.

Erleidet solch ein Linkshänder nun einen zweiten Revier-Konflikt, z. B. solange er noch um sein Revier kämpfen konnte, dann kann er diesen nur rechts-cerebral im

Bereich der „Insel" erleiden, wo der Rechtshänder seinen 1. Revier-Konflikt erleidet.

Damit kommt der Linkshänder augenblicklich in die „Casanova-manische Konstellation". Seine Umgebung empfindet ihn als „angenehmer", weil er das unverständliche Macho-Gehabe weit weniger zeigt. Andererseits wird er nun zum Casanova, der ständig Frauen „anmacht", obgleich er gar nicht echt und tief mit ihnen kommunizieren kann, also psychisch impotent ist, denn er ist ja mehr oder weniger passager homosexuell. Biologisch gesehen wäre er im Rudel eine Art Brautwerber für den Chef.

Auch die Casanova-manische Konstellation hat große Vorteile:

1. Es baut sich vom Moment der Konstellation an keine Konfliktmasse mehr auf. Dadurch bleiben die Casanovas die Reservisten für den Notfall, wenn der Chef überraschend stirbt und seine Stelle vakant wird. Die Casanovas haben sich die Affinität zum weiblichen Geschlecht erhalten und die fakultative Zeugungsfähigkeit. Sofern sie beide Konflikte mehr oder weniger gleichzeitig lösen können, können sie durch Rückkehr der Maskulinität auch wieder zu einem echten Revierchef werden.

2. Auch die manischen Casanovas geben sich als glücklich, sind es subjektiv auch und werden von vielen, oberflächlich gesehen, beneidet, obwohl sie kein Revier bilden können, solange sie in dieser Konstellation sind. Oft sind sie die Clowns oder Spaßmacher („keine Feier ohne Meier").

Aber den genannten Vorteilen stehen auch große Nachteile gegenüber, die eintreten können aber nicht müssen:

1. Auch ein Linkshänder kann (was offenbar nicht häufig vorkommt), in eine postmortale Konstellation kommen, in die normalerweise viel häufiger der rechtshändige Mann kommt. Ist er einmal in dieser Konstellation, ist die Gefahr der „suizidalen Konstellation" aufgrund seiner Neigung zur Manie weitaus größer. Das waren früher z. T. die Helden, die den Tod in der Schlacht suchten und fanden.

2. Im Rudel ist das in doppelseitiger Revierkonflikt-Konstellation befindliche männliche Individuum für den Chef des Rudels nie ein ganz unterwürfiger und ganz sicherer Untertan. Die Casanovas werden bei ihren harmlosen Flirts gnadenlos weggebissen, weil für die Chefs schon die spürbare leichte Ambivalenz Grund zur Strenge ist.

3. Die Casanovas können weder zu Frauen, noch (obwohl sie oft halb-homosexuell sind) auch zu Männern tiefere psychische Beziehungen aufbauen, was sie auch gar nicht wollen. Deshalb haben sie nirgends Freunde und gelten oft als typische Egoisten.

Diese wenigen Betrachtungen mögen Euch, liebe Leser, zeigen, wie wichtig die Reihenfolge der Konflikte ist. Die Linkshänder (Männer und Frauen) können eben zweimal den gleichen oder ähnlichen Konflikt hintereinander erleiden, während der Rechtshänder den zweiten Konflikt als „weiblich" empfindet, als „Zweitchef", sprich als Untergebener.

Die Neue Medizin ist auch auf diesem Gebiet wunderbar logisch verstehbar, sie ist faszinierend wie vielleicht keine andere Wissenschaft. Aber sie zwingt uns, sehr präzise und sorgfältig zu arbeiten, sonst gebiert ein Fehler gleich drei weitere „Fehler-Drillinge". Es ist deshalb noch um so faszinierender, als wir ja mit jeder Erkenntnis den Patienten helfen können, allgemein und im einzelnen Fall. Ich betone noch einmal, daß wir uns hüten müssen, unsere Erkenntnisse aus der Sicht unserer Zivilisation moralisch sehen und werten zu wollen. Unsere Zivilisation muß sich nach unserem biologischen Code richten, nicht umgekehrt. Diese Erkenntnis beginnt ja auch in der Ökologie bereits Fuß zu fassen. In der Neuen Medizin kommen wir nicht umhin, immer wieder in die Natur zu schauen, um herauszufinden, was Mutter Natur mit ihren vielen Varianten, die wir zumeist alle als Krankheiten fehlverstanden hatten, eigentlich für Pläne hatte!

2.6.4.12 Die aggressiv-biomanische Konstellation und die depressiv-biomanische Konstellation

(früher: sog. manisch-depressives Irresein)

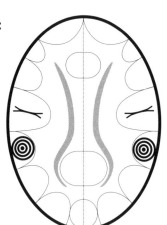

Linkshändiger Mann:
Revierärger-Konflikt

Rechtshändige Frau:
Identitäts-Konflikt

HH im Rektum-Relais

Rechtshändiger Mann:
Revierärger-Konflikt

Linkshändige Frau:
Identitäts-Konflikt

HH im Magen-, Lebergangs-, Bulbus duodeni-, Pankreasgangs-Relais

Schematischer Schnitt durch das Großhirn

202

Es gab nur eine schizophrene Konstellation, die wir früher vielleicht noch weniger verstehen konnten als die postmortale Konstellation, das war die aggressiv-biomanische Konstellation. Die Vorsilbe „bio" vor manisch soll heißen, daß selbst diese Konstellation, die als die der Tobenden und „Verrückten" angesehen wurde und die sich niemand erklären konnte, einen Biologischen Sinn, sogar einen „Übersinn" hat. In unserer bürgerlich geprägten Gesellschaft, unserer „domestizierten" Zivilisation, hat diese Konstellation anscheinend nichts mehr zu suchen. Aber danach hatte Mutter Natur nicht gefragt, als sie diese Konstellation klug und sinnvoll geschaffen hat.

Stellt Euch eine Hündin vor, die ihre Jungen säugt. Ein großer Schäferhund kommt ahnungslos in ihre Nähe. Nur ein einziges Mal knurrt sie unmißverständlich und jeder kluge Hund dreht dann sofort ab. Denn wenn er nicht abdreht, sitzt sie ihm in der nächsten Sekunde – augenblicklich in biomanischer Konstellation – an der Kehle. Ein „Feind" hat keine Chance, denn so schnell kann er seine Kräfte nicht mobilisieren. Was ist schlecht an dieser Konstellation?

Einer Mutter sollten durch Polizei und Fürsorge die Kinder abgenommen und in ein Kinderheim verbracht werden. Sie geriet ebenfalls augenblicklich in die biomanische Konstellation und wehrte sich mit Händen und Füßen. Das liest sich dann so: Widerstand gegen die Staatsgewalt – ein Grund mehr, ihr die Kinder abzunehmen!

Die aggressiv-biomanische Konstellation ist die Reaktion eines Menschen oder Tiers, das in die Enge bzw. in eine ausweglose Situation getrieben wurde. Das Individuum mobilisiert nun alle Kräfte und hat mit dem Überraschungseffekt der aggressiv-biomanischen Reaktionsweise noch eine letzte Chance – und gar keine schlechte! Die klugen Tiere wissen darum und drehen ab, nur wir dummen Menschen ...

Mit unserem Begriff „jähzornig" wird eine solche biomanische Konstellation einigermaßen treffend beschrieben, was aber heute meist negativ als „unbeherrscht" verwendet wird. Auch hier sind die linkshändigen Männer, die 2 Revierärger-Konflikte in einer aggressiv-biomanischen Konstellation erleiden, sehr stark gehäuft. Sie laufen in dieser Konstellation einher wie „wandelnde Sprengsätze", die jederzeit explodieren können. Im Rudel oder in einer Familie sind solche „wandelnden Sprengsätze" fast unerträglich. Sie sind in einer größeren Gruppe auch die typischen Umstürzler. Deshalb versucht z. B. ein Rudel-Chef, einen solchen bei günstiger Gelegenheit allein zu stellen und definitiv zu besiegen.

Für solche „wandelnden Sprengsätze" bzw. „Tobenden" und Amokläufer hat man ursprünglich nicht nur die Gefängnisse, sondern auch die psychiatrischen Anstalten gebaut.

2.6.4.12.1 Fallbeispiel: Sog. Schizophrenie mit sog. „Schüben"

Dieser Fall ist auf dem Erkenntnisstand 1986/87 geschrieben. Ich habe ihn fast unverändert belassen als historisches Dokument.

Der nachfolgende Fall ist exemplarisch aus folgenden Gründen: Es handelt sich um einen hochintelligenten rechtshändigen Menschen von 32 Jahren, der inzwischen wieder völlig normal ist und Abstand hat zu seiner Erkrankung, der außerdem das System der Neuen Medizin verstanden hat. Von ihm haben wir auch nicht nur ein Hirn-CT, ein Rö-Thoraxbild und ein Ölgemälde vor und während einer schizophrenen Konstellation, sondern wir haben auch ein Ölgemälde seines „Kontrahenten". Besonders übersichtlich wird der Fall dadurch, daß der eine (links-periinsuläre) Konflikt konstant „hing", während die anderen (rechts-periinsulären) Revier-Konflikte wechselten. Und jedesmal, wenn er zu dem hängenden aktiven „weiblich-sexuellen homophilen Konflikt" einen neuen aktiven Revier-Konflikt dazubekam, hatte er auch wieder einen neuen sog. schizophrenen Schub. Und jedesmal, wenn er einen Konflikt von den beiden aktiven Konflikten gelöst hatte, hörte die sog. Schizophrenie auf, obgleich der hängende Konflikt weiter hing. Diesen haben wir erst durch eine psychisch für den Patienten ziemlich dramatische Rekapitulations-Begegnung mit seinem ehemaligen Kontrahenten und platonisch Geliebten lösen können.

Und daß der weiblich-sexuelle Konflikt bis dahin wirklich gehangen hatte, spürte der Patient nicht nur psychisch („Ich hab das immer noch nicht verwinden können, es macht mir immer noch zu schaffen"), sondern es wurde verifiziert durch eine Reihe von Symptomen: Der Patient geriet in eine ganz normale pcl-Heilungsphase mit allen Zeichen der Vagotonie, das Hirn-CT bekommt jetzt Oedem links und rechts periinsulär, der Patient ist schlapp und müde, wie erlöst („Jetzt habe ich endgültig mit der Sache abgeschlossen, sie drückt mich nicht mehr"). Er ist so schlapp und müde jetzt, wie er seit vielen Jahren nicht gewesen ist. Es wurde nun ein Kontroll-CT angefertigt am 14.5., 6 Wochen nach dem 1. Hirn-CT, das in der konfliktaktiven Phase gemacht wurde. Jetzt sind sämtliche Konflikte in Heilungsoedem. Einige zusätzliche Konflikte konnte man nur dadurch nachträglich erkennen, daß sie jetzt auch mit in Lösung gingen, weil eine „Generallösung" erfolgte. Wenn man sich nun fragt, ob der Patient nunmehr dann ganz gesund ist, so würde ich mit einem uneingeschränkten Ja antworten. Natürlich könnte er ein erneutes DHS mit andauerndem Konflikt erleiden, wie wir alle das erleiden können. Aber um die Konstellation zur sog. Schizophrenie zu haben, müßte er ja eben 2 Konflikte und die in bestimmter cerebraler Konstellation, und beide gleichzeitig aktiv, erleiden. Und das ist unwahrscheinlich. Gesundheit ist die Unwahrscheinlichkeit zu erkranken. Sicher vor einer Erkrankung ist kein Mensch.

Interessant ist übrigens an dem Fall auch, daß ja der Kontrahent an der gleichen Sache an einem Rektum-Polypen, also an einem häßlichen analen Konflikt erkrankt ist und 3 1/2 Jahre in psychotherapeutischer Behandlung deswegen war. Auch bei ihm wurde das offensichtlich zu einem „hängenden Konflikt", wenngleich wir genau wissen, daß das DHS im Stammhirn (Pons) bei ihm eingeschlagen ist. Obwohl in dem platonisch-homophilen[32] Verhältnis der Patient sich als der „weibliche Part" empfand, bedeutet das nicht automatisch, daß der Partner sich als männlichen Part empfindet. Wir wissen von der Promiskuität der Homosexuellen, daß diese Rolle von Partner-zu-Partner-Verhältnis wechseln kann, sogar innerhalb des gleichen Verhältnisses wechseln kann. Außerdem ist das subjektive Empfinden der Partner für ihre gegenseitigen Rollen keineswegs identisch.

Die gleiche Konstellation der sog. Schizophrenie hätte genausogut eintreten können, wenn jeweils der gleiche rechts-temporale Revier-Konflikt rezidivierend wieder aktiv geworden wäre (durch ein Rezidiv-DHS). So aber ist der ganze Verlauf noch sehr viel klarer zu überblicken, wenn jeweils ein neuer Konflikt eingetreten ist.

Die sog. „Schübe" der sog. Schizophrenie sind nichts anderes als solche unglücklichen Wiederholungen derartiger Konstellationen. Wer von Patienten weiß, wie furchtbar Menschen unter einer solchen schizophrenen Konstellation leiden, ganz besonders leiden, wenn sie wieder normalisiert sind und immer noch als schizophren bezeichnet werden, der kann wie ich nur hoffen, daß man schleunigst alle Heilanstalten in der richtigen Weise durchgeht und die Tore der Heilanstalten öffnet, wie es die Italiener schon lange gemacht haben.

Merkt Euch eine wichtige Tatsache: Jeder Patient, der an einem aktiven Krebsprozeß erkrankt ist, ist in akuter Gefahr, beim nächsten DHS, das er dazu erleidet, an sog. Schizophrenie zu erkranken. Jederzeit kann dann ein Patient, der an Krebs erkrankt ist, mit einem 2. DHS in den deliranten Zustand geraten. Das geht viel schneller als man denkt und ist rein rechnerisch wahrscheinlich, da unsere schulmedizinische Prognose-Eröffnung meist an Brutalität nichts zu wünschen übrig läßt!

---

32 homophil = homosexuell

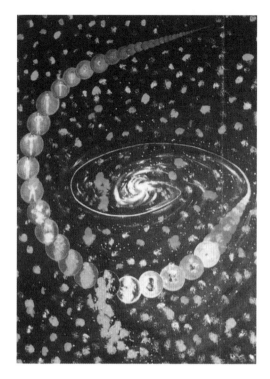

Werden und Vergehen des
Menschen im Universum.

Dieses Bild malte der Patient 1974/75, also 5 Jahre vor seiner Psychose. Es fehlten aber die bunten Punkte. Die fügte er 1985 während seines letzten psychotischen Schubes hinzu. Er überpinselte auch das Innere derjenigen Welten, die den Menschen am Ende seines Lebens zeigten, also die Greise, und schließlich das Skelett, das im unteren Drittel des Bildes links „ins Weltall" fiel, woraufhin die weiteren Welten nur noch eine Höhlung (Astralleib) zeigen, der sich dann schließlich im Spiralnebel verliert. Die ganz kleinen Punkte stellten ursprünglich Gestirne dar.

Die erste Schaffensphase des Bildes ist quasi überwiegend rational, eine klar verständliche, bildliche Aussage. Die Veränderung, die der Maler während des letzten psychotischen Schubes mit seinem Bild vornahm, ist pathognomonisch für Emotionalität, Stimmung und Intention während seiner Erkrankung. Das Bild erschien ihm jetzt zu kalt, zu hoffnungslos und zu rational. Er tauchte das fast völlig schwarze Bild in ein Blütenmeer freundlicher Tupfen, so sagte er jetzt nachträglich. In Wirklichkeit hat er das Bild damals in schizophrener Konstellation zerstört.

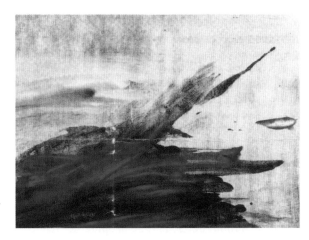

Schmerzen der Erinnerung.

Er überpinselte die Skelette, weil er die darin zum Ausdruck gebrachte Hoffnungs-losigkeit nicht ertragen konnte, und er ließ das Skelett auch nicht mehr ins Weltall fallen. Der Patient, Jahrg. 1950, studierter Informatiker, rational logisch ausgerich-tet, aber gleichzeitig weich und leicht verunsicherbar, hat eine Reihe von Freun-dinnen gehabt, aber vor der 1. Psychose auch drei homoerotische Verhältnisse, bei denen er jeweils der weibliche Part war (bisexuell). Seit der 1. Psychose findet der Patient homoerotische Verhältnisse abstoßend. „Ausgerastet" ist der Patient eigentlich deshalb, weil er 6 Wochen nach dem DHS eines Revier-Konfliktes, der noch aktiv war (und zu einem Bronchial-Karzinom führte), einen (platonisch-) weiblichen sexuellen Konflikt („des Nicht-begattet-Werdens") erlitt. Patient: „Ja, ich weiß heute, daß es ein platonisch-homoerotischer, weiblich-sexueller Kon-flikt für mich war." Dieser sexuelle Konflikt „hing" 7 Jahre lang. Wenn aber ein erneuter Revier-Konflikt hinzukam, war jedesmal die psychotische Konstellation, die „zweifache Hemisphären-Asynchronie" gegeben. Und immer dann kam es zu einem neuen Schub von Schizophrenie, wegen der der Patient inzwischen beren-tet worden ist. Als wir jetzt versucht haben, durch eine späte Aussprache diesen alten Konflikt endgültig auszuräumen, malte ihm sein früherer platonisch ange-schwärmter „Freund" und Chef obiges Ölgemälde am Abend vor der Aussprache. Titel des Bildes: „Schmerzen der Erinnerung". Über das Bild braucht man keine Worte zu verlieren. Als der Patient dieses Bild sah, wurde ihm schlagartig die ganze damalige Situation in ihrer konflikt-inhaltlichen Bewertbarkeit bewußt. Der damalige „Freund" und Chef war sehr enttäuscht, daß der Patient das Bild ablehn-te und nicht haben wollte. Der war jetzt „auf einem anderen Dampfer". Ich habe mir das Bild dann erbeten, weil es diesen außergewöhnlich typischen Fall auf das zutreffendste komplettiert. Übrigens hat der Maler des obigen Bildes offenbar den Komplementär-Konflikt erlitten. Er war damals zwischen 1980 und 1983 drei Jahre lang in psychoanalytisch-therapeutischer Behandlung und war, wie gesagt, wenige Monate nach dem Konflikt an einem Rektum-Polypen (Rektum-Ca) operiert worden. Der Rektum-Polyp ist ein Adeno-Ca und gehört zum Sigma, mithin ins Stammhirn, wo der Hamersche Herd für das Sigma ist.

Konflikt-Daten:

1. DHS-Revierkonflikt. Juni '80. Patient kam aus dem Urlaub zurück. Sein Kollege war mit dem vom Patienten ausgearbeiteten Projektplan zum Projektleiter aufgerückt.

2. Weiblich-sexueller-homoerotischer Konflikt, September '80. Sein homoerotisch (platonisch) angeschwärmter Chef – Patient fühlte sich als der weibliche Teil in diesem „Verhältnis" – beging „Verrat"! Konflikt 1 (rechts-hemisphärisch) und Konflikt 2 (links-hemisphärisch) *zusammen aktiv* ergaben die *schizophrene Konstellation*: der sog. 1. Schizophrenie-Schub. Psychiatrische Klinik stationär. Conflictolyse des Revier-Konfliktes durch Vergleich mit der Firma. Danach war der Patient wieder „normal", d. h. mit nur einem Konflikt gilt man landläufig als nicht auffällig. Zu dieser Zeit, oder besser seit dieser Zeit *„hängt"* der weiblich-sexuelle links-hemisphärische Konflikt in reduzierter Aktivität.[33]

3. Zweiter Revier-Konflikt durch Verlust des Arbeitsplatzes (1982), dadurch wieder schizophrene Konstellation, da jetzt ja wieder auf jeder Hemisphäre je ein *aktiver* Konflikt besteht. Psychiatr. Klinik, Conflictolyse durch den stat. Aufenthalt. Patient ist „aus dem Rennen".

4. Dritter Revier-Konflikt Dezember '84, wieder schizophrene Konstellation wie die Male vorher, wieder durch Arbeitsplatzverlust. Wieder stationärer Aufenthalt in Psychiatr. Klinik, Conflictolyse durch die Umstände erfolgt. Bei diesem neuen Schub einer „schizophrenen Konstellation" hat uns der Patient genau beschrieben, wie es sich abgespielt hat:
Er war gerade wieder entlassen worden und parkte am nächsten Tag auf dem mittleren Streifen einer Allee, wo zwei Reihen Pkws, die Autos jeweils mit dem Kühler gegeneinander, parkten. Als der Patient wieder in sein Auto einstieg, sah er, daß seinem Auto gegenüber ein Auto mit Münchener Nummernschild parkte. Da sein Chef auch aus München gewesen war und Münchner Akzent hatte,

---

33 Dieser Fall war mein erster Fall mit schizophrener Konstellation den ich systematisch bearbeiten konnte. Damals wußte ich noch nichts über das „Springen der HH auf die Gegenseite", sofern diese durch Conflictolyse freigeworden ist. Ich habe ja diese Konflikte damals z. T. rückwirkend eruiert, wie bei jeder Anamnese. Ich weiß deshalb nicht, ob der links-cerebrale (homoerotische) Revierbereichs-Konflikt zeitweilig auf die rechte Hirnseite herübergewechselt ist oder ob der Patient den damals weiblich empfundenen Konflikt überhaupt männlich weiterempfinden konnte. Möglich ist aber auch, daß die rechts-cerebralen Konflikte nicht vollständig gelöst waren oder nur kurzzeitig. Denn der Patient hatte sich ja wieder „normal" gefühlt. Ihr seht, liebe Leser, wie gründlich man arbeiten muß. Es hat auch keinen Zweck Erkenntnislücken, die man vor 13 Jahren hatte, durch Spekulationen auffüllen zu wollen ...

erinnerte ihn das Auto an seinen Chef, der ihn gerade gestern entlassen hatte. Da „überkam" es ihn:

Er startete seinen Wagen und drückte langsam aber unaufhörlich den mit angezogenen Bremsen ihm gegenüber parkenden Wagen nach rückwärts auf die gegenüberliegende Straße. Was er machte, war natürlich völlig „verrückt". Die Leute betrachteten eine Zeitlang sein merkwürdiges Tun, dann telefonierten sie nach der Polizei. Die kam auch und fragte ihn, was das Ganze solle. Er konnte darauf keine vernünftige Antwort geben. Als die Polizei aber erfuhr, er sei schon in einer psychiatrischen Anstalt gewesen, ließ man Nachsicht walten und fuhr ihn postwendend wieder in die gleiche Anstalt. Seither geht die Sache mit dem Führerschein, von der unten noch die Rede sein wird.

Bei dieser Handlung des Patienten können wir nur von einer assoziativen Motivation sprechen, nicht von einer vernünftigen. Der Patient hat nicht nur das Auto „verrückt", das ihn an seinen Chef erinnert hat, sondern er hat es verrückt, weil er selbst „verrückt" war!

5. Vierter Revier-Konflikt, wieder schizophrene Konstellation Dezember '85, wieder psychiatr. Klinik. Diesmal bleibt der Konflikt „hängen", schwächt sich zwar ab, wird aber erst bei der Generallösung gelöst.

6. Angst-im-Nacken-Konflikt Frühjahr '86. Die Behörden wollten ihm den Führerschein abnehmen.

7. Fünfter Revier-Konflikt (Patient hörte nach einem Tag Arbeitsbeginn wieder auf) und Frontalangst-Konflikt (Sozialamtsvorladung). Der Patient hatte den neuen Revier-Konflikt erlitten, obwohl der andere noch „hing".

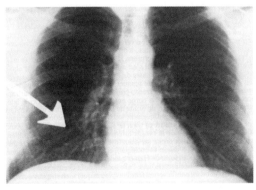

Rö-Thorax-Übersicht mit dem Restzustand nach Intrabronchial-Karzinom („betonte streifige Zeichnung").

Zu jedem psychiatrischen Status gehört eine genaue Eruierung der Verhältnisse im Gehirn hinsichtlich Hamerscher Herde sowie eine gründliche Untersuchung der Organe, mindestens derjenigen, die zu den Hamerschen Herden zugehörig sind. In diesem Fall habe ich dem Patienten schon vor den Untersuchungen, „nur" aufgrund der Vorgeschichte, sagen können, was ich zu finden vermutete. Das Rö-Bild zeigt rechts und links des Herzens betonte Hili und betonte streifige Zeichnung in beide Unterlappen ziehend. Man kann davon ausgehen, daß es sich dabei um ein abortiv verlaufenes Bronchial-Ca gehandelt hat. Der Patient hatte mehrere längerdauernde Hustenphasen. Röntgenaufnahmen wurden nie gemacht.

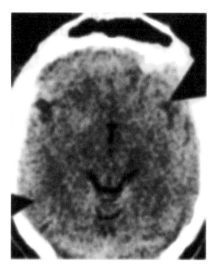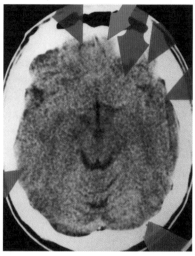

Im CT (rechtes Bild, vom 14. Mai '87) weisen die beiden Pfeile rechts auf den rechts-periinsulären alten Herd, entsprechend den Revier-Konflikten (und Bronchial-Ca) und links-periinsulär auf einen mäßig oedematisierten Hamer-schen Herd, der den linken Flügel der Cisterna ambiens leicht nach medial drückt, verantwortlich für den „hängenden" (platonischen) weiblich-sexuellen und Identitäts-Konflikt. Das körperliche Korrelat in solchem Fall (Rektum-Ca) haben wir noch nicht gefunden. Seitdem der Patient das System seiner Erkrankung durchschaut hat, ist er überglücklich und völlig beruhigt.

Die folgenden zwei Kontrollaufnahmen des Patienten, auch vom 14. Mai '87, zeigen für den etwas Geübten die Lösung des links-periinsulären Prozesses. Auf dem rechten Bild ist zudem jetzt gut die Parazentralkonflikt-Struktur (Trennungs-Konflikt vom Partner) zu erkennen. Dieser links-periinsuläre Konflikt hatte „gehangen" und hatte „Schießscheibenkonfigurations-Charakter".

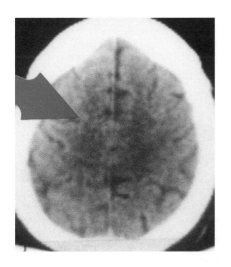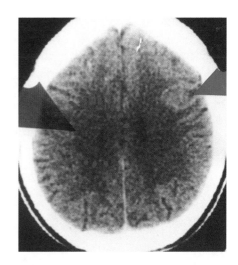

Es sind aber noch mehrere andere Dinge deutlich:

1. Der Intrabronchial-Ca-Revierkonflikt ist in frischer Lösung. Und wirklich gestand der Patient nunmehr auf Befragen, daß der letzte Revier-Konflikt von Dezember '85 zwar zwischenzeitlich von Ende März ab für 3 bis 4 Monate „halb gelöst war, weil ihm die Firma 10 000.- DM Ablösesumme zahlte", aber danach fand er keine Arbeit mehr und der Konflikt „hing weiter". Die schizophrene Konstellation wurde in dieser Zeit nur durch Antipsychotika (Tesoprel) überdeckt, war aber stets vorhanden.

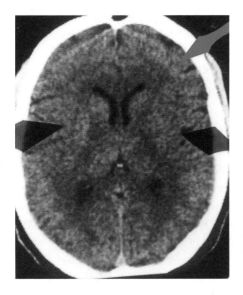

Nebenstehendes Bild: 1.4.87, zeigt (oberer Pfeil) einen Revierangst-Konflikt, der noch nicht in Lösung ist.

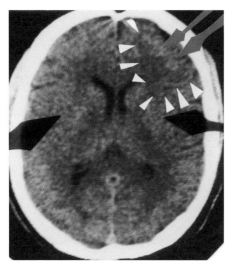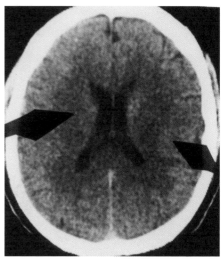

Linkes Bild: Am 23.6.87 ist dieser Angst-Konflikt voll in Lösung gegangen (siehe kleine Pfeile, Oedemsaum).

Rechtes Bild: 23.6.87, die beiden Pfeile zeigen die in Lösung befindlichen links u. rechts periinsulären Hamerschen Herde.

2. Wir sehen bds. frontal zwei in Lösung befindliche Angst-Konflikte (Frontalangst rechts und Ohnmächtigkeitsangst links). Die Konflikte hatten ihre DHSe im Februar '87 und waren nur 6 Wochen gegangen. Damals mußte der Patient auf das Sozialamt, weil man ihn invalidisieren wollte. Eine tiefe Angst setzte ein, die sich dann bei der „Generallösung" seiner Konflikte ebenfalls löste. Die diskreten Krebsangst-Knoten am Hals und Kiemenbogen-Zysten bds. hatte der Patient entdeckt, aber glücklicherweise verschwiegen! (Jänner - März '87)

3. Es löst sich offensichtlich auch ein Angst-im-Nacken-Konflikt (siehe Bild links unten), dessen DHS im Frühjahr '85 lag. Damals wollte ihm die Behörde zunächst den Führerschein abnehmen. Seine Fahrlizenz mußte dann alle 3 Monate verlängert werden.

Dieser Fall ist besonders eindrucksvoll, und ich veröffentliche ihn mit ausdrücklicher freundlicher Genehmigung des Patienten, weil dieser Fall ein Allerweltsfall ist oder sein könnte. Solche Kombinationen und Konstellationen gibt es eben zu Hunderttausenden. Glücklicherweise gehen die meisten glimpflich ab – „jeder dreht mal durch" –, manchmal aber bleibt, gerade bei homoerotischer Konstellation sehr gefährlich, ein solcher weiblich-sexueller Konflikt „hängen". Dann läuft so ein armer Mensch herum „wie ein Blindgänger", der jeden Moment explodieren kann, sprich in schizophrene Konstellation fallen kann. In unserer Zeit, wo es als interessant propagiert wird, ein „Androgyn" zu sein, sind besonders viele Menschen in Gefahr, in die schizophrene Konstellation zu geraten.

Hier gibt es wahrscheinlich nicht nur entweder oder, wie ein Mensch jeweils reagiert, sondern alle Abstufungen. Eine weitere Möglichkeit der Gefahr besteht darin, daß ich z. B. stets beobachtet habe, daß Patientinnen, die einen (weibl.-) sexuellen Konflikt mit Gebärmutterhals-Ca durch ein entsprechendes DHS erlitten, jeweils sofort amenorrhoeisch wurden. Offensichtlich wird die Hormonproduktion, bzw. der Eisprung, ganz entscheidend von diesem periinsulären links-hemisphärischen Relaiszentrum aus gesteuert. Das gleiche könnte ja analog rechts-periinsulär bei Männern auch sein. Man kann es nur nicht so gut beobachten wie bei den Frauen die Periodenblutung. Es war durchaus möglich, daß der Patient durch den voraufgegangenen Revier-Konflikt quasi „maskulin gebremst" wurde und dadurch um so leichter einen feminin-sexuellen Konflikt homoerotischer Natur erleiden (und behalten) konnte.

Wir sehen an diesem Fall auch, was es mit den sog. „schizophrenen Schüben" unserer Lehrbücher auf sich hatte: es war reine Symptom-Beschreibung, im Grunde ganz und gar falsch. Diese „Schübe" gibt es wie in unserem Falle immer dann, wenn so ein Konflikt „hängend" ist und jeweils ein neuer auf der Gegenhemisphäre hinzutritt. Eigentlich völlig logisch!?

Wir müssen in Zukunft sehr sorgfältig auf alle diese Kombinationen, Alternationen und Konstellationen achten.

Merke:
Eine Schizophrenie als Wesensmerkmal oder Eigenschaft gibt es nicht! Es gibt nur eine schizophrene Konstellation, und die ist im Prinzip vorübergehend und jederzeit lösbar!

Wir Zauberlehrlinge hatten uns da gründlich geirrt!

Nachtrag: Was ist Normalität?
Wenn ich in diesem Kapitel von „Normalisierung" spreche, dann meine ich damit die Durchbrechung der schizophrenen Konstellation und Rückkehr zu dem vorherigen Zustand bestenfalls, sofern nicht die Krankheit selbst noch erhebliche Selbstwertspuren hinterlassen hat.

Wenn z. B. der obige Patient homoerotisch war, kann er (mit aller Wahrscheinlichkeit) auch homoerotisch (sein oder) bleiben, wenn die schizophrene Konstellation aufgehoben ist. Das ist auch einsehbar. Es wird also nicht die Art oder der Charakter durch die Aufhebung der schizophrenen Konstellation „auf Norm nivelliert", sondern eben nur die schizophrene Konstellation aufgehoben. Er kann aber auch wieder heterosexuell empfinden.

Aber selbst wenn alles glücklich verläuft, sind solche Menschen aus zweierlei Gründen in allerhöchster Gefahr:

1. Da ja die Charaktereigenschaften und die Hormonkonstellation sich länger äußern können, z. B. bisexuell, so ist der Patient mehr als alle anderen in Gefahr, verschieden-hemisphärische Konflikte mit DHS zu erleiden, und wenn die mal zufällig gleichzeitig aktiv sind, ist schon die schizophrene Konstellation gegeben. Ich glaube, daß besonders deshalb der Anteil der homosexuellen und homoerotischen Patienten an der Erkrankung der schizophrenen Konstellation so unverhältnismäßig hoch ist.

2. Eine alte bisher gültige Regel sagt: „Ein Schizophrener wird nie mehr gesund!" Einmal verrückt – für immer verrückt! Wenn aber die Neue Medizin auf dieses Gebiet anwendbar ist, dann, so glaube ich, sitzen in unseren Anstalten unendlich viele Menschen ein, deren Konflikte eigentlich schon längst gelöst sind, die aber an das Anstaltsleben inzwischen so gewöhnt sind, daß sie gar keinen Drang mehr verspüren, sich nochmals in den schwierigen Lebenskampf zu stürzen. Denn sie sehen ja, daß schon die, die aufbegehren wegen Querulantentum doppelt bestraft und in die geschlossene Abteilung verfrachtet werden.

Und genau da liegt die derzeitige Tragödie:
Kein Doktor weiß, was Schizophrenie oder schizophrene Konstellation ist. Aber jeder Doktor weiß, wer schizophren ist!
D. h. ehrlich zugegebenermaßen gibt es keinerlei feste Kriterien, was nun genau gesagt eine Schizophrenie denn eigentlich ist. – Trotzdem tun alle so, als sei es völlig klar, daß der und der schizophren seien. Und wer einmal diesen Makel auf die Stirn gebrannt bekommen hat, und mag der Doktor, der das leichtfertigerweise getan hat, noch so dumm gewesen sein, der wird ihn nie mehr los!

Wenn nun ein Patient, der von seiner schizophrenen Konstellation geheilt ist, irgendwelchen Behörden oder Ärzten klarmachen will, er sei wieder gesund, so wird er nur ein mildes Lächeln sehen! Er hört nur irgendwas murmeln über Selbstkritiklosigkeit, mangelnde Krankheitseinsicht oder gar paranoide Krankheitsverkennung. Daß der Patient wirklich wieder mal gesund werden könnte, das scheint überhaupt außerhalb des Denkmöglichen zu liegen. Allenfalls kann er ein symptomarmes oder sogar symptomfreies Intervall – gemeint ist bis zum nächsten sog. „Schub" – haben (sog. „Remission").

So ein Patient kann dann rennen von Pontius zu Pilatus oder wie der verzweifelte Michael Kohlhas und wird für sein Rennen immer nur noch für verrückter angesehen. – Ja, wenn er ja normal wäre, könnte man das verstehen, daß er alle Hebel in Bewegung setzen wollte, um zu seinem Recht zu kommen, aber bei einem Verrückten ist das völlig uneinfühlbar, und deshalb bleibt er verrückt! – nach bisherigem Dogma. Nach der ERK wird er nach der Conflictolyse wieder genauso normal wie jeder andere.

Dieser Fall basiert, wie gesagt, auf dem Erkenntnisstand 1986/87.

Heute: Seit der Entdeckung der Neuen Medizin wurden bisher 69 gerichtliche Zwangspsychiatrisierungs-Beschlüsse gefaßt und/oder Zwangspsychiatrisierungen durchgeführt – oftmals im Gerichtssaal – dazu, allein 1997/98 in meiner KZ-Zeit 4 Zwangseinweisungs-Beschlüsse in eine psychiatrische Anstalt. Die Diagnose stand immer vorher schon fest: „Realitätsverlust". Die Zwangspsychiatrisierung war – schon immer, aber heute ganz besonders – eine furchtbare Waffe der herrschenden Logen-Diktatur, einen Gegner lächerlich oder „nicht mehr ernst zu nehmend" abzustempeln. Eine Gegenwehr war so gut wie unmöglich. Nur weil ich „wußte, wie die Hasen laufen", weil ich selbst Jahre in der psychiatrischen Univ.-Klinik Tübingen als Arzt gearbeitet hatte, konnte ich diesem perfiden Terror immer wieder entwischen. Allerdings waren die Opfer furchtbar: „Entweder lassen Sie sich psychiatrisieren oder Sie verlieren definitiv Ihre Approbation". Ich verlor lieber „definitiv" meine Approbation.

Als 1993 der als schlimmster Zwangspsychiater Nordrhein-Westfalens bekannte Prof. Bresser mich im Gerichtssaal des Landgerichts Köln „niederpsychiatrisieren" sollte – ich war angeklagt wegen einmaligen unentgeltlichen Informierens über Neue Medizin und Verschenkens einer Gipsschiene bei spontan-frakturiertem Knie – geschah folgendes:

Ich hatte an diesem Tag das Schreiben des Amtsarztes Dr. Stangl vom 3.2.93 (siehe am Ende des Buches) morgens per Fax erhalten. Ich ging im Gerichtssaal wortlos mit dem Schreiben des Amtsarztes, Vorsitzenden der wissenschaftlichen Vereinigung der Amtsärzte Niederösterreichs, zu Prof. Bresser hinüber und legte ihm das Schreiben vor. Er las es. Das Gleiche machte ich mit dem Gerichtsvorsitzenden Schlüter. Als er gelesen hatte, stand Prof. Bresser (Spitzname: „Psychiatrie-Henker") auf und sagte: „Herr Vorsitzender, ich weiß, wir haben ja telefoniert, Sie baten mich ja, daß ich den Angeklagten für verrückt erklären sollte. Aber das kann ich nicht. Dann müßte ich ja den Amtsarzt auch gleich für verrückt erklären. Ich finde die Neue Medizin sogar sehr logisch und einleuchtend. Nur, weil man in der Medizin etwas Neues entdeckt hat, ist man ja noch nicht gleich verrückt. Also, es tut mir leid, ich kann den Angeklagten nicht wie gewünscht für verrückt erklären." Es knurrte der Vorsitzende Schlüter: „Dann eben nicht!"

Kurze Zeit später ist Prof. Bresser möglicherweise gestorben worden, vielleicht wegen Logen-Ungehorsam?

2.6.4.13   Die mythomanische Konstellation

Schematischer Schnitt durch das Großhirn

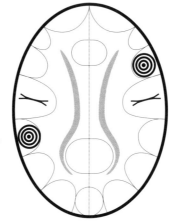

HH im
Bronchialschleimhaut-
Relais

HH im Rektum-Relais

Die corticale mythomanische Konstellation hat stets dieses Aussehen im Hirn-CT.

2.6.4.13.1   Zustandekommen der mythomanischen Konstellation

Bei den Mythomanen kommt es sehr auf das Zustandekommen der mythomani-
schen Konstellation an, sowohl auf das Alter des Patienten bei der Entstehung der
Konstellation, als auch auf die Reihenfolge der beiden Konflikte, bzw. Sinnvollen
Biologischen Sonderprogramme.

1. rechtshändige Frau:
   1. Konflikt: Identitäts-Konflikt   (= weiblicher Konflikt)
   2. Konflikt: Revierangst-Konflikt   (= männlicher Konflikt)

2. rechtshändiger Mann:
   1. Konflikt: Revierangst-Konflikt   (= männlicher Konflikt)
   2. Konflikt: Identitäts-Konflikt   (= weiblicher Konflikt)

3. linkshändige Frau:
   1. Konflikt: Schreckangst-Konflikt (= weiblicher Konflikt, auch wenn auf der
                                         männlichen Seite eingeschlagen)
   2. Konflikt: Identitäts-Konflikt   (= weiblicher Konflikt, obwohl Patientin
                                         psychisch „defeminisiert" ist. Es ist ja nur
                                         noch die linke, feminine Seite offen)

4. linkshändiger Mann:

   1. Konflikt: Revierärger-Konflikt   (= männlicher Konflikt, auch wenn er auf der weiblichen Seite einschlägt)

   2. Konflikt: Revierangst-Konflikt   (= männlicher Konflikt, obwohl Mann durch den 1. Konflikt „demaskulinisiert" ist. Aber es ist ja nur noch die rechte, maskuline Seite frei)

2.6.4.13.2 Wichtigkeit des Alters des Patienten beim Eintreffen besonders des 2. Konfliktes

Von dem Moment an, wo der Patient in der mythomanischen Konstellation ist, bleibt seine Reifeentwicklung stehen, wie es ja bei allen corticalen Konstellationen ist. Das hat große Bedeutung für die spätere „Koloration" des ganzen Kombinations-Konstellations-Über-SBS.

2.6.4.13.3 Die Wichtigkeit der Seitenbetonung oder Akzentuierung

Wir bezeichneten chronische Lügenerzähler oder Mythenerzähler als Mythomanen. Es hieß: Die haben den Drang, dauernd Lügenmärchen zu erzählen. Die können Phantasie und Wirklichkeit nicht auseinanderhalten. Waren es aber Pfarrer oder Romanschriftsteller oder nur Journalisten, dann sprachen wir von professioneller Mythomanie[34]. Das galt nicht als paranoid.

Allen gemeinsam ist normalerweise die gleiche Konstellation, – von dem abgefeimten vorsätzlichen Rufmörder abgesehen. Aber die „Manie" ist oftmals schwächer ausgebildet als die depressive Komponente. Das könnte man Passions-Mythomanie nennen.

---

34 Mythomanie = Lügensucht

2.6.4.13.4 Der Einfluß weiterer corticaler SBS oder sogar SBS vom Marklager oder sogar Marklager-Konstellation

Zwei Konflikte bzw. 2 SBS sind ja das Minimum, das in einer mythomanischen Konstellation erforderlich ist. Aber natürlich gibt es viele, wenn nicht sogar die Mehrzahl der Patienten, die eine Kombination von 3 und 4 oder noch mehr SBS haben oder wenigstens passager haben. Diese Konflikte können, je nachdem ob sie links oder rechts einschlagen, die Manie (links) oder die Depression (rechts) verstärken.

Solche zusätzlichen Konflikte verändern nicht nur die Koloration der Mythomanie, sondern verändern sie nahezu völlig: Von der harmlosen paranoischen Spinnerei bis zum bösartigsten Rufmord (bei zusätzlicher aggressiver biomanischer Konstellation) ist „alles drin".

Ganz wichtig ist das Alter zu wissen, als der 2. Konflikt, der „Komplettierende Konflikt" eingeschlagen hat.

Von diesem Moment an bleibt die Reifeentwicklung stehen. Wenn z. B. der 2. Konflikt mit 13 gekommen ist, bleibt der Mensch 13! Nicht nur die Lügenmärchen, sondern auch die Art und Weise, wie sie ausgestreut werden und über wen (in diesem Fall meist über die Eltern) tragen dann die Handschrift eines/einer 13-jährigen. Solche „Kinder", auch wenn sie 20, 30 oder 40 sind, können die abenteuerlichsten Rufmordgeschichten über ihre Eltern erfinden und verbreiten. Anschließend setzen sie sich, mit 30 oder 40, mit der größten Selbstverständlichkeit bei den Eltern zu Tisch – „Ich bin doch 13!" Konfrontiert mit ihren Lügengeschichten antworten sie nur: „Na, und?" Eine Stunde später verbreiten sie die nächsten Rufmordge-schichten ...

Bei der „reinen" Mythomanie handelt es sich um harmlose freundliche Spinner und Phantasten, die sich Märchen ausdenken und damit niemandem weh tun. Sie gelten dann oft als phantasiebegabte, introvertierte sensitive Menschen mit reichem Innenleben. Sobald aber ein aktiver HH im Revierärger-Relais dazutritt, so daß zusätzlich eine aggressiv-biomanische Konstellation resultiert – egal wann –, kann dieser harmlose Phantast zum bösartigen, aggressiven Rufmörder werden.

Auch bei unseren Patienten mit Mythomanie – es gibt genauso viele mit „Mytho-Depression" –, bei denen die depressive Seite überwiegt, müssen wir wie brave Handwerker vorgehen.

Das gilt für jedes SBS, ganz besonders für die Kombinations-SBSe bzw. die Schizo-Konstellationen.

Man hüte sich davor, diese Konstellationen, zumindest die großhirn-corticalen, leichtfertig lösen zu wollen. Sie sind ja für den Patienten ein Schutz, denn er baut ja während der corticalen Konstellation keine Konflikt-Masse auf. Und wenn nicht die depressive (rechte) Seite überwiegt, fühlt der Patient sich ausgesprochen wohl.

Wir müssen also wissen, bei wem (männlich oder weiblich, rechts- oder linkshändig, vor der Menarche, vor oder nach der Menopause, während oder ohne Pille, während Schwangerschaft oder Stillzeit, in welchem Alter der 1. Konflikt und in welchem der 2. (komplettierende) Konflikt), wann, wer, wie, unter welchen Umständen was als DHS eingeschlagen hat. Wir müssen auch wissen, ob beide Konflikte dauernd oder nur vorübergehend aktiv waren und ob ein Konflikt vorher eine Zeitlang schon aktiv gewesen ist.

Wichtig ist immer, daß wir uns an Hirn-CTs – sofern welche vorhanden sind, und etwaigen Organbefunden gegenkontrollieren.

Anfangs ist diese höhere Mathematik der Kombinationen und Konstellationen, bei der trotz allem der Patient der Chef des Verfahrens ist, sehr schwierig, zumal ein in Konstellation befindlicher Patient nicht leicht zum Reden über sich selbst zu bewegen ist, geschweige denn, überhaupt ein Vertrauen aufzubauen bereit ist.

Die Medizin wird wieder eine Kunst, die schönste und redlichste auf dieser Welt.

2.6.4.13.5 Fallbeispiel : Typische mythomanische Konstellation

Diese junge Patientin von 23 Jahren ist ein typisches Beispiel für eine nicht reine mythomanische Konstellation.

Sie hat nämlich, wie Ihr seht, zusätzlich eine autistische Konstellation, eine postmortale Konstellation, eine fronto-occipitale Konstellation, einen brutalen Trennungs-Konflikt, einen Selbstwerteinbruch-Konflikt, einen Beiß-Konflikt, Angst-Ekel-Konflikt, Angst-im-Nacken-Konflikt etc. ...

Das sieht sehr dramatisch aus, ist auch dramatisch, aber glücklicherweise sammeln die – fast alle aktiven – HHe fast keine Konflikt-Masse. Solche Fälle landen über kurz oder lang alle in unseren psychiatrischen Kliniken, ... sobald die Eltern oder sonstige Angehörige nicht mehr bezahlen.

Diese Patientin kam mit 13 in die mythomanische Konstellation. Niemand weiß genau, wo und bei welcher Gelegenheit sie all' die HHe und SBSe eingefangen hat. Die meisten richten sich gegen die Mutter, wie das mit 13 so üblich ist. Sie erzählt überall seit 10 Jahren die tollsten Lügenmärchen über ihre Eltern, besonders die Mutter, übrigens eine sehr intelligente und gutherzige Frau.

Die Patientin kämpft und kämpft, hat keinen Schulabschluß, hat nie einen Tag ernsthaft gearbeitet. Sie ertrotzt sich mit ihren Lügenmärchen, daß die Eltern ihr eine kleine Wohnung und Unterhalt finanzieren. Abends um 9 Uhr geht sie in die

Disko, läßt sich volldröhnen bis die letzten gehen. Dann schläft sie bis zum Spätnachmittag.

Wenn Ihr mich nach der Therapie fragt, so kann die nicht unbiologischerweise darin bestehen, einen Langzeit-Quatsch-Onkel namens Psychologen oder Psychotherapeuten neben sie zu setzen. Auch Hospitalisations-Verwahrungen sind keine Alternative. Sie als Frührentnerin in das Heer der Sozialfälle einzuordnen, kann ebenfalls nicht ernsthaft als Möglichkeit diskutiert werden. Auch das Gerede: „... sie bräuchte doch nicht ... und ... sie hätte es doch so gut ..." bringt auch nichts, denn die Patientin hat ja ihre Konflikte wirklich. Wir müssen einfach feststellen, daß dieser junge Mensch schon mit 11 oder 12 (1. Konflikt) und dann mit 13 (mythomanische Konstellation) aus dem biologischen Code herausgefallen ist.

Hat in der Natur eine solche Reifeentwicklungs-Hemmung noch ihren vorübergehenden Sinn, um das Individuum aus der brutalen Revier-Konkurrenz herauszuhalten und ihm seine Chance zu erhalten, so kann man in unserer unbiologischen Zivilisationsgesellschaft keinen Sinn mehr entdecken, außer einen Un-Sinn vielleicht, der uns aber noch weiter von unserem biologischen Code wegmanövriert.

Natürlich weiß ich, daß dieser armen Mutter nicht damit geholfen ist, sie zu vertrösten auf die Zeit, wenn vielleicht unsere Zivilisationsgesellschaft reformiert ist. Sie braucht jetzt Hilfe.

Trotzdem: wie würde denn die biologische „Hilfe" (= Therapie) ausgesehen haben?

In der Natur wäre ein solches Mädchen vielleicht zeitig Mutter geworden. Und sie hätte alle Instinkte und Motivationen gebraucht, ihr Kind zu ernähren und aufzuziehen.

Es wäre nie unbiologischerweise zu solchen Salven von Biologischen Konflikten gekommen. Dort müssen wir wieder ansetzen, wo wir Ärzte versagt haben.

Diese Anregung mag Euch, liebe Leser, auf den ersten Blick zu billig erscheinen. Aber wenn Ihr etwas länger darüber nachdenkt, wird sie Euch einleuchten.

Dies ist ein Fall, wo die Patientin nicht über sich reden möchte. Man muß das respektieren.

2. Pfeil (unten links) und 1. Pfeil (oben rechts) bilden die mythomanische Konstellation (HH im Rektum-Relais und im Bronchial-Schleimhaut-Relais).

Pfeil oben links bedeutet: Sexueller Konflikt. Die junge Frau ist völlig frigide, obwohl sie, durch die aktiven corticalen Konflikte rechts, die Periode hat.

Sexueller Konflikt und Revier-Konflikt (kleiner mittlerer Pfeil rechts) bilden die postmortale schizophrene Konstellation (manisch-depressiv).

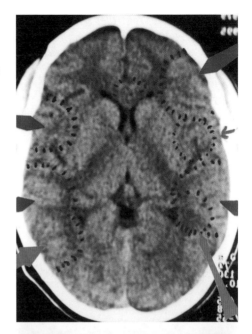

Und der Schreckangst-Konflikt (3. Bild: Pfeil oben links) und der Revierärger-Konflikt (1. Bild: 3. Pfeil rechts) bilden die autistische Konstellation (dröhnt sich stundenlang zu in der Disco, „einfach nur so").

1. Bild: Der 3. Pfeil links unten bezeichnet einen (halb in Lösung befindlichen) weiblichen Reviermarkierungs-Konflikt.

Der 4. Pfeil rechts unten weist auf einen aktiven Selbstwerteinbruch-Konflikt im linken Becken (Osteolyse), der zusammen mit dem ebenfalls aktiven Selbstwerteinbruch-Konflikt für die rechte Brustwirbelsäule (2. Bild: Pfeil links oben) eine schizophrene

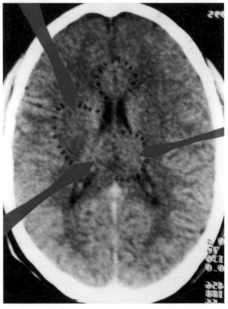

Marklager-Konstellation bildet (Megalomanie). Zu erwähnen ist noch der aktive brutale Trennungs-Konflikt (linkes Bein) von der Mutter (2. Bild: rechter Pfeil).

Schwerer aktiver zentraler Konflikt im Zucker-Zentrum. Sowohl Unterzuckerung (Angst-Ekel-Konflikt) als auch Überzuckerung (Sträube-Konflikt) betreffend.

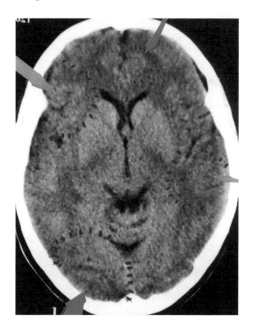

Auf der 3. Aufnahme können wir 4 HHe gut erkennen:

Rechter oberer Pfeil: Beiß-Konflikt (will immer die Mutter „beißen").

Linker oberer Pfeil (HH im Kehlkopf-Relais) und rechter unterer Pfeil (Revierärger-Relais; Magen oder Leber-Gallengänge oder beides) bilden die autistische Konstellation, die die Mythomanie aggressiv bösartig macht.

Schließlich (unterer Pfeil links) sehen wir eine riesige Angst-im-Nacken, hauptsächlich eine Sache betreffend und deutlich aktiv! Zusammen mit dem Beiß-Konflikt macht das eine schwach schizophrene fronto-occipitale Konstellation. Schwach transversal schizophren deshalb, weil mit dem Angst-im-Nacken-Konflikt (Chiosmodes Nervus opticus = Sehnerv) die hinteren Netzhauthälften betroffen sind, die zum Partner blicken (nach rechts), während der Beiß-Konflikt die Mutter betrifft. Wir können sehr viel lernen aus diesen Bildern (siehe späterer Abschnitt „aggressiv-biomanische Konstellation und über fronto-occipitale Konstellation").

2.6.4.14 Autistische Konstellation

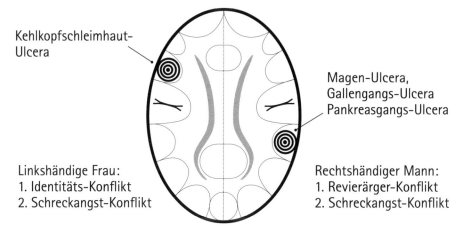

Kehlkopfschleimhaut-Ulcera

Magen-Ulcera,
Gallengangs-Ulcera
Pankreasgangs-Ulcera

Linkshändige Frau:
1. Identitäts-Konflikt
2. Schreckangst-Konflikt

Rechtshändiger Mann:
1. Revierärger-Konflikt
2. Schreckangst-Konflikt

Schematischer Schnitt durch das Großhirn

2.6.4.14.1 Fallbeispiel: Autismus durch Streit mit Krankenhausärzten

Der Patient, von dem die nachstehenden Bilder sind, ist eigentlich ein sehr freund-licher, geselliger und intelligenter Mensch. Er paßt eigentlich gar nicht zum Au-tisten, wie ihn sich die Psychologen früher konstruiert hatten. Und doch hat er einen furchtbaren Autismus durchgemacht, durch den er dank Kenntnis der Neuen Medizin herausgefunden hat. Heute ist er wieder so gesund wie jeder andere.

Mitte '95 gab es einen großen Streit in der 'Tai ji – Schule', in der der Patient und seine Ehefrau als ihr Hobby mitmachten, zwischen dem Lehrer und der Ehe-frau des Patienten. Der Patient stellte sich auf die Seite seiner Frau und wurde nun ebenfalls vom Lehrer attackiert. Das war für den Patienten ein Revierärger-DHS. Von da ab ging er nicht mehr in die Schule. Die Sache hatte ein gerichtliches Nachspiel, das der Patient aber im Jänner '96 gewann. Das war die Lösung.

Im Februar wurde ein Ikterus diagnostiziert, eine Hepatitis. Man machte noch ein CT, das aber nicht mehr herausgegeben wird, auf dem man ein (altes) Leber-Ca entdeckte. Seither arbeitete der Patient nicht mehr.

Nun war das natürlich keine „Hepatitis" mehr, sondern ein „Leber-Ca mit Trans-aminasen-Erhöhung", die es sonst beim Leber-Ca nicht gibt. Aber bevor man das ihm sagte, legte man ihm operativ 3 Röhrchen in die Leber „zwecks Abfluß der

Galle". Da man ihm vorher nicht richtig gesagt hatte, was man machen wollte, regte er sich dabei so sehr auf, daß er einen neuen Revierärger-Konflikt erlitt.

Mit der neuen Konfliktaktivität hörte auch die Schwellung in den Gallengängen weitgehend auf und die Galle floß wieder ab.

Als nun aus dem Röhrchen keine Galle mehr herausfloß und der Patient die Ärzte als Stümper beschimpfte, holten die die große Keule hervor und erklärten, da sei ohnehin nichts mehr zu machen, es sei nämlich Leberkrebs.

Augenblicklich erlitt der Patient zwei neue Konflikte, einen Schreckangst-Konflikt (Kehlkopf) – und war damit in der autistischen Konstellation –, sowie einen Colon-Krebs samt Sigma-Krebs und ein Mamma-Ca rechts.

Er verfiel in eine totale Autismus-Starre, saß dumpf vor sich hinbrütend und sagte praktisch kein Wort mehr. Wir nennen das Katatonie.

CL: Nach 5 Monaten – an die er sich heute praktisch nicht mehr erinnern kann – die er zu Hause verbrachte, weil seine kluge Frau ihn nach Hause geholt hatte, erfuhr er durch einen Therapeuten der Neuen Medizin, daß der Dr. Hamer das gar nicht als so schlimm ansehe, was er habe. Man müsse nur die Konflikte herausfinden.

Da fiel von ihm, wie er in einem Video-Interview berichtete, der Zauberbann ab. Er tauchte wie aus einer anderen Welt auf, an die er sich kaum noch erinnern kann. Aber seine Frau hat genau darüber berichtet. Es sei gewesen, als habe ihn jemand mit einem Zauberstab berührt. In wenigen Stunden sei er wieder völlig normal gewesen, so wie vorher. Seine Frau hatte ihm damals gleich nach der Heimkehr aus dem Krankenhaus alle Röhrchen herausnehmen lassen, denn wo kein Ikterus (= Gelbfärbung der Haut), brauchten auch keine Röhrchen mehr zu sein. Jetzt kam allerdings nochmals eine „Rest-Hepatitis" von der unterbrochenen 1. Hepatitis und von der 2. Hepatitis, die aber ja durch die Konstellation nur ganz wenig Konflikt-Masse und „Organ-Masse" aufgebaut hatte. Das „alte Leber-Ca" hatten wir ihm schnell erklärt, die Colon- und Sigma-Ca-DHSe auch, die offenbar 5 Monate gedauert hatten, löste er ebenfalls und hatte eine Tbc mit Nachtschweiß, also eine echte biologische Heilung. Der Konflikt war eine häßliche, verlogene Sache im Zusammenhang mit dem Streit mit den Ärzten. Dem Patienten geht es heute sehr gut.

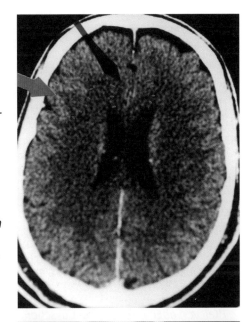

2. Konflikt:
Pfeil links (dicker Pfeil): Schreckangst-Konflikt, damit Autismus-Konstellation, aktiv!

Pfeil links frontal (oben): Angst-Ekel-Konflikt, aktiv. Hätte der Revierärger die Magenschleimhaut betroffen, dann hätte der Patient wahrscheinlich auch eine Bulimie gehabt. Wir sprechen dann von doppelt-schizophrener Konstellation.

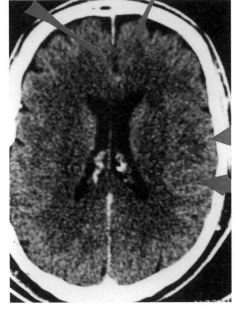

1. Konflikt:
Pfeil unten rechts: Revierärger-Konflikt.

Pfeil rechts Mitte: Revier-Konflikt, aktiv.

Pfeil oben frontal: Konflikt-des-sich-Sträubens und Frontalangst-Konflikt.

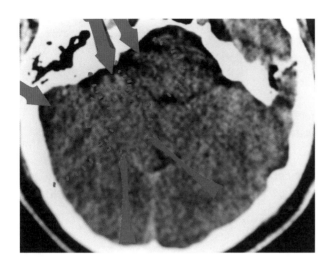

1. *Pfeil links oben: Colon-Ca aktiv (Angst, die Speise nicht mehr resorbieren zu können).*

2. *Pfeil von oben links: Sigma-Ca, schon alte Narbe, wieder rezidiviert (Speise nicht ausscheiden zu können).*

3. *Pfeil: Mamma-Ca, wurde nur als Knötchen bemerkt (allgemein menschlicher Konflikt, weiblich empfunden wegen des 1. Revier- und Revierärger-Konfliktes).*

Schlanke Pfeile von unten: zeigen (noch aktiv!) auf das Peritoneal-Relais. (Man wollte immer neue Operationen machen).

2.6.4.14.2 Fallbeispiel: Autistische Konstellation

(Siehe diesen Fall auch unter „Sammelrohr-Ca-Syndrom")

Von dieser linkshändigen Patientin sollen nur 2 Konflikte erwähnt werden, nämlich die, die die schizophrene Autismus-Konstellation ausgelöst haben.

1. DHS:
Der 1. Konflikt der linkshändigen Frau geschah mit 12 Jahren. Sie hatte seit dem 6. Lebensjahr einen „Freund", dem sie sich angeschlossen hatte. Von einem Tag auf den anderen wollte der plötzlich nichts mehr von ihr wissen. Sie erlitt einen Identitäts-Konflikt mit Magen-Ulcus und Depression.

Seither war sie zunächst 6 Jahre lang (bis zum 1. Intimfreund), dann nach weitere 4 Jahre 10 Jahre lang depressiv.

2. DHS:
Kurz nach dem 1. DHS hatte sie einen Streit mit der Mutter. Die Mutter schrie dabei, daß es einem „durch Mark und Bein ging". Sie erlitt einen Schreckangst-Konflikt. Sie hört diese Stimme selbst jetzt noch oft im Traum.

Seither war – und blieb – sie mit kurzen Unterbrechungen in autistischer Konstellation nicht immer kontinuierlich, aber sehr häufig. Sie brütet dann stundenlang vor sich hin, hat keinen Antrieb, ist depressiv und wie gebannt.

1. Konflikt: Pfeil rechts im Magen-schleimhaut-Relais aktiver HH (wegen Linkshändigkeit).

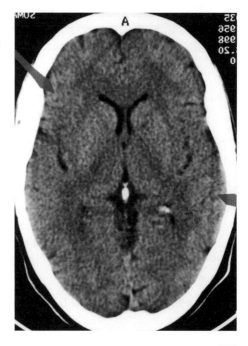

Er besteht mit mehr oder weniger großen Unterbrechungen seit dem 12. Lebensjahr: Depression. Identitäts-Konflikt, weil der geliebte 12-jährige Freund sie im Stich ließ.

2. Konflikt auch mit 12. Mutter schrie sie im Streit „mit ihrer schrillen Stimme" so an, daß sie einen Schreckangst-Konflikt erlitt.

Seither: Wenn eine Beziehung in die Brüche gegangen ist und sie die schrille Stimme der Mutter (und wenn es nur am Telefon ist) hört, ist sie augenblicklich wieder in autistischer

Konstellation, sitzt dann stundenlang und grübelt zwanghaft vor sich hin, unfähig den Grübelzwang zu beenden.

2.6.4.15 Schizophrene Großhirnrinden-Konstellation bei einem DHS mit zwei Biologischen Teilkonflikten

Wir Wissenschaftler machen Fehler, auch ich. Man kann glücklich sein, wenn man keine grundsätzlichen oder prinzipiellen Fehler gemacht hat. Ein solcher Halbfehler war, daß ich, wenn ich in meinen früheren Büchern von „Zentral-Konflikten" gesprochen hatte, einen besonders schweren Biologischen Konflikt gemeint hatte. Das stimmte zwar, aber nicht in dem Sinne, wie ich es gemeint hatte.

In Wirklichkeit sind solche hemisphären-übergreifenden Zentral- oder Parazentralkonflikte solche, die psychisch auch die Bereiche Mutter oder Kind und Partner beide übergreifen. So hatten wir es ja schon in dem Kapitel über Reifeentwicklungs-Stopp bei schizophrener Konstellation (Seite 258) in dem Fallbeispiel gesehen.

Verläßt also die geliebte Ehefrau mit Kind(ern) ihren Mann oder der Ehemann mit Kind(ern) seine Frau unter dramatischem DHS, dann sehen wir entweder

a) einen Zentralkonflikt mit Schießscheibenringen im HH, die Mutter/Vater-Kind-Hemisphäre und die Partner-Hemisphäre zusammen umgreifen.
Ein solcher Zentralkonflikt oder Parazentralkonflikt würde im Sinne der Definition noch keine schizophrene Konstellation machen, weil die zweite Bedingung (Hemisphären schwingen unterschiedlich) nicht erfüllt ist,

oder

b) beim gleichen DHS zwei verschiedene HH in den beiden Hemisphären. Entscheidend ist nur, wie der Patient das DHS in diesem Moment empfindet. Im letzteren Fall hat der Patient oder die Patientin eine schizophrene Großhirnrinden-Konstellation so, als wären es von Anfang an zwei verschiedene Biologische Konflikte gewesen.

Eine weitere Differenzierung müssen wir vornehmen, wenn Mutter oder Vater ihr erwachsenes Kind eventuell nicht mehr oder nur noch zum Teil als „Kind" empfinden, besonders dann, wenn sie ihnen ausgesprochen feindlich gegenübertreten. Auch da kann der HH sich als Zentralkonflikt oder Parazentralkonflikt darstellen, wobei das Zentrum des HH dann natürlich auf der überwiegend empfundenen Seite gelegen ist.

Aber es kann auch hier ein DHS gleichzeitig als 2 Teilkonflikte in Erscheinung treten. Dann resultiert natürlich eine ganz „normale" schizophrene Konstellation.

Für viele ist es anfangs schwer verständlich, den Unterschied zu den sog. Revierbereichen sich vorzustellen. Denn diese Revierbereiche, weibliche und männliche, oder links und rechts, haben ja, je nach Händigkeit des Patienten oder der Patientin, eine bestimmte consecutio, d. h. Aufeinanderfolge, obwohl auch sie ursprünglich mal zu den ganz normalen motorischen (z. B. Bronchial-Muskulatur oder Kehlkopf-Muskulatur) oder sensorischen Konflikten (z. B. Koronararterien-Intima oder Koronarvenen-Intima) gehört haben.

Aber die normale quergestreifte Muskulatur unseres Skeletts und die normale Sensorik unserer Haut sind eben eineindeutig jeweils der Mutter oder Kind und andererseits den Partnern zugeordnet. Diesen Unterschied muß man sich gut merken. Diese letzteren haben ja nur mit der Händigkeit, aber nichts mit Hormonen, Wechseljahren oder dgl. zu tun. Sie liegen ein für allemal lebenslang fest.

Die nachfolgenden Fälle sollen das oben Erwähnte erläutern:

2.6.4.15.1 Fallbeispiel: Vitiligo – Brutale Trennung von Freund und Sohn

32-jährige Mutter, deren von ihr sehr geliebter Freund sie verlassen und gleichzeitig ihren 10-jährigen Sohn entführt hat.

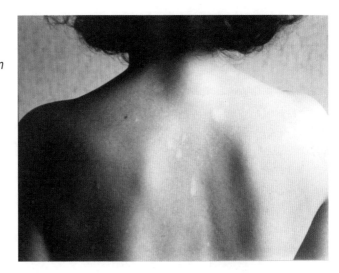

Auf diesem Bild sehen wir beiderseits der Mittellinie Vitiligo-Flecken (brutale häßliche Trennung).

Die Vitiligo-Flecken rechts gehören bei dieser rechtshändigen Mutter zum Freund, die linken zum Sohn.

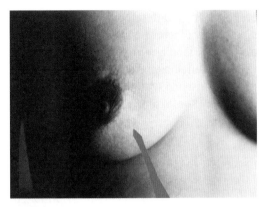

Auf diesem Bild gehört der Vitiligo-Fleck medial der rechten Brustwarze zum Freund.

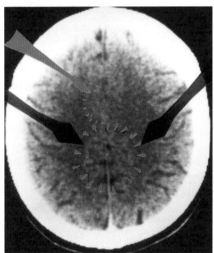

Hirn-CT: Der Trennungs-Zentralkonflikt, bei genauerem Hinsehen Parazentral-konflikt, weil das Zentrum des HH auf der rechten Seite gelegen ist (für die linke Körperseite, also für den Sohn). Daß die Region um die rechte Brustwarze, im CT links weiter außen, auch dazugehört, kann man an den weiter außen gelege-nen aktiven Ringen ersehen, die man besonders gut frontal dieses HH erken-nen kann.

Frontal des stark markierten senso-rischen HH sehen wir einen „halben HH" für die Motorik der rechten Hüfte (Oberschenkel) = Bein für Partner, ent-sprechend einer leichten Lähmung des Partnerbeins (oberer heller Pfeil links).

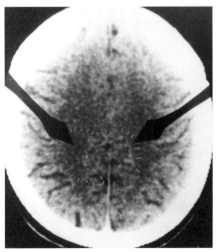

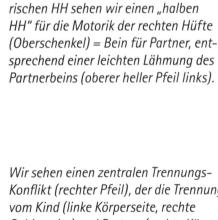

Wir sehen einen zentralen Trennungs-Konflikt (rechter Pfeil), der die Trennung vom Kind (linke Körperseite, rechte Gehirnseite) und Partner (rechte Körper-seite, linke Gehirnseite) der rechtshän-digen Patientin beinhaltet (überwiegend aktiv).

Den linken HH in Aktivität für den Freund sehen wir auf diesem Bild im Top des Gehirns noch zusätzlich (Überlappung).

Wenn wir einen solchen Vorgang an der Außenseite der Haut finden, und wenn einer der beiden Herde in Lösung, der andere in Aktivität ist (Überlappung), dann würden wir von Psoriasis sprechen. Hier aber ist ja die Unterseite der äußeren Haut betroffen (Vitiligo!).

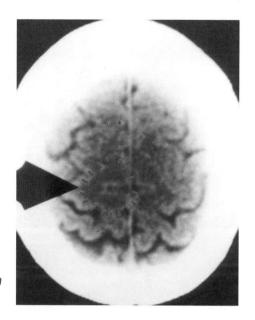

2.6.4.15.2 Fallbeispiel: Neurodermitis

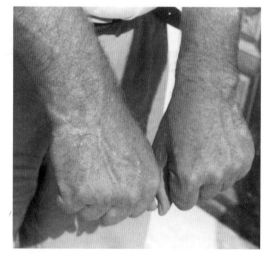

Neurodermitis in pcl-Phase auf beiden Handrücken bei einem rechtshändigen Vater, der sich seiner erwachsenen 45-jährigen Tochter erwehren mußte und sie (mit dem Handrücken) wegschieben, d. h. sich trennen, mußte. Die Tochter hatte ihn jahrelang auf boshafte Weise bekämpft. In dem Moment des Eklats = DHS, empfand er diese Tochter zu 80% als (feindliche) Partnerin und nur noch zu 20% als Kind. Entsprechend ist die Ausprägung auf dem rechten Handrücken 4 mal so stark (Partnerin) als links (Kind).

Bei diesem großen Unterschied muß das DHS mit 2 unterschiedlichen HH auf beiden Hemisphären seitengesondert eingeschlagen haben, rief also augenblicklich eine schizophrene Großhirnrinden-Konstellation hervor.

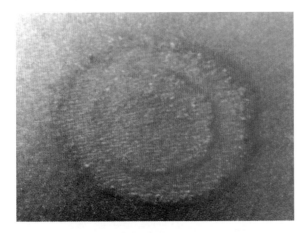

Neurodermitis-Herd in der pcl-Phase. Wir sehen den Organ-HH, der gerade eben Oedem bekommt, d. h. die Ringe werden rot.

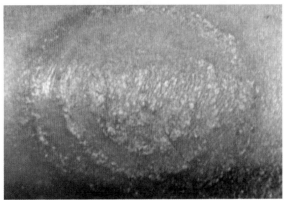

Bei fortschreitender Heilung schwillt der ganze Organ-HH und die oedematisierten Ringe verlaufen bald in der Gesamtschwellung.

2.6.4.16 Die schizophrene Hör-Konstellation mit Tinnitus oder Sprache bds.; sog. „Stimmenhören"

(früher: sog. Paranoia)

Schematischer Schnitt durch die mittlere Schädelgrube

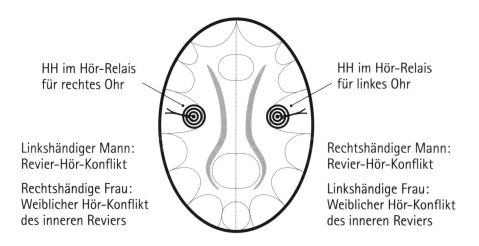

HH im Hör-Relais
für rechtes Ohr

HH im Hör-Relais
für linkes Ohr

Linkshändiger Mann:
Revier-Hör-Konflikt

Rechtshändige Frau:
Weiblicher Hör-Konflikt
des inneren Reviers

Rechtshändiger Mann:
Revier-Hör-Konflikt

Linkshändige Frau:
Weiblicher Hör-Konflikt
des inneren Reviers

Hör-Konflikt = Jemand traut seinen Ohren nicht

Wenn ein Patient bisher unvorsichtigerweise „gestanden" hatte, daß er eine oder gar mehrere Stimmen gehört habe oder noch öfter höre, dann stand die psychiatrische Diagnose fest: Paranoide Schizophrenie! Man notierte nur ins Krankenblatt: „Vox!". Damit war der Betroffene meist für den Rest seines Lebens „erledigt" und ein Fall für die psychiatrische Anstalt!

In der Neuen Medizin ist das Stimmenhören im Grunde nichts anderes als ein doppelter Tinnitus, nur daß anstatt eines oder zweier Tinnitus eine oder zwei Stimmen ständig oder häufiger zu hören sind. Es handelt sich immer um die Stimme oder Stimmen, die der Patient beim DHS des Hör-Konfliktes gehört hatte, als er seinen Ohren nicht getraut hatte. War das Geräusch des akustischen DHS ein Knall, Krach, Rauschen, Summen oder ein Motorgeräusch, dann hört er eben das.

Im Gegensatz zur Schwebe-Konstellation leiden die Patienten, die auf beiden Ohren einen Tinnitus haben oder auf beiden Ohren Stimmen hören oder auf dem einen Ohr einen Tinnitus haben und auf dem anderen Ohr eine Stimme hören. Nach alter Nomenklatur liegt auch hier ein „manisch-depressives Irresein" vor.

Da der Hör-Konflikt auch zu den Revier-Konflikten gehören kann (biologisch gesprochen „hört" der Revierinhaber den Rivalen), mindestens im weiteren Sinne, so kann der Patient auch mehr manisch oder mehr depressiv sein, je nachdem, wie die Akzentuierung der Konflikte ist.

Auch hier muß, wenn nötig, eine Therapie zusammen mit dem Patienten sehr behutsam vorgehen. Vor allem darf man nicht versäumen, den Patienten darauf hinzuweisen, daß er in der Heilungsphase die betroffenen Frequenzen (nur für die Dauer der pcl-Phase) nicht mehr hören wird. Man nennt das „Hörsturz". Natürlich kommt es gar nicht so selten vor, daß die Heilungsphase häufig unterbrochen wird von Rezidiven. Dann kann der Patienten evtl. wieder einen Tinnitus hören. Aber der Hörsturz kann dann Jahre lang andauern (Schwerhörigkeit). Deshalb ist es wichtig jeweils das DHS zu finden und den Konflikt definitiv zu lösen.

Interessant ist hier, daß nicht etwa das linke Ohr bei Rechtshändern unbedingt das „Mutter/Kind-Ohr" oder das „Vater/Kind-Ohr" sein muß, sondern, daß eben der Hör-Konflikt zum Revierbereich zählen kann, wobei man die Stimme des Revierrivalen hört aber seinen Ohren nicht zu trauen glaubt. Meist gelten die Stimmenhörer als harmlose Paranoiker aber ihre schizophrene Konstellation kann auch kombiniert sein mit z. B. einer weiteren aggressiv-biomanischen Konstellation. Dann sind die gar nicht mehr harmlos. Denn sie glauben fest den Stimmen und den Aufträgen dieser Stimmen. Viele religiöse Fanatiker sind z. B. „Stimmenhörer".

Was passiert bei uns, wenn wir im Traum Stimmen hören? Vermutlich erleiden wir da kurzfristige Rezidive eines Hör-Konfliktes, wobei auf der Gegenseite des Gehirns dann entweder ein aktiver Hör-Konflikt (sog. „Bank) in ca-Phase hängt oder ein anderer corticaler Konflikt. Denn für solches „Traumhören" genügt es schon, daß einer der beiden Konflikte der Konstellation ein Hör-Konflikt ist. Da das „Traum-Rezidiv" des einen Konflikts meist nur sehr kurzfristig ist, besteht beim Erwachen bereits nur noch 1 aktiver Konflikt und dadurch sofort Abstand zum Geschehen, d. h. der Betroffene weiß sofort: Das war ein Traum!

2.6.4.16.1 Fallbeispiel: Stimmenhören

1. DHS 1986:
Patient war 20, beim Militär, hatte eine Freundin (Ulrike), die aber einen Freund hatte. Das akzeptierte er. Das DHS für ihn war, daß sie ihre beiden Freunde mit einem 3. Freund betrog. Das fand er schlimm. Sie trennte sich von ihm.
a) Revier-Konflikt (links-cerebral)
b) Revierangst-Konflikt (links-cerebral)
c) Hör-Konflikt
Damals war er manisch.

2. DHS 1990:
1988 neue Freundin – hatte aber Ulrike, mit der er den 1. Intimverkehr hatte, immer noch im Kopf. Mit der neuen Freundin ging es bis 1989 (1 ½ Jahre). Aber die Hälfte davon war sie im Ausland.
Sie gab ihm den Laufpaß. Das traf ihn wieder furchtbar.
Von da ab war er überwiegend depressiv.
a) Revier-Konflikt
b) Revierärger-Konflikt
c) Hör-Konflikt

3. DHS = doppeltes Rezidiv:
Von 1994 – 1998 (März) war er mit einer neuen Freundin zusammen, Carol.
DHS: Sie trennt sich von ihm im März '98.
Dadurch wurde 1. und 2. DHS reaktiviert.
Manisch depressiv: Himmelhoch jauchzend, zu Tode betrübt.
Von da ab hörte er Stimmen!
a) Rezidiv beider Revier-Konflikte
b) Rezidiv beider Revierärger-Konflikte
c) Rezidiv beider Hör-Konflikte

Er hörte immer „hämische Stimmen", die ihn beim Namen riefen: „Haha, die Freundin hat einen anderen ..."

Mitte August '98 hatte ihm Anne „gestanden", daß sie von ihm schwanger sei. „Ich war gespalten, völlig unvorbereitet."

Seit die Freundin Carol ihm im März 1998 weggelaufen war, „dachte ich verändert. Ich überlegte dauernd zwanghaft, wie andere Menschen, mit denen ich zu tun hatte, reagieren oder denken."

Rezidiv 1 und 2 bzw. Verstärkung beider Konflikte bei einem großen Streit mit Anne um Ende Oktober '98, wobei er sich mit Gewalt Zugang zu Anne verschaffen wollte.

Anne warf ihn hinaus und beendete die Beziehung.

Da das schon vorher bestandene Stimmenhören schier unerträglich wurde, ging er freiwillig in eine psychiatrische Klinik.

Diagnose: paranoid halluzinatorische Schizophrenie mit Stimmenhören.

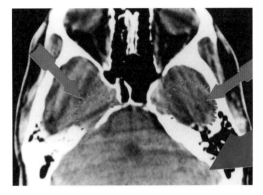

Linker Pfeil:
1. Hör-Konflikt, aktiver HH.

Rechter oberer Pfeil:
2. Hör-Konflikt, aktiver HH.

Von da ab „hört man Stimmen"
(paranoide Halluzination).

Rechter Pfeil unten: siehe auf
Kleinhirn-Schnitt.

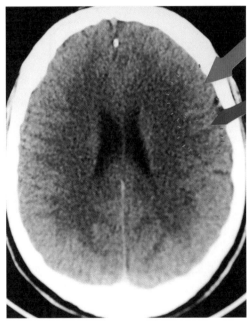

1. Pfeil rechts oben:
Revierangst-Konflikt, aktiver HH.

2. Pfeil rechts:
Revier-Konflikt, aktiver HH.

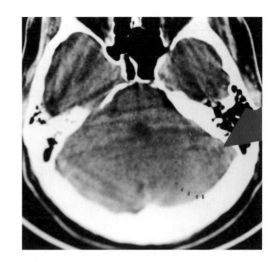

Pfeil rechts:
halb gelöster HH im Kleinhirn-
Bereich für linke Brust (= halb-
feminine Reaktion).

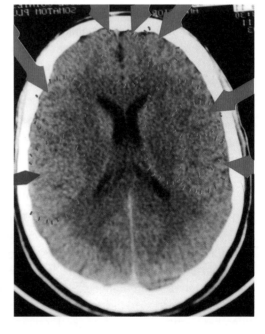

Obere beiden Pfeile:
aktiver parazentraler Konflikt
Des-nicht-Zubeißen-dürfens
(Zahnschmelz).

2. Pfeil rechts:
aktiver HH, Frontalangst-Konflikt.

3. Pfeil rechts:
großer Revier-, Revierangst- und
Revierärger-Konflikt, alle aktive
HH.

2. Pfeil links:
Revierangst-Konflikt bei Linkshän-
der, aktiver HH.

3. Pfeil links:
Revier-Konflikt bei Linkshänder.

Zusammen doppelte schizophrene corticale Konstellation, Schwebe-Konstellation
(Revier-Konflikt links und Revier-Konflikt rechts) und casanova-postmortale
manisch-depressive Konstellation.

2.6.4.16.2 Fallbeispiel: 5 Monate lang schizophrene Konstellation und Depression nach Tod des Ehemanns

Diese Patientin von 55 Jahren aus der Schweiz ist eine reiche Frau. Zwar erleiden reiche Leute viel seltener ein DHS mit andauerndem Konflikt als arme Leute, weil viele Probleme mit Geld zu regulieren sind, wenn es aber darum geht, dieses Geld zu halten, dann erleiden auch die reichen Leute in gleicher Weise Konflikte wie arme Leute.

Bei dieser Patientin starb der Ehemann nach einem Firmenbankrott. Die Lösung für ihn hatte darin bestanden, daß er mit knapper Not sein Privatvermögen weitgehend daraus gerettet hatte. Wenige Wochen später starb er am Herzinfarkt.

Bei seinem Tod erlitt die 55-jährige Ehefrau ein DHS mit Revier-Konflikt. Dieser Konflikt schlug gleich dreifach bei ihr ein. Auf der einen Seite steckte ihr der gerade glücklich überstandene Konkurs noch tief in den Knochen, wie man so sagt. Außerdem war das Verhältnis der beiden Ehegatten denkbar glücklich gewesen. Nun brach alles zusammen. Wer weiß, ob nicht das Gespenst des Konkurses wieder aufwachen und alles mit sich in den Strudel ziehen würde. Deshalb erlitt sie 1. einen menschlichen Revier-Konflikt um den Verlust ihres Ehemannes, der „seiner Chefin aus dem Revier gefallen" war, dazu gleichzeitig einen Revier-Konflikt um Hab und Gut. Hinzu kam als 3. Konflikt bei ein und demselben DHS eine furchtbare Angst vor der Zukunft. Alle diese 3 Konflikte schlugen auf der rechten Seite ein (siehe auf dem ersten Bild die 3 Pfeile rechts).

Aber ein Unglück kommt selten allein: 1 Woche nach dem Tod ihres Ehemannes, als die Patientin in voller Konfliktaktivität war und bereits rasch an Gewicht abnahm, vertraute ihr die um 10 Jahre jüngere Sekretärin ihres Mannes an, daß sie im letzten halben Jahr ein besonders inniges intimes Verhältnis zu dem Ehemann der Patientin gehabt habe. Es sei zwischen beiden die wahre Liebe gewesen.

Die Patientin, die ja bereits in Dauer-Sympathicotonie war, erstarrte nochmals zu Eis und ihr blieb förmlich die Luft weg (weiblich-sexueller Konflikt mit Kehlkopf-Ca, unterer Pfeil links). Zugleich mit diesem neuen DHS war eine furchtbare Angst hinzugekommen, denn die beiden Menschen, denen sie am meisten vertraut hatte, hatten sie hintergangen. Sie stellte sich vor, wie ihr Mann im letzten halben Jahr bei jeder „Geschäftsfahrt" mit seiner Sekretärin Flittertage verlebt hatte. Nun aber konnte sie auch der Sekretärin nicht mehr trauen. Sie bekam furchtbare Angst (1. CT-Bild, mittlerer Pfeil links).

Von diesem Moment an hatte die Patientin die Konstellation der *Schizophrenie*. Sie sagt selbst, sie sei in den nächsten 5 Monaten so völlig verwirrt gewesen, daß sie eigentlich in eine psychiatrische Anstalt gehört hätte. Hinzu kam nämlich noch, daß die Patientin seit dem Tod ihres Mannes eine tiefe Depression hatte und höchst suizidgefährdet war, was man in ihrer Umgebung für Trauer hielt. So raste sie z. B. mitten in der Nacht ganz plötzlich 800 km weit in wildester Panik über die Autobahn zu ihrer Tochter, da sie Angst hatte, sie könnte sich selbst umbringen.

Aber es kam noch härter: Mitten in diese sechsfache, man kann fast sagen „totale Großhirn-Konfliktaktivität" platzte die allerschlimmste Erbauseinandersetzung mit einem Stiefschwiegersohn. Diese war allerdings quasi vorprogrammiert, da die Ehepartner vorher jeder schon einmal verheiratet gewesen waren und nunmehr „meine Kinder, deine Kinder und unsere Kinder" hatten. Dieser Konflikt („Ich traute meinen Ohren nicht") schlug wieder als Doppelkonflikt bei der Patientin ein. Die 1. Seite der Medaille war der „Informationsbrocken-Konflikt" („Ich wartete vergeblich auf die Information, die ich hatte haben wollen.") und verursachte ein sog. „Akustikus-Neurinom", was nichts anderes heißt als einen Hamerschen Herd im Kern des Nervus statoakusticus (letztes Bild, oberer Pfeil). Die zweite Seite der Medaille war ein Verhungerungs-Konflikt mit Familienangehörigen um Geld, typischer „Leber-Konflikt". Deshalb der Hamersche Herd im Stammhirn rechts (letztes Bild, unterer Pfeil).

Wie die Patientin es geschafft hat, aus ihren beiden ersten Hauptkonflikten herauszukommen, müßte jedem Fachmann ein Rätsel sein und für einen Psychiater ein Wunder.

Die Patientin hatte eine gute Freundin, eine, mit der sie „Pferde stehlen konnte". Sie und ihre leiblichen Kinder redeten mit ihr, arrangierten die Aussöhnung mit der Sekretärin, die sich entschuldigte. Die Finanzen stabilisierten sich.

Trotzdem ist und bleibt es ein Wunder, daß die Patientin es geschafft hat, aus diesem Teufelskreis herauszufinden. Sie hatte aber zudem auch noch „mehr Glück als Verstand", wie man so sagt. Wie man an dem Hirn-CT sieht, ist die letzte Sache (Erbauseinandersetzung mit dem Stiefschwiegersohn) auch heute nicht „gegessen", aber es zeichnen sich bereits erste zarte Oedeme ab, sog. perifocale Oedeme um den Hamerschen „Leber-Herd" in dem Pons rechts.

Von der Lösung des sexuellen Konfliktes (November '85) an war die Patientin wieder „normal", aber noch depressiv. Diese Depression verlor sich rasch nach der Lösung auch des Revier-Konfliktes (Dezember '85). Bis dahin 15 kg Gewichtsverlust.

Fast wäre aber alles umsonst gewesen, denn als die Patientin immer schlechter hörte (und Leberbeschwerden hatte), machten ihre Ärzte bei ihr ein Hirn-CT, fanden das „Akustikus-Neurinom", rechneten den „Leber-Herd" gleich hinzu („großes Akustikus-Neurinom") und wollten sofort operieren. Ich riet ihr genauso dringend ab. Seither ist natürlich, wie die Kontrollen zeigen, der Hamersche Herd, oder besser die Hamerschen Herde, im Stammhirn nicht gewachsen, können auch gar nicht wachsen, aber der Konflikt ist noch nicht definitiv gelöst, er ist stark abgeschwächt, wahrscheinlich sogar vorübergehend gelöst. Und die Lösungsphase wird noch Schwierigkeiten machen. Die Patientin hat wieder Gewicht zugenommen seit Dezember '85, in letzter Zeit hört sie auch wieder besser, die Leberwerte (Heilungsphase = Hepatitis, vom Revierärger-Konflikt) sollen besser geworden sein. Nachzutragen ist noch, daß die Patientin nach ihrer Depression auch starken Husten hatte. Auch hatte sie damals Krebsangst-Knoten am Hals, die aber nicht als karzinomatös angesehen wurden. Zudem hatte die Patientin in dieser konfliktaktiven Zeit eine sehr heisere Stimme.

An diesem Beispiel, das aus Allerwelts-Konflikten zusammengesetzt ist, läßt sich noch eine ganze Menge lernen.

Zunächst einmal hat die Patientin großes Glück gehabt, daß keiner ihrer Krebse (Intrabronchial-Ca, Kehlkopf-Ca, Kiemenbogenzysten-Ca am Hals und Leber-Ca) entdeckt wurde. Dadurch sind ihr weitere Schocks erspart geblieben, die sie kaum verkraftet hätte. Das Argument, das ich ihr gesagt hatte, Hirnzellen könnten sich gar nicht teilen, deshalb könne das Akustikus-Neurinom auch nicht wachsen, leuchtete ihr ein und auch den Ärzten, denen sie das gleiche sagte als Begründung, daß sie sich nicht operieren lassen wolle.

Wichtig an diesem Fall aber ist zu sehen, daß jeder Mensch innerhalb einer Stunde, ja Sekunde „schizophren" werden kann. Ob er von da ab für immer den Makel des „Schizophrenen" behält, hängt in unserer Gesellschaft wieder davon ab, ob diese Diagnose einmal amtlich festgestellt wird (so ähnlich wie beim Krebs). Wenn das passiert wäre, hätte sich der ganze Verlauf völlig anders gestaltet, die Patientin wäre entmündigt worden. Die Erbauseinandersetzungen, die sie nunmehr mühsam in den Griff zu bekommen scheint, wären völlig gegen sie gelaufen, der Tod wäre vorprogrammiert gewesen. Die Patientin spürte die Gefahr dauernd und sagte immer: „Mein Stiefschwiegersohn will mich umbringen."

Dieser Fall zeigt so klar und verständlich, daß sog. Schizophrenie nichts mit Vererbung oder sog. „Endogenität"[35] zu tun hat, als welcher Art sie ja heute angesehen wird. Es ist lediglich eine unglückliche aber biologisch sinnvolle Konstellation. Denn diese Patientin gehörte bis dahin zu den allernormalsten Menschen die man sich nur vorstellen kann. Diese Konstellation kann durch eine Reihe von Faktoren zustande kommen. Man sieht auch, wie eng Depression und Schizophrenie miteinander verwandt sind, aber eben nur als *Häufigkeit der Konstellation!* Auch eine „Chefin", die schon maskulin reagiert, weil sie weit jenseits der Wechseljahre ist, und deshalb einen Revier-Konflikt erleidet, als ihr Mann, der brav und lieb (fast)

---

35 endogen = von innen kommend, im Inneren entstehend

alles tat, was sie sagte, ihr aus dem Revier lief und starb, die gleiche Chefin kann aber auch noch mit einem weiblich-sexuellen Konflikt reagieren, wenn der Anlaß entsprechend dramatisch schlimm ist und wenn die rechte Cortical-Hemisphäre bereits durch einen aktiven Konflikt „geschlossen" ist. Diese Patientin hatte nun auch noch beidhemisphärisch Hamersche Herde frontal rechts und links durch furchtbare Ängste erlitten, sie war quasi *„doppelt schizophren".*

Daß die zugehörigen Krebserkrankungen nicht entdeckt wurden, war ein Segen und hat die ganze Sache „kriminalistisch" nachvollziehbar gemacht. Daß diese Patientin nicht bei ihren vielen Konflikten einmal auch einen Zentralkonflikt erlitten hatte, war ein weiteres Glück für sie, denn dann wäre sie „dramatisch auffällig" geworden und in eine Anstalt gebracht worden. So war sie nur für ihre nächste Umgebung auffällig.

Sie hat alles überwunden. Es geht ihr heute, 14 Jahre nachher, gut.

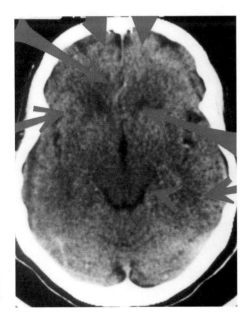

Pfeile rechts: Revierangst- und Revierärger-Konflikt.
Großer Pfeil: Sträube-Konflikt

Pfeile links (von oben nach unten): Ohnmächtigkeits-Konflikt, Beiß-Konflikt (nicht zubeißen können, Dentin), sexueller Konflikt mit Hör-Konflikt (sie traute ihren Ohren nicht, als die Sekretärin ihres Mannes die Love-Story gestand).

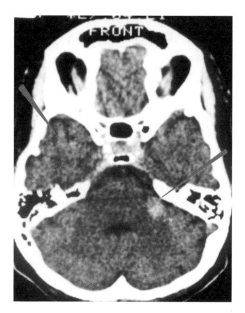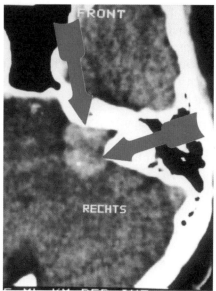

Linkes Bild
Pfeil links: Hör-Konflikt
Pfeil rechts: (Stammhirn) Informationsbrocken-Konflikt (vergrößert im rechten Bild)

2.6.4.17 Die Bulimie-Konstellation

Linkshändiger Mann:
Konflikt-des-sich-Sträubens
Rechtshändige Frau:
Angst-Ekel-Konflikt

Rechtshändiger Mann:
Revierärger-Konflikt
Linkshändige Frau:
Identitäts-Konflikt

HH im Unterzuckerungs-
Relais
(Glukagon-Mangel)
Hunger-Zentrum

HH im Magen-,
Lebergangs-,
Bulbus duodeni-,
Pankreasgangs-,
Magenschleimhaut-
Relais

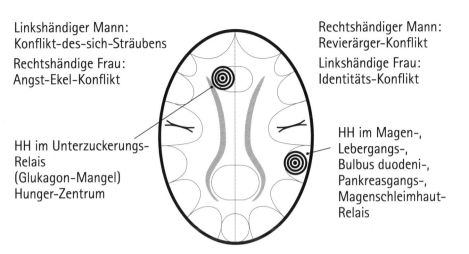

Schematischer Schnitt durch das Großhirn

Die sog. Bulimie ist eine schizophrene Konstellation, bei der nur einer der beiden Konflikte ein Revierbereichs-Konflikt ist. Die sog. „Freß-Brech-Sucht" kommt dadurch zustande, daß der Patient durch den HH links-cerebral ständig unterzuckert ist, weil das Glukagon, der Gegenspieler zum Insulin, fehlt. Der Patient hat also ständig Hunger und ißt dauernd gegen seine Unterzuckerung. Durch das Magen-Ulcus rechts-cerebral hat er jedoch dauernd Brechreiz, weil der Magen diese viele Nahrung nicht aufnimmt.

Bei der rechtshändigen Frau ist die Reihenfolge:

1. Angst-Ekel-Konflikt (weibliche Reaktion)
2. Revierärger-Konflikt (männliche Reaktion)

Bei der linkshändigen Frau ist die Reihenfolge:

1. Identitäts-Konflikt (weibliche Reaktion)
2. Angst-Ekel-Konflikt (wieder weibliche Reaktion)

Beim rechtshändigen Mann ist die Reihenfolge:

1. Revierärger-Konflikt (männliche Reaktion)
2. Angst-Ekel-Konflikt (weibliche Reaktion)

Beim linkshändigen Mann ist die Reihenfolge:

1. Konflikt-des-sich-Sträubens (männliche Reaktion)
2. Revierärger-Konflikt (wieder männliche Reaktion)

Die Bulimie ist ein sehr gutes Beispiel, um sich die Reihenfolge der Konflikte und das „Springen" der HHe auf die cerebrale Gegenseite bzw. das „Zugeschlossen-Sein" einer Hirnseite zu veranschaulichen. Wichtig ist: Die Zuordnung vom Gehirn zum Organ ist immer gleich und unveränderbar, ebenfalls die Zuordnung Kind und Partner hinsichtlich der motorischen und sensorischen Innervation.

Mechanismus der Bulimie:
Sie essen dauernd wegen der Unterzuckerung (aktiver HH im Unterzuckerungs-Relais) und brechen wegen Magen-Ulcus (aktiver HH im Magenschleimhaut-Relais).

2.6.4.17.1 Fallbeispiel: Schizophrene Konstellation mit Bulimie

Die Scanner auf der folgenden Seite gehören einem 23-jährigen rechtshändigen Mädchen aus Frankreich, die zu den vielen Patienten gehört, die abwechselnd als neurotisch, spinnert, verrückt oder schizophren und depressiv bezeichnet werden. – Sie hatte mit 14 Jahren ein furchtbares Erlebnis, als die Mutter sie mit einem Kopfkissen würgte und sie panische Angst bekam, zu ersticken. Sie erlitt ein Kehlkopf-Ca (linkes unteres Bild, linker Pfeil) und gleichzeitig einen Zentralkonflikt im Zucker-Zentrum (zentral deshalb, weil sie die Mutter in diesem Moment halb als Mutter und halb als Partnerin oder Rivalin ansah; Pfeile der beiden Bilder), der noch rudimentär besteht. Ein solches Kehlkopf-Ca mit HH links frontal gehört nach meinen Erkenntnissen zu den weiblich-sexuellen Konflikten. Das Mädchen verlor damals mit 14 augenblicklich ihre Periode.

Von 14 bis 19 hatte das Mädchen diesen „hängenden halbsexuellen Konflikt". Sie träumte häufig, die Mutter wolle sie umbringen, ansonsten war der Konflikt stark reduziert. – Mit 19 Jahren hatte sie einen (sehr weichen) Freund. Sie selbst war burschikos maskulin. Sie erlitt ein neues DHS, als der Softie-Freund sie unter sehr ärgerlichen dramatischen Umständen verließ. Sie erlitt einen Revier-Konflikt (Pfeil rechts oben) und ein Magen-Ulcus-Ca (Pfeil rechts unten), entsprechend einem gleichzeitigen Revierärger-Konflikt. Wir haben kein Rö-Bild der Lunge, aber es ist davon auszugehen, daß es ein Bronchial-Ca war, das diesem Revierangst-Konflikt auf organischer Seite entsprach. Das Magen-Ulcus wurde diagnostiziert und machte sich in der Folgezeit dramatisch in Form einer Bulimie bemerkbar.

Von dem Moment an, wo das Mädchen zu dem hängenden Kehlkopf-Konflikt links noch den Revier-Konflikt dazu hatte, war sie in der *Konstellation der Schizophrenie*. Sie träumte, schrie nachts auf und vermeinte, ihre Mutter wolle sie wieder umbringen, sie litt unter schwerster nächtlicher Bulimie, sog. Freß-Brech-Sucht, und hatte eine sehr dramatische *Depression!* Dieser Zustand der schizophrenen Konstellation dauerte etwa ein Jahr.

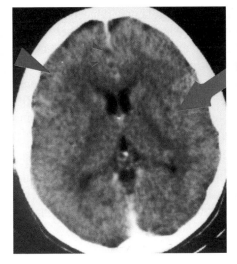

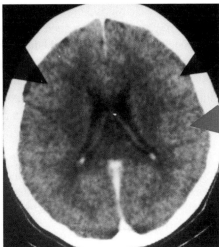

Der Kollege aus Frankreich, der mir den Fall schriftlich berichtete und auch die Hirn-CT-Bilder anfertigen ließ, konnte nicht sagen, warum – möglicherweise durch einen glimpflich verlaufenen Unfall bedingt, den das Mädchen erlitt als vorübergehendes DHS-Rezidiv – der (sexuelle) Kehlkopf-Konflikt sich gelöst hat. Er ist in Lösung, wie man auf dem Hirn-CT sehen kann, denn er hat einen Oedemsaum (Pfeil links, Bild oben). Die Patientin bekam ihre Periode wieder. Durch diese Hormonveränderung löste sich auch nahezu automatisch der Revier-Konflikt, denn das Mädchen

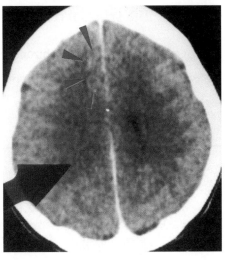

war jetzt wieder „in anderer Dimension" hormonal gesehen. Von da ab galt das Mädchen wieder als normalisiert, nahm viel Gewicht zu, wiegt jetzt 65 kg.

Auf den Hirn-CT-Bildern sind sämtliche Konflikte „sanft in Lösung", d. h. sie haben keinen tiefschwarzen Oedemsaum wie nach Lösung von Konflikten, die eine Zeitlang hochakut konfliktaktiv waren und dann auf einmal gelöst sind. Diese „hängenden Konflikte" haben, wenn sie gelöst werden, auch einen protrahierten[36] Lösungsverlauf, das habe ich stets beobachtet. Von dem abgelaufenen Zentralkonflikt ist nur noch die Veränderung des Zentrums dieses Zentralkonfliktes übrig (siehe obere kleine Pfeile links, Unterzuckerungs-Relais und Überzuckerungsrelais-HHe).

---

36 protrahieren = zeitlich in die Länge ziehen

Es gibt sehr viele Menschen, die mal „ausrasten". Die meisten beruhigen sich ziemlich rasch wieder, das ist ja auch normal so. Wenn wir uns nun klarmachen wollen, daß viele dieser Menschen mal für kurze oder etwas längere Zeit eine schizophrene Konstellation gehabt haben, würde das zunächst mitleidiges Kopfschütteln hervorrufen. Denn das Wort Schizophrenie ist doch nahezu das Urteil für lebenslänglichen Makel, weil „einmal schizophren – für immer schizophren" gilt. Oft ist es auch mit lebenslänglicher Anstaltsunterbringung verbunden, bedeutet dann fast so etwas wie lebenslängliches Gefängnis, sprich Hospitalisation.

In Wirklichkeit ist es aber „nur" eine Konstellation, die man genauso rasch wieder ändern kann, wie sie gekommen ist. Übrigens können die Tiere genau wie die Menschen eine Schizophrenie erleiden. Kein Tierkenner, der das nicht bei unseren Haustieren schon beobachtet hätte (siehe letzter Fall: schizophrene Konstellation bei Boxerhündin).

2.6.4.18   Die schizophrene Konstellation der Sehrinden

Die vier Möglichkeiten der schizophrenen Konstellation der Sehrinden

Schematischer Schnitt durch das Großhirn

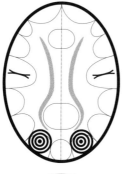

1. Retina-Relais
   Wenn 2 HHe in den Retina-Relais:
   Verfolgungswahn wegen "Sache"

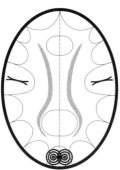

2. Glaskörper-Relais
   Wenn 2 HHe in den Glaskörper-Relais:
   Verfolgungswahn vor "Personen"

3. Kombination zweier HHe im
   Glaskörper-Relais (hier links) und im
   Retina-Relais (hier rechts):
   Kombinations-Konstellation!
   Verfolgungswahn vor "Person" (HH links) und
   Verfolgungswahn vor "Sachen" (HH rechts)

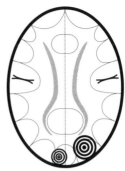

4. Kombination zweier HHe im
   Glaskörper-Relais (hier rechts) und im
   Retina-Relais (hier links):
   Kombinations-Konstellation!
   Verfolgungswahn vor "Person" (HH rechts) und
   Verfolgungswahn vor "Sachen" (HH links)

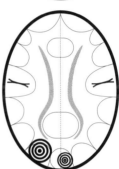

Die Augen sind nicht nur physikalisch-optisch komplizierte Organe, sondern auch die Sehrinden.

Die Sehrinden können wir einteilen (medizinisches Neuland!!) in den occipital-lateralen Teil, der mit beiden gleichseitigen Netzhauthälften zur Gegenseite blickt (90%!) und dem jeweils medialen Teil, der für den Glaskörper der Gegenseite zuständig ist.

Entsprechend gibt es auch die verschiedenen, oben aufgeführten Kombinationen der schizophrenen Konstellation der Sehrinden.

Beide Sehrindenteile machen einen HH bei einem Konflikt mit dem Gefühl, verfolgt zu werden. Der für die Netzhaut zuständige Teil der Sehrinde bei DHS des „Sich-verfolgt-Fühlens" durch Dinge oder Gegebenheiten bzw. schlichte Gefahren, dagegen der für den Glaskörper zuständige Teil der Sehrinde (medial gelegen) für eine Verfolgung durch Personen oder Tiere, jedenfalls lebende Wesen.

Wichtig ist: Auch die Sehrinden sind im weiteren Sinne kind- bzw. partnerbestimmt: Die Rechtshänderin sieht mit ihren beiden rechten Netzhauthälften und ihrer rechten Sehrinde nach links auf ihr Kind. Bei der Linkshänderin ist es umgekehrt.

Der Rechtshänder schaut mit seinen beiden linken Netzhauthälften von der linken Sehrinde nach rechts auf seine Partner, Feinde und Landschaft. Bei Linkshändern ist es umgekehrt.

Kreuzung der Sehnervenfasern

Fixierlinie (= Mittellinie) dort können beide Augen "scharf sehen", entsprechend der fovea centralis = Scharfseh-(punktförmiges) Feld auf der lateralen Netzhaut

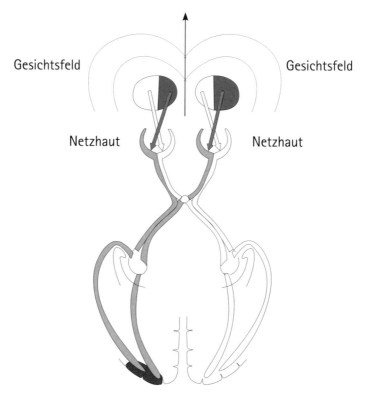

Gesichtsfeld

Gesichtsfeld

Netzhaut

Netzhaut

2.6.4.18.1 Fallbeispiel: Patient mit schwerem Verfolgungswahn

Der folgende Fall handelt von einem Patienten mit doppelter schizophrener Konstellation der Sehrinden und demgemäß einem schweren doppelten Verfolgungswahn.

Der 62-jährige Patient hatte einen Angst-im-Nacken-Konflikt vor Sachen und einen Angst-im-Nacken-Konflikt vor Personen sieben Monate aktiv gehabt. Zum Zeitpunkt der ersten Aufnahme waren die Konflikte seit 4 Wochen in Lösung. Der Patient hatte ein Krankenhaus der Neuen Medizin gründen wollen, war aber laufend mit behördlichen Anordnungen terrorisiert worden. Gleichzeitig hatte er wegen der ungeklärten rechtlichen Situation der Klinik ungeheure Angst, daß ein Patient sterben könnte. Sein Ärger über die maßlose Willkür der Behörden, die das Krankenhaus mit allen Mitteln verhindern wollten, führte gleichzeitig zu einem Magen-Ulcus-Ca.

Durch lange Gespräche mit seinen Freunden und Geschwistern konnte er die Konflikte überwinden und die Komplikationen der Heilungsphasen (starke Kopfschmerzen, Sehverschlechterung) mit einer Cortison-Behandlung beherrschen. Der in der konfliktaktiven Phase aufgetretene starke Verfolgungswahn hatte sich z. B. darin geäußert, daß der Patient nie schlafen gehen konnte, ohne daß er seine Haustüre mit mehreren schweren Möbelstücken verrammelt hätte.

Die Pfeile weisen beiderseitig occipital auf 4 HHe in den Retina-Relais (Verfolgungswahn wegen Sachen) und zwei HHe in den beiden Glaskörper-Relais (Verfolgungswahn wegen Personen). Die Herde sind besonders links in deutlichem Lösungs-Oedem zum Zeitpunkt dieser Aufnahme. Durch das Lösungs-Oedem sah der Patient zu dieser Zeit sehr schlecht, lief oftmals gegen Glastüren. Das perifocale Lösungs-Oedem des linken occipitalen HHs im Retina-Relais konnte auch der Radiologe identifizieren und bezeichnete es deshalb mit einer Markierung.

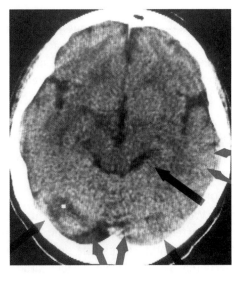

Die beiden rechten Pfeile weisen auf das ebenfalls etwas in Lösung befindliche Relais für das Magen-Ulcus-Ca.
Der mittlere Pfeil zeigt Verdrängung des rechten Schenkels der Zisterna ambience zur Mittellinie hin (= gelöster Verlust-Konflikt in pcl-Phase).

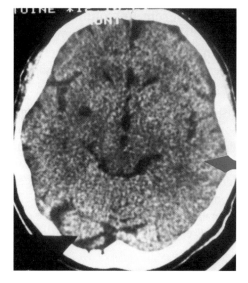

Das nebenstehende Bild, das 4 Monate später aufgenommen wurde, zeigt, daß das rechts-occipital-cerebrale Oedem der Sehrinde gar nicht mehr zu sehen ist. Links-occipital zeigt das verbliebene Oedem jedoch, daß die Heilung des HHs noch keineswegs abgeschlossen ist. Solche corticalen HHe werden bis heute oft als vermeintliche Meningeome, also als Hirn-Tumoren, herausoperiert.

2.6.4.18.2 Fallbeispiel: Schizophrene Konstellation durch
a) sexuellen Konflikt: abgewiesene lesbische Liebe
b) Angst-im-Nacken-Konflikt: Angst vor dem Finanzgericht

Eine damals 26-jährige junge Frau, Akademikerin mit einer sehr guten Stellung in der Industrie, hatte sich – nach mehreren fehlgeschlagenen Beziehungen mit Freunden, bei denen sie jeweils „die Chefin" war – verliebt in eine Psychologin gleichen Alters. In diesem angestrebten Verhältnis fühlte sie sich aber als der weibliche Part.

Anfang Mai '84 kam diese Freundin die Patientin besuchen mit einem Freund. Die Patientin war sehr eifersüchtig, und als sie für kurze Zeit allein waren, küßte sie die Psychologin auf den Mund. Diese ließ es sich auch gefallen, was die Patientin überglücklich machte.

1. DHS:
Eine Woche später, Mitte Mai, brachte sie die Freundin von einem ihrer regelmäßigen Treffen im größeren Kreis mit dem Auto nach Hause. Nach dem Abschied tat es der Patientin leid, daß sie sich nicht getraut hatte, das Verhältnis endgültig zu vertiefen. Sie fuhr deshalb wieder zurück – nach Mitternacht – und bat um Einlaß. Als sie ihrer Freundin in deren Appartement gegenüberstand, faßte sie sich ein Herz und bat darum, mit ihr schlafen zu dürfen.

Die Freundin wies das ab. „Nein, das sei nicht möglich, das sei noch viel zu früh!" Sie warf praktisch die Patientin aus ihrer Wohnung. Die Patientin war „am Boden zerstört", wie sie sagte. Sie liebte die Freundin heute noch und würde auf der Stelle mit ihr schlafen, wenn es möglich wäre.

Die Patientin erlitt einen Hamerschen Herd im linken periinsulären Bereich.

Von da ab konnte sie an nichts anderes mehr denken, als wie sie die Freundin doch noch verführen könnte. Sie machte ihr Avancen noch und noch. Aber die Freundin bog das immer entschieden ab.

2. DHS:

Am 15. Juni '84 erhielt die Patientin einen Brief von den Eltern, daß der Vater vor das Finanzgericht zitiert sei und große Gefahr laufe, mit seinem Versicherungsbüro pleite zu gehen. Die Patientin war wie vom Blitz getroffen. Sie sagte, sie habe zweierlei panische Angst (im Nacken) gehabt: 1. daß die gesamte Familie nun quasi in Konkurs gehe, und 2., daß der Vater einen 2. Herzinfarkt bekomme. Den 1. Herzinfarkt hatte der Vater vor knapp 20 Jahren gehabt.

Augenblicklich wurde die Patientin psychotisch-schizophren:

Sie machte plötzlich die verrücktesten Sachen, die ihr früher nie hätten passieren können. Sie warf z. B. ihr Briefpapier einfach aus dem Fenster ihrer Wohnung auf die Straße, so daß sich die Passanten wunderten. Sie ging im Jogginganzug zu einer Besprechung mit dem Firmenchef, was ihr normalerweise, superkorrekt wie sie war, nicht einmal im Traum hätte passieren können. Vom Moment des DHS hatte sie auch, wie sie sagte, ein andauerndes „Knacken im Kopf" und „wie einen Ring um den Kopf, der den Kopf zusammenklemmt".

Ein ganz seltsames „paranoides Symptom" berichtete die Patientin: Sie sah in dieser Zeit ihre Mutter teilweise „falsch", d. h. sie sah sie „zu jung oder zu alt" als sie in der Realität war.

Ganz eindeutig war der Computer der Sehrinden durcheinandergeraten. Denn sie assoziierte mit einem realen Bild von der Mutter ein früher gesehenes oder ein für später sich vorgestelltes teils erinnertes, teilweise imaginäres Bild. Sie „transformierte" quasi ein „reales Foto" von der Mutter in ein irreales Bild.

Anfang Juli '84 schenkte die Patientin ihrer Freundin einen Cartier-Ring aus Gold als „eindeutiges Zeichen". Die Freundin nahm den Ring an. Sie hatte einige Tage zuvor zu der Patientin gesagt: „Du bist mir sehr wichtig." Die Patientin schöpfte wieder Hoffnung. Aus dieser Zeit vom 10.7.84 stammt das Computertomogramm des Kopfes. Zu diesem Zeitpunkt war auch die Sache mit dem Finanzgericht zunächst entschärft. Zu dieser Zeit war die Patientin auch nicht mehr psychotisch.

Durch ihr auffälliges Verhalten hatte aber inzwischen die Firma die Konsequenzen gezogen und sie entlassen (Ende Juli '84). Die Sache zog langsam aber sicher weitere Kreise in ihrem Bekanntenkreis. Man rückte von ihr ab.

Anfang August '84 rückte auch die Freundin von ihr ab, obwohl die Patientin zu diesem Zeitpunkt nicht mehr psychotisch war. Dadurch *wurde* sie aber wieder psychotisch – in Verbindung mit einem jähen Wiederaufkommen der Schwierigkeiten ihres Vaters mit dem Finanzgericht. Kurz darauf mußte der Vater das Versicherungsbüro auf die Mutter überschreiben, um noch zu retten, was zu retten war. Die Patientin bekam das alles hautnah mit, zumal sie nach ihrem Ausscheiden aus der Firma wieder zu Hause wohnte. Das Rezidiv-DHS für den sexuellen Konflikt bestand darin, daß sie die Freundin bat, doch mit ihr zusammen auf Sylt Urlaub zu machen. Die Freundin lehnte entschieden ab und fuhr statt dessen mit einem Freund woandershin in Urlaub.

Nun waren wieder alle beiden Konflikte aktiv und die Konstellation zur Schizophrenie wieder gegeben.

An dieser Konstellation hat sich bis heute nur wenig geändert. Beide Konflikte „hängen". Der Angst-im-Nacken-Konflikt ist deutlich reduziert und hängt nur noch auf niedrigem Level, obwohl der Prozeß noch nicht abgeschlossen ist. Da aber der Bruder inzwischen eine gute Position in der Industrie hat, hofft sie, er könne notfalls, bzw. im Katastrophenfall, einspringen.

Die Freundin rückte jetzt noch immer mehr von der Patientin ab, weil diese auch wirklich sehr verändert war und das auch der Freundin sagte. Sie konnte keine Emotionen mehr empfinden wie früher, vergaß alles, war zu einer gesammelten geistigen Anstrengung nicht mehr fähig. Dessen ungeachtet warb sie weiter um die Freundin – natürlich vergebens. Sie warf der Freundin vor, sie hätte als Psychologin doch schon viel früher erkennen müssen, daß etwas mit ihr nicht in Ordnung sei.

Einmal in dieser Zeit rief die Patientin die Freundin an und sagte nur: „Ich *hasse* dich, ich *liebe* dich!" und hängte ein. Im Juni '85 startete sie nochmals einen kläglichen Arbeitsversuch in einer anderen Firma, mußte aber schon nach 4 Tagen wieder aufgeben, sie war zu keiner konzentrierten Arbeit fähig.

Juni '85 bis April '86 dann stationärer Aufenthalt in einer psychiatrischen Klinik wegen schizophrener Psychose.

Sie wurde dort mit Tranquilizern „eingedeckt". Von September '85 an ging es ihr besser. Die Finanzamtssache bzw. Finanzgerichtssache bekam sie jetzt nicht mehr mit, weil die Mutter sie von ihr fernhielt und sie ja in der Klinik war. Die Mutter berichtete auch von „Teilerfolgen". Der Konflikt hing trotzdem weiter, wenn auch auf niederstem Level. Im März '86, kurz vor ihrer Entlassung aus der Klinik, schickte die Freundin den Cartier-Ring zurück, zusammen mit einem Schreiben, das so verletzend gewesen sein muß, daß die Mutter, die die Sendung von der Post in Empfang genommen und aufgemacht hatte, den Brief wütend zerriß.

April '86 kam sie wieder nach Hause, bekam jetzt wieder die Sache mit dem Finanzgericht hautnah mit und dachte weiter ständig an die Freundin. Sie sehnte sich nach nichts so sehr als mit ihr zu schlafen. Sie hatte weder richtige Gefühle wie früher, noch konnte sie sich konzentrieren. Sie wurde auf Lebenszeit pensioniert. Die Ärzte sagten ihr, sie müsse die Medikamente ihr Leben lang einnehmen und sie würde nie mehr so werden wie früher, da sei nichts mehr zu machen. Sie sei eben psychotisch. Seither ist das Selbstwertgefühl stark angeschlagen.

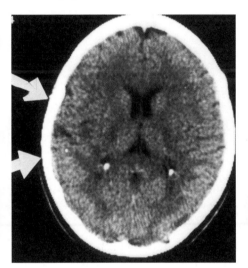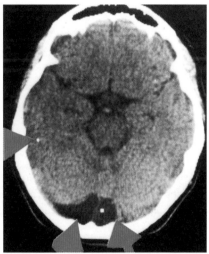

Das CT vom 10. Juli '84 ist typisch: Es zeigt bei der Rechtshänderin einen minimal in Lösung befindlichen Hamerschen Herd links periinsulär, der einem sexuellen Konflikt (mit der lesbischen Freundin) entspricht. Außerdem sind zwei HH occipital rechts und links zu sehen mit großem perifocalen Oedem, entsprechend einem doppelten Angst-im-Nacken-Konflikt (einmal um den Konkurs der Familie, zum anderen um einen möglichen neuen Herzinfarkt des Vaters). Beide Konflikte sind zu diesem Zeitpunkt in Lösung. Wir wissen, daß der Konflikt wenig später erneut rezidiviert ist. Die Patientin konnte dann auch wesentlich schlechter sehen, was sich erst im September '85 deutlich gebessert hat. Seit Mai '86 ist es wieder geringfügig schlechter.

Dem Radiologen, der selbst Neurologe ist, fiel zwar auch „etwas" auf, er markierte dieses Etwas oder diese beiden Etwasse auch, wußte aber nichts damit anzufangen und schrieb, es sei alles in Ordnung.

2.6.4.19 Die fronto-occipitale (von vorne nach hinten) z. T. halbschizophrene Konstellation

Halbschizophrene
fronto-occipitale
Konstellation

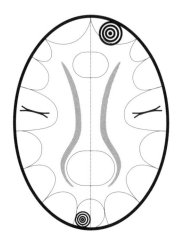

Schematischer Schnitt durch das Großhirn

Diese Konstellation der Großhirnrinde ist eine sehr dramatische Konstellation: Ein Mensch oder Tier sieht eine Gefahr von vorne und spürt gleichzeitig die Angst-im-Nacken vor einer Gefahr von hinten. Dies führt zu panischer Angst!

In dieser Weise kann jeder frontale HH mit jedem occipitalen HH kombiniert sein. Es ändert sich dadurch etwas die Art der Panik, die Grundpanik ist aber immer die gleiche.

Die fronto-occipitale Konstellation gibt es auch innerhalb der gleichen Hemisphäre.

Die Menschen und Tiere mit dieser Art fronto-occipitaler schizophrener Konstellation sind nicht nur völlig unberechenbar, sondern sie verhalten sich wie ein Tier, das in die Enge getrieben ist und nun „alles auf eine Karte setzt".

Nachfolgend 2 typische Fälle, wobei wir bedenken müssen, daß alle Fälle nur im Prinzip typisch und vergleichbar sind, im Detail natürlich voneinander stark abweichen.

2.6.4.19.1 Fallbeispiel: Verfolgungswahn

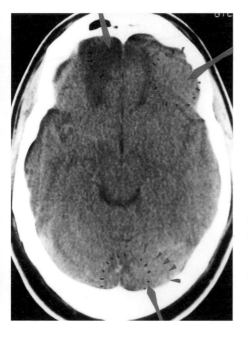

Fronto-transversale schizophrene corticale Konstellation.

Verfolgungswahn durch schizophrene Konstellation beider Sehrinden und fronto-occipitale Konstellation.

Dieser, vor 5 Jahren 24-jährige linkshändige Patient (Automechaniker) stach im März 1994 auf einem Kirmesplatz einen jungen Portugiesen nieder. Der Portugiese ahnte nichts, es war kein Streit, gar nichts. Er war sofort tot. Der Patient blieb bei dem Toten stehen, bis die Polizei ihn holte.

Vorausgegangen war, daß er einige Jahre (8 Jahre) vorher auf seinem Mofa einen Frontalzusammenstoß hatte mit einem anderen Mofafahrer. Dieser Frontalangst-Konflikt rezidivierte laufend, so oft er mit seinem Mofa einen „Fastzusammenstoß" hatte. Es ist offenbar ein links-cerebraler frontaler Konflikt (Pfeil links oben). Er war nach dem ersten Unfall zwei Tage bewußtlos, hatte am Hinterkopf einen doppelten Schädelbruch und eine Hirnprellung links. Dieser Frontalangst-Konflikt links (Linkshänder) war wohl nun das und zwar halbseitig, was ständig rezidivierte und auch das, was man beim allerersten CT als „Hirn-Kontusion"[37] fehlgedeutet hatte.

Durch die laufenden Rezidive veränderte sich sein Stirnhirn und er veränderte sich persönlichkeitsmäßig, wurde mehrfach aus seiner Arbeit entlassen wegen Unzuverlässigkeit etc. Als er offenbar in einer epilept. Krise und unter Drogen-Einfluß die Mutter mit dem Messer attackierte – der Vater sprang dazwischen –

---

37 Kontusion = Prellung als stumpfe Organverletzung mit sichtbaren Folgen

zeigten ihn die Eltern bei der Polizei an. Dadurch auf der Flucht vor der Polizei und den Eltern, resultierte ein DHS mit 4 neuen HH (links parazentral, rechts fronto-temporal (Revierangst), sowie in beiden Sehrinden: rechts für sachliche Gefahr + Vater + Polizei, links cerebral: Angst-im-Nacken vor der Mutter.

2.6.4.19.2 Fallbeispiel: Angst vor Melanom-Operation

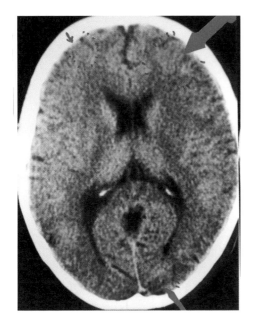

Fronto-occipitale Konstellation

Dieser 42-jährigen linkshändigen Patientin diagnostizierte man ein Melanom am Hals. Als man ihr sagte, man müsse nun „weit im Gesunden" herausschneiden, geriet sie, die schon vorher einen Schreckangst-Konflikt erlitten hatte (großer Pfeil rechts), in völlige Panik, erlitt einen weiteren Frontalangst-Konflikt links frontal (kleiner Pfeil) und einen Angst-im-Nacken-Konflikt rechts cerebral (Netzhaut und Glaskörper). Sie raste in wilder Panik durch ganz Europa. Es gelang uns, sie zu beruhigen. Sie sah eine zeitlang schlecht mit dem linken Auge (bzw. Glaskörper). Inzwischen hat sich alles wieder normalisiert.

2.6.4.20   Die cranio-caudale Konstellation

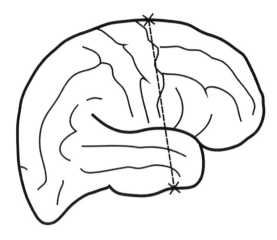

Diese derzeit noch theoretische Konstellation, für die ich noch keine systematischen Falluntersuchungen habe, füge ich nur der theoretischen Vollständigkeit halber als Möglichkeit an.

Dieses Kapitel über die Psychosen – samt der eingefügten und angehängten Fallbeispiele – erhebt keinen Anspruch auf Vollständigkeit im Detail. Es gibt, wenn wir genau nachsuchen würden oder noch werden, noch eine große Anzahl spezieller Konstellationen, denn jedes Relais bzw. jeder HH der linken Großhirnrinde kann ja mit jedem Relais bzw. jedem HH der rechten Großhirnrinde kombiniert sein und eine Konstellation bilden. Und solche Konstellationen können ja auch Dreier- und Vierer-Konstellationen sein, sogar die Konstellationen können sich miteinander kombinieren. Im Detail haben wir noch sehr viel zu tun! Aber ich glaube, die großen Würfe sind gelungen. Die Prinzipien liegen klar vor uns. Das erfüllt mich mit Befriedigung, denn es war mein Traum, seit ich junger Assistent war, diesen armen Menschen einmal helfen zu können.

Die Details der möglichen Kombinationen und Konstellationen bekommen wir heute mit unseren Computer-Tomographen und unseren Computern schnell systematisch heraus. Sobald ich eine Klinik hätte, wäre das eine Routinearbeit von wenigen Monaten.

2.6.4.21 Der Ausreifungs-Stopp (z. T. Infantilität) als Zeichen einer schizophrenen Konstellation

Ein sehr interessantes und sehr häufiges Phänomen unter den schizophrenen Konstellationen ist die Ausreifungs-Hemmung. Dieses Phänomen ist in unserem intellektualisierten Zivilisationszeitalter besonders häufig, daß man es schon mehr oder weniger als „normal" ansieht.

Das ist es aber biologisch gesehen überhaupt nicht. Ein kleines Beispiel: Früher bekam der Abiturient das „Reifezeugnis", mit dem eben seine „Reife" bestätigt wurde. Dazu gehörte natürlich auch eine gute Allgemeinbildung mit Wissen von Fakten. Entscheidend war jedoch die Reife. Früher kam es oft vor, daß einem Streberling, der lauter gute Zensuren hatte, das Reifezeugnis nicht zuerkannt wurde, dagegen einem „reifen" Abiturienten, auch wenn er schlechte Zensuren hatte, doch das Reifezeugnis zuerkannt werden konnte.

Das ist heute grundlegend anders. Das Abitur könnte man heute am besten am Computer machen. Der könnte am objektivsten feststellen, welche Menge an Detailwissen der Abiturient gespeichert hat und wieder herausgeben kann. Reife ist nicht mehr gefragt – schon wegen der „Chancengleichheit".

In der Medizin wurden in den letzten 20-30 Jahren nur solche „unreifen Einserkandidaten" zum Studium zugelassen. Menschliche Reife spielte dabei keine Rolle. Reifemäßig scheinen viele solche Mediziner auf dem Stand zwischen 11 und 14 Jahren angesiedelt zu sein.

Es geht mir gar nicht darum, den heute so hoch im Kurs stehenden nickelbebrillten, präpubertären, gefühlsarmen oder sogar gefühllosen, dafür aber hochdiskutiven Intellektuellen herunterzureißen, sondern wir wollen versuchen, uns dieses Phänomens wirklich kritisch anzunehmen.

Zunächst müssen wir voraussetzen, daß auch der Status solcher präpubertären, eunuchoiden, hochintellektuellen, unausgereiften „Bubis" einen Biologischen Sinn haben muß, was natürlich nicht heißt, daß er in der Natur in dieser Menge vorkommen würde. Es könnte sich ja auch um eine der vielen speziellen Erscheinungsformen handeln, wie sie unsere Zivilisation unphysiologischerweise in solchen Mengen hervorbringt. Außerdem müssen wir uns davor hüten, bei solchen biologischen Feststellungen menschliche Bewertungen einzuschließen.

2.6.4.21.1 Entstehung des Phänomens

In der Pubertät bekommen wir heute die meisten Konflikte. Das ist keineswegs biologisch. Ein Blick ins Altertum zeigt uns, daß die Mädchen/Frauen damals mit 12 oder 13 Jahren normalerweise geheiratet haben oder verheiratet wurden. Eine Pubertät nach unserem heutigen bisherigen Verständnis gab es in dem Sinne für diese „Kindfrauen" nicht. Es war auch normal, daß sie mit 13 oder 14 Jahren ihr erstes Kind bekamen. Und diese erstgeborenen Kinder waren keineswegs schwächer oder kränker als die nachfolgenden. Über solch junges Heiratsalter oder Gebäralter der Mütter beim ersten Kind könnte eine emanzipierte Feministin, die sich mit 40 noch nicht reif zum Kinderkriegen empfindet, nur lachen.

Die Pubertät bei den Jungen dagegen war etwas anderes, aber es wurde früher stets durch Arbeit oder Waffen- und Kampfspiele dafür gesorgt, daß sie ihre Pubertäts-Aggressionen abreagieren konnten. Da der Familienverband fest geschlossen war, gab es keine Horden von pubertierenden Jungen, die vor lauter Langeweile nicht wissen, welchen Unsinn sie zuerst anstellen sollen. Das heißt: Das Phänomen des Stopps der Reifeentwicklung hat es zu allen Zeiten gegeben, lediglich die Häufigkeit der schizophrenen Konstellationen in der Zeit zwischen 11 und 14 Jahren scheint heute durch die unbiologische Zivilisation stark zugenommen zu haben.

Die Entstehung des Reifungs-Stopps ist einfach: Es sind stets 2 großhirngesteuerte SBSe, wobei ich noch nicht sicher sagen kann, ob auch die großhirnmarklager-gesteuerten SBSe dieses Phänomen machen oder nur die großhirnrinden-gesteuerten (rote Spalte, Ektoderm).

Die schizophrene Konstellation großhirnrinden-gesteuerter SBSe betrifft nicht etwa nur den Revierbereich links und rechts, sondern die gesamte Großhirnrinde beider Hemisphären. Also: Auch eine rein motorische schizophrene Konstellation (links und rechts im motorischen Rindenzentrum) oder eine rein sensorische (links und rechts im sensorischen Rindenzentrum), reichen für einen solchen Reifungs-Stopp aus.

Wenn wir etwas Erfahrung auf diesem Gebiet haben, können wir sofort sagen, wann der 2. Konflikt eingetroffen sein muß, denn an diesem Punkt war die Reifeentwicklung stehengeblieben. Diese Kenntnis ist ein ganz wichtiges diagnostisches Kriterium. Der 1. Konflikt muß davor gelegen haben, ob lange vorher oder kurz vorher, können wir damit noch nicht sagen. Da wir aber die Händigkeit des Patienten wissen können, können wir mindestens bei den Revierbereichs-SBSe sagen, welches denn das erste DHS war und welches das zweite. Da wir ja den Zeitpunkt des 2. SBS ziemlich genau abschätzen können, können wir nach einem Konflikt zu diesem Zeitpunkt auch gezielt fragen. Der Rest ist diagnostische Routine. Allerdings haben wir, das versuche ich stets meinen Schülern zu erklären, nicht eine kaputte Maschine vor uns, sondern einen lebendigen Menschen. Der Stopp der Reifeentwicklung, der vielleicht schon weit zurückliegt und vielleicht erst in der Spätpubertät lag (14-16 Jahre), ist inzwischen schon so sehr integraler Bestandteil der Persönlichkeit geworden, daß der Patient vielleicht oder wahrscheinlich unglücklich wäre, wenn er plötzlich „anders" wäre. Und da der Ausreifungs-Stopp biologisch durchaus einmal seinen Sinn gehabt hat und möglicherweise immer noch hat, muß man nicht nur von Anfang an die Sache gewissenhaft abklären, sondern auch versuchen, herauszufinden, warum der Patient denn nie aus dieser Konstellation herausgekommen ist. Z. B. deshalb, weil er mit 30 oder 35 Jahren immer noch zu Hause wohnt und sich deshalb an den Konflikten auch keine Änderung ergeben konnte.

Aber man muß auch feststellen, ob der Patient nicht jetzt seinen derzeitigen Zustand als festen Bestandteil seiner Persönlichkeit betrachtet und gar nicht mehr „anders" sein möchte – ganz besonders dann, wenn er manisch ist und als Maniker seinen Zustand als ausgesprochen angenehm empfindet. Immer müssen wir uns darüber im klaren sein, daß diese Menschen in schizophrener Konstellation sind, also laufend etwas Sonderbares, um nicht zu sagen Paranoides denken und auch jederzeit tun können. Schlimm kann es stets von einer Minute auf die andere werden, wenn sie einen weiteren Konflikt hinzubekommen. Dann können sie augenblicklich völlig ausrasten und manisch oder depressiv völlig verändert, eben „verrückt" werden.

2.6.4.21.2 Fallbeispiel: Reifestopp einer 40-jährigen

Eine junge Frau, die auf den Bildern 30 Jahre alt ist, hatte mit 12 und 13 Jahren je einen Konflikt erlitten. Den ersten erlitt sie als Rechtshänderin links cerebral, den zweiten, mit dem die Regel, die eine Zeitlang ausgesetzt hatte, wiederkam, rechts cerebral. Von da ab blieb die Reife auf der Stufe einer 13-jährigen stehen.

Mit 13 ist man, wenn man nicht wie im Altertum schwanger wird, als Mädchen lesbisch. Das empfinden wir unter unseren Zivilisationsbedingungen als normal. Bis heute hat die Patientin zu keinem Mann eine echte Beziehung aufbauen können.

Mit 13 kämpft man als Pubertierende gegen seine Eltern. Auch das empfinden wir in unserer unbiologischen Zivilisationsgesellschaft als „normal". Aber nun kommt das Entscheidende: Wenn eine Patientin nun auf diesem Stadium einer 13-jährigen „einfriert", reifemäßig gesehen, dann macht sie alle diese Dinge weiter, die eben eine 13-jährige macht. Wenn sie also in der Konstellation bleibt, kämpft sie ihr Leben lang gegen ihre Eltern. Sie weiß dann eigentlich selbst nicht, warum sie kämpft, erfindet als Begründung für diesen Kampf die verrücktesten

Sachen, die jeder vernünftige Mensch für paranoid hält. Sie kämpft einfach, mit oder ohne Begründung.

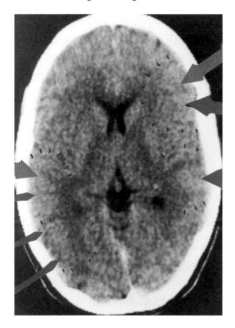 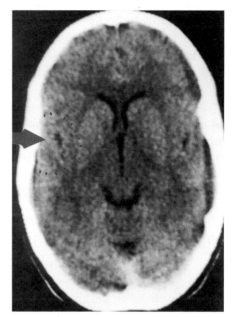

Linkes Bild:
Oberer Pfeil rechts: HH im Bronchialrelais, aktiv, sowohl für die Bronchial-Schleimhaut als auch für die Bronchialmuskulatur entsprechend einem Revier-angst-Konflikt.
Unterer Pfeil rechts: HH im Magen- und Leber-Gallengangs-Relais, rezidivierend, entsprechend einem Revierärger-Konflikt.
Oberer Pfeil links: aktiver HH im Rektum-Relais entsprechend einem Identitäts-Konflikt.
Untere beiden Pfeile links: aktiver HH im Blasen-Relais entsprechend einem weib-lichen Reviermarkierungs-Konflikt.
Die HHe des rechten oberen Pfeils und der linken Pfeile ergeben zusammen eine mythomanische Konstellation.
Die HHe des rechten unteren Pfeils und des linken oberen Pfeils ergeben zusam-men eine aggressiv-biomanische Konstellation, wenn die linke Seite betont ist, eine gespannt depressive Konstellation, wenn die rechte Hirnseite konfliktiv betont ist bzw. überwiegt.

Rechtes Bild:
Linker Pfeil: HH für den seit 17 Jahren hängend-aktiven sexuellen Konflikt. Damals war die Patientin 13 Jahre alt.

2.6.4.21.3 Der Inhalt der Paranoia

Unsere Psychiater und Psychologen hatten früher vergeblich versucht, aus dem Inhalt des Streits oder der vermeintlichen aktuellen Konflikte eine Therapie zu entwickeln, indem sie versuchten, die Streits zu verbalisieren, was sie „Aufarbeitung" nannten. Das war den biologischen Gegebenheiten nicht angemessen, man kann auch sagen biologisch falsch. Wir sehen ja, daß der Konfliktinhalt völlig wahllos ist. Es geht ja, z. B. im obigen Fall, nicht darum, was stimmt oder nicht. Es geht der Frau auf dem Reifestand einer 13-jährigen nicht darum, was Lüge oder Wahrheit ist, sondern nur darum, was „verwendbar" ist, um den Dauerkampf einer gealterten 13-jährigen in schizophrener Konstellation gegen die Eltern weiterzuführen. Das hatten wir bisher nicht richtig bewertet. Wir alle hatten uns, wie an anderer Stelle bereits erwähnt, zu sehr oder ausschließlich auf den Inhalt des Streits konzentriert. An das Gefäß hatte niemand gedacht. Genau das aber ist entscheidend.

2.6.4.21.4 Fallbeispiel: Reifeentwicklungs-Stopp durch schizophrene Konstellation

Ein 8-jähriger Junge, der bis dahin reifemäßig normal entwickelt war, geriet von einer Stunde zur anderen in schizophrene Konstellation. Das geschah folgendermaßen: Die Eltern wollten im Jahr 1995 abends zu einer kleinen Party mit Freunden. Zu Mitternacht wollten sie zurück sein. Sie engagierten eine 18-jährige Nichte, die Wohnung zu hüten, während die beiden Kinder, die 13-jährige Tochter und der damals 8-jährige Bruder schlafen sollten. Kaum waren die Eltern fort, schlüpften die beiden Kinder wieder aus dem Bett und überredeten die Cousine, sie fernsehen zu lassen. Sie wollten den Eltern auch nichts davon erzählen.

Im Fernsehen wurde ein unheimlicher Gruselfilm gezeigt, in dem Kinder nachts aus ihrem Bett entführt wurden. Der Kidnapper kam auf leisen Sohlen durch die Schlafzimmertür und faßte seine Opfer dann von hinten. Die beiden Mädchen von 18 und 13 genossen den Gruselfilm und ließen sich so richtig „durchgruseln". Aber der 8-jährige Junge nahm das für bare Münze, wie wir später rekonstruierten. Er schaute mit weit aufgerissenen erschreckten Augen hinter dem Sofa hervor und erlitt gleich mehrere Konflikte, wie wir auf den nachfolgenden Hirn-CT-Bildern sehen werden. Damit war er augenblicklich in schizophrener Großhirnrinden-Konstellation.

Von da ab wollte er jede Nacht bei seiner Mutter im Bett schlafen, was bei einem 8-jährigen Jungen gerade noch tolerierbar ist. Aber er will heute, 5 Jahre später, noch immer bei der Mutter im Bett schlafen – inzwischen fast 13-jährig. Die Mutter sagt: „Er ist wie 8 Jahre alt!"

Vor gut einem Jahr versuchte man, den Jungen aus dem Bett der Mutter „auszuquartieren". Der Junge bekam daraufhin Absencen mit motorischer Epilepsie kombiniert. Bei den Anfällen verdrehte er die Augen immer nach oben. Während des Anfalls hört er Stimmen aus weiter Ferne, wie er dem Kinderarzt berichtet hat. Aber die Stimmen hört er oftmals auch ohne Anfall. Daß er die Augen nach oben verdreht, hat einen Grund: Als man ihn wieder in sein eigenes Bett ausquartiert hatte, lag er mit dem Kopf zur Tür. Er konnte jemanden, der nachts leise zur Kinderschlafzimmertür hereinkam, z. B. um etwas zu holen, erst sehen, wenn er über seinem Bett-Kopfteil erschien. Natürlich dachte er, wie er später treuherzig erzählte, immer an den bösen Kidnapper aus dem Horrorfilm. Wahrscheinlich hat er die Absencen auch schon seit fast 5 Jahren, in den ersten Jahren hat sie nur niemand bemerkt. Als er seine Absencen mit Augenverdrehen bekam, konnte der „arme Junge" natürlich sofort nachts wieder im Bett der Mutter schlafen.

In der Schule bekommt er oftmals Anfälle, man nimmt Rücksicht darauf. Er ist mit 13-jährigen in der Klasse, benimmt sich wie ein 8-jähriger, ist aber zensurenmäßig der Primus in der Klasse.

Die Eltern kamen verzweifelt zu meinen Freunden. Kein Arzt hatte ihnen einen Rat geben können. Immer ging es nur um verschiedene Tabletten, die verabreicht werden sollten. Der Junge wurde unter der Diagnose „epileptische Anfälle mit Absencen" geführt. Als wir alle zusammen kriminalistisch den Gruselfilm als Ursache des Ganzen herausfanden und der Junge dies auch bestätigte, – er hatte früher nicht ein Sterbenswörtchen davon verlauten lassen –, gab es bei beiden Eltern ein großes Aufatmen. Jetzt wußte man doch wenigstens, wo man anzusetzen hatte! Auch damit ist ein solcher Fall noch kein „Pappenstiel". Aber man weiß nun die Ursache und damit die Richtung der Hilfe für den Jungen, und daß er mit allergrößter Wahrscheinlichkeit sowohl von seiner Epilepsie mit Absencen gesunden, als auch seinen Entwicklungsrückstand wird aufholen können wird.

Ich hoffe, daß ich Euch den Fall so geschildert habe, daß Ihr ihn verstehen könnt. Begeistern wird es Euch, daß etwas, was im Grunde als unbehandelbar, mithin unheilbar galt, (wenn man von den unsinnigen rein symptomatischen Antiepileptica einmal absieht), nunmehr ursächlich zu erklären und zu behandeln ist.

Drei Dinge sollten wir an diesem Fall lernen, jedes einzelne ist eine atemberaubende Novität:

1. Epileptische Anfälle und Absencen sind jetzt ursächlich therapierbar. Das bedeutet, daß der Patient danach wieder völlig gesund ist. Er bleibt nicht lebenslang zum „Epileptiker" abgestempelt, wie das bisher war.

2. Reifeentwicklungs-Störungen, sogar schweren Ausmaßes, sind jetzt ursächlich therapierbar und normalisierbar.

3. Wir müssen lernen, daß das 1. Schockerlebnis gleichzeitig, genau genommen kurz hintereinander, 2 oder mehrere Teilkonflikte verursachen kann, die den Patienten augenblicklich in eine schizophrene Konstellation bringen, mit allem was dazugehört.

Voraussetzung ist allerdings, daß das Schockerlebnis mit Mutter und Partnern oder Kindern und Partnern gleichzeitig zu tun hatte.

Das häufigste Ereignis für eine solche gleichzeitige Entstehung einer schizophrenen Konstellation ist, wenn nach einem Ehestreit die Ehefrau mitsamt Kindern das Haus verläßt. Sofern der Ehemann seine Frau und seine Kinder liebt, resultiert gewöhnlich auf beiden Großhirn-Hemisphären ein Trennungs-Konflikt. Finden wir dabei eine große hemisphären-übergreifende Schießscheiben-Konfiguration, dann sind zwar auch beide Großhirn-Hemisphären betroffen, aber es ist von den beiden Bedingungen für eine schizophrene Konstellation

1. das Gehirn (in diesem Fall Großhirnrinde beiderseits) schwingt nicht im Grundrhythmus und

2. die beiden Hirnseiten (hier Großhirnrinde) schwingen in unterschiedlichem Rhythmus

nur die 1. Bedingung erfüllt. Wir haben also keine schizophrene Großhirnrinden-Konstellation. Aber das DHS kann auch, wenn es im Augenblick des DHS bzw. kurz hintereinander psychisch differenziert wird, als 2 eigenständige Teilkonflikte einschlagen und zwar auf jeder der beiden Hemisphären gesondert. Sie brauchen dann nicht einmal symmetrisch einzuschlagen. In diesem Moment ist dann auch die 2. Bedingung für eine schizophrene Konstellation erfüllt und also eine solche gegeben.

Überlegt einmal selbst, welche 3 gewaltigen Dinge wir hier quasi wie selbstverständlich besprochen haben, die alle 3 bisher völlig unbekannt waren. Bedeutsamer und schwieriger wird alles noch dadurch, daß wir uns vorstellen müssen, daß alle diese Dinge, die wir therapieren möchten und auch therapieren dürfen – zusammen mit unserem Chef, dem Patienten – ja keine Pannen, Versehen oder Dummheiten der Natur waren oder sind, sondern an sich höchst sinnvolle Vorgänge und in Jahrmillionen erprobte Einrichtungen, die wir bisher nur nicht verstehen konnten.

Gleichzeitig müssen wir uns klarmachen, daß für einen 8-jährigen Jungen der Fernseher keine Märchentheaterbühne ist, über die er lachen könnte, sondern etwas ganz Realistisches, das er auch so in seine Träume mitnimmt. Ihr seht, wir müssen noch sehr viel lernen!

In dem Hirn-CT des 13-jährigen Jungen sehen wir 2 aktive HHe, die gleichwohl ein wenig Oedem haben (dunkle Anteile). Die HHe betreffen sowohl motorische, als auch sensorische und periost-sensorische Anteile. Da rühren eindeutig die epileptischen Anfälle her.

Es handelt sich hier um zentrale Trennungs-Konflikte, d. h. bezüglich Mutter (die ja weg war) und Vater (der ja auch weg war).

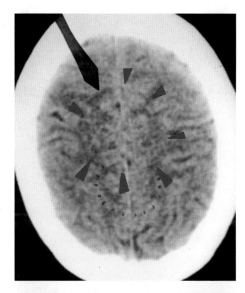

Der Patient hatte aber bei dem unglücklichen „Fernsehabend" auch noch einen Revierangst-Konflikt (aktiv) eingefangen (oberer rechter Pfeil), einen Revierärger-Konflikt (halb-aktiv; mittlerer Pfeil, Magen) und einen Reviermarkierungs-Konflikt (unterer Pfeil, Blasenschleimhaut), der noch aktiv ist. Damit ist er (links und rechts) in der schizophrenen Konstellation, mithin in Ausreifungs-Stopp.

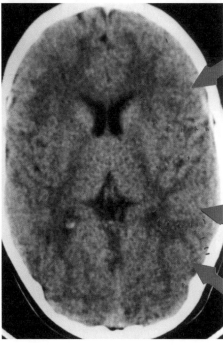

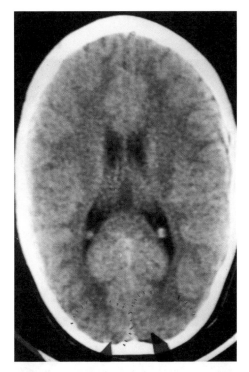

Auf nebenstehendem Bild erkennen wir (Pfeile links und rechts occipital) zwei Angst-im-Nacken-Konflikte, die halb und halb in Lösung sind, d. h. laufend Rezidive bekommen. Sog. „Verfolgungswahn".

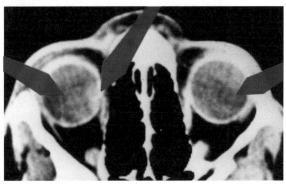

Das CT der Augäpfel, bzw. Glaskörper und linke Retina ist sehr beeindruckend:

Linkes Auge: rechter Pfeil bezeichnet eine Netzhaut-Ablösung als Zeichen der Netzhaut-Heilung (Angst vor einer Sache). Gleichzeitig (linker Pfeil) noch oder wieder Trübung am Glaskörper.

Rechtes Auge: Pfeil zeigt auf einen Heilungsvorgang (Herauslösung der Glaskörper-Trübung), der stets mit sog. Glaukom einhergeht, d. h. mit einer Druckerhöhung im Glaskörper, damit während der Heilungsphase der Glaskörper aufgespannt bleibt, also nicht kollabiert. Dieses Glaukom hatten wir früher irrtümlich als „Krankheit" angesehen.

Unser kleiner Patient hat schließlich noch 2 Konflikte die Nierensammelrohre beider Nieren betreffend „eingefangen", Konflikte des „Sich-mutterseelenalleingelassen-Fühlens" (linker großer Pfeil und ganz kleiner Pfeil von oben rechts), beide aktiv, was bedeutet, daß er sich mehr oder weniger orientierungs-los fühlt und Wasser einlagert. Solche Patienten wirken dann „aufgeschwemmt". Möglicherweise stammt einer dieser Konflikte von dem „Ausquartierungs-Versuch" aus dem Bett der Mutter.

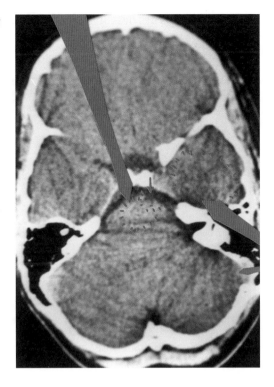

Außerdem (rechter oberer Pfeil) besteht ein aktiver Hör-Konflikt (vermutlich vom „Fernsehabend").

Sehr interessant: Durch die Konflikt-Betonung der rechten Hirnseite hat der Junge vielleicht auch bei dem „Ausquartierungs-Versuch" aus dem Bett der Mutter „weiblich" reagiert (rechter kleiner Pfeil unten) mit Milchleisten-Ca links. Der Konflikt ist auch noch aktiv. Wir müssen deshalb in der linken Milchleiste einen Knoten finden, der nichts anderes ist als ein Quasi-Brustkrebs (Konflikt mit Mutter des rechtshändigen Jungen).

2.6.4.21.5 Fallbeispiel: Schizophrene Konstellation, Depression, Epilepsie und Paralyse

Einen solchen traurig-glücklich-traurigen Fall eines jungen Mädchens, das mit 11 Jahren bildhübsch und hochintelligent war, dann eine Epilepsie, Depression und Schizophrenie gleichzeitig bekam, mit 16 einen Zentralkonflikt mit spastischen Paralysen, mit 17 dann alle Konflikte lösen konnte und wieder ein praktisch normales Hirn-CT hatte, sich in wenigen Monaten zu einem hübschen jungen Mädchen entwickelt hatte, das wieder lachen und tanzen konnte, um dann beim erneuten Konfliktrezidiv wieder in ihre Schizophrenie zurückzufallen wie in gähnende Tiefen. Es ist zum Heulen! Aber die Neue Medizin ist in beiden Richtungen eisern. Nach dem gleichen Prinzip entsteht der Krebs und verschwindet er auch wieder.

Diese 3 Hirn-CTs des besagten hier 12-jährigen Mädchens aus Frankreich spiegeln eine furchtbare Tragödie wieder. Das Mädchen ist Linkshänderin, menstruierte mit 11 Jahren.

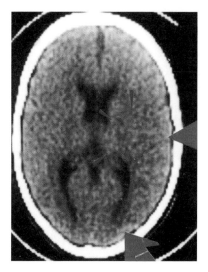 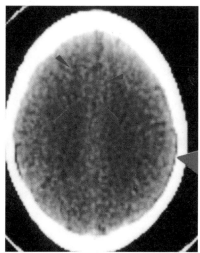

Auf den beiden CT-Bildern sehen wir einen deutlich markierten HH rechts periinsulär, der kein Oedem hat, sondern nur an einer Markierung zu erkennen ist. Dieser muß, da das Mädchen Linkshänderin ist, einem sexuellen Konflikt entsprechen.

Auf dem rechten CT sehen wir einen HH ebenfalls mit leichtem Oedem im Zucker-Zentrum, gleichzeitig (links cortical!) doppelter Angst-Ekel-Konflikt, organisch aber Unterzuckerung und Diabetes zugleich.

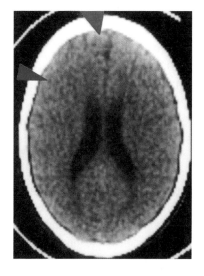

Auf dem CT links sehen wir außerdem links einen HH, der zwischenzeitlich Oedem gehabt hat. Er entspricht einem 2. DHS in Form einer gewaltigen Schreckangst. Dieser Konflikt war wohl Ursache für die Epilepsie. Denn 1/2 Jahr nach dem DHS erlitt das Mädchen erstmals eine epileptische Krise, von da ab von Zeit zu Zeit.

Dies ist die Konstellation für intermittierende[38] Schizophrenie. Der rechts-periinsuläre Konflikt „hängt", während der frontale rezidivierend aktiv und gelöst ist. Von dieser Zeit wird berichtet, daß das Mädchen von Zeit zu Zeit Halluzinationen hatte und dann immer nur von „Krieg" sprach. Das waren jeweils die Zeiten, in denen zusätzlich zu dem durchgehend hängenden rechts-periinsulären Herd des sexuellen Konfliktes der Angst-Konflikt im linken Frontalbereich wieder aktiv wurde.

Was war passiert? Sicher ist, daß das Mädchen mit 11 Jahren den sexuellen Konflikt samt dem Angst-Konflikt erlitten hat, und zwar im Mai 1980.

Zerstörte Jugend: Zentralkonflikt, hängender sexueller Konflikt, Revier-Konflikt, Epilepsie, Pseudodebilität – Linkshänderin!

Am liebsten möchte man von lauter positiven Fällen erzählen. Und das Erfolgsdenken hat ja auch die Ärzte nicht ausgelassen. Je mehr Erfolge der Doktor hat, desto besser scheint er ja zu sein. Also Erfolge her. In dem Gebiet, mit dem ich mich beschäftige, ist das etwas anders. Schwierig war es, das System zu entdekken. Aber bei den einzelnen Fällen bin ich ja nur wie eine Hebamme, die dem Kind ans Licht der Welt hilft. Oft aber auch stehe ich ohnmächtig davor, weiß zwar genau wie man helfen *könnte.* Aber dann sprechen oft die harten Realitäten ein noch härteres Nein. Und der Patient, der schon über die Wasseroberfläche gehoben war, versinkt wieder in der gähnenden Tiefe des Meeres.

Der ganze Fall begann im März '86 damit, daß mich ein Psychologe aus Frankreich fragte, ob ich Erfahrungen hätte mit Fällen von Multipler Sklerose. Ich sagte: „Ja, aber ich bin mir über das Wesen dieser Erkrankung noch nicht ganz sicher. Ich bin aber gerne bereit, einen Fall mit Multipler Sklerose anzusehen, wenn ich ein Hirn-CT mitgeliefert bekomme."

Also kam die Patientin mit ihrer Mutter und ihrem Bruder und den alten Hirn-CTs von 1980. Das 17-jährige Mädchen mit Tetra-Spastik[39], das nur noch lallen konnte, nur noch mühsam – von Mutter und Bruder gestützt – laufen konnte, schien eins von den debilen Wesen zu sein, von denen unsere Behindertenheime voll sind. Sie laufen dort unter allen möglichen Diagnosen, die im Grunde immer nur heißen: Wir wissen nicht, was es ist.

Ich sah bei diesem jungen Mädchen zunächst eins: Es schaute mich und die Welt um es herum an wie durch eine getrübte Glasscheibe. Es hatte die Fenster seiner Seele geschlossen, aber es schien mir nicht eigentlich debil zu sein. Die Mutter bestätigte, sie sei vor ihrer plötzlichen Erkrankung eine sehr gute Schülerin gewesen, dazu sehr hübsch.

---

38 intermitterend = zeitweise, stoßweise, zwischenzeitlich nachlassend
39 Tetra- = Wortteil mit der Bedeutung vier

Weiter sah ich auf dem Hirn-CT von 1980, das ja kurz nach dem 2. DHS angefertigt worden war, die zwei Hamerschen Herde, einen links frontal, den ich verständlich fand, dazu einen weiteren *rechts* periinsulär, beide nicht gelöst. Das hatte ich nicht erwartet. Ich war, wie man so sagt, momentan ratlos. Ich wußte zu dem Zeitpunkt noch nicht, daß das Mädchen Linkshänderin war. Das habe ich erst erfahren, als ich später gezielt danach gefragt habe. Von dem Moment an wußte ich dann also, daß es ein sexueller Konflikt mit Zentralkonflikt gewesen sein mußte, was die Verwüstungen bei diesem überaus hübsch und intelligent gewesenen jungen Mädchen angerichtet hatte und es jetzt zur debilen Spastikerin gemacht hatte.

Aber schon begann die nächste Schwierigkeit: Ich rechnete zurück. Das Mädchen war ja erst 12 Jahre alt gewesen, die Eltern sehr biedere wohlhabende Leute. Ich klopfte ganz vorsichtig bei der Mutter auf den Busch, daß man ja gelegentlich auch schon mal in diesem Alter ... Die Mutter winkte gleich ab, nein, da sei noch gar nichts gewesen, so etwas gäbe es auch in ihrem Haus nicht. Schon im Rückzug stellte ich nur noch die Routinefrage, ob denn das Mädchen damals schon seine Menarche gehabt habe. „Ja", sagte die Mutter, die habe sie allerdings einige Monate vorher schon gehabt, aber die sei dann sofort wieder weggeblieben, nachdem sie sich plötzlich so verändert habe. Einmal auf der Spur wollte ich es ja nun doch genau wissen, ob sie denn damals schon einen Freund gehabt habe. Von der Mutter kam sofort kategorisches „Nein"!. Ich: „Überhaupt gar keinen?" Mutter: „Nein, wirklich nicht, sie war ja noch ein Kind, hatte nur ihren Mokka, den Boxerhund, den liebte sie über alles. Ach so, ja, aber das scheidet ja aus: Da kam von Zeit zu Zeit ein junger Mann von 23 Jahren, dann haben sie miteinander ein bißchen Spaß gemacht. Ich: „Wie hieß der Spaßmacher?" Mutter: „Jean Marc." Während die Mutter den Namen aussprach, hatte ich aus schrägem Augenwinkel unauffällig das Mädchen beobachtet. Es fiel mir auf, daß sie bei dem Namen deutlich mit dem Augenlid zuckte. Ich: „Wo ist Jean Marc jetzt?" Mutter: „Ich weiß es nicht, 2 Tage vor der Katastrophe war er plötzlich verschwunden. Wir haben nie mehr etwas von ihm gehört."

Ich brach das Gespräch ab und nahm den Bruder der Patientin beiseite. „Was wissen Sie über Jean Marc?" „Nichts weiter, ich habe ihn nie mehr gesehen." „Hat Helene nie etwas von ihm gesagt?" „Nein, nie, sie kann ja auch nicht mehr sprechen seit damals, sie lallt nur einige Worte, die nur wir verstehen können, weil wir sie kennen. Aber Moment, wir haben da doch den Psychologen, der uns Sie empfohlen hat. Seit einigen Wochen versucht er jede Woche ein- oder zweimal mit Helene zu sprechen. Zuerst war gar nichts. Aber vor 3 Wochen hat sie mal einige Worte gesprochen, die auch der Psychologe verstanden hat. Dabei hat sie, wie er erzählt hat, auch den Namen Jean Marc gesagt. Er konnte damit aber nichts anfangen. Meinen Sie, das hätte was zu sagen?" „Ja, sehr viel, Sie werden es gleich sehen." Dann gingen wir wieder ins Zimmer zu Helene. Ich nahm ganz ruhig ihre Hand in die meine, schaute sie ruhig an und sagte: „Du brauchst jetzt keine Angst mehr zu haben, wir wollen Dir doch helfen. Gelt, Du hast mit Jean Marc damals geschlafen?" Helene sagte nichts, aber wie ein Blitz zuckte es über ihr Augenlid. Ich wußte, es war, wie ich vermutete und wie das CT-Bild schon damals untrüglich gezeigt hatte. Nur hatte es damals noch niemand lesen können.

Eine Woche später rief der Psychologe an: Ja, sie hatte damals mit Jean Marc geschlafen. In vielen mühsamen Stunden kam die ganze erschütternde Wahrheit heraus, die sich damals abgespielt hatte und an der das junge Mädchen oder Kind damals zerbrochen war: Sie hatte mit Jean Marc geschlafen und dann panische Angst bekommen, sie bekomme ein Kind. Sie hatte ein DHS mit sexuellem Konflikt erlitten, wodurch augenblicklich die erst vor einem Jahr begonnene Periode stoppte und offensichtlich die Ovarial-Funktion auch gestoppt war. Jedenfalls hat das Mädchen seither keine Periode mehr gehabt. Nachdem das Mädchen 3 Wochen in Panik zugebracht hatte, ob sie ein Kind bekommen würde – sie hatte es dem Freund gesagt –, hörte sie plötzlich, er sei mit unbekanntem Ziel abgehauen, ohne Adieu.

Das Mädchen erlitt jetzt ein 2. DHS mit Zentralkonflikt und Selbstwerteinbruch. Von da ab begann sie gelähmt zu sein.

Der sexuelle Konflikt „hing" weiter, denn sie bekam ja jetzt ihre Periode überhaupt nicht mehr und vermutete mehr denn vorher, daß sie ein Baby bekomme. Und so war der ganze Fall abgelaufen:

Das 12-jährige Mädchen aus Westfrankreich, deren Eltern reich waren, verlebte eine glückliche Jugend. Ihr Lieblingsspielgefährte war Mokka, der Boxerhund. In dem Haus ging auch ein 23-jähriger junger Mann ein und aus, der sich mit Helene, der Patientin, gut verstand. Eines Tages überredete er sie, mit ihm zu schlafen. Sie tat es. Kaum hatte sie es getan, bekam sie einen Riesenschreck, weil sie glaubte, ein Kind zu bekommen. Sie erlitt ein DHS mit sexuellem Konflikt. Und da sie Linkshänderin war, schlug er nicht links (wie üblich), sondern im rechten Periinsulär-Bereich ein. So stand die Sache, als sie 2 Tage später erfuhr, ihr Freund Jean Marc sei plötzlich, ohne ihr adieu zu sagen, mit unbekanntem Ziel und auf unbestimmte Zeit abgefahren. Auf gut deutsch: Der junge Mann hatte kalte Füße gekriegt und hatte sich aus dem Staube gemacht, weil er wirklich Angst hatte, Helene bekomme ein Kind von ihm.

Für Helene brach die Welt zusammen. Sie erlitt ein weiteres DHS, einen Zentralkonflikt des Nicht-fliehen-Könnens, der bei dem Mädchen ganz furchtbar einschlug und augenblicklich eine „Akutpsychose" bewirkte und eine partielle Lähmung der Gliedmaßen erzeugte, denn er hatte bds. im Gyrus praecentralis eingeschlagen (Angst vor Mutter und Vater oder Angst bezüglich Baby und Freund?).

In dieser Zeit muß ein weiterer Angst-Konflikt hinzugekommen sein, denn die Eltern des Mädchens zerstritten sich nun, die Mutter lief einmal ganz dramatisch aus dem Haus. Das unter massivsten aktiven Konflikten und Zentralkonflikt stehende junge Mädchen konnte wohl in ihrem Zustand die Dimensionen nicht mehr abschätzen. Ein weiterer Konflikt des Selbstwerteinbruches (sexueller Art) muß noch bei dem 2. DHS mit dem Zentralkonflikt zusammen eingeschlagen haben. Das ganze Ausmaß der stattgefundenen Konflikte sehen wir erst, als sich die Konflikte gelöst haben, weil sie dann Oedem bekamen und dies Dunkelfärbung und Massenverschiebung im Gehirn bewirkt.

Das junge Mädchen konnte zuerst noch in die Schule gehen, wenn auch die 4 Extremitäten teilweise gelähmt waren. Sie halluzinierte und sprach dann von „Krieg" und „daß alle Babys kriegen würden", sogar Mokka, ihr Boxerrüde. Nach einem halben Jahr erlitt sie erstmals epileptische Anfälle, nachdem sich das Verhältnis der Eltern wieder eingerenkt hatte. Die anderen Konflikte aber blieben „hängen". Außer epileptischen Anfällen, die regelmäßig nach Streitphasen der Eltern kamen, litt das Mädchen unter schlimmen *Depressionen*. Sie konnte auch bald nicht mehr zur Schule gehen.

An diesem Zustand des Mädchens, das nunmehr als schizophrene und depressive multiplesklerotische Epileptikerin galt, änderte sich in den kommenden 5 Jahren nichts. Wie sollte sich auch? Sie hatte keine Freunde mehr, saß in Depressionen zu Hause herum. Die Eltern stritten sich weiter, vertrugen sich mal, dann bekam das Mädchen eine epileptische Krise (von dem Herd im rechten Frontalhirn).

Ich gab dem Psychologen den Rat, täglich über Jean Marc mit dem Mädchen zu reden und ihr immer wieder klarzumachen, daß sie ja kein Baby mehr bekommen würde. Er müsse mit dem Mädchen immer wieder zurückgehen an die Stelle von damals, wo die Entgleisung stattgefunden hatte. Wahrscheinlich würde das Mädchen nochmals epileptische Krisen bekommen, aber das sei dann ein gutes Zeichen.

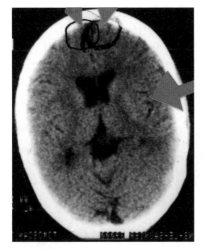
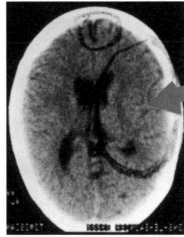

Auf den 3 Bildern, die kurz nach Beginn der Conflictolyse aufgenommen wurden, sieht man deutlich rechts periinsulär den in Oedem gehenden Hamerschen Herd, an bei Linkshänderinnen für sexuellen Konflikt typischer Stelle (rechts). Weiterhin sehen wir links und rechts frontal die beiden Hamerschen Herde der Angst-Konflikte; die eine Angst mit Hamerschem Herd links frontal, daß sie ein Baby bekommen würde, in welchem Wahn sie ja fast 6 Jahre lang lebte, die andere Angst rechts frontal am Hamerschen Herd zu sehen, daß die Mutter weglaufen würde.

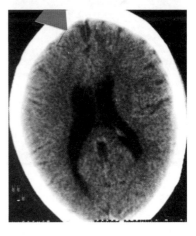

Die gelösten anderen Konflikte, den Zentralkonflikt und den gelösten Selbstwert-Konflikt mit Betonung des linken Beckens, sehen wir erst auf den nächsten Aufnahmen wenige Wochen später am 20. Mai '86.

Wirklich war es dem Psychologen gelungen, mit dem Mädchen über ihre Verzweiflung und ihre Schocks zu sprechen, die sie noch niemals einem Menschen vorher hatte anvertrauen können. Zuerst hatte sie nur gelallt, immer besser dann aber sprechen können. Sie bekam mehrere epileptische Krisen, die sie gut überstand, bekam ihre Periode plötzlich wieder, konnte wieder laufen ohne Hilfe, sogar tanzen, in wenigen Wochen wurde aus dem armen debilen Krüppelmädchen eine blühende junge Frau mit voll entwickeltem Körper, so als wolle die Natur ihre lange Dürre rasch nachholen.

Auf den nachfolgenden Aufnahmen vom Juli '86 sind auch diese letzten Oedeme weitgehend verschwunden. Nur das Selbstwert-Relaiszentrum rechts für das linke Becken hat noch Oedem, überhaupt scheint das ganze Skelett zu rekalzifizieren, d. h. das gesamte Selbstwertbewußtsein sich wieder aufzubauen, was ja ein sehr positives Zeichen war. In dieser Phase hatte die Patientin auch eine Leukozytose (Leukämie).

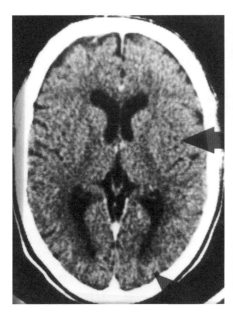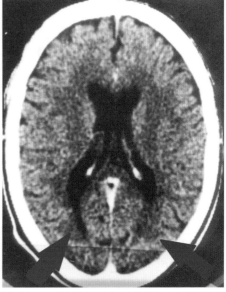

Alles hätte so gut werden können, war schon so gut, wenn – ja wenn die junge Frau, die 5 Jahre ihres Lebens verloren hatte, nicht weiterhin als „die Verrückte" von den jungen Männern angesehen worden wäre. Obwohl sie sehr hübsch war, traute sich keiner an sie heran aus Angst vor dem Gelächter der anderen „Der will wohl eine Verrückte heiraten!"

Wir sehen an dem starken Oedem im Marklager, wie sich das gesamte Selbstwertbewußtsein wieder aufbaut, besonders auch das Gefühl der Sportlichkeit. Das Mädchen bekam eine „Abfuhr" von einem Jungen, der das noch spaßig fand. Die Periode blieb wieder aus ...

Im Juli '86 stand vor mir ein blühendes junges Mädchen von 17 Jahren, das begierig war, die verlorenen 5 Jahre nun auf einmal in sich aufzusaugen. Aber es war erwacht in eine gnadenlose Realität. Es hätte einen Freund gebraucht, einen wirklichen, mit dem sie zu neuen Ufern hätte aufbrechen können. Statt dessen machten alle jungen Männer einen großen Bogen um sie: „Ach, das ist doch die Verrückte". Statt dessen erlitt sie wieder bei der ersten „Abfuhr" ein sexuelles

Konfliktrezidiv-DHS. Sie sackte wieder weg, noch ehe sie endgültig gerettet werden konnte. Aber was heißt hier endgültig??

In unserer erbarmungslosen Gesellschaft kann man eigentlich einen solchen Heilungsversuch nur als „Experiment" machen. Man kann diese Menschen aus ihrer Psychose und Paralyse herausholen, sehr gut sogar im Prinzip. Aber wo sind die Menschen, die dabei helfen? Alleine schafft man das nicht. Solange die Ärzteschaft und die ganze Gesellschaft so gründlich versagen, solange kein stabiles Milieu gegeben ist, kann der Patient in oder nach der Heilung jeden Tag aufs neue wieder zurückfallen.

Ich hatte mich so sehr darüber gefreut, eine vielleicht endgültige Lösung für das junge Mädchen erreicht zu haben. So aber kann ich Euch den Trost geben: Es geht, es geht im Prinzip. Versucht es bei Euren Angehörigen in den Anstalten, statt sie dort elendiglich verkümmern zu lassen. Ihr müßt den Hebel nur an der richtigen Stelle ansetzen! Jede Psychose ist komplett heilbar!! Im Prinzip sind auch die Paralysen des Zentralkonflikts heilbar und reversibel, wenn sie nicht zu lange gedauert haben. Bei oben beschriebenem Mädchen hatten sie 5 Jahre gedauert.

2.6.4.21.6 Fallbeispiel: Dianita

Der nachfolgend ausgewählte Fall ist nichts für Moralisten und Pharisäer. Aber er entspricht der Wahrheit, Ich brauche nicht nochmals zu betonen, daß für mich die Liebe etwas Heiliges ist, ein Göttergeschenk. Trotzdem können wir Ärzte uns nicht nur mit der ästhetisch und moralisch schönen Form dieses Göttergeschenkes befassen (Plato: „Liebe ist die Sehnsucht, im Schönen zu zeugen"). Die Armen und Unglücklichen und Kranken dieser Welt sind diejenigen, die uns Ärzte am dringendsten brauchen. Solchen vom Unglück verfolgten Menschen helfen zu dürfen, wieder glücklich zu werden, ist ebenfalls ein Göttergeschenk. So war es in diesem Fall!

Zwei fast gleichaltrige Cousinen, beide Rechtshänderinnen, beide Kinder von spanischen Gastarbeiterinnen und amerikanischen Soldaten in Deutschland, wurden von frühester Jugend von einem „Onkel" unter Duldung der Mütter mißbraucht. Die spanischen Teilfamilien lebten in größter Armut mit 13 Personen auf 38 qm Raum sehr beengt. Der Onkel „bezahlte" mit Geld für die Mütter und Geschenken für die mißbrauchten Kinder.

Das „Spiel" lief im Prinzip immer gleich ab: Der Onkel, der nicht nur diese beiden Cousinen, von denen Hirn-CTs vorliegen, mißbrauchte, sondern gleichzeitig fünf, sechs, oder mehr Kinder, setzte die Kinder stets auf seinen Schoß und mißbrauchte sie manuell. Allmählich fanden diese das doch nicht mehr so schlimm, daß sie dieses „Spiel" mit dem Onkel, der früher selber mißbraucht worden war und unverheiratet blieb, freiwillig „mitspielten", zumal die Mütter dies tolerierten und sie sich schließlich sogar dazu drängten, schon um die großzügigen Geschenke des Onkels zu bekommen. Er mißbrauchte die Mädchen durchschnittlich bis 15 Jahre. Wenn ihnen erst das Masturbieren Spaß machte, sie es dann auch ausgiebig selbst als Selbstbefriedigung praktizierten, machte es dem Onkel keine Mühe, das Glied ins Spiel zu bringen und immer etwas tiefer eindringen zu lassen. Denn der klitorale Orgasmuseffekt bei den mißbrauchten Mädchen wurde ja dadurch nicht gestört. Und allmählich gehörte es dazu.

Bei dem einen der Mädchen machte die Defloration (Entjungferung) keine Probleme, bei dem anderen war es eine Katastrophe mit stärkstem Schmerz und Blutung.

Unsere bisherigen diesbezüglichen Experten gingen immer davon aus, daß die Kinder durch den Mißbrauch einen Schock erleiden. Das stimmt nur bedingt: Bis zum Alter von 10 oder 12 Jahren können die auf diese Art mißbrauchten Kinder das durchaus als „schön" empfinden, genau wie sie die Selbstbefriedigung als „schön" empfinden. Es kam für die Mädchen der sexuelle Konflikt erst, als sie das Glied des Onkels manuell und oral zur Ejakulation bringen mußten. Das verursachte gleichzeitig den Angst-Ekel-Konflikt.

So seltsam sich das anhört: Durch das Zuschließen der linken Hirnseite durch gleichzeitigen sexuellen und Angst-Ekel-Konflikt wurde für sie der klitorale Orgasmus (von der rechten Hirnseite), der ja früher unphysiologischerweise nur künstlich erzeugt wurde, nunmehr noch wichtiger als vorher.

Beide Cousinen sind nymphomanisch und auf klitoralen Orgasmus fixiert. Beide sind inzwischen in schizophrener Konstellation. Die 30-jährige hat unendlich viele Männer „verbraucht". Von jedem wollte sie immer nur klitoral masturbiert werden. Man kann auch sagen: Sie hat alle Männer nur zur Masturbation benutzen wollen. Sie hat nicht geheiratet. Sie verabscheut das männliche Glied ihrer Partner. Wenn es aber „ungesehen" von hinten oder unten eindrang und sie klitoral masturbiert wurde, war es ein „gelungener" Beischlaf, so wie beim Onkel.

Die 33-jährige Cousine, ebenfalls in Nymphomanie, hat ebenfalls viele Männer „verschlissen". Schließlich hat sie aber noch geheiratet. Die ersten 2 Jahre ging die Ehe gut, nachdem sie dem Ehemann beigebracht hatte, daß er sie nur von hinten oder im Sitzen von unten begatten durfte, ohne daß sie das Glied sehen mußte. Und natürlich wollte sie ausnahmslos nur klitoral masturbiert werden, „wie vom Onkel". Wenn der Ehemann, der Fernfahrer ist, dabei nicht mehr richtig mitspielen wollte, weil er die Zusammenhänge nicht verstehen konnte, schrie sie jedesmal markerschütternd, wenn er das erigierte Glied präsentierte. Dieses markerschütternde Schreien „wie am Spieß" hat seine besondere Bewandtnis:

Mit 9 Jahren wurde diese Patientin von dem besagten Onkel brutal entjungfert, als er sein erigiertes Glied mit Gewalt in die kindliche Scheide drückte. Sie hatte einen entsetzlichen Schmerz, schrie „wie am Spieß" und blutete so sehr, daß man sie zum Arzt bringen mußte. Dort log die zuhälterische Mutter von „Doktorspielen" unter Geschwistern.

Die Patientin scheint bei diesem schrecklichen Ereignis einen halbsexuellen Konflikt erlitten zu haben, nämlich einen vulvo-vaginalen, keinen des Gebärmutterhalses, denn sonst hätte sie nicht 2 Jahre später die Menarche bekommen können. Als Zeichen der ununterbrochenen Konfliktaktivität hatte sie von da ab einen Vaginismus. Den skrupellosen Onkel scheint es von da ab besonders gereizt zu haben, die verkrampfte kindliche Scheide durch gleichzeitige manuelle Masturbation zu öffnen und in die Scheide des Kindes zu ejakulieren. Stets passierte das von hinten unten, während er sie auf dem Schoß hatte. Für die Patientin war damals mit 9 Jahren – und später immer wieder – der Vaginalschmerz, bei dem sie schreien wollte, nur durch den klitoralen Orgasmus zu ertragen.

Mit 11 Jahren bekam sie ihre Menarche und wurde gleich darauf schwanger. Die Mutter besorgte eine Abtreibung in einem Krankenhaus, die der Onkel offenbar bezahlte. Bei den meisten anderen Cousinen passierte übrigens das Gleiche.

Da die linke Hirnseite durch den aktiven Vaginal-Konflikt blockiert war, konnte der 2. Konflikt (Abtreibung) nur auf der rechten Hirnseite als Revier- und Revierangst-Konflikt einschlagen. Natürlich hatte der Konflikt etwas mit den „Genitalien" zu tun, aber der eigentliche Konflikt war, daß der Onkel jetzt schimpfte, sie käme für seine Spiele – und vor allem für die Sach- und Geldgeschenke!! – nicht mehr in Frage, da sie sonst wieder schwanger werden könnte. Von da ab war sie in der manisch-depressiven postmortalen schizophrenen Konstellation und – ist es bis heute geblieben.

Seither ist die Patientin ausreifungsmäßig bzw. reifemäßig auf der Stufe einer 11-jährigen stehengeblieben.

Der 3. Konflikt, der wieder auf der linken Hirnseite einschlug, und den halbsexuellen, nämlich vaginalen, Konflikt (brutale Entjungferung) zu einem ganzen sexuellen Konflikt des Gebärmutterhalses/-mundes erweiterte, geschah folgendermaßen: Um ihre Befähigung für den Erhalt der Sach- und Geldgeschenke des Onkels nachzuweisen, mußte sie sich hinfort kurz vor dem Samenerguß das erigierte Glied aus der Scheide nehmen und im Knien in den Mund drücken lassen und das Sperma schlucken.

Daraus ergaben sich gleichzeitig beim 1. Mal:

1. ein sexueller Konflikt links-cerebral, der sich mit dem vaginalen Konflikt verband und „komplex" wurde – und bis heute besteht.

2. Ein Angst-Ekel-Konflikt, ebenfalls links paramedian-frontal (Unterzuckerung), der ebenfalls bis heute besteht.

3. Ein Angst-im-Nacken-Konflikt (Sache und Person betreffend) links occipital, weil sie nunmehr in der Dauerangst lebte, wieder schwanger zu werden, ein Kind zu bekommen (rechte Sehhälften, die nach links sehen).

4. Einen Reviermarkierungs-Konflikt, der zu den bereits vorhandenen rechts-cerebralen Herden hinzutrat und den Konflikt beinhaltete, daß sie immer Angst haben mußte und nicht wußte, ob der Onkel nicht doch schon in der Scheide einen Samenerguß gehabt hatte.

Diese Konflikte sind allesamt bis heute aktiv. Mal überwiegt aktuell die Konfliktaktivität der linken Hirnseite, dann ist die Patientin mehr manisch. Ein andermal überwiegt die Konfliktaktivität der rechten Hirnseite aktuell, dann ist die Patientin mehr depressiv oder in agitierter Depression.

Obwohl der Onkel schon vor zwei Jahren gestorben ist, läuft die Aktivität der Konflikte und der Herde im Gehirn weiter: Wenn sie heute das erigierte Glied ihres Mannes sieht, hat sie schon Sperma-Geschmack im Mund ...

Der Onkel hatte sie bis zum Alter von 16 Jahren mißbraucht. Danach hat sie sich selbst masturbiert und zwar exzessiv, sofern sie keine Partner finden konnte, die das besorgten. Daran hat sich nur geändert, daß sie jetzt nur einen Partner hat, ihren Ehemann. Allerdings ist bei ihrem Vaginismus selbst das Eindringen des Gliedes in die Scheide nur unter optimalen Umständen einmal möglich.

Die schizophrene Konstellation ist seit 22 Jahren konstant geblieben. Das drückt sich bei ihr so aus, daß sie bei jedem kleinsten Streit markerschütternd schreit, ihrem Ehemann dabei die unflätigsten Schimpfworte an den Kopf wirft. Dazu besteht oder bestünde, wenn sie nicht „verrückt" wäre, keinerlei Anlaß, denn der Ehemann ist eine geduldige „Seele von Mensch".

Natürlich ist sie seit 22 Jahren abwechselnd depressiv und manisch, je nachdem, welcher Konflikt gerade überwiegt und in postmortaler Konstellation. Sie denkt ständig paranoiderweise darüber nach, was der Ehemann wohl machen würde, wenn sie selbst und die Kinder tot seien. Häufig ist sie auch in suizidaler Konstellation, allerdings überwiegen die depressiven Phasen.

Das manisch-panische Schreien, quasi bei jeder Gelegenheit, hatte tragische Folgen, als sie mit dem zweiten Kind schwanger war. Denn in der Schwangerschaft fuhr sie fort, markerschütternd zu schreien. Die Tochter erlitt schon als Embryo motorische Konflikte, nicht entfliehen zu können und Schreckangst-Konflikte. Bei der Geburt war das Baby bereits motorisch teilgelähmt und behindert (Dezember '96).

Bis Juni 1998 erlitt das Kind natürlich dauernd Rezidive, woraus wiederum eine massive Entwicklungs-Retardierung[40] bzw. Ausreifungs-Stopp resultierte. Das Kind war im Juni 1998 achtzehn Monate alt, wirkte aber wie ein Kind von höchstens 8 Monaten. Es konnte nicht laufen, nicht stehen, nur einzelne, ziemlich unartikulierte Worte reden – kurz, es war ein schwerbehindertes Kind. Wenn die Mutter schreit, heult das Kind und ist verstört. Im 3. Schwangerschaftsmonat war es bereits zu Blutungen gekommen mit drohendem Abort.

Im Juni 1998 war die Patientin mit dem dritten Kind schwanger und im 6. Schwangerschaftsmonat. Sie schrie weiter und es kam wieder zu Blutungen, drohendem Abort bei vorzeitigem Blasensprung. Zum Glück fand die Patientin eine gute Klinik. Sie konnte selbst die richtigen Direktiven geben, denn sie war kurz vorher bei einem sehr guten Arzt der Neuen Medizin gewesen, der ihren Lebens- und Konfliktverlauf samt dem ihres behinderten zweiten Kindes mühsam-geduldig „aufgedröselt" hatte. Die Therapie, die man miteinander besprach, war so einfach wie schwierig – ohne Medikamente, aber sie war, wie Ihr gleich beim Fall des zweiten anderthalbjährigen Kindes sehen werdet, sehr erfolgreich.

Die Mutter wußte, daß sie nicht mehr schreien durfte. Wenn sie das schaffen könnte, hätte das Kind noch im Mutterleib die Möglichkeit, den Hör-Konflikt zu lösen. Sie schaffte es und am 30. September '98 gebar sie ein äußerlich gesundes Kind. Sie schrieb mir einen Brief, aus dem ich weiß, welche Opfer die Familie brachte: Der Vater gab die Arbeit als Fernfahrer auf, um diese entscheidende Zeit bei seinen Kindern zu sein. Man verkaufte den Wohnwagen der Familie, um „über die Runden" zu kommen. Vor allem arbeitete man mit Hilfe einer Freundin, die die Neue Medizin gut kannte, daran, sich mit den Konflikt-Schienen zu arrangieren – zum Wohle der Kinder. Und siehe da, es ging viel besser, als man gedacht hatte.

Die ganze Familie, so schrieb die Mutter, sei jetzt so glücklich, wie sie es noch nie gewesen sei. Am allerglücklichsten sei sie (die Mutter) selbst.

Die folgenden Bilder sind die Aufnahmen der 33-jährigen Patientin vom Mai 1997, sechs Monate nach der Geburt des 2. Kindes, dessen Bilder vom Mai 1998 wir auf den nächsten Seiten ebenfalls sehen.

---

40 Retardierung = gegenüber dem Lebensalter bestehende Verzögerung der körperlichen und/oder intellektuellen Entwicklung als Reifungsverzögerung

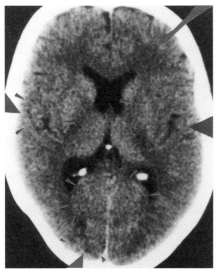

Den linken, sexuellen Konflikt können wir zusammen mit dem Angst-Ekel-Konflikt mit laufenden Unterzuckerungen bzw. Heißhunger (folgendes Foto) ziemlich genau datieren: Etwa mit 12 Jahren, kurz nach der Menarche. Denn bis dahin hatte der Onkel skrupellos in die Scheide des Mädchens ejakuliert. Aber mit Einsetzen der Menarche mußte die Patientin den Onkel manuell und oral befriedigen, was bei ihr einen sexuellen und einen Angst-Ekel-Konflikt verursachte, dazu einen Angst-im-Nacken-Konflikt links-cerebral für die rechten beiden Sehhälften (Mutter/Kind), weil sie stets Angst davor hatte (von hinten ...) schwanger zu werden.

Einige ihrer Cousinen scheinen nämlich auf diese Weise schwanger geworden und zur Abtreibung gezwungen worden zu sein. Für kurze Zeit ist nach diesen links-cerebralen Konflikten die Periode unregelmäßig geworden, was sich erst wieder änderte, als sie kurz darauf einen Revier- und Revierärger-Konflikt erlitt, bei dem es um die Gunst des Onkels und seine Geschenke ging. Denn die Konkurrenz war groß und der gewissenlose Onkel bevorzugte die Nichten vor der Menarche, bei denen, wie er meinte, die Sache ungefährlich sei.

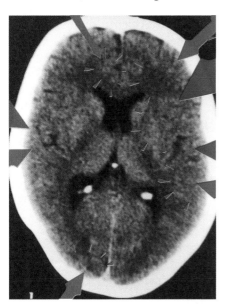

Pfeil links oben: Angst-Ekel-HH.

Untere drei Pfeile rechts: Revier- und Revierärger-Konflikt.

Der Selbstwerteinbruch-Konflikt (rechter oberer Pfeil) ist erst späteren Datums. Der Konfliktinhalt ist: „Ich bin eine schlechte Mutter."

Schließlich sehen wir noch, daß die beiden Ovarial-Relais aufgeschwollen sind, also offenbar auf organischer Ebene Ovarial-Zysten entsprechen. Die rechte Ovarial-Zyste scheint makabrerweise einem Verlust-Konflikt des Onkels zu entsprechen, als dieser starb.

Die andere dem drohenden Abort in der Schwangerschaft. Seit der schizophrenen Konstellation ist die Periode wieder regelmäßig. Die Patientin ist reifemäßig auf dem Stand von 13 Jahren stehengeblieben (infantile Kind-Frau).

Dies sind die Hirn-CT-Bilder der 30-jährigen Cousine der Patientin. Ebenfalls vom Mai 1998. Diese sind mit den Bildern der Patientin streckenweise identisch, was diesen Fallkomplex so interessant macht. Der Onkel ist der gleiche, die Manipulation ist die gleiche, das Alter und das soziale Umfeld waren das gleiche, die Konflikte sind auch – fast – die gleichen. Auch die Cousine ist pseudo-nymphomanisch (weil sie ja Rechtshänderin ist). Diese Pseudo-Nymphomanie ist bedingt durch die Fixierung auf den klitoralen Orgasmus. Anders ist bei ihr das Vorhandensein einer Schwebe-Konstellation (Bronchial-Relais und Kehlkopf-Relais, beide obere Pfeile rechts und links, unteres Bild). Weiterhin sehen wir einen Frontalangst-Konflikt, einen motorischen und sensorischen Konflikt der Schenkel: Vom Onkel nicht wegkommen zu können. Weiterhin ein zentraler Angst-Ekel-Konflikt und Sträubens-Konflikt, der offenbar jetzt teilweise in Lösung ist. Weiter ein aktiver Angst-im-Nacken-Konflikt, ursprünglich vor dem Onkel. Inzwischen vor allen Partnern, genauer gesagt vor der männlichen Ejakulation. Die Cousine hat unendlich viele Männer „verschlissen", ohne je ein echte Beziehung aufbauen zu können. Stets will auch sie nur von ihren Partnern klitoral masturbiert werden – „wie vom Onkel"...

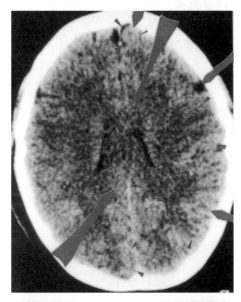

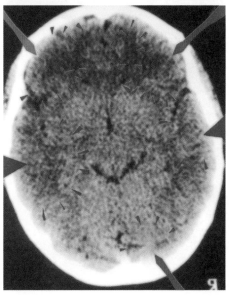

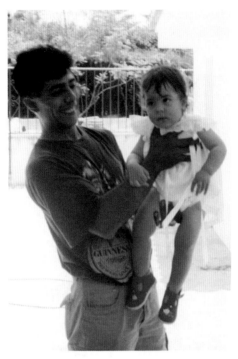

Dianita, die Tochter unserer Patientin am 30.6.98 auf dem Arm ihres Vaters. Das rechte Bein ist teilgelähmt, das linke ebenfalls. Dianita schielt. Aber das Wichtigste: Das Kind hat einen Entwicklungsrückstand von über einem Jahr – ist schwer behindert.

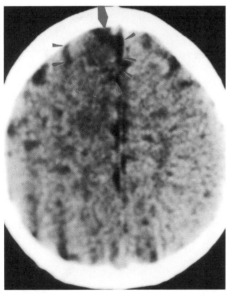

Das sind die Aufnahmen der zu diesem Zeitpunkt anderthalbjährigen linkshändigen Dianita vom Juni '98. Sie war damals auf dem Entwicklungsstand eines ca. 10-12 Monate alten Kindes. Die Folgen des Mißbrauchs der Mutter durch den Onkel pflanzen sich fort ... Das Kind ist gelähmt, kann kaum sprechen. Wir wüßten zwar, wie man vorgehen müßte, um die Reifeentwicklung nachzuholen, wie man von der Lähmung wegkommen könnte – aber dazu müßte man erst einmal die Mutter therapieren, müßte das ganze soziale und familiäre Umfeld optimieren. Wie kann man so etwas durchführen?

Letzten Endes ist das in Zukunft auch eine Sache der Prophylaxe: Eine Familie oder andere natürliche Formationen zu suchen, in denen das Unwesen eines Onkels dieser Art unmöglich wäre.

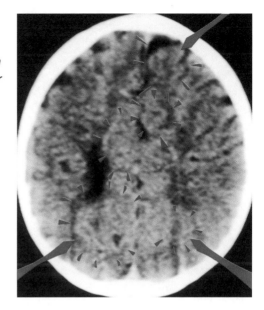

Auch dieses und die folgenden 5 Bilder betreffen Dianita. Es finden sich so viele Herde, daß man oft nur schwer entscheiden kann, welcher „schon wieder" zum x-ten. Mal in Lösung oder zum x-ten Mal wieder rezidivierend aktiv ist.

Solche Kinder haben früher die Diagnose „perinatale[41] Hirnschädigung" bekommen, waren bzw. sind mehr oder weniger stark entwicklungs-retardiert und landeten fast alle in einem Heim für Behinderte. Das Hirn-CT erinnert an ein Schlachtfeld ...

Um einem solchen kleinen Menschen helfen zu können, bedarf es nicht nur einer sorgfältigen Diagnose, sondern es bedarf sehr großer Behutsamkeit und Einfühlungsvermögens. In diesem Fall geht, wenn man so will, ja das Geschehen bis in die Kindheit der Mutter zurück bzw. ist durch sie mittelbar bedingt. Schon ein einziges unbedachtes Wort kann bei der armen Mutter „die Klappe herunterfallen lassen". Dann ist alles schlimmer als vorher. Aber es nützt uns nichts, so sehr wir diesen kranken, inzwischen bereits verstorbenen Kinderschänder-Onkel verurteilen müssen, es nunmehr bei der moralischen Entrüstung bewenden zu lassen. Man könnte über einen solchen Fall nur tagelang heulen. Aber die Mädchen, die damals mißbraucht und heute seelisch weitgehend zerstörte Menschen sind, können ja nichts dafür. Sie leiden seit Jahrzehnten und können vor Scham darüber nicht sprechen. Ich wurde als erster Mensch von dieser Mutter gewürdigt, ihre Beichte anzuhören, eine Beichte ohne Schuld, eine einzige Tragödie. Ich habe diesen trostlosen Fallkomplex deshalb so ausführlich erzählt, um zu zeigen, daß der Mißbrauch eines Kindes für dieses selbst nicht automatisch mit einem Konflikt gleichzusetzen ist. Die Biologischen Konflikte daraus folgen eigenen Gesetzen und passieren oftmals viel später.

---

41 perinatal = um die Geburt herum, kurz vor oder nach der Geburt

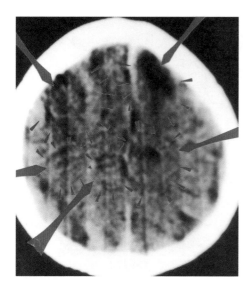

CCT Dianitas ebenfalls vom Juni '98. Es ist schwer zu entscheiden, welche der Schießscheibenringe noch oder wieder aktiv oder gelöst sind.

Weder eignet sich der vorstehende Fall dazu, den moralischen Zeigefinger zu erheben über einen armen Menschen, der als Kind so furchtbar mißbraucht worden ist. Noch für irgend eine Art von mentalem Voyeurismus ist dieser Fall geeignet, er ist einfach nur zum Heulen. Aber er zeigt die ganze Orientierungslosigkeit unserer sog. Zivilisation. Keines der Tiere, die wir hochnäsig alle für so dumm gehalten hatten, würde sich so pervers verhalten können, wie der Kinderschänder sich verhalten hat.

Es nützt aber andererseits der Familie auch nichts, wenn „das Kind nun schon mal in den Brunnen gefallen ist", zu sagen, das sei ja alles unbiologisch abgelaufen und kein Fall für die Neue Medizin. Denn nicht nur alle Konflikte innerhalb des perversen Verlaufes, sondern auch alle Biologischen Folge-Konflikte verlaufen nach den 5 Biologischen Naturgesetzen der Neuen Medizin. Und wie grausam diese, eigentlich völlig pervers zustande gekommenen Biologischen Konflikte gleich die nächste Generation zu Behinderten machen können, sieht man hier. Dann heißt es gleich, Behinderung sei erblich.

Aber daß die Betroffenen, wenn sie erst eine Möglichkeit sehen, aus diesem schier unentrinnbaren Sumpf mit Hilfe der Neuen Medizin doch noch wieder herausfinden können, zeigt uns dieser lehrreiche Fall ebenfalls.

Damit wir solchen armen Menschen schließlich den richtigen Weg weisen können, müssen wir einen solchen Fall geduldig „aufdröseln" und uns in diesen unästhetischen anamnestischen Sumpf begeben. Wir können uns die Konflikte nicht aussuchen. Da ist ein Mensch, der Hilfe braucht. Je besser wir „unser Handwerk" verstehen, desto besser können wir schließlich raten. In diesem Fall mußte man

– es hat Stunden gedauert, bis die junge Mutter das gebeichtet hat – bis zur gewaltsamen Defloration zurückgehen, um zu verstehen, daß sie bei jeder Gelegenheit der Frustration, insbesondere der Masturbations-Frustration „wie am Spieß geschrien" hat. Erst als wir diese Zusammenhänge erkannt hatten, konnten wir ihr den Weg zeigen, wie sie ihr Kind von der Behinderung heilen und ihr Ungeborenes nicht nur behalten, sondern auch die ebenfalls mit an Sicherheit grenzender Wahrscheinlichkeit bevorstehende Behinderung im letzten Moment noch verhindern konnte. Einem armen Menschen, oder gleich mehreren, mit „la medicina sagrada" helfen zu können, ist selbst im anamnestischen Sumpf eine edle Aufgabe.

Und ganz nebenbei fällt für unser wissenschaftliches Verständnis vom Orgasmus eine Reihe wichtiger Erkenntnisse dabei ab.

Dieses Kapitel war eigentlich ausführlicher konzipiert, mit einer zusätzlichen Reihe von Fällen, z. B., um die Frigidität zu veranschaulichen. Sowohl aus räumlichen Gründen als auch aus grundsätzlichen Erwägungen habe ich davon Abstand genommen, weil wir in der Medizin gewohnt waren, z. B. die Frigidität einer Frau oder die Impotenz eines Mannes als krankhafte Störung aufzufassen, die es zu reparieren gelte. Das kam, außer aus den schon erwähnten religiösen Gründen unserer verhängnisvollen Großreligionen daher, daß wir unsere Patienten stets nur als Einzelindividuum gesehen hatten. So konnten wir nie verstehen, daß diese vermeintlichen „Störungen", in der Synopse mit dem ganzen biologischen Milieu betrachtet, durchaus im biologischen Normalfall ihren Biologischen Sinn hätten. Deshalb möge mir der Leser die sehr gestraffte Form und z. T. zu knappe theoretische Abhandlung dieses Sexualkomplexes verzeihen. Hinzu kommt die Schwierigkeit, daß auf diesem Gebiet vieles leicht mißverstanden werden kann, meine Gegner sich sogar Mühe geben werden, vieles absichtlich mißzuverstehen, wozu naturgemäß genügend Gelegenheit gegeben ist.

Ich habe mich deshalb entschlossen, diesen ganzen Komplex aus der Sicht der Neuen Medizin in einem eigenen kleinen Büchlein verständlicher aufzubereiten. Die Grundlagen aber, so glaube ich, gehören in dieses Buch.

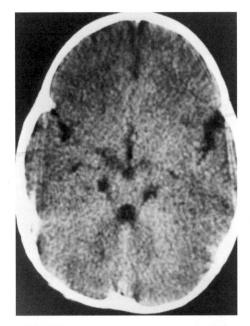

*Auf nebenstehendem Bild sieht man
an der Kompression des 3. Ventrikels
die Ursache für den Hydrocephalus
(Aufstau der Seitenventrikel) auf den
nächsten Bildern.*

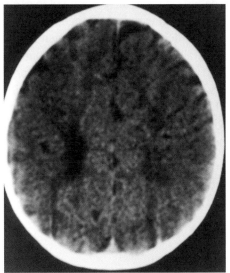

*CCT v. 23.6.98
Gewaltige Oedeme verdunkeln das
Hirn-CT und erschweren die Beurteilung, weil sie alle „Massenverschiebung" machen oder, wie wir in
der Medizin sagen: „raumfordernde
Prozesse" sind. Mit Kontrastmittel
untersucht wäre das ganze Gehirn
(schulmedizynisch) „voller Metastasen"!*

Auf diesem und dem nächsten Bild vom 23.6.98 imponiert die teilweise dunkle Anfärbung des Marklagers bei bestehendem Hydrocephalus der Seitenventrikel.

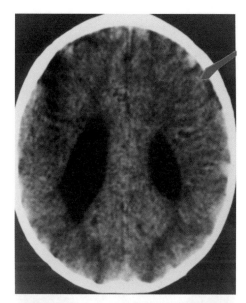

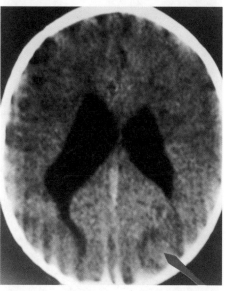

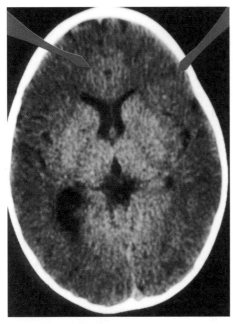

CCT vom 15.10.98.

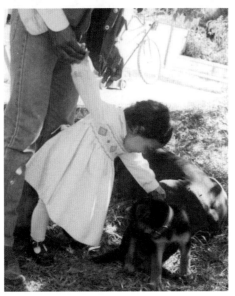

Am 18.10.98, keine vier Monate später, 14 Tage nach der Geburt des Brüderchens, erkennt man Dianita kaum noch wieder. Sie ist psychisch völlig verändert, ausgeglichen, kontaktfreudig, nimmt wie selbstverständlich Kontakt zu Tieren auf, spricht erstmals kleine Sätze mit 3 Worten, kann erstmals an der Hand laufen, ist gewachsen und hat an Gewicht deutlich zugenommen. Das Gehirn ist immer noch eine große Baustelle, aber nicht mehr vergleichbar mit den Bildern vom 23.6.98. Der Hydrocephalus ist rückläufig, weil das rückläufige Oedem für den Liquor den Weg aus den Seitenventrikeln freigibt. Es sind auch noch nicht alle Konflikte definitiv gelöst oder besser, es treffen immer nochmals, wenn auch weit weniger, Schreckangst-Rezidive ein, wenn die Mutter doch noch einmal wieder schreit. Aber die corticale schizophrene Konstellation der Hemisphären scheint im Prinzip gelöst zu sein, wodurch die Blockierung der Ausreifungsstörung weggefallen ist.

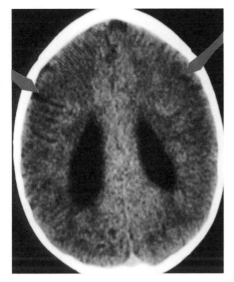

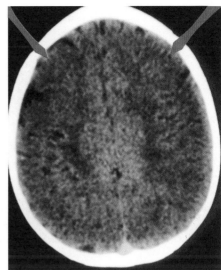

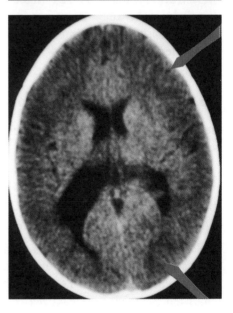

Alle CCT Aufnahmen vom 15.10.98.
Wie wir auf allen Aufnahmen gut sehen
können, sind die beiden Schreckangst-
Konflikte links und rechts noch nicht
definitiv „rezidivfrei". Aber die Zeiten,
in denen wenigstens ein HH gelöst
oder sogar alle beide gelöst sind, reicht
schon aus, um die Entwicklungs-Retardierung aufzuholen. Es wurde auch
tagtäglich besser, denn als die Mutter
merkte, daß es wirklich das markerschütternde Geschrei war, das dieses
Kind bzw. ihre Kinder krankgemacht
hatte und dessen Unterlassung solch
gewaltige positive Auswirkungen hatte,
zwang sie sich immer erfolgreicher, das
Geschrei zu unterlassen, das ihr schon
zur Gewohnheit geworden war.

Auch der Angst-im-Nacken-Konflikt (Pfeil unten rechts) ist in beginnender
Lösung. Wir hoffen, daß es eine Frage von kurzer Zeit ist, bis Dianita aufhört zu
schielen.

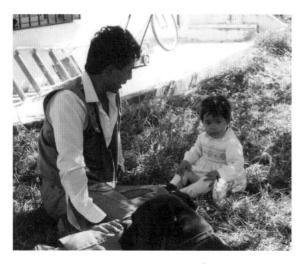

18.10.98

*Diana mit ihrem heißge-
liebten Vater. Sie ist wieder
nahezu im Gleichgewicht.*

Ein Fall, der eigentlich „nur zum Heulen" war... Aber wenn man bei einem solchen kleinen Menschenkind, das so stark behindert und entwicklungsretardiert war, mithelfen darf, es wieder auf die rechte Bahn zu bringen, dann kann man auch nun wieder vor Freude heulen...

2.6.4.22 Schwangerschaftspsychosen

Die Schwangerschaftspsychose ist ebenfalls keine eigenständige Erkrankung, sondern eine *Konstellation*.

Wir wissen, daß in der Schwangerschaft ab dem 4. Monat kein Krebs wachsen kann, weil zum Wachstum Sympathicotonie gehört, der Körper der Schwangeren aber spätestens ab dem 4. Monat auf Vagotonie geschaltet ist, weil die Austragung der Frucht biologisch absoluten Vorrang genießt.

Mit den ersten Senkwehen aber gerät der Körper der Kreißenden meist schon unter „Halb-Sympathicotonie" und spätestens mit den Preßwehen unter volle Sympathicotonie. War ein Konflikt nicht gelöst, sondern durch die Schwangerschaft nur „storniert", so reaktiviert nunmehr die Konfliktaktivität, entweder als richtig aktiver Konflikt mit Weiterwachsen des Krebs oder als aktiver „hängender Konflikt".

Ist nun während der Gravidität noch ein DHS hinzugetreten, was ebenfalls natürlich storniert wurde, oder tritt jetzt ein neues DHS ein, dann kann augenblicklich die Konstellation der Schizophrenie gegeben sein. Ihr denkt vielleicht, diese Konstellationsmöglichkeit sei doch sehr selten? O nein, sie ist häufiger als man denkt. Denkt doch nur, welche Möglichkeiten des DHS die Reaktionen der Umgebung auf eine Geburt bei der Mutter auslösen kann: „Den Bastard will ich gar nicht sehen" oder „Der Vater will nichts davon wissen, vielleicht war er es gar nicht" und wie der Niederträchtigkeiten und Bosheiten mehr sind. Die Mutter aber ist nach der Geburt hochempfindlich, maximal sensibel für ein DHS sowieso, ganz besonders aber, wenn gerade Konfliktaktivität durch Reaktivierung eines storniert gewesenen Konfliktes hinzutritt. So erklären sich die Schwangerschaftspsychosen, die fast immer um die Geburt (oder den Abort) auftreten, auf sehr einleuchtende Weise.

Mein System der Psychosen, insbesondere der Entstehung der Psychosen und des Verlaufs der Psychosen, abhängig von bestimmten Konstellationen und Konditionen, soll nicht ein Dogma sein, sondern eine überprüfbare Arbeitshypothese, die sicher noch in einigen Details ergänzt werden muß, die aber sicher im großen und ganzen reproduzierbar ist an jedem einzelnen Fall. Sie basiert auf der Überprüfung von etwa 200 bis 300 entsprechenden Fällen, was bei einer Statistik allgemeiner Art noch nicht viel sagen würde, bei einer Gesetzmäßigkeit aber eine geradezu astronomische „an Sicherheit grenzende Wahrscheinlichkeit" bedeutet.

Demnach sind die Psychosen Spezialkonstellationen bei Krebserkrankungen, wobei auch die (im CT nachweisbaren) hängenden Konflikte eine große Rolle spielen, da sie ja ihrem Wesen nach noch aktiv sind.

Die Depression könnte quasi ein ein-konfliktives SBS (bei der Linkshänderin) sein, wohingegen das hormonale Patt als ein-konfliktives Geschehen sowohl eine Depression (rechts-cerebral) als auch eine Manie (links-cerebral) bewirken kann. Auch die Epilepsie bedeutet an sich zunächst nur eine besondere Gefahr oder Gefährdung zur Schizophrenie, sofern ein weiteres DHS hinzukommt, während die Schizophrenie eine Konstellation von zwei Hamerschen Herden bedeutet, konträr in verschiedenen Großhirn-Hemisphären gelegen. Die sogenannte Schwangerschaftspsychose ist meist dadurch ausgelöst, daß ein während der Schwangerschaft storniert gewesener ehedem aktiver Konflikt (oder hängender Konflikt) durch die Geburt oder Geburtswehen wieder reaktiviert wird oder ein neues DHS hinzutritt. Schließlich ist der delirante Zustand eine besondere Konstellation innerhalb der schizophrenen Konstellation, indem ein Zentralkonflikt hinzutritt, der augenblicklich den deliranten Zustand auslöst (Oder eine Droge! Vorsicht bei sog. Schmerzmitteln!).

Politiker träumen davon, Präsidenten zu werden, Tennisspieler, Wimbledon-Sieger zu werden. Ich hatte gehofft, in meinem kleinen Medizinerleben dabei helfen zu können, die Zusammenhänge der Krebserkrankungen und, wenn mir dann noch etwas Zeit bliebe, auch die Zusammenhänge der Psychosen aufhellen zu können. Ich bin tief beschämt und beglückt, weil ich glaube, daß mir beides über Erwarten gelungen ist.

2.6.4.23 Schizophrene Konstellation bei Tieren

2.6.4.23.1 Schizophrene Konstellation durch Kaiserschnitt bei einer Boxerhündin

DHS mit Frontalangst-Konflikt durch Transport in eine Tierklinik während des Kreißens. DHS mit Schreckangst-Konflikt durch Intubation.

Boxerhündin Kimba wurde im Alter von 8 Jahren erstmals trächtig. Am 5. November '86 begann die Geburt. Der erste Welpe kam spontan – und war tot. 10 Stunden hatte daraufhin Kimba Wehen, aber keine weitere Welpe wurde geboren. Da bekamen meine erwachsenen Kinder, die mit Kimba allein in Rom waren, Panik. Man brachte die kreißende Hündin zu einer Tierklinik.

Nun muß man wissen, daß eine kreißende Frau und auch ein kreißendes Tier durch die Wehen ohnehin im Totalstreß ist. Deshalb braucht ein kreißendes Individuum nichts weniger als zusätzliche Aufregung!

1. DHS:
Das 1. DHS mit Frontalangst-Konflikt erlitt Kimba, als man sie unter der Geburt in eine für sie voller Gefahren steckende Tierklinik in Rom transportierte.

2. DHS:
In der Tierklinik in Rom wurde Kimba *intubiert*, was erhebliche Schwierigkeiten bereitete und ihr ein DHS verursachte.
Der Konfliktinhalt war der Schreck und die Angst, keine Luft mehr zu bekommen. Das „Erfolgsorgan" war der Kehlkopf. Sie erlitt einen Kehlkopf-Ulcus-Krebs.

Von da ab lief alles auf der Kehlkopfkrebs-Schiene. Nach der Kaiserschnitt-Operation und Gebärmutter-Entfernung wurde sie zunächst, schon aufgewacht, noch weiter intubiert. Später ließ man sie mit ihren jungen Welpen allein – in völlig fremder Umgebung. Die Hündin war völlig außer sich, denn sie hatte außer dem Kehlkopf-Konflikt und Kehlkopf-Krebs auch noch einen frontalen Angst-Zentralkonflikt erlitten und war dadurch in „schizophrener Konstellation", denn durch den frontalen Zentralkonflikt schwang keine der beiden Hemisphären mehr im Normalrhythmus und durch den gleichzeitigen Schreck-Erstickungsangst-Kehlkopf-Konflikt schwang zusätzlich die linke Seite different gegenüber der rechten Hemisphärenseite. In der Nacht in „schizophrener Konstellation" und von Schmerzen geplagt biß Kimba alle ihre Welpen tot!

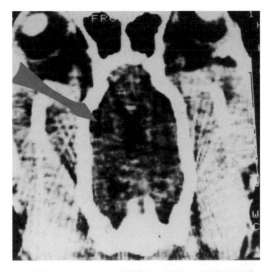

CCT-Bild: deutlich in Rückbildung befindliches Oedem eines Schreckangst-Kehlkopf-Konfliktes mit Kehlkopf-Ca, deutlich von einem nicht gespannten, sondern eher verknitterten weißen Saum umgeben. Keine Raumforderung mehr!

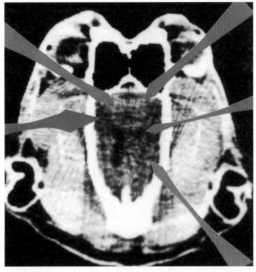

Beispiel für chronisch rezidivierende, jeweils durch eine Schiene ausgelöste corticale schizophrene Konstellation bei einer Boxerhündin (Kimba).

Als Kimba am nächsten Morgen aufwachte aus ihrem Wahn samt Narkoseeinwirkung und sah, was sie angerichtet hatte, erlitt sie das nächste DHS:

a) einen motorischen Konflikt im rechten motorischen Rindenzentrum für das linke „Mutter-Kind-Bein", d. h. ihre Welpen nicht festhalten zu können. (siehe HH CCT rechter mittlerer Pfeil).

b) einen Trennungskonflikt Mutter/Kind (unterer Pfeil rechts), von ihren Welpen getrennt zu sein, die tot waren.

Während Kimba den Kehlkopf-Konflikt (durch Intubation), offenbar erst nach langer Zeit lösen konnte, (HH sie unterer Pfeil links), so konnte sie offenbar den durch die Maulsperre gesetzten

- frontalen Angst-Ekel- und
- Sträubens-Konflikt und den
- Konflikt, nicht zubeißen zu können
- Konflikt, nicht zubeißen zu dürfen (HHe obere Pfeile rechts und links),

nie definitiv lösen, weil sie bei jeder Beißerei mit anderen Hunden stets wieder auf beiden Seiten mit allen 6 Konflikt-Schienen aufsetzte. Wir wunderten uns immer, warum dann stets das linke Bein zitterte (epileptische Krise) und nannten es scherzhaft „Zitterbein". Da Kimba ja nach der Operation keinen Uterus mehr hatte, konnte sie zeitlebens keine biologische Lösung mehr für ihre iatrogenen Konfliktschocks erreichen.

Wir Menschen denken oft, die Tiere bekämen ja nichts Wesentliches mit. Eine Maulsperre vor einer Narkose ist für jeden Tierarzt etwas ganz normales, damit der Hund nicht zubeißen kann. Die Tiere aber denken und fühlen wie wir, und haben eine Seele wie wir und können Konflikte erleiden wie wir.

Ihr seht, ein Tier, jedenfalls wohl ein Säugetier, kann genauso in „schizophrener Konstellation" sein wie ein Mensch. Und das Tier macht dann auch Dinge, die es normalerweise nicht machen würde, die sich niemand erklären kann. Es ist dann „verrückt", genau wie ein Mensch verrückt sein kann, wenn er in „schizophrener Konstellation" ist.

Der Konflikt, besser beide Konflikte, dauerten etwa 1 Monat lang. So lange dauerten die Verbandwechsel, Kontrolluntersuchungen etc.

Weihnachten '86, als der Konflikt gelöst war, bemerkten wir, daß die Hals-Angstknoten sich vergrößerten und daß Kimba keuchte und röchelte bei kleinen Anstrengungen und wenn das Halsband beim Gehen an der Leine sie drückte. Wir führten das aber damals auf Erkältung zurück oder auf kleine Restschäden, die durch die Intubation entstanden seien. Aber Kimba keuchte und röchelte 6 Monate lang. Wir alle konnten uns das nicht mehr erklären. Jetzt wissen wir Bescheid. Die Heilung ist durch die erneute Konfliktaktivität des Reviermarkierungs-Konfliktes mit Rektum-Ca deutlich verzögert worden. Normalerweise hätte er maximal 3 Monate gedauert, selbst wenn der Konflikt sehr stark gewesen war. Durch die überlagerte Sympathicotonie aber wurde die Heilungs-Vagotonie abgebremst.

3

Die Syndrome in der Neuen Medizin

am Beispiel von pcl-Phasen verschiedener SBS mit aktivem Flüchtlings-Konflikt (Nierensammelrohr-Ca)

Wir haben bei den verschiedenen schizophrenen Konstellationen sehen können, daß selbst die Kombination zweier oder sogar mehrerer aktiver Biologischer Konflikte ihrerseits wieder einen neuen Biologischen Sinn hat, die Kombination also wieder biologisch sinnvoll ist, im Rahmen der gegebenen biologischen Möglichkeiten.

Die Niere

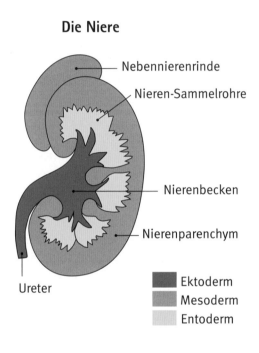

Nebennierenrinde

Nieren-Sammelrohre

Nierenbecken

Nierenparenchym

Ureter

Ektoderm
Mesoderm
Entoderm

Dieses Kapitel beschäftigt sich mit einer anderen Art von Kombination, nämlich einer pcl-Phase eines SBS mit einer aktiven Phase eines SBS, hier besonders mit der des Sinnvollen Biologischen Sonderprogramms, sprich Flüchtlings-Konflikt (= Sich-mutterseelenalleingelassen-Fühlens), mit Nierensammelrohr-Adeno-Ca (gelbe Gruppe, Stammhirn). Für die Knochen-Osteolysen-Heilphase (= Leukämie) kennen wir das Syndrom schon, ohne daß jemand das früher erklären konnte. Wir nannten es *Gicht*.

Zunächst müßten wir mal einige grundsätzliche Aspekte klären:

Wenn die pcl-Phase eines SBS mit einer ca-Phase eines anderen SBS kombiniert ist, dann könnten wir uns lediglich für die pcl-Phase eines SBS der Luxus-Gruppe (Skelett, Lymphknoten, Ovarien, Nierenparenchym) einen Biologischen Sinn in der Kombination mit einer aktiven Phase eines anderen SBS vorstellen, weil ja einzig in der sog. Luxus-Gruppe der Biologische Sinn am Ende der pcl-Phase liegt. Das käme also bei der echten Gicht in Frage (gelenknahe Osteolysen mit sog. Gelenk-Rheuma und Leukämie in Kombination mit Sammelrohr-Ca in der ca-Phase).

Wenn es sich aber um eine Systematik handeln sollte, die auch für die anderen Keimblätter gelten sollte, dann ist ein solcher Biologischer Sinn schlecht vorstellbar.

Dagegen ist sehr gut vorstellbar, daß die Natur sog. Präferenzen setzt, also unterscheidet: Was ist jetzt das Wichtigste und was ist momentan weniger wichtig?

Genau das scheint hier der Fall zu sein.

Für Mensch oder Tier, die in der Wüste zu verdursten drohen, ist jeder Tropfen Wasser lebensnotwendig. Diese Notwendigkeit scheint absoluten Vorrang zu haben bei den Land-Lebewesen. Denn ohne Wasser läuft kein Metabolismus[2] mehr. Wenn also im Rahmen irgendeiner pcl-Phase in unserem Organismus Oedem eingelagert wird, z. B. Hepatitis, Nierenzyste, Eierstocks-Zyste, Knochen-Osteolyse in der Rekalzifikation oder Schwellung der Brust in der Heilungsphase des ductalen Mamma-Ulcus-Ca, dann wird, wenn ein Sammelrohr-Ca in aktiver Phase hinzukommt, in übermäßiger Weise Wasser eingelagert. Das konnten wir uns bisher nicht erklären, weil wir das Schwellungs-Ausmaß in Verbindung zu bringen versuchten mit der Konflikt-Masse. Das war nur bedingt richtig. Bedingt heißt: solange kein Wasser-Retentionsprogramm lief, also kein aktives Sammelrohr-Ca bestand.

Noch eine Überraschung erleben wir:
Für die dumme alte Schulmedizin galt die Erhöhung der sog. Leber-Transaminasen[3] als Zeichen einer Hepatitis-"Erkrankung". Daß das so nicht gestimmt hat, wissen wir ja inzwischen. Die Laborfakten wurden dabei jedoch nicht bestritten. Je höher die Transaminasen stiegen, um so größer schien die Konflikt-Masse gewesen zu sein, desto stärker der Heilungs-Verlauf, desto größer die Gefahr in der epileptoiden Krise (Koma hepaticum genannt) mit Gallenaufstau[4] oder ohne Gallenaufstau (anikterische[5] Hepatitis).

Jetzt kommt ein ganz neuer Gesichtspunkt hinzu, den wir früher nicht wissen konnten, der aber unsere bisherige Vorstellung in der Neuen Medizin erneut korrigiert:

Nicht nur die vorangegangene Konflikt-Masse war entscheidend für das Ausmaß der Schwellung eines Organs oder von dessen Umgebung (beim sog. transsudativen Erguß), sondern auch ein gleichzeitiger begleitender Flüchtlings-Konflikt mit Sammelrohr-Ca in der aktiven Phase. Aber für die Erhöhung der Transaminase scheint die Schwellung selbst das entscheidend wichtige Moment zu sein. Also im

---

2 Metabolismus = Stoffwechsel

3 Leber-Transaminasen = Leber-Enzyme

4 Gallenaufstau = Ikterus

5 anikterisch = ohne Ikterus verlaufend

Klartext: Auch bei einer Hepatitis, die an sich (nach Konflikt-Masse) harmlos sein müßte, können die Transaminasen, insbesondere die empfindliche Gamma-GT[6] in die Höhe schnellen, wenn durch einen zusätzlichen aktiven Flüchtlings-Konflikt (z. B. Angst, ins Krankenhaus zu müssen) die Leber eine gewaltige Hepatomegalie[7] macht.

Das Gleiche gilt – mutatis mutandis – für sämtliche pcl-Phasen anderer Sinnvoller Biologischer Sonderprogramme, sogar für das großhirnmarklager-gesteuerte Nierenparenchym (Glomeruli) selbst. In solchen Fällen erreichen dann Nieren- oder Eierstocks- oder Milz-Zysten oftmals gewaltige Ausmaße und platzen nicht selten.

Für Menschen, die sich noch nicht so gut mit der Neuen Medizin auskennen, sind solche Überlegungen vielleicht mehr oder weniger „akademische Erörterungen". Für Erfahrene haben diese Zusammenhänge klinisch eine ungeheuerliche Bedeutung, d. h. aus harmlosen Fällen können sehr schwer beherrschbare Fälle werden, vor allem, wenn durch die Verstärkung der Symptomatik für den Patienten die Gefahr, ins Krankenhaus zu müssen, ebenfalls verstärkt wird. Dann ist ein solcher Patient im Teufelskreis. Denn in einem Krankenzimmer (KZ) ist der Patient ja gewöhnlich nicht mehr Herr des Geschehens, sondern muß Tag und Nacht Diskussionen mit der Ignoranz der Ärzte führen. Und seine unärztlichen Gegner rächen sich nur allzu oft für die „Aufmüpfigkeit" ihres „Patientengegners" durch hinterhältiges, heimliches Verabreichen von Morphium – gegen den ausdrücklichen Willen und ohne Wissen des Patienten – wonach der Patient bald stirbt, d. h. ermordet ist, wovor er ja so große Angst gehabt hatte – zu Recht, leider! Und dann hatte der eselsdumme Chefarzt wieder „recht gehabt"!

Man muß in diesem Zusammenhang wissen, daß das Sammelrohr-Ca in der dummen Schulmedizin nur histologisch als Nierenzell-Ca bekannt ist. Weder weiß dort jemand, daß es von den Tubuli[8] ausgeht, noch, daß es (im günstigen Falle) in der pcl-Phase mit Nieren-Tuberkulose identisch ist, sofern Tbc-Mykobakterien im Zeitpunkt des DHS vorhanden waren. Natürlich weiß man erst recht nichts über die Ursachen, den Biologischen Sinn oder den zugehörigen Konflikt, der dieser Symptomatik zugrunde liegt. Deshalb kann man mit der dummen Schulmedizin auch nicht mehr diskutieren, weil die immer nur „Bahnhof" versteht, auch absichtlich gar nicht anders verstehen will, um nicht zugeben zu müssen, daß die Neue Medizin richtig ist. Will ein Patient in der Klinik Entsprechendes erklären, so hört

---

6 Gamma-GT = Gamma-Glutamyltransferase

7 Hepatomegalie = Vergrößerung der Leber

8 Tubuli = (Mehrzahl von Tubulus) Röhrchen, Kanälchen

er nur: „Alles Quatsch", obwohl der Papst für Kinder-Nephrologie[9] in Deutschland, Prof. ..., Heidelberg, mir offen erklärt hat: „Meine Oberärzte und ich haben – nach gründlicher Lektüre Ihrer 'Celler-Dokumentation' – eine Konferenz abgehalten und sind zu der Meinung gekommen: 'Der Hamer könnte wirklich recht haben'!"

Es bleibt uns deshalb nichts anderes übrig, als ruhig weiterzuforschen und unsere Patienten aufzuklären und, wo wir können, den Flüchtlings-Konflikt zu lösen. Die Schwierigkeit dabei ist, das gebe ich unumwunden zu, daß durch die weitgehende Ausrottung der Tbc durch die Schulmedizin die Lösung des Flüchtlings-Konfliktes möglicherweise wenig oder gar nichts nützt, wenn im Zeitpunkt des DHS keine Mykobakterien vorhanden waren. Denn sie vermehren sich ja in der ca-Phase. Aber mindestens der starke dauernde Durst fällt weg.

Wir wollen, da es sich bei diesem Syndrom um ein klinisch äußerst wichtiges Phänomen handelt, der Anschaulichkeit wegen ein paar Fälle miteinander betrachten, allerdings jeweils in sehr verkürzter Form, wobei aber die wichtigen Zusammenhänge erkennbar sein sollen.

Es war nur eine Frage der Zeit, daß wir eine Systematik sehen oder finden mußten für den häufigen Vorgang, daß ein archaisches SBS mit einem jüngeren SBS zu gleichen Zeit aufgefunden wird, wobei es gleichphasig oder ungleichphasig auftreten kann. Ungleichphasig könnte dann bedeuten, daß ein archaisches (vom Althirn gesteuertes) SBS in ca-Phase und das jüngere (großhirn-gesteuertes) in pcl-Phase ist oder umgekehrt.

Wenn solche SBS parallel oder teilweise parallel verlaufen, d. h. mit „Phasenunterschied" (= eins in ca-Phase und eins in pcl-Phase), dann muß der Organismus ja auf jeden Fall eine Entscheidung darüber treffen, welches der beiden SBS biologisch wichtiger ist. Das ist nicht nur beim Flüchtlings-Konflikt so, den wir ja hier näher untersuchen wollen, sondern im Prinzip bei jeder Kombination von SBS, die von verschiedenen Hirn-Regionen gesteuert werden. Auch wenn zwei SBS, z. B. vom althirn-gesteuerten Typ, mit unterschiedlicher Phase laufen (eins ca-Phase, eins pcl-Phase), wird selbst für den Fall der Gleichseitigkeit, z. B. ein aktives Sammelrohr-Ca, in den pcl-Phasenprozeß sinnvoll mit einbezogen. Wir werden einen solchen Fall sehen, der durch die Presse ging: Olivia Pilhar – Leber-Tuberkulose und aktives Sammelrohr-Ca (erst später auch Nieren-Tbc).

Noch etwas ganz Wichtiges müssen wir beachten: Sogar die Oedematisation des Hamerschen Herdes im Gehirn, also das intra- und perifocale Oedem im HH, ist mit gleichzeitigem aktiven Flüchtlings-Konflikt übermäßig groß!

---

9 Nephrologie = Lehre von Bau und Funktion der Niere sowie von den Nierenkrankheiten und deren Auswirkungen

3.1 Der Sinn des Sammelrohr-Ca-Syndroms

Der Organismus nutzt oder benutzt ein Gebiet, Organ oder Hirnteil, das ohnehin schon vom vagotonen Heilungsphasen-Oedem geflutet ist, noch zusätzlich als Wasser-Reservoir, weil jeder Tropfen Wasser eingespart und gehortet wird. Offenbar eignen sich zu solchem Horten am besten die Organe oder Organteile, die ohnehin schon oedematisiert sind. Aber auch die durch Transsudation[10] gefluteten Ergüsse oder Schwellungen werden belassen, bzw. nicht resorbiert. Man muß hier nochmals betonen, daß es nicht darauf ankommt, ob wir diese Vorgänge für unser sog. Zivilisationsleben gut oder nützlich finden, sondern einzig darauf, ob sich diese Kombination in den vergangenen vielen Millionen Jahren biologisch bewährt hat. Wir können nur beobachten, registrieren und uns danach richten! So gut sich diese Kombination eines solchen aktiven Wasser-Konfliktes mit der Heilungsphase eines anderen SBS auch in der Natur grundsätzlich biologisch bewährt haben mag, für uns in der Medizin sind gerade die Rezidive dieses Wasserretentions-Konfliktes höchst gefährlich und können mortal enden!

Vor allem können sie von einer Stunde auf die andere kommen – und der Patient scheidet dann wenig oder kaum noch aus. Und das sich gerade in pcl-Phase befindende Organ quillt dann gewaltig wieder auf, obwohl wir sogar schon eindeutig nach den „kalten Tagen" sein können, also eigentlich die Normalisierung schon mehr oder weniger in greifbare Nähe gerückt ist.

Der Wasserretentions-Konflikt (= Konflikt des Sich-mutterseelenalleingelassen-Fühlens) ist besonders

a) bei Angst, ins Krankenhaus zu müssen, vor dem man die schlimmste Angst hat, weil man meist nicht mehr lebend herauskommt,

b) sich in den seelenlosen labor-ähnlichen Krankenhäusern „wie auf den Mond geschossen Fühlens" oder eben das Gefühl, dort mutterseelenalleingelassen zu sein,

c) sich zu Hause ungenügend versorgt zu fühlen, d. h. sich zu Hause mutterseelenalleingelassen fühlen.

Der Wasserretentions-Konflikt (Sammelrohr-Ca) ist für den klinischen Verlauf, wie gesagt, oftmals eine große Komplikation, weil wir derzeit immer einen Schritt zu spät kommen, wenn wir nicht sehr aufmerksam sind. Denn er kompliziert die Heilungsphase des bestehenden SBS auf mehrfache Weise:

---

10 Transsudat = trans: über, hinaus; sudare: ausschwitzen: auf Grund von Stauungen in Körperhöhlen abgesonderte, eiweißarme, meist seröse Flüssigkeit.

1. Es wird zusätzlich zu dem schon vorhandenen „vagotonen Oedem" noch „sympathicotones Oedem" in die bereits geflutete Körper- oder Organregion eingeschossen. Man vermutet zunächst ein bereits wieder in Lösung gegangenes Rezidiv. Also man vermutet zusätzliches vagotones Oedem. Bis man merkt, daß der Patient deutlich weniger Urin ausscheidet. Die Ausscheidungsmenge kann man auch mit sog. Diuretica[11] nicht deutlich steigern beim Wasserretentions-Konflikt.

2. Selbst wenn man den neuen Flüchtlings-Konflikt dann kennt, ist es gar nicht leicht, ihn zu lösen. Wer weiß, wie schwierig es ist, einem schwer kranken Patienten das Gefühl zu geben, gut betreut und versorgt zu sein, der kann davon ein Lied singen. Es geht ja nicht darum, daß wir den Eindruck haben, der Patient sei eigentlich „ausreichend versorgt". Er selbst muß das ja glauben und sogar so sehr davon überzeugt sein, daß er seinen Flüchtlings-Konflikt lösen kann.

3. Selbst wenn der Patient den Eindruck hat, nunmehr gut versorgt zu sein, macht uns die Realität oftmals einen Strich durch die Rechnung. Denn durch die bisherige Aktivität des Flüchtlings-Konfliktes bedingt, kann der transsudative Pleura-Erguß oder Aszites, die Hepato- oder Splenomegalie[12] so groß geworden sein, daß der Patient eigentlich bei vernünftigem Abwägen in eine gute klinische Behandlung gehörte. Das aber kann dem Patienten dann sofort das neue Rezidiv des Flüchtlings-Konfliktes machen oder, wenn er noch gar nicht gelöst war, die Fortsetzung des Konfliktes.

4. Aus einem „kleinen Revierärger-Konflikt" in der Heilungsphase, die wir Hepatitis nennen, kann eine gewaltige Hepatomegalie werden, die der Patient schließlich nach dem 10. Rezidiv nicht mehr überlebt.
Aus einem harmlosen transsudativen Pleura-Erguß durch leukämische Ausheilung einer parasternalen[13] Rippen-Osteolyse, die man für gewöhnlich fast gar nicht oder gar nicht bemerkt, auch nicht objektivieren kann im CT, weil der Organismus den transsudativen Erguß im gleichen Tempo resorbiert, wie er entsteht, wird plötzlich ein die Atmung stark einschränkender Pleura-Erguß, der abpunktiert werden muß, etc., etc.

5. Das Fehlen von Mykobakterien-Tbc:
Eine sehr schwere Komplikation bedeutet für uns Menschen unsere bisherige Ignoranz in der Medizyn, indem die medizynischen Zauberlehrlinge sich bemüht haben, die Mykobakterien-Tbc „auszurotten". Glücklicherweise haben sie es nicht geschafft. Viele, besonders junge Leute, haben keine Tbc-Bakte-

---

11 Diuretica = Harntreibe-Mittel

12 Splenomegalie = Milzvergrößerung

13 parasternal = neben dem Brustbein

rien mehr, die sie zum Zeitpunkt des DHS haben müßten nach dem Willen der Natur. Denn sie vermehren sich nur in der konfliktaktiven Phase.

Wenn die Vermehrung der Mykobakterien in der ca-Phase wegen Nichtvorhandensein von Mykobakterien-Tbc nicht erfolgen konnte, kann der Sammelrohr-Ca-Tumor in der pcl-Phase nicht abgebaut werden.

Wird aber der Tumor nicht abgebaut, dann bleibt die Wasser-Retention, wenn auch der Konflikt bereits gelöst ist.

6. Früher sprachen wir von „Nierenversagen" oder Urämie[14]. Das war zwar falsch, aber wir haben in der Neuen Medizin auch unsere anderen Probleme.

7. Misch-Innervation:
Ein weiteres wesentliches Problem, daß wir ja vom Prinzip schon kennen, ist die sog. „Misch-Innervation", weil der Patient, um es mal verkürzt zu sagen: Bis 3 Uhr morgens nicht schläft wegen seiner Vagotonie und – ab 3 Uhr morgens nicht mehr schläft wegen seiner Sympathicotonie. Er schläft also immer nur noch kurz und flach und unerholsam. Die psychisch-organischen Folgen davon sind schlimm: der Patient wird rasch entnervt und ist dann als „Nervenbündel" nicht mehr in der Lage, ruhig und gelassen seinen Lebens- und Gesundungsplan zu entwerfen, geschweige denn, ihn umzusetzen.

8. Der Teufelskreis des Sammelrohr-Ca-Syndroms:
Der Patient hat ja den Konflikt des Sich-mutterseelenalleingelassen-Fühlens erlitten, weil er sich gerade nicht gut versorgt weiß.

Durch die entnervende Misch-Innervation und die handfesten organischen Komplikationen, die manchmal klinische Eingriffe notwendig machen, oder mindestens klinische Pflege, die in den meisten Krankenhäusern seelenlos und brutal ist, kann der Patient immer mehr in den Teufelskreis kommen. Nicht zuletzt hat der Patient oft das Gefühl, durch die verminderte Urinausscheidung und die unvernünftig große Flüssigkeitsaufnahme „in seinem eigenen Wasser zu ertrinken". Zwar könnte er ja leicht Wassereinfuhr und Urinausfuhr kontrollieren und bestimmen, aber das Wasserretentions-Programm bedeutet:
a) wenig Wasser ausscheiden, und
b) soviel als möglich Wasser aufnehmen

Wir müssen uns dabei immer überlegen: wenn wir als Flüchtlinge in der Wüste wären, würden die aufgezählten Dinge alle sehr vernünftig sein und uns unser Überleben ermöglichen.
Für die sog. Zivilisation aber sind diese Regelkreise nicht gemacht. Kein Tier würde sich freiwillig in ein solches seelenloses Brutal-Krankenhaus einsperren

---

14 Urämie = Niereninsuffizienz

lassen, aus dem z. B. bei Krebs nur 3 bis 5% der Patienten auf Dauer lebend wieder herauskommen.

9. Die schizophrene Stammhirn-(Flüchtlings-Konflikt)-Konstellation:
Der Vollständigkeit halber sei noch angefügt, daß der Patient ja auch 2 Flücht-lings-Konflikte in Aktivität haben kann, und zwar auf jeder Stammhirn-Seite einen HH. Dann kommt die örtliche oder räumliche Desorientiertheit als wei-tere große Komplikation hinzu.

10. Das unphysiologisch vergrößerte Hirnoedem in und um den Hamerschen Herd kann seinerseits wieder zusätzlich Probleme machen.

Grundsätzlich ist das Wasserretentions-Programm und die Urämie mit Erhöhung der harnpflichtigen Substanzen quasi identisch. Allerdings scheint die Erhöhung des Serum-Kreatinins und Serum-Harnstoff individuell sehr verschieden zu sein.

Ebenso grundsätzlich muß man wissen, daß der Organismus mit einer sog. Oli-gurie[15], also Ausscheidung von wenig Urin (150 bis 200 ml) alle harnpflichtigen Substanzen ausscheiden kann. Die früher oft zitierte „urämische Verwirrtheit" war einfach die schizophrene Stammhirn-Konstellation zweier in Stammhirn-Opposi-tion stehender Flüchtlings-Konflikte.

Auch wenn wir von Komplikationen sprechen, ganz besonders durch unsere sog. Zivilisation bedingt, so bleibt doch das Sammelrohr-SBS eben ein Sinnvolles Biologisches Geschehen.

Wir wollen im nachfolgenden 8 einigermaßen typische Fälle besprechen, aller-dings nur die wesentlichen Fakten, die dieses Sammelrohr-Ca-Syndrom ausma-chen:

1. a) Ein damals 4-jähriges Mädchen, das 1996 einen stellvertretenden Selbst-werteinbruch mit Knochen-Osteolysen der 4. Rippe links erlitt. Als der Kon-flikt sich löste und ein Sammelrohr-Ca der linken Niere hinzutrat, bildete sich ein großer Pleura-Erguß links.
   b) Das gleiche Mädchen, inzwischen 6 Jahre alt, erlitt wieder stellvertretend eine Osteolyse des rechten Jochbeins. Wieder kam es zur Lösung des Kon-fliktes und wieder trat ein Sammelrohr-Ca der linken Niere hinzu. Durch ignorante Inzision[16] des Periosts bildete sich durch Auslaufen des Callus ein riesiges Osteosarkom.

2. Bei einer 69-jährigen Patientin mit transsudativem Pleura-Erguß geringen Aus-maßes nahm dieser nach Hinzutreten eines Sammelrohr-Ca (Angst, ins Kran-kenhaus zu müssen) gewaltig an Größe zu.

---

15 Oligurie = verminderte Harnproduktion

16 Inzision = Einschneiden, Einschnitt

3. Bei einer 55-jährigen Patientin mit transsudativem Perikard-Erguß vergrößerte sich dieser erheblich nach Hinzutritt eines Sammelrohr-Ca der linken Niere. Die Patientin konnte 5 Monate nur im Sitzen schlafen.

4. Gicht der Ferse.

5. Hepatomegalie mit Gicht durch Sammelrohr-Ca (Angst, ins Krankenhaus zu müssen).

6. Fall des Mädchens Olivia Pilhar: Hepatomegalie bei Leber-Tbc und Nierenzyste mit Sammelrohr-Ca der rechten Niere.

7. Hepatomegalie nach Leber-Tbc mit Sammelrohr-Ca bei 45-jähriger Patientin.

8. Das früher sog. akute Nierenversagen bei meinem Sohn Dirk.

3.2 Fallbeispiel: Riesiges Osteosarkom

Das rechtshändige, damals 4 Jahre alte Mädchen sieht die Eltern sich streiten, sogar handgreiflich. Dabei gibt die rechtshändige Mutter dem linkshändigen Vater einen Boxhieb gegen die Rippen links. Oder der Vater boxt die Mutter gegen die linke Rippenpartie. Genau wissen wir es nicht. Das kleine Mädchen erleidet diesen Boxhieb stellvertretend mit, bekommt an der Stelle des Boxhiebs eine Rippen-Osteolyse. In der Heilungsphase (mit „kleiner Leukämie") schwillt die Umgebung an.

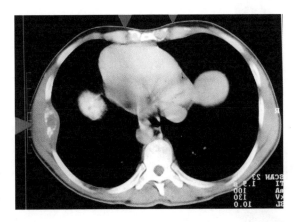

Eine solche Stelle (Pfeil links) mit hohem Flüssigkeits-Innendruck drückt „transsudativ", also durch das Periost hindurch, nach außen und nach innen. Außen entsteht so eine Schwellung, innen ein Pleura-Erguß. Normalerweise wird in einem solchen Fall das Transsudat genauso schnell von der Pleura resorbiert, wie es entsteht. Deshalb sieht man normalerweise nur wenig oder gar nichts – wie hier. Die beiden oberen Pfeile weisen auf geringe Rippen-Osteolysen beiderseits, parasternal in der Heilung.

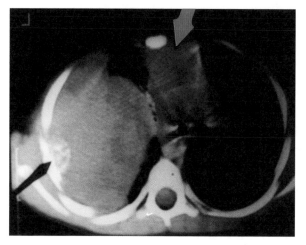

Das Kind kam, wie üblich, ins Krankenhaus mit Chemo (samt Zentral-Venenkatheter = Attacke-gegen-das-Herz-Konflikt), Herzschmerzen, etc. Später große Operation mit Wegnahme der 4. Rippe links. Durch die Krankenhaus-Aufnahme: Flüchtlings-Konflikt. Von da ab wird der vagotone geringe Pleura-Erguß durch den sympathicotonen aktiven Flüchtlings-Konflikt nicht mehr resorbiert und dadurch zu einem großen Pleura-Erguß. Auch der exsudative[17] (durch Attacke-gegen-das-Herz wegen Zentral-Venenkatheter entstandene) Herzbeutel-Erguß (= pcl-Phase) wird durch den Flüchtlings-Konflikt ebenfalls noch verstärkt (oberer dicker Pfeil).

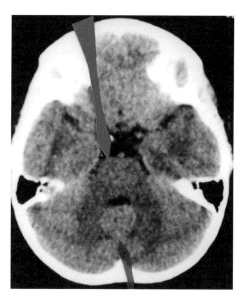

Der obere Pfeil weist auf den kreisrunden HH im Sammelrohr-Relais für die linke Niere. Der untere Pfeil zeigt auf das Herzbeutel-Relais, dessen HH sich schon anfärbt, also schon in Lösung ist. Zustand nach Herzbeutel-Tamponade (und -Erguß) als Heilungsphase eines Attacke-gegen-das-Herz-Konflikts wegen Zentral-Venenkatheter im rechten Vorhof.

---

17 exsudativ = mit der Exsudation (Ausschwitzung) zusammenhängend

Auf der Thorax-Aufnahme von 1996 ist die linke Thoraxseite rechts und die rechte links. Der von rechts kommende Pfeil zeigt auf die Rippen-Osteolyse links in der pcl-Phase, mit dem großen Erguß, der durch den aktiven Flüchtlings-Konflikt provoziert wurde.

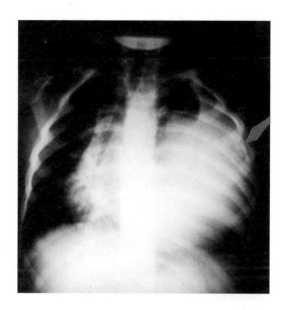

Damals konnte, wie gesagt, die Lage operativ entschärft werden, weil man die ganze 4. linke Rippe entfernte und dadurch der Erguß keine Nahrung mehr bekam.

2 Jahre später, 1998, gab es wieder einen großen Streit zwischen den Eltern. Einer von beiden bekam eine schlimme Backpfeife. Wieder empfand das inzwischen 6-jährige Mädchen stellvertretend den Selbstwerteinbruch mit. Es erlitt am rechten Jochbein eine Osteolyse und anschließend eine Heilung (= „kleine Leukämie"). Unglücklicherweise wurde das Mädchen wieder ins Krankenhaus gebracht zur „Probe-

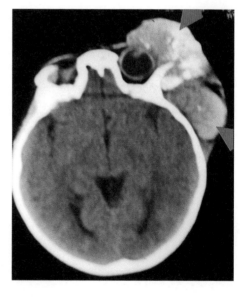

Exzision", d. h. man inzidierte das Periost, so daß der Callus nunmehr auslief: es entstand ein Osteosarkom (oberer Pfeil).

Aber durch die erneute Krankenhaus-Aufnahme war auch der Flüchtlings-Konflikt wieder reaktiviert worden. Und durch diesen Flüchtlings-Konflikt wird nun die austretende Flüssigkeit nicht mehr resorbiert (unterer Pfeil) und schiebt nun sogar das Osteosarkom in die Mitte.

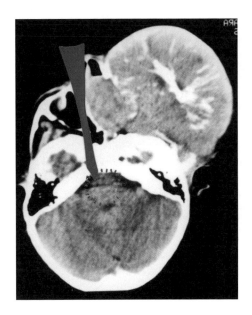

Der Pfeil weist auf den HH im Sammelrohr-Relais der linken Niere.

Durch den aktiven Flüchtlings-Konflikt wird das Osteosarkom monströs, d. h. die schulmedizinische Dummheit der Inzision des Periost, durch die überhaupt erst das „Osteosarkom" entstehen konnte, wird durch die Krankenhaus-Aufnahme, bzw. das dadurch ausgelöste Rezidiv des Flüchtlingskonflikt-SBS größenmäßig nochmals gewaltig vergrößert.

Eigentlich könnte man solche Osteosarkom-"Bollen" operativ ganz leicht herausnehmen. Aber wir fanden keinen Chirurgen. Alle waren zu feige. Die Eltern wurden praktisch gezwungen, weiter Chemo zu machen.

3.3   Fallbeispiel: Großer Pleura-Erguß

Diese 69-jährige linkshändige Patientin erlitt 1992 nach dem Tod der Mutter einen Verlust-Konflikt. Nach der Lösung dieses Verlust-Konflikts entwickelte sich die übliche Eierstocks-Zyste, die aber leider von den Ärzten entdeckt wurde. Die Operation (Totaloperation) wurde nicht sofort gemacht, sondern noch etwas verschoben. Während der 3 Wochen bis zur Operation dachte sie dauernd an die Operation (= Attacke-gegen-den-Bauch). Die Patientin hatte also einen Attacke-gegen-den-Bauch-Konflikt mit Peritoneal-Mesotheliom erlitten. Bei der dann durchgeführten Totaloperation fand der Operateur das „ganze Bauchfell voller Metastasen".

Als sie sich nach der Operation etwas beruhigt hatte und durch Kenntnis der Neuen Medizin die Prognose des baldigen Todes auch nicht mehr glaubte, bekam sie ihren „fälligen Aszites". Da wollte der Operateur sofort wieder operieren! Sie floh aus dem Krankenhaus. Das Krankenhaus ist für sie seither gleichbedeutend mit zwei Schienen:

a) erneute Angst vor „Metastasen"
b) Konflikt des Sich-alleingelassen-Fühlens (Flüchtlings-Konflikt).

Seither schwebt das Damokles-Schwert der erneuten Operation über ihr und seither ist sie auf der Schiene des „Attacke-gegen-den-Bauch-Konfliktes" bzw. einer Peritoneal-Karzinose, deren Lösung stets neuer Aszites ist. So geht das seit 7 Jahren. Zwischendurch mußte sie immer wieder den Aszites abpunktieren lassen, wenn er zu viel war. Die Tage in der Klinik waren stets die Hölle, weil man ihr ständig Chemo aufschwatzen wollte (beide Schienen!!).

Bei solchen Gelegenheiten kommt sie immer auf ihre alte Flüchtlings-Konflikt-Schiene (Krankenhaus). Anschließend nimmt dann der Aszites wieder zu, noch mehr als vorher. Ein echter Teufelskreis.

Und weil die Schulmedizyner sich den Aszites über so lange Zeit mit der Metastasen-Hypothese nicht mehr erklären konnten, sagten sie zu ihr, „das kommt vom Herzen, das Herz arbeitet nicht mehr ausreichend".

Der zugehörige Selbstwerteinbruch sind die parasternalen Rippenanteile und das Brustbein vor dem Herzen. Sie bekam dort Entkalkungen und in den Heilungsphasen nunmehr Pleura- und Perikard-Erguß, dort allerdings t r a n s s u d a t i v .

So läßt sie jetzt immer beides abpunktieren; den exsudativen Aszites und den transsudativen Pleura-Erguß. Beide Ergüsse sind nur deshalb so exzessiv, weil immer wieder der aktive Flüchtlings-Konflikt besteht. Genau genommen sind es zwei Flüchtlings-Konflikte, je einer auf jeder Niere. Dadurch ist die Patientin laufend in der schizophrenen Stammhirn-Konstellation mit örtlicher Desorientiertheit.

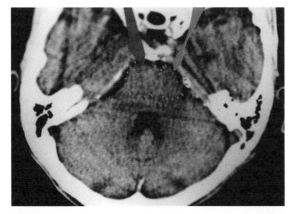

CT-Aufnahme vom August '99 mit Schnitt durch das Althirn. Die beiden Pfeile weisen auf zwei aktive HH in den Relais für die Sammelrohre beider Nieren; also beiderseits Sammelrohr-Ca.

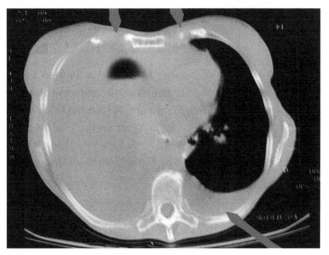

CT-Schnitt durch den Thorax: Die linke Pleura ist mit Erguß vollgelaufen.
Die rechte Pleura hat einen mäßigen Erguß (Pfeil unten rechts). So sah es aus vor der dreimaligen Punktion des linken Pleura-Ergusses. Beim 2. Mal resultierte ein Pneumothorax, wobei sich aber glücklicherweise innerhalb weniger Tage wieder der linke Lungenflügel ausdehnte. Jedesmal wurde 1 Liter abpunktiert. Den Grund für den transsudativen bds. Pleura- und Perikard-Erguß sieht man (obere beide Pfeile) in der parasternalen Rippen-Osteolyse, die in der Heilungsphase Flüssigkeit transsudiert. Der zugehörige Selbstwerteinbruch-Konflikt war: „Dort am Herzen tauge ich nichts mehr". Der Erguß wird dann in der Heilungsphase durch die Knochenhaut hindurchgedrückt. Normalerweise wird ein solcher transsudativer Erguß auch gleich wieder von der Pleura resorbiert. Nicht so, wenn ein aktiver Flüchtlings-Konflikt besteht oder hinzutritt. Dann wird jeder Tropfen Wasser möglichst festgehalten oder dort gelagert, wo die Flüssigkeit sich gerade befindet.

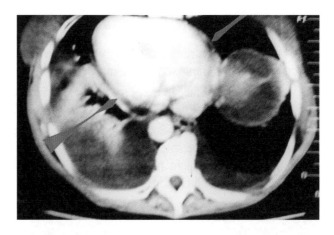

Nach den 3 Punktionen mit Abzug von je 1 Liter Transsudat links, sieht man jetzt auch den Perikard-Erguß (Pfeile von rechts oben und links unten).

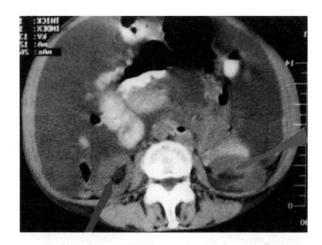

Auf diesem Bild sieht man ein Abdomen mit reichlich Aszites. Ohne die beiden Flüchtlings-Konflikte (Angst vor dem Krankenhaus) würde die 69-jährige Patientin nur einen geringen Aszites haben, den sie gar nicht bemerken würde und – da sie ja dann keine Angst mehr vor dem Krankenhaus haben würde – auch nach kurzer Zeit gar nicht mehr hätte, weil der Konflikt dann definitiv gelöst wäre. Aber die beiden Sammelrohr-Karzinome, die, wie wir vom Hirn-CT wissen, beide aktiv, d. h. wachsend sind, bewirken, daß der Aszites große Ausmaße annimmt. Dadurch bleibt der Teufelskreis bestehen.

3.4 Fallbeispiel: Großer Perikard-Erguß

Man kann, wenn man seine Wohnung verlassen und umziehen muß – und wenn man dann noch im Klimakterium ist, mit dem gleichen Konflikt

a) einen Revier-Konflikt (mit Depression wegen hormonalem Patt) und
b) einen Flüchtlings-Konflikt

erleiden. Wenn der Revier-Konflikt die übliche Angina pectoris bewirkt (Herzschmerzen) erleidet eine solche Patientin oftmals einen Selbstwerteinbruch-Konflikt: „Dort tauge ich nicht mehr am Herzen". Löst sich nun der Revier-Konflikt schon früher als der Flüchtlings-Konflikt, dann haben wir dieses Bild:

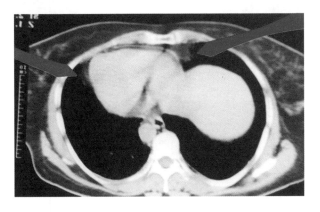

Pcl-Phase der Rippen-Osteolysen parasternal rechts und links.
Der rechte Pfeil weist auf die aufgepumpte mediastinale Pleura, durch die das transsudative Periost-Oedem weitergegeben wird an den Herzbeutel (Herzbeutel-Erguß deutlich zu sehen!).

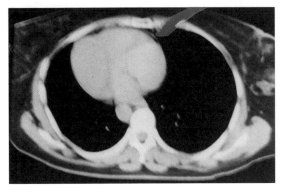

Herzbeutel-Erguß wegen Verschwartung zwischen Herzbeutel und Pleura (1. Bild Pfeile rechts und links) auf beiden Bildern erst ganz im Beginn. Die Patientin konnte 5 Monate nur im Sitzen schlafen. Als sich der Flüchtlings-Konflikt löste, verschwand der Spuk augenblicklich.

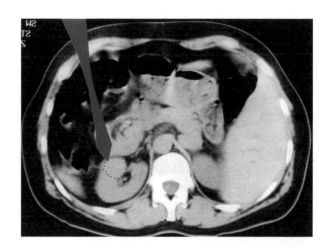

*Der Pfeil zeigt auf das
Sammelrohr-Ca der
linken Niere.*

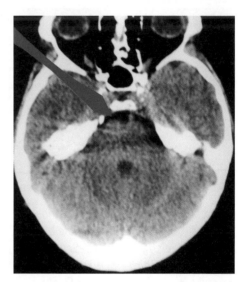

*Die Aufnahme datiert ½ Jahr später:
Pfeil zeigt auf HH in pcl-Phase im
Sammelrohr-Relais der linken Niere.*

3.5 Fallbeispiel: Gicht

Von diesem 45-jährigen Patienten mit einer Gicht (11 mg% Harnsäure im Serum) konnte ich ein Bild des Stammhirns und ein Nieren-CT nicht bekommen.

Als Gicht bezeichnete man bisher entzündete schmerzhafte Gelenke, die nicht wie beim akuten Gelenkrheumatismus insgesamt entzündet waren, sondern „Gichtknoten" hatten, die sehr schmerzhaft waren. Stets war die Harnsäure im Serum erhöht, weshalb man früher versuchte durch (fleischfreie) Diät, sog. „purinarme Ernährung", das Leiden zu lindern.

Nunmehr stellt sich in der Neuen Medizin die Gicht als ein Syndrom dar; ein Zusammentreffen einer Heilungsphase des Knochenkrebs, nämlich der Leukämie, mit einer konfliktaktiven Phase eines Flüchtlings-Konflikts.

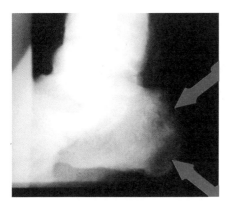
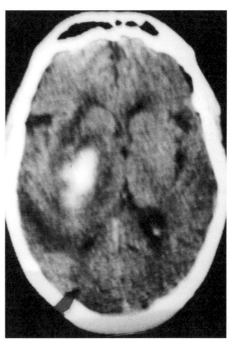

Wir sehen im Röntgenbild die Osteolyse des rechten Fersenbeins, die bis ins Gelenk reicht, und im CT-Schnitt durch das Großhirn einen Thalamus-Konflikt in pcl-Phase (weißer Fleck), samt Knochen-Osteolysen in der WS und am rechten Fersenbein (Pfeil links unten).

Die Schwellung der Ferse wurde riesig wegen des Flüchtlings-Konfliktes. Bei der Gicht ist ja der aktive Flüchtlings-Konflikt obligat. Sobald er gelöst und das zugehörige Sammelrohr-Ca abgeräumt (durch Tbc) ist, sinkt auch der Harnsäurespiegel wieder auf Normalwert.

3.6 Fallbeispiel: Angst, ins Krankenhaus zu müssen

Diese 60-jährige, linkshändige Patientin, ist sehr tragisch und eigentlich unnötigerweise gestorben an der Angst, ins Krankenhaus zu müssen, d. h. zwei aktiven Flüchtlings-Konflikten.

Die Patientin muß als Linkshänderin vor 1992 zwei sexuelle Konflikte erlitten haben. 1989 starb die Mutter der Patientin, was für diese ein Verlust-Konflikt war. In der pcl-Phase nach Konfliktlösung entwickelte die Patientin dann eine Eierstocks-Zyste. Als man 1992 bei einer Exstirpation des rechten Eierstocks wegen Ovarial-Zyste auch zufällig ein Gebärmutterhals-Ca fand und ein Adeno-Ca des großen Netzes, da sagte man der Patientin, sie habe praktisch keine Chance mehr. Damals lernte sie die Neue Medizin kennen, verstand die Zusammenhänge einigermaßen, so daß sie keine Panik mehr hatte, und es ging ihr die letzten 7 Jahre gut. Den Inhalt der sexuellen Konflikte hat sie mir nicht verraten, und ich habe das respektiert.

Durch die Geschehnisse rund um die Operation 1992 (Totaloperation) hatte die Patientin eine Schiene der panischen Angst vor dem Krankenhaus. 1996 geriet sie nochmals ganz dramatisch auf diese Panik-Schiene, als der Hausarzt bei ihr erhöhte Schilddrüsenwerte festgestellt hatte. Es war Freitagabend und er sagte ihr in bedrohlichem Ton, sie müsse noch heute abend in die Klinik, denn das könnten ja nur wieder „Metastasen" in der Schilddrüse sein, jede Stunde zähle. Man müsse sofort operieren und Chemo und ...

Aber die Patientin kannte die Neue Medizin und konnte die Katastrophe noch einmal abwenden. Unter Nachtschweiß und subfebrilen Temperaturen (Tbc) normalisierten sich die Schilddrüsenwerte dann auch wieder.

Dafür kamen aber jetzt, als Zeichen der Beruhigung eines Frontalangst-Konfliktes bzw. Krebsangst-Konfliktes, Kiemenbogen-Zysten am Hals, die zwar auch wieder nach einigen Monaten zurückgingen, aber die arme Patientin, die dauernd an den Knoten am Hals fühlte, in Panik hielt (Teufelskreis!).

Aus dem Lot geriet alles durch einen lächerlich kleinen Unfall im März 1998, als die Patientin sich unglücklich am Türgriff stieß und am rechten Brustkorb eine Rippe brach. Es wurde nicht geröntgt. Erst als sie Schmerzen bekam (Heilungsphase des Rippenbruchs) untersuchte der Hausarzt mit Ultraschall, fand zwar nicht die Rippenfraktur, dafür aber ein multiples kleines uraltes Leber-Ca, besser die Kavernen des uralten Leber-Ca's, das die Patientin als Kind erlitt, als sie, wie fast alle Kinder in Deutschland nach dem Krieg, hungern mußte. Er erzählte ihr nun, die Schmerzen der Rippe kämen von den Eierstocks-Metastasen in der Leber, das habe er doch sofort gewußt, daß die Schmerzen nur von Metastasen herrühren könnten (Dezember '98).

1945, nach dem Krieg, hatte die Mutter immer zu ihr gesagt: „Du mußt Deine Milchsuppe essen, sonst können wir gleich einen Sarg bestellen." Damals war die Patientin 6 Jahre alt.

Die (Fehl-) Diagnose des Hausarztes war das Rezidiv für den erneuten Flüchtlings-Konflikt, möglicherweise aller beider. Die Urinausscheidung ging in der Folgezeit zurück, der Durst nahm zu.

Leider wurden Kreatinin, Harnstoff und Harnsäure im Serum nie gemessen, man war völlig auf die „Leber-Metastasen" fixiert.

Unglücklicherweise kam jetzt noch einiges hinzu, was ohne diese aktiven Flüchtlings-Konflikte harmlos verlaufen wäre. Die Patientin erlitt innerhalb eines Jahres 3 Revierärger-Konflikte – bei immer noch andauernder postmortaler schizophrener Konstellation, so daß bei den Revierärger-Konflikten praktisch keine Konfliktmasse aufgebaut wurde. Nun wurde buchstäblich alles zum Problem:

- die Rippenfraktur verursachte nunmehr zusammen mit aktivem Sammelrohr-Ca sowohl einen Pleura-Erguß als auch eine präcostale[18] Schwellung. Hausarzt: „Alles Metastasen!"

- die harmlosen Hepatitiden, die Heilungsphasen der gelösten Revierärger-Konflikte, von denen keiner mehr als 4 bis 6 Wochen gedauert hatte, verursachten – mit aktivem Sammelrohr-Ca – eine Hepatomegalie, wobei sich natürlich auch die Kavernen durch Aufquellen mitvergrößerten. Hausarzt: „Die Leber-Metastasen 'wachsen' kontinuierlich!"

- ein sexueller Selbstwerteinbruch-Konflikt mit Osteolysen der Symphyse den die Patientin wegen Libidoverlust erlitten hatte, löste sich mit einer „kleinen Leukämie" (18 000 Leukos) mit einem leichten Aszites (nach innen) und einer präsymphysären Schwellung (nach außen). Hausarzt: „Eine weitere Metastase!"

Die verzweifelte Patientin nahm ihrem Ehemann das Versprechen ab, daß sie auf keinen Fall ins Krankenhaus käme. Aber es wurde trotzdem nur über die „Metastasen" gesprochen. Und eines Tages kam ein Verwandter, der war Arzt und erklärte kategorisch, sie müsse bei so vielen Metastasen sofort ins Krankenhaus.

Sie ging zwar nicht, aber 2 Tage später ist sie gestorben – mit einem Gamma-GT-Wert (Leberenzym) von über 1000.

Früher haben wir die Höhe der sog. Transaminasen der Leber, sprich: der Leberenzyme, besonders der Gamma-GT, als Zeichen der Schwere der Hepatitis angesehen. In der Neuen Medizin haben wir dann gelernt, daß die Schwere der Hepatitis korreliert zu der Schwere und Dauer des Revierärger-Konfliktes (bei der linkshän-

18 costalis = zur Rippe gehörend

digen Frau des Identitäts-Konfliktes). Auch das müssen wir vermutlich teilweise relativieren: Vielleicht hängen die Transaminasen „einfach" von der Schwellung der Leber ab, z. B. sog. Hepatomegalie bei aktivem Sammelrohr-Ca.

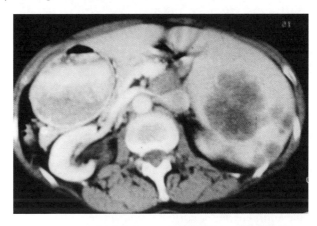

15.1.99
Uralte Leber-Kaverne
aus der Zeit nach dem
Weltkrieg, als alle Kinder
in Deutschland hungern
mußten. Siehe Kalkrän-
der am Außenrand der
Kaverne.

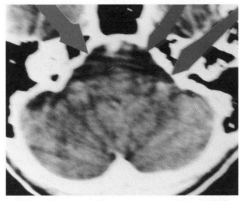

30.10.98

Unterer Pfeil rechts: alter HH,
geheilt (mit Tbc) im Leber-Relais
des Stammhirns (Kalkeinlagerung).
Oberer Pfeil rechts: Oedem im
Nierensammelrohr-Relais für die
rechte Niere.
Pfeil links: Oedem im Nierensam-
melrohr-Relais für die linke Niere.

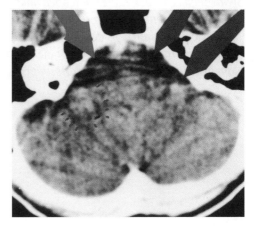

30.11.98

Meist sind wir gewohnt, zuerst einen
aktiven Prozeß zu sehen und danach
die Zeichen der Lösung. Hier sehen
wir die HH für beide Sammelrohr-
Relais in Lösung nach den vorange-
gangenen Flüchtlings-Konflikten.
Unmittelbar danach schlug das
Rezidiv auf beiden Seiten erneut
ein durch die (Fehl-) Diagnosen des
Hausarztes.

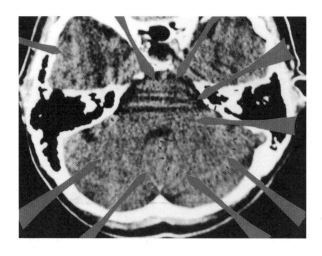

8.3.99

Dies ist das CT eines in totaler biologischer Panik befindlichen Menschen:
Alle Konflikte dieser Patientin sind wieder aktiv.

Die beiden Wasserretentions-Konflikte der Nieren-Sammelrohre (obere Pfeile
rechts und links), sogar der Verhungerungs-Konflikt (Leber-Ca), weil inzwischen
die Leber stark angeschwollen war (Gefahr zu verhungern!). Auch einen aktiven
Todesangst-Konflikt sehen wir (3. Pfeil rechts von oben).

Der 4. Pfeil rechts von oben zeigt auf einen aktiven Pleura- und Peritoneal-Kon-
flikt, ebenfalls die linken Pfeile. Rechts HH mehr für Bauch-Panik (= Peritoneal-
Panik; alte Schiene wegen rechtem Eierstock, 1992), links aktiver HH wegen
Pleura-Erguß (siehe Thorax-CT). Das Herzbeutel-Relais (unterste Pfeile rechts
und links) zeigt eine Reaktivierung innerhalb einer Lösung wegen Herzschmerzen
durch den 1. sexuellen Konflikt rechts-cerebral.

Schließlich zeigt der 2. Pfeil von oben links einen aktiven „Gesichtsverlust",
Taubheit der rechten (Mutter/Kind-) Gesichtshälfte. Die Patientin hatte als Mutter
„ihr Gesicht verloren", als der Sohn ihr mitteilte, er habe geheiratet und nun den
Namen der Frau angenommen. Für die Übermutter war ihr einziger Sohn und
Namensträger stets etwas ganz Besonderes gewesen.

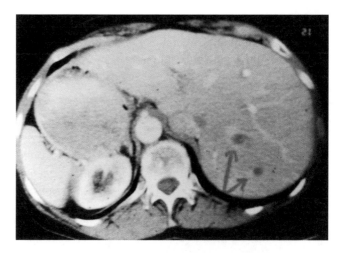

15.1.99

Das sind ebenfalls die uralten Kavernen der Leber auf einer höheren Schicht, die der Hausarzt mit Ultraschall feststellte, als er nach dem Grund für die Rippenschmerzen suchte. Hausarzt: „Natürlich, die Schmerzen kommen von den Eierstocks-„Metastasen" in der Leber!"

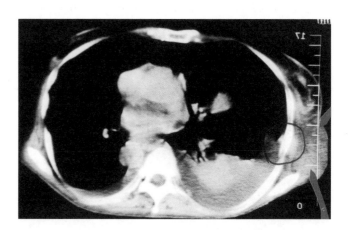

22.7.99

Die Rippenfraktur in der Heilung (roter Kreis).
Transsudativer Pleura-Erguß durch Rippen-Osteolysen (Kreis), pcl-Phase = zusätzlich Leukämie.
Geringer Pleura-Erguß, ebenfalls transsudativ, auch links.
Rechts lateral bildet sich ein präcostales subcutanes[19] Oedem (Pfeil) entsprechend dem Pleura-Erguß innen.

---

19 cutaneus = die Haut betreffend

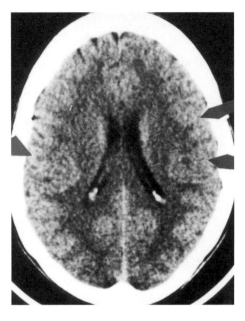

30.10.98

HH rechts: aktiver sexueller Konflikt jetzt mit späterem Revierärger-Konflikt durch eine sehr heftige Geld-Auseinandersetzung mit ihrer Tochter. Eine weitere ähnliche Geld-Auseinandersetzung hatte die Patientin mit ihrem ehemaligen Chef, der zu ihr nach Hause kam und ihr nachträglich unkorrekte Abrechnung vorwarf. Für eine korrekte Norddeutsche so ziemlich das Schlimmste, was man ihr vorwerfen konnte! Dies war der vorletzte der 3 Revierärger-Konflikte, dauerte zwar nur einen Monat, hatte aber viel Konfliktmasse.

Trotzdem wäre die Patientin daran nicht gestorben. Aber viele Leute, auch Angehörige, redeten ständig, sie müsse doch ins Krankenhaus. Dadurch erlitt sie tragischerweise zwei aktive Flüchtlings-Konflikte ...

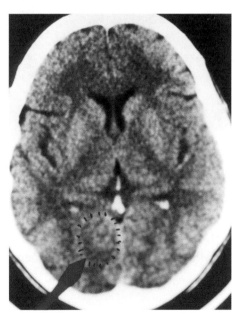

Alter HH im Eierstocks-Relais (Pfeil). Die Patientin war 1990 (nach Lösung des Verlusts der Mutter, die 1989 starb) wegen der rechten Eierstocks-Zyste (Linkshänderin) operiert worden!

21.1.99

Links-cerebral der 2. sexuelle Konflikt der linkshändigen Patientin. Das
zugehörige Gebärmutterhals-Ca,
genauer die Ulcerationen, entdeckte
man histologisch nach der Totaloperation 1992. Den Inhalt des sexuellen
Konfliktes, mit dem die linkshändige
Patientin ja in die postmortale (nymphomanische) schizophrene Konstellation kam, hat sie nicht verraten. Seit
dieser Zeit war sie manisch-depressiv.

Miteingeschlagen sind zur gleichen
Zeit ein Schreckangst-Konflikt (HH
aktiv, oberer Pfeil) und ein Identitäts-
Konflikt (HH aktiv, unterster Pfeil).

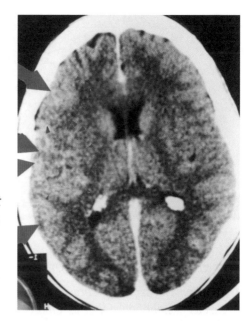

30.10.98

Die beiden HHe in den beiden Sammelrohr-Relais der beiden Nieren.

Mindestens für die rechte Niere ist zu
diesem Zeitpunkt (30.10.98) zwar ein
großer, vernarbter, aber deutlich in
Lösung befindlicher HH zu sehen. Das
linke Relais ist nicht ganz sicher zu
beurteilen, ist vermutlich aktiv.

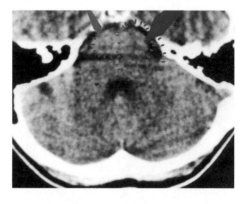

Der größere Ring rechts im Stammhirn zeigt, daß noch ein oder mehrere Relais
(Schilddrüse) mitreagiert hatten, nun aber in Lösung sind.

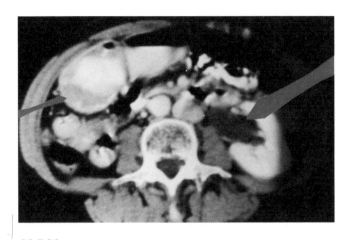

22.7.99

Rechter Pfeil: Sammelrohr-Ca rechte Niere.

Linker Pfeil: Nur „zufällig" entdecktes Colon-Ca der linken Flexur vom resorptiven Typ. Solche, mehr flächenhafte, Tumoren („Wandverdichtungen") werden von den Radiologen (auch hier) fast regelmäßig übersehen, weil sie nicht blumenkohlartig tumorös aussehen.

Konflikt: Angst, keine Nahrung aufnehmen zu können.

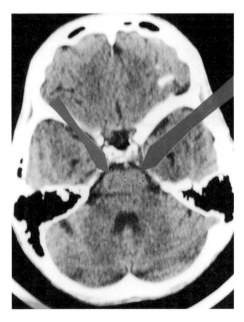

22.7.99

Pfeil rechts: HH aktiv für Sammelrohr-Ca, rechte Niere.

Auch links sieht man eine ähnliche Struktur, nur im Moment anscheinend nicht aktiv.

Zu solchen Befunden gehörende sog. „verplumpte Nierenbecken", wie sie früher als Zeichen abgelaufener Nieren-Tbc als typisch galten. Das finden wir bei dieser Patientin auch in der linken Niere.

22.7.99

*Großer, in Lösung befindlicher HH
im Stammhirn rechts; in diesem
Fall entsprechend einer Leber-
Tbc (= Ausheilung des Leber-Ca
unter Kavernen-Bildung; Konflikt:
Angst, keine Nahrung aufnehmen
zu können).*

*Linker Pfeil: Schon früher ak-
tiv gewesener und gelöster HH
entsprechend einem Colon-Ca
(Flexura licualis) vom resorptiven Typ.*

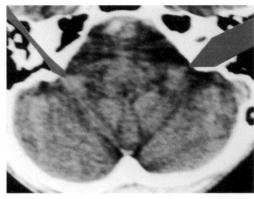

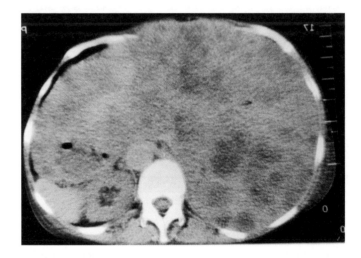

Übermäßig vergrößerte Leber (Hepatomegalie) bei

1. *Leber-Ca in pcl-Phase. Die zusätzlich bestehenden, durch die allgemeine
   Lebervergrößerung gleichmäßig mitvergrößerten Organ-HHe täuschten in der
   bisherigen Medizin eine Vergrößerung des Leber-Karzinoms vor. Die gewaltige
   Lebervergrößerung ist Folge dreier, hintereinander verlaufenen Hepatitiden,
   eines kleinen Leber-Ca's und zweier aktiver Flüchtlings-Konflikte, einer in jeder
   Niere.*

2. *Hepatitis mit hohen Transaminasen (Gamma-GT: 1010) bei gleichzeitig bestehenden aktiven Flüchtlings-Konflikten (Sammelrohr-Ca rechter und linker
   Niere), bei konfliktaktiver Angst, insbesondere ins Krankenhaus zu müssen.*

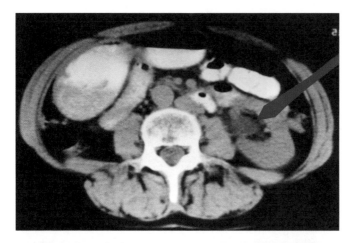

Sammelrohr-Ca (Flüchtlings-Konflikt) der rechten Niere.

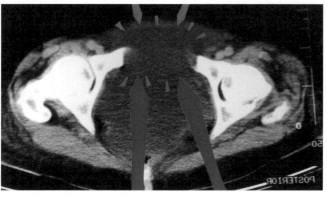

22.7.99

Osteolyse des Schambeins in pcl-Phase mit Leukämie. Durch Hyster-Ektomie mit Ovar-Ektomie (1992) beider Eierstöcke wegen Eierstocks-Zyste war die Östrogen-Produktion der jetzt 60-jährigen Patientin offenbar gerade wegen der Eierstocks-Zyste eine zeitlang relativ erhöht geblieben. Aber da beide Eierstöcke fehlten, war summa summarum die Östrogenmenge zu gering und die Libido stark reduziert. Durch die vernünftige Reaktion des Ehemanns kam es zu einer Lösung.
Wir sehen, wie die Flüssigkeit transsudativ aus dem Periost-Sack sowohl nach ventral als auch nach dorsal (Aszites) fließt. Durch den Flüchtlings-Konflikt (Angst, ins Krankenhaus zu müssen) ist das Oedem wesentlich verstärkt.
Die Kombination zwischen Knochen-Kalzifikation (Leukämie) und aktivem Sammelrohr-Ca-Konflikt nennen wir Gicht.

322

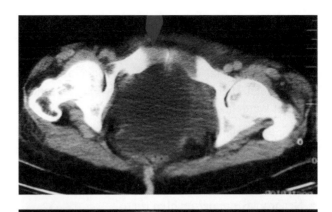

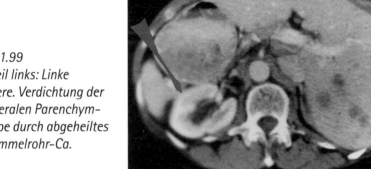

15.1.99
Pfeil links: Linke Niere. Verdichtung der lateralen Parenchym-lippe durch abgeheiltes Sammelrohr-Ca.

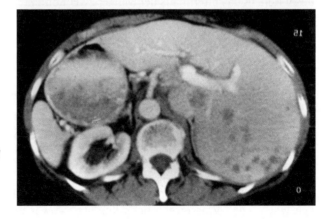

15.1.99
Links Niere mit typi-schem „verplumpten" Nierenkelchsystem.

Rechter Leberlappen: Kleine, zum größten Teil alte Leber-Ca-Herde.

Die Patientin verstarb friedlich an dem, was wir früher „Leberkoma" genannt hatten, ohne zu wissen, was es ist. Wir wissen jetzt vielleicht eine Art des Leberkomas, es gibt aber vielleicht noch eine zweite und dritte, z. B. bei totaler Verstopfung der Gallengänge. Wir dürfen nicht aufhören weiterzuforschen.

3.7 Fallbeispiel: Der Fall Olivia Pilhar, auch ein Fall von Sammelrohr-Syndrom

Der Fall Olivia Pilhar wird noch ganze Generationen von Medizinern und Juristen beschäftigen. Hier soll er nochmals von einer besonderen medizinischen Seite beleuchtet werden.

Meine damaligen Diagnosen, die ja vom Chef der Univ.-Klinik für Radiologie der Universität Barcelona, Prof. Rius, bestätigt worden waren, waren auch im Nachhinein, so meine ich, vollständig richtig:

- Leber-Adeno-Ca in tuberkulöser Heilungsphase
- Nephroblastom der rechten Niere
- Nierensammelrohr-Ca der rechten Niere in Konfliktlösung.

Die CT-Bilder der Leber, Nieren und des Gehirns sind so eindeutig, eindeutiger geht es nicht mehr.

Und trotzdem habe ich damals etwas nicht gewußt, was ich heute weiß: Das Sammelrohr-Ca-Syndrom. Ich muß zugeben, daß ich damals noch keine eindeutige Erklärung dafür hatte, warum die Leber in der tuberkulösen Heilungsphase so riesig angeschwollen war, möglicherweise auch die Nierenzyste („Wilms"), die ja kurz vor dem Ende der Induration (= Nephroblastom) stand, nochmals angeschwollen war.

Jetzt wissen wir die Zusammenhänge: Olivia hatte beim Umzug vom Elternhaus des Vaters in das Elternhaus der Mutter zwei Konflikte erlitten:

- einen Verhungerungs-Konflikt mit Leber-Ca, weil die Mutter von einem Tag auf den anderen eine Stelle als Lehrerin angenommen hatte und nicht mehr kochte. Das Essen der Großmutter schmeckte Olivia nicht: „Des is a Fras."
- einen Flüchtlings-Konflikt, weil sie sich in der neuen Umgebung noch nicht wohl fühlte, besonders auch, weil die Mutter meist weg war.

Der Verhungerungs-Konflikt war inzwischen gelöst, weil ja die Mutter wieder zu Hause war und wieder für Olivia kochte. Die typischen Symptome der Leber-Tuberkulose in der Heilungsphase des Leber-Ca: Nachtschweiß, subfebrile Temperaturen und extreme Müdigkeit waren nicht zu übersehen.

Aber der „Flüchtlings-Konflikt", der für das Nierensammelrohr-Ca verantwortlich war – sog. „Wasserretentions-Konflikt" –, war erneut hängend-aktiv, denn die Familie war ja keineswegs wieder zurück zu den Eltern des Vaters gezogen, sondern sogar regelrecht „auf der Flucht"!

Wir wußten auch das, denn wir sahen im Hirn-CT, daß es wieder aktiv war.

Auch die Konsequenzen, die die Eltern und ich, wie ich glaube verantwortlich, gezogen haben, nämlich daß die Familie auf das amtlich durch Unterschrift des österreichischen Konsuls gegebene Versprechen hin, daß dem Kind nichts gegen den Willen der Eltern getan werde, wieder nach Österreich flogen, war richtig. Denn wir glaubten, daß das Kind nicht einen „Flüchtlings-Konflikt auf der Flucht" lösen könne.

Und doch hatten wir etwas nicht gewußt, was wir heute eben das Sammelrohr-Ca-Syndrom nennen. Bei dieser Konstellation – Leber-Tbc und Nephroblastom am Ende der Heilungsphase mit aktivem Sammelrohr-Ca, das seit der Flucht der Familie vor den Gerichten wieder aktiv war – schwellen Leber und (rechte) Niere riesig an, weil das Oedem retiniert wird. Die Wasserretention hat gleichsam Vorrang.

Mein Irrtum hatte zudem darin bestanden, daß ich das Vorhandensein des Oedems im HH des rechten Sammelrohr-Relais als Zeichen der abgeschlossenen Heilung des Prozesses gehalten hatte, während es in Wirklichkeit bereits schon wieder Zeichen erneuter Aktivität hatte.

Das, was ich mir ja damals gar nicht erklären konnte war ja, daß eine Leber-Tuberkulose, die doch ganz offenbar bereits den Höhepunkt der Heilung überschritten haben mußte, zudem ein „Fast-Nephroblastom", also eine Nierenzyste, die ganz augenscheinlich bereits am Ende der Heilungsphase war, also bereits fast ein Nephroblastom, daß die beiden im Juni '95, nach dem Beginn der Flucht der Familie vor den Behörden und Gerichten, wieder an Schwellung zunahmen, anstatt abzunehmen. Denn das Sammelrohr-Ca-Syndrom bewirkt ja, daß bis zum allerletzten Ende der Heilungsphase maximal Oedem eingelagert wird, bzw. bleibt. Das konnte ich damals noch nicht wissen.

An dem Sammelrohr-Ca der rechten Niere gibt es, außer den CT-Aufnahmen, auch histologisch keinen Zweifel. Denn über die herausoperierte rechte Niere wird im pathologisch-histologischen Bericht außer vom Nephroblastom – die Bezeichnung „Wilms" war dann plötzlich ganz und gar vergessen – im unteren Nierenpol auch von „Nekrosen mit Kalkeinlagerungen" gesprochen, normalerweise der typische Befund für eine abgelaufene Nieren-Tuberkulose.

Im Mai '95 war der Flüchtlings-Konflikt offenbar gelöst. Im Juni bei Beginn der Flucht wurde er vermutlich wieder aktiv; auf Hirn-CT-Aufnahmen vom 13.6.95 ist er wieder aktiv. Am 12.8.95 ist er immer noch aktiv, als Olivia nach Herzstillstand und klinischem Tod unter der 1. Chemo-Infusion am 31.7.95 mit Reanimation, Rippen-Serienfraktur und Pneumothorax rechts, auf der Intensivstation lag. Ob danach bis zur Nieren-Exstirpation einen Monat später nochmals eine Lösung eingetreten ist, weil die Mutter nun ja Tag und Nacht bei ihr war, wissen wir nicht.

Die Leber-Tbc hatte man mit etwa 10 Kobalt-Bestrahlungen brutal niedergeknüppelt, nachdem die Chemo-Infusion zum klinischen Tod von Olivia geführt hatte und die Leber trotzdem noch weiter angeschwollen war.

Sicher ist, daß unmittelbar nach der Operation, als Olivia von der allgemeinen Kinderstation des AKH in die Chirurgie verlegt worden war, nochmals ein Flüchtlings-Konflikt oder -Rezidiv auftrat und der Serum Kreatinin-Wert auf 2,7 mg% anstieg. Da man aber inzwischen auch im AKH Wien meine Bücher studiert hatte und vermuten mußte, daß dieser neue Flüchtlings-Konflikt mit der Verlegung von Olivia zusammenhing und damit, daß man die Mutter nicht mit dem Kind auf die Chirurgische Station gelassen hatte, verlegte man Olivia schnellstens wieder zurück auf die allgemeine Kinderstation, wo die Mutter wieder bei ihr sein durfte.

Noch etwas sehr Interessantes soll hier kurz erwähnt werden:

Während der konfliktaktiven Zeit des Wasser-Konfliktes von Olivia, dessen Lösung ja zu der Nierenzyste und späterem Nephroblastom geführt hatte, – wie bekannt hatte Olivias Tante Veronika bei einer Schlauchboot-Fahrt mit Olivia, als durch ein undichtes Ventil Luft ausdrang, mit schriller panikartiger Stimme geschrien, das Boot würde sinken, sie würden ertrinken, Hilfe, Hilfe, Hilfe! – während dieser konfliktaktiven Phase hatte Olivia einen Bluthochdruck (bei Kindern gewöhnlich 140 bis 150 mm Hg), den aber niemand bemerkt hatte. Bei dem klinischen Tod während der 1. Chemo-Infusion erlitt Olivia erneut einen Flüssigkeits-Konflikt und – erneut einen Bluthochdruck.

Dieser normalisierte sich erst wieder nach Absetzen der (symbolischen, d. h. minimaldosierten) Chemo-Infusion. Da ja Mitte September '95 die rechte Niere herausoperiert war, der Bluthochdruck aber noch bestand, muß der (aktive) Flüssigkeits-Konflikt mindestens auf der linken Niere „weitergemacht" haben, sofern er nicht von Anfang an die linke Niere betroffen hatte.

Nach den Regeln der Neuen Medizin mußte Olivia in der Heilungsphase eine neue, wenn auch relativ kleine, Nierenzyste an der linken Niere bekommen haben. Die linke Niere wird nunmehr auch als „kompensatorisch vergrößert" von den Radiologen beschrieben. Das könnte damit zusammenhängen, daß die Nierenzyste „intra-parenchymatös" geblieben ist, sich also nicht nach außen vorgestülpt hat.

Der „Fall Olivia" – eine vorläufige medizinische Bilanz

(Siehe dazu Helmut Pilhars Buch „Olivia – Tagebuch eines Schicksals")

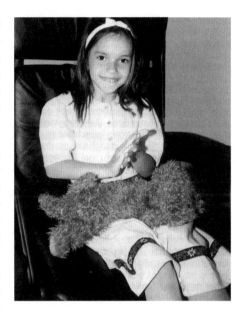

Olivia, dieses wunderhübsche Kind, das ich liebe wie mein eigenes, das aufgrund seiner bescheidenen, liebenswert-charmanten Art jeder seiner Mitmenschen nur lieben kann, dieses arme Kind geriet zwischen die Mühlsteine eines Mediziner- und Medizinstreits.

Seit Olivias Martyrium weiß jeder, daß es 2 „Medizinen" gibt: Eine menschenverachtende Brutalmedizyn, die unendlich viele Hypothesen, keine Argumente gegenüber Gegenbeweisen – dafür aber die Macht hat. Sie ist „die Macht" schlechthin, die als „Staatsmedizin" das alleinige Sagen hat, und sie nennt sich daher auch die „anerkannte Medizin", da sie nahtlos in den Staats- und Behördenapparat integriert ist.

Wer gegen sie opponiert, wird unter Psychoterror und Rufmordterror gesetzt und psychiatrisiert.

Die zweite Medizin ist die Neue Medizin. Sie hat alle naturwissenschaftlichen Argumente, die es überhaupt nur gibt, denn sie basiert auf 5 beweisbaren Biologischen Naturgesetzen, die an jedem beliebigen Patienten reproduzierbar sind. Bis heute konnte sie von der Schulmedizin in keiner einzigen Untersuchung widerlegt werden. Daher, so ist man fast versucht zu sagen, ist sie „nicht-anerkannt".

Wenn die Neue Medizin sich durchsetzen würde, könnten wir auf das „Chemo-Rattengift" genauso verzichten wie auf teure Kobaltbomben und auf zwei Drittel unserer Krankenhäuser, in denen vor allem Panik verbreitet wird.

Deshalb wird dieser Streit der „Medizinen" von den Vertretern der „Staatsmedizin" als Wirtschaftskrieg verstanden und mit gnadenloser Brutalität „über Leichen gehend" ausgetragen.

In dieses furchtbare Räderwerk geriet die kleine Olivia ohne ihr Dazutun tragischerweise hinein. Wer vielleicht denkt, Olivia habe das ja alles wohl nicht so mitbekommen, was um sie herum vor sich ging, der brauchte nur in ihre klugen

Augen zu schauen. Sie bekam sogar mit, was gar nicht ausgesprochen wurde! Wie so üblich taten sich einige Ärzte in Olivias Krankenzimmer auch nicht den geringsten Zwang an! Olivia hat den Exorzismus ihrer Folterer wohl sehr genau verstanden! Sie litt und leidet, so klein sie auch ist, wissend!

In Jahrzehnten wird Österreich das unsägliche Leid dieses tapferen kleinen Mädchens nicht vergessen und ungeschehen machen können, das vor aller Augen in seinen Wohnzimmern live ablief!

Alle, die nichts hinterfragen wollten, sondern an „Chemo glauben" wollten, ganz besonders aber die Verantwortlichen und Träger der Staatsmacht, sie alle können nicht sagen, es sei ein Versehen gewesen. Die Richter oder die Mediziner hätten sich nur einen einzigen Tag Zeit nehmen müssen, um zu wissen, daß die Neue Medizin logisch, plausibel und für jedermann nachvollziehbar ist. Dann hätten auch Tausende anderer abseits des Rampenlichts qualvoll leidender Kinder noch eine Chance gehabt. So wird ein ganzes Land mitschuldig an einem „Mord auf Raten".

Die Staatsmedizin darf geheim arbeiten und wird dabei von den Behörden geschützt. Bis heute (1996) liegen den Eltern Olivias keine Befunde oder aktuelle CTs und Untersuchungsergebnisse vor. Diese sind buchstäblich ein Staatsgeheimnis! Auch auf siebenmaliges Ansuchen der deutschen Staatsanwaltschaft wurden diese Akten nicht herausgegeben...

Aus diesem Grunde ist es auch z. Zt. nicht möglich, eine korrekte medizinische Bewertung des aktuellen Gesundheitszustands Olivias zu geben. Daher bleibt diese einem späteren Zeitpunkt vorbehalten (im Band 2 des Tagebuchs von Helmut Pilhar), wenn die Behörden und Mediziner sich genötigt sehen sollten, diese Akten endlich herauszurücken und sich der Diskussion zu stellen!

Die medizinische Vorgeschichte ist jedoch schnell erzählt:
Olivia hatte im Frühjahr 1995 **einen schon drei Jahre aktiven Flüssigkeits-Konflikt:**

Mit 3 Jahren saß sie mit ihrer Tante in einem Schlauchboot, das leck war. Die Tante, Nichtschwimmerin, schrie furchtbar, obgleich die Angehörigen in der Nähe badeten. Olivia bekam Panik vor dem Ertrinken und, wie gesagt, einen Flüssigkeits-Konflikt, der auf der Organebene einer Nekrose (Gewebeabbau) in der rechten Niere entspricht. Von da ab mied Olivia strikt Baden und Bootfahren.

Bei einem längeren Wasser- bzw. Flüssigkeits-Konflikt kann man auf organischer Ebene im CT der Niere dabei eine Nekrose der Niere erkennen, wenn man den Patienten noch in der konfliktaktiven Phase „erwischt".

Gleichzeitig kann man als Symptom der Konfliktaktivität bzw. der Nieren-Nekrose immer einen erhöhten Blutdruck feststellen. Aber dieser wurde natürlich nicht untersucht, weil man ja damals noch nichts „ahnte". Der erhöhte Blutdruck soll gleichsam das durch die Nekrose (Loch im Nierengewebe) verminderte Nierengewebe funktionell kompensieren, so daß ausreichend Urin und Harnstoff ausgeschieden werden kann. Der Biologische Sinn dieses Geschehens, das wir Sonderprogramm nennen, liegt hier in der Heilungsphase. In dieser Heilungsphase nach Lösung des Konflikts, die bei Olivia im August 1994 war, als sie wieder gerne badete, bildete sich von der Nekrose der Niere aus eine Ausstülpung, die mit Flüssigkeit gefüllt war. Wir nennen sie eine Nierenzyste, deren Außenwand überall an der Umgebung anwächst, während im Inneren der Zyste eine starke Zellvermehrung stattfindet, an deren Ende nach 9 Monaten statt der Flüssigkeit ein festes Zellgewebe gebaut ist mit einem eigenen Blutgefäßsystem. Diese sog. „indurierte Nierenzyste" (= festgewordene Nierenzyste = Nephroblastom) ist dann ein Teil der Niere und produziert Urin. Die Niere kann jetzt mehr leisten als vorher, der Blutdruck ist gegen Ende der Heilungsphase wieder normalisiert. In den ersten 5-6 Monaten, wenn die Zyste noch teilweise flüssig und auch schon teilweise fest ist, nannte man das in der Schulmedizin „Wilms-Tumor". Die Bezeichnung ist unsinnig, da es sich nur um einen vorübergehenden Zustand handelt. Der Biologische Sinn also ist die Vergrößerung der Niere. Bei Verstehen dieses Sachverhalts hätte man bei Olivia eine, wie sich später herausstellte, nur 450 ccm große indurierte Nierenzyste, die man Nephroblastom nennt, von der Größe her nicht mehr zu operieren brauchen. Nur der Medizyn-Wahn („bösartig") ist für solchen Unfug verantwortlich.

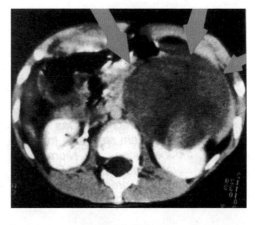

Ein hoher Schnitt der rechten und der linken Niere. Die linke Niere ist gewöhnlich höher lokalisiert als die rechte. Auch auf dieser Aufnahme vom 22.5.1995. Man sieht hier die Nierenzyste („Wilms"), die hier noch wenige flüssige Anteile hat. Die in Induration begriffene Nierenzyste der rechten Niere geht also vom oberen Nierenpol aus und drückt nach ventral (nach vorne). Nun muß man wissen, daß die rechte Niere retroperitoneal (= hinter dem Peritoneum = Bauchfell) gelegen ist und unterhalb der Leber. Die indurierende Nierenzyste schiebt also das Bauchfell vor sich her. Wenn also Dr. Lieschen Müller erklären soll, wie das „Gekrabbel" der vermeintlichen „Metastasenzellen" von der Niere in die Leber sich abgespielt haben soll, dann sagt sie schlicht, es sei doch so nah von der Niere in die Leber.

In Wirklichkeit hätten die nie beobachteten kleinen „Krabbler" zunächst die Nierenkapsel, dann zweimal das sog. parietale Peritoneum (= bauchauskleidendes Bauchfell) und dann noch das viscerale Bauchfell der Leber (Bauchfell um das Organ) „durchkrabbeln" müssen – geradezu abenteuerlich! Aber weil man schon einmal dabei war, wurde gleich weiter phantasiert, die „rasanten kleinen Dinger" seien noch weiter, durch die ganze Leber quer hindurch, dann wieder durch das Leberorgan-Bauchfell, wieder durch das parietale Bauchfell unter dem Zwerchfell, dann – hopp, hopp – durch das Zwerchfell, dann noch zweimal durch das Rippenfell, dann noch ein Stück quer durch die Lunge, wo sie schließlich „Lungenmetastasen" verursacht hätten. Eine Oberärztin des AKH sagte Herrn Pilhar gegen Ende der Chemo: „Da sind jetzt laut Standardannahme noch schätzungsweise 10 Millionen bösartige Zellen, die müssen wir noch abtöten."

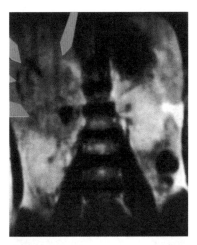

Senkrechter Schnitt eines Kernspin-Tomogramms vom 22.5.1995 durch den rückwärtigen Leber- und Nierenbereich (links ist hier rechts!).

Die drei oberen Pfeile zeigen auf das Leber-Karzinom, der untere Pfeil zeigt auf die indurierende Nierenzyste im oberen Nierenpol der rechten Niere. Das Sammelrohr-Ca ist hier nicht mitgeschnitten.

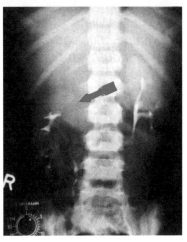

Nieren-Pyelogramm mit Kontrastmittel vom 22.5.1995 (links ist hier rechts). Das obere Kelchsystem stellt sich trotz der indurierenden Nierenzyste ziemlich normal dar. Die indurierende Nierenzyste stülpt sich ja nach außen aus der Niere heraus und komprimiert nicht das Nierenkelchsystem, wird aber durch das Sammelrohr-Ca des unteren Nierenpols deutlich komprimiert. Das konnte niemand verstehen, weil man die Neue Medizin nicht verstehen wollte. Der Pfeil zeigt auf die indurierende Nierenzyste, die man, wenn sie ganz induriert (verfestigt) ist, Nephroblastom nennt.

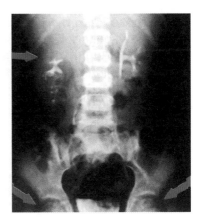

*Ein fast gleiches Bild vom gleichen Tag.
Zur besseren Anschaulichkeit habe ich beide
Bilder hier eingesetzt.*

Weiterhin hatte Olivia einen

• **Flüchtlings-Konflikt mit Nierensammelrohr-Krebs** und einen

• **Verhungerungs-Konflikt mit Leber-Krebs**.

Beide Konflikte erlitt Olivia am 1. Schultag (4. September 1994) nach den Sommerferien, als die Mutter eine Stelle als Lehrerin im Bereich ihres Heimatdorfes Maiersdorf angeboten bekam und deshalb die ganze Familie buchstäblich „Hals über Kopf" zu den Großeltern mütterlicherseits übersiedeln mußte. Aber eben damit nicht genug: Mutter Erika, eine exzellente Köchin, konnte nun nicht mehr kochen, sondern die Oma kochte jetzt für die Enkelkinder oft Schnitzel in Öl. Olivia: „Des is a Fraß!"

Beide Konflikte lösten sich etwa gleichzeitig, als Mutter Erika ihre Stelle am 17. Mai 1995 wegen Olivia wieder aufgab. Die Heilung setzte wegen der verschiedenen Kliniks-Aufenthalte erst Ende Juni 1995 ein, und zwar erfolgte sie, wie das bei Vorhandensein von Tuberkel-Mykobakterien üblich ist, mit starkem Nachtschweiß und subfebrilen Temperaturen durch eine gleichzeitige Nieren- und Leber-Tuberkulose, durch die die Krebszellen wieder abgebaut werden. So war es auch bei Olivia. Sowohl die (rechte) Niere, als auch die Leber sind bei solchem tuberkulösen Heilungsvorgang – die rechte Niere unabhängig von dem Nephroblastom – stark geschwollen. Am Ende bleiben Kavernen (Hohlräume im Gewebe) in der Niere und der Leber, beide mit Verkalkungen, übrig. Für die Niere war dieser Vorgang wohl schon weitgehend abgeschlossen gewesen bei der Rückkehr nach Österreich, wie die Histologie der rechten Niere ausweist (Nekrose mit Kalkeinlagerung); bei der Leber wurde der noch im Gang befindliche Heilungsablauf durch Bestrahlung und Chemo brutal gestoppt und dadurch künstlich (iatrogen = durch Ärzte verursacht) eine Leberzirrhose produziert. Bei einer solchen Leberzirrhose kann die Leber nur noch schlecht oder gar nicht mehr Eiweiße aufspalten. Die Patienten müssen auf Dauer mit Aminosäuren-Infusionen intravenös ernährt werden.

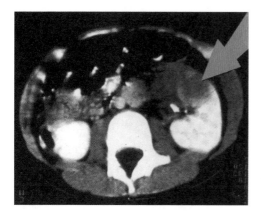

CT-Schnitt durch den unteren Teil der rechten Niere vom 22.5.1995. Der Pfeil markiert das Sammelrohr-Karzinom (Krebs der Nieren-Ausführungsgänge) der rechten Niere. Bei genauem Hinsehen kann man auch hier die typische organische Schießscheiben-Konfiguration im ventralen Parenchym (bauchwärts gelegenes Nierengewebe) des unteren Teils der rechten Niere erkennen.

Für viele Leser mag es zunächst befremdlich wirken, wenn sie sich vorstellen sollen, daß Tuberkulose, die doch früher so gefürchtet war, hier als eine im Prinzip gute Heilung von Leber- oder Nierenkrebs angesehen wird. Aber es ist wirklich so! Früher hat man, weil unsere diagnostischen Apparate technisch noch weniger entwickelt waren, Krebs oft noch nicht feststellen können, wohl aber die Tuberkulose in der Heilungsphase an Symptomen wie Nachtschweiß gegen Morgen hin, subfebrile Temperaturen, Eiweißverlust etc. Wenn ein Kind z. B. eine Proteinurie hatte (Eiweiß im Urin) und schlecht aussah, stellten wir oftmals „säurefeste Stäbchen", d. h. Tuberkulose-Mykobakterien, im Urin fest. Dann wußten wir: Das Kind hat eine Nierentuberkulose. Heute stellt man mit unseren guten Apparaten oft Krebs schon in der konfliktaktiven Phase fest. Zur tuberkulösen Heilungsphase bekommt Mutter Natur dann oft gar keine Gelegenheit mehr.
1. Weil dann sofort die Onko-Pseudotherapie eingesetzt wird und die Chemo-Vergiftung augenblicklich jegliche Heilung unterdrückt.
2. Weil oftmals gar keine Tuberkel-Mykobakterien mehr vorhanden sind.

Denn in unserem Hygiene-Wahn hatten wir Mediziner geglaubt, die Tuberkel-Bakterien seien „bösartig", sie seien die Ursache der „Krankheit" Tuberkulose. Deshalb haben wir versucht, sie auszurotten. Aber wir hatten unseren „Krebs-Entsorgungsdienst", unsere braven Müllmänner, auszurotten versucht aus lauter Ignoranz.

Olivia hatte solche Tuberkel-Bakterien noch und war dabei, ihren Nierensammelrohr-Krebs (nicht Nephroblastom/Wilms) und ihren Leberkrebs abzubauen (Spezialausdruck: zu verkäsen).

Übrig bleibt üblicherweise dann eine sog. Kaverne (= Hohlraum) mit Kalkeinlagerung, genau das, was die Histopathologen in Olivias Niere nach der Operation gefunden haben – außer dem Nephroblastom, das damit nichts zu tun hat.

Weil wir in der Neuen Medizin die Verläufe kennen, konnten wir auch ziemlich genau sagen, daß bis etwa Mitte September die rechte Niere und die Leber wieder abgeschwollen sein würden, die rechte Niere natürlich nur, was den Sammelrohr-Anteil betrifft. Denn für das Nephroblastom ist ja der Biologische Sinn der, daß ein zusätzliches Stück Niere gebaut werden soll; der Biologische Sinn liegt also in oder am Ende der Heilungsphase. Dieses neue Nierenparenchym (Nierengewebe) muß also bleiben (in Olivias Fall 450 ccm), damit die Niere bei einem erneuten Flüssigkeits-Konflikt schneller Urin samt Harnstoff ausscheiden kann. Wir sehen, daß wir das „Sinnvolle" daran auch in den entwicklungsgeschichtlichen Zusammenhang einordnen müssen, um es richtig verstehen zu können!

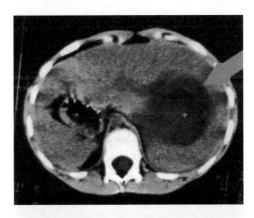

CT-Aufnahme vom 18.5.1995. Wir sehen ein großes Leber-Karzinom (Krebs). In dem großen dunklen Fleck, der das Leber-Karzinom darstellt, sind ohne Schwierigkeiten Schießscheibenringe zu erkennen; ein Zeichen dafür, daß der Prozeß zu diesem Zeitpunkt psychisch und organisch noch aktiv ist.

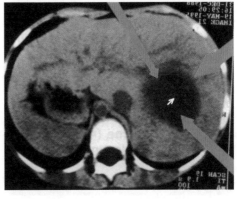

CT-Aufnahme der Leber vom 19.5.1995, also nur einen Tag später als die vorangegangene Aufnahme. Der Schnitt geht durch die Leber-kuppel, also höher als die voraufgegangene Aufnahme. Auch hier sehen wir eine Reihe von Schießscheiben, die frische aktive Leber-Rundherde bedeuten. Wir müssen uns das so vorstellen, daß innerhalb eines Verhungerungs-Konfliktes durchaus neue Gesichtspunkte, bzw. Konfliktaspekte hinzutreten können und neue Schieß-scheiben-Konfigurationen bewirken, die dann „jünger" aussehen, d. h. „noch nicht so weit gegangen sind" wie die anderen, früher gestarteten.

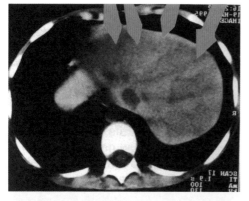

CT-Aufnahme vom 19.5.1995. Auch hier ein ähnlicher Schnitt wie auf der Aufnahme vom 18.5.1995. Auch hier ist in dem dunklen Bereich deutlich eine Schießscheiben-Konfiguration, die sog. „organische Schießscheiben-Konfiguration", innerhalb des dunklen Leberkrebs zu erkennen. D. h. einfach nur: Der Prozeß hat immer noch Aktivität.

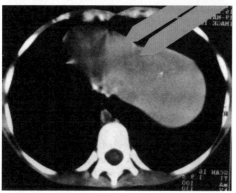

Aufnahme vom gleichen Tag (19.5.1995), aber wieder ein Schnitt durch die Kuppel der Leber. Die großen Pfeile zeigen wieder auf die organischen Schießscheibenringe, die Konfliktaktivität signalisieren. Auch dem Radiologen war das aufgefallen. Er hat es mit dem kleinen hellen Pfeil an einer weiteren Stelle markiert.

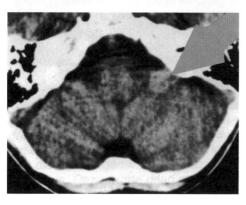

Hirn-CT-Aufnahme (CCT) vom 23.5.1995 durch Stammhirn und Kleinhirn. Prof. Lukaya, einer der renommiertesten Kinder-Radiologen Europas von der Radiologischen Universitätsklinik Barcelona (Chef. Prof. Rius) diagnostizierte hier eine sog. „Hirnmetastase".
Die gibt es zwar nicht, denn die Hirnzellen können sich nach der Geburt eines Menschen nicht mehr vermehren. Die Begriffe „Hirntumor" oder „Hirnmetastase", die übrigens niemand unterscheiden kann, sind deshalb schlicht Blödsinn. Aber natürlich bedeutet der weiße Fleck, auf den der Pfeil zeigt, etwas: Dort im Leber-Relais des Stammhirns ist Bindegewebe eingelagert. Als Interpretation gibt es nur zwei Möglichkeiten, wie sich so ein Hirnrelais durch eingelagertes Glia-Bindegewebe weiß anfärben kann: Entweder es hat früher schon einmal ein Prozeß in der Leber (Leberkrebs)

und im Hirnrelais für die Leber stattgefunden, und eine Lösung gehabt – oder der jetzige Prozeß hat in den 8 ½ Monaten seines aktiven Bestehens zwischendurch kleinere Lösungsphasen gehabt. Es könnte z. B. sein, daß Olivia gehofft hatte, die Mutter würde nach Weihnachten 1994 nicht wieder zur Schule zurückgehen... Es könnte dann zu einer ansatzweisen Lösung gekommen sein, die aber nach kurzer Zeit durch die Realität, daß die Mutter nämlich doch weiter zur Schule ging, wieder in Aktivität zurückgeschlagen hat. Olivia hat zwischendurch mal die eine oder andere Nacht geschwitzt, können sich die Eltern erinnern.

Ist es eigentlich so schwer, sich vorzustellen, daß die Gedanken, Hoffnungen, Wünsche und Befürchtungen eines kleinen Mädchens nicht um ein Auto oder ein neues Haus kreisen, sondern darum, ob die Mutti wieder zu Hause ist und wieder kocht?

Weitere Relais im Gehirn:

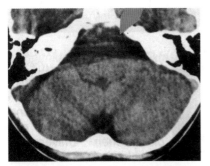

Gehirn-CT-Aufnahme vom 22.5.1995. Der Pfeil zeigt im ventralen Stammhirn-Bereich rechts auf das Relais der Tubuli (Ausführungsgänge) der rechten Niere, die ja das Nierensammelrohr-Ca haben. Man sieht deutlich die Schießscheiben-Konfiguration, Zeichen für die erneute Aktivität des zugehörigen FlüchtlingsKonflikts.

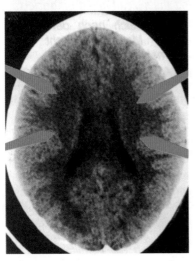

Hirn-CT ebenfalls vom 22.5.1995. Wir sehen eine große, kreisförmige Formation, dunkel angefärbt, das Marklager des Großhirns betreffend, aber – hier nicht zu sehen – auch den darüberliegenden Cortex (Hirnrinde). Wenn wir eine solche Formation sehen, dann wissen wir, daß wir hier eben einen motorischen Konflikt samt Erfolgsorgan (Muskulatur) vor uns haben, der in der Lösung ist und sowohl die Arme, Hände, als auch die Beine, Füße betrifft. Der Konflikt ist vergleichbar mit dem eines Klammeräffchens, das von seiner Mutter fortgerissen wurde: Nicht-festhalten-Können in der Umarmung der Arme und der Beine.

Die bestehende spastische Lähmung von Olivia an Armen/Händen (weniger) und Beinen/Füßen (mehr) ist auf den Wahnsinn zurückzuführen, daß die Schulmedizyniker in diese Heilungsphase des motorischen Rindenzentrums und muskulären Marklagers ihre idiotische Chemo hineindonnern. Der Heilverlauf wird augenblicklich – oft irreversibel – zerstört.

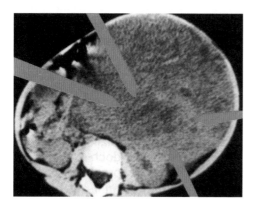

Bauch-CT vom 19.7.1995 in der Universitätsklinik Málaga:

Das Bild zeigt sehr deutlich das nahezu völlig indurierte Nephroblastom (ehemaliger „Wilms-Tumor"), das etwa das Volumen einer Niere hat (450 ccm). Nach außen sehen wir eine riesige Leber, die „inhomogen" ist, deren Kavernen (Hohlräume) wir nur mehr ahnen können, weil sie natürlich komprimiert sind. Die riesige Heilungsschwellung der Leber wäre innerhalb von 4 bis 6 Wochen von allein (spontan) wieder zurückgegangen, wenn eben der Heilungsvorgang abgeschlossen gewesen wäre. Die Schulmediziner rechneten sich nun, um den Fall in ihrem Sinne zu dramatisieren, die gesamte Leber als „Nierentumor" und kamen dabei unterschiedlich auf 4,2 bis 6 kg Volumen. Natürlich abenteuerlicher Blödsinn, den die Presse gerne und kritiklos geglaubt hat, um die Neue Medizin zu verteufeln. Dazu wurde dann stets ein Fernsehbild von Anfang Juli gezeigt und dramatisiert, dieser Bauch könne jeden Tag „platzen", wenn nicht sofort die „gute" Chemo und Bestrahlung gemacht würden, wie es Chemo-Pharmaproduzent und Familienminister Bartenstein ja auch durchsetzte. Man bestrahlte und vergiftete nun die Leber, die man als Nierentumor fehldeutete und erreichte damit

1. einen sofortigen Atemstillstand mit angeblichem klinischen Tod Olivias und

2. einen sofortigen Rückgang der (tuberkulösen) Leber-Heilungsschwellung und der (tuberkulösen) Heilungsschwellung der sammelrohr-karzinomatösen Anteile der rechten Niere. Daraufhin jubelte man: „Der Tumor ist zurückgegangen!" Der interkurrente klinische Tod Olivias, die man nur durch sofortige Intubation (wobei durch die Hektik ein Zahn ausgeschlagen wurde) wieder reanimieren konnte, wurde völlig verschwiegen. Er tauchte erst in einem Arztbrief Monate später auf, als wäre das doch etwas ganz Normales gewesen. Eine solche Bestrahlung einer Leberschwellung in der Kombination mit Chemo führt, wie man in jedem Medizinbuch nachlesen kann, zu einer sog. Leberzirrhose, d. h. zu einer Leberschrumpfung mit Einschränkung der Leberfunktion. Die Leber kann dann keine Eiweiße mehr aufspalten, kann nur noch Aminosäuren verarbeiten, die sie auch nur noch mühsam synthetisieren (zusammenbauen) kann. Man hat praktisch die Leber, möglicherweise auf Lebenszeit, irreversibel zerstört. Jetzt versteht wohl jeder, warum die Behörden, Richter und Ärzte ihre gemeinsamen Dummheiten und Schandtaten an dem kleinen Mädchen so sorgsam verbergen und die Krankenakten unter Verschluß halten. Sonst müßte es Strafverfahren regnen gegen den österreichischen Staat, Behörden, Hofräte, Richter, Minister Bartenstein, Primarien und Ärzte...

Selbstwerteinbruch-Konflikt am 2. Lendenwirbel-Querfortsatz hinter der rechten Niere:

„Dort tauge ich nichts mehr". Denn dort war ja der Nierentumor entdeckt worden. Ende Juli hatte Olivia dort Schmerzen und eine Leukämie mit 19500 Leukozyten, von der aber im AKH niemand mehr etwas Genaueres wissen wollte.

Auch hier wird mancher stutzen, der die Neue Medizin nicht kennt. Denn Leukämie, so glaubten wir früher, bedeutet doch den nahezu sicheren Tod. Wie kann man also über Leukämie sprechen, als wäre sie eine harmlose Krankheit? Noch mehr wird man erstaunt sein, wenn man überlegt, daß wir das schon am 21.7.1995 gewußt haben (siehe veröffentlichtes Kommuniqué vom 21.7.95), daß Olivia schon damals eine Leukämie gehabt haben muß, denn sie hatte Schmerzen am rechten Querfortsatz des 2. Lendenwirbels.

Nun, in Wirklichkeit ist Leukämie nicht einmal eine ganze „Krankheit", sondern auch nur die Heilungsphase und zwar nach Knochen- und/oder Lymphknoten-Krebs. Die konfliktaktive Phase, die dieser leukämischen Phase vorausgeht, zeigt den typischen Knochenschwund oder Osteolysen, beim Lymphknoten Nekrosen, das sind Löcher wie in einem Schweizer Käse, dazu die obligatorische Anämie mit Leukopenie (wenig Leukozyten). Beim Knochen und Lymphknoten läuft das ziemlich gleich ab. Die Heilungsphase bedeutet das Wiederauffüllen der Osteolysen oder Lymphknoten-Nekrosen mit Knochenkallus bzw. Lymphknoten-Gewebe, und das geschieht mit Schmerzen, weil sich das Periost (Knochenhaut) aufdehnt und eben mit Leukämie, weil das Knochenmark die Produktionsstätte des Blutes ist. Der zugehörige Konflikt ist immer ein Selbstwerteinbruch-Konflikt (z. B. ..."ich war eine schlechte Partnerin, Mutter, Tochter"..."ich war unsportlich"..."ich bin nicht stark genug, das durchzustehen" etc.)

Bei Olivia war es der Selbstwerteinbruch: „Da hinten an der rechten Niere tauge ich nichts mehr". Den Konflikt erlitt sie bei der ersten Diagnose am 17.5.1995. Der rechte Querfortsatz (= entwicklungsgeschichtliches Überbleibsel einer Rippe) schmilzt in solchem Falle weg als Zeichen, daß sie glaubte, an der Stelle nichts wert zu sein. Die Schmerzen und die Leukozytose oder Leukämie von 19500 Leukos zeigen, daß dieser Wirbelquerfortsatz wieder rekalzifiziert (= wiederverkalkt) wird. Mehr ist die Leukämie nicht. Wenn man so will, haben die allermeisten Menschen häufig im Leben mal eine „kleine Leukämie", Gott sei Dank werden sie fast durchwegs nicht von übereifrigen Schulmedizinern diagnostiziert. So kann sie sich auch von allein – d. h. durch Lösung des Selbstwert-Konfliktes – wieder normalisieren.

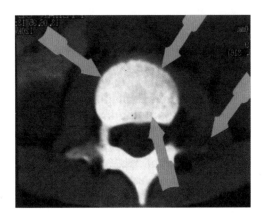

CT durch den 2. Lendenwirbel vom 13.6.1995:

Man sieht, daß der rechte Querfortsatz osteolysiert (entkalkt) ist. Dort fühlte sich Olivia in ihrem Selbstwert eingebrochen, denn nach der Diagnose am 17./18. Mai 1995 (Nierentumor rechts) glaubte sie: „Da hinten rechts tauge ich nichts mehr". Ende Juli 1995 wurden 19.500 Leukozyten gemessen, im Zusammenhang mit den dauernden Schmerzen, die sie dort hinten hatte, ein Zeichen für die Rekalzifizierung, d. h. eine Leukämie.

Todesangst-Konflikt am 21.7.1995 in Málaga mit Lungenrundherd-Krebs, ausgelöst durch einen Redakteur des „Spiegel". Der Befund wurde auch im AKH bestätigt.

Im Hotel Las Vegas in Málaga ereignete sich eine grausige „Probe aufs Exempel": Ein Redakteur des Spiegel-TV schrie Herrn Pilhar, Olivia und mir, die wir durch die Hotelhalle gingen – Olivia an meiner Hand – aus etwas 2 Metern Entfernung hinterher: „Herr Hamer, was machen Sie, wenn Olivia übermorgen stirbt?"

Olivia wurde kreideweiß und schaute erschreckt zu mir hoch. Ich äußerte damals sofort, als Olivia nicht mehr dabei war, das sei die klassische Situation für ein DHS mit Todesangst-Konflikt. Von jetzt ab müßten wir damit rechnen, daß Olivia Rundherde in der Lunge bekommen würde (Lungenrundherd-Adeno-Krebs). Und wirklich wurden diese Rundherde, die sie ja bis dahin (Röntgenbild vom 19.7.95) sicher nicht gehabt hatte, eine Woche später im Tullner Krankenhaus festgestellt, d. h. Olivia hatte in der ganzen Zeit danach Angst zu sterben. Dieses furchtbare Erlebnis, so typisch für die rohe, seelenlose Journaille, war für mich der entscheidende Anlaß, Frau Dr. Marcovich anzurufen – die ja gerade wieder ohne Olivia abgeflogen war – und ihr zu sagen: „Frau Marcovich, die Neue Medizin mag hundertmal richtig sein, aber die arme, kleine Olivia kann in einer solchen Hexenjagd nicht gesund werden. Behörden, Gerichte, Ärzte und die Gossenjournalisten, stets 100 bis 200 an der Zahl, jagen das arme Kind von morgens bis abends. Wenn die österreichische Regierung eine Garantie geben würde, daß nichts gegen den Willen der Eltern mit dem Kind geschehen wird, dann werde ich mich persönlich dafür einsetzen, daß die Eltern Pilhar mit Olivia freiwillig nach Österreich zurückkehren. In Maiersdorf könnte Olivia sicherlich im häuslichen Frieden besser gesund werden als hier in Málaga bei diesen Hyänen von Journalisten."

Flüssigkeits-Konflikt, jetzt die linke Niere betreffend, am 31. Juli 1995 beim Atemstillstand und klinischen Tod von Olivia, als sie die tropfende Chemo als Ursache oder zumindest Begleitumstand ihres Todes mit Atemstillstand noch erkennen konnte. Von da ab wurde eine Blutdruckerhöhung von 140/100 festgestellt, was für ein Kind sehr hoch ist.

Wir müssen uns das so vorstellen: Olivia sieht, daß das Chemogift aus einer Flasche eintropft. Gegen dieses Gift hatten sich die Eltern vehement gewehrt, und sie weiß daher wie gefährlich es ist. Nun erleidet sie das schlimmste aller DHSe, sie ist ja zudem allein, ohne die Mutter!, mit dem schlimmsten Biologischen Konflikt: „Ich sterbe!"

Wenn der Leser meine Warnungen in den Briefen und Erklärungen nachliest, wird er feststellen, daß ich dringend davor gewarnt hatte, in einem solchen extrem vagotonen, tuberkulösen und leukämischen Heilungsprozeß Giftinfusionen zu machen. Es ist wie 20 Grad Frost auf frische Blüten. Aber genau das haben die Ignoranten gemacht unter dem Gejohle und Geschrei des verrohten Medienmobs.

Wir wissen in der Neuen Medizin, daß sehr viele, vielleicht die meisten Menschen, die bewußt sterben, noch einen weiteren Biologischen Konflikt im Sterben erleiden. Viele kommen dann in eine sog. „schizophrene Konstellation" der Großhirn-Hemisphäre und sehen sich dann quasi paranoid als „schwebend im Raum". Sie sehen das wirklich und können sich dann später daran erinnern.

Olivia wurde reanimiert, aber die Konfliktschiene blieb. Der erhöhte Blutdruck als Zeichen des aktiven Flüssigkeits-Konflikts blieb monatelang. Offenbar ist es aber inzwischen zu einer Lösung des Konflikts gekommen, denn der auf 140/100 mm Hg erhöhte Blutdruck ist inzwischen zurückgegangen. Also müßte eine neue, kleine Nierenzyste entstanden sein, viel kleiner als die der rechten Niere, deren Konflikt ja jahrelang angedauert hatte. Diese kleine Nierenzyste mit nachfolgendem „kleinen Wilms", und nunmehr schon nahezu kleinem Nephroblastom (= indurierter Nierenzyste), wollen die Staatsmediziner nicht wahrhaben. Sie sprachen einfach von einer „vergrößerten linken Niere", stellen sich das als Kompensationsvorgang vor, weil nur noch eine Niere vorhanden sei.

Schreckangst-Konflikt, die Kehlkopf-Schleimhaut und/oder die Kehlkopf-Muskulatur

betreffend, ebenfalls am 31.7.95 beim Atemstillstand und nachfolgender Reanimation und Intubation (wobei Olivia durch die Hektik ein Zahn ausgeschlagen wurde).

Auch diesen vermuteten Konflikt können wir noch nicht mit Hirn-CTs belegen, weil die Klinik absichtlich keine anfertigt. Wir haben aber nicht nur anamnestische, sondern auch sonstige „kriminalistische" Anhaltspunkte und „Indizien". Olivia ist Rechtshänderin. Aber wie alle kleinen Mädchen ist auch Olivia kein Neutrum, sondern schon eine kleine Frau. Als solche würde sie auf einen Schreckangst-Konflikt (Infusion der Chemo) entweder noch auf der linken Großhirn-Hemisphäre im Kehlkopf-Relais reagieren oder schon – durch die chemobedingte Lahmlegung der Hormonproduktion (die auch ein Kind schon hat) – auf der rechten, männlichen Großhirn-Hemisphäre. Auf der linken Großhirnseite würden wir eine manische Komponente beobachten müssen, auf der rechten eine depressive. Und genau das haben die Eltern in der Folgezeit bei Olivia stets beobachtet: Wenn das Mädchen Chemo bekam, wurde sie augenblicklich depressiv, wenn die Chemo einige Tage oder eine Woche ausgesetzt hatte, wurde sie statt dessen manisch. Unsere Beobachtungen haben ergeben, daß wir dieses Phänomen besonders dann um so mehr beobachten, je weniger Hormone noch produziert werden, z. B. im Klimakterium, in dem etwa gleich wenig weibliche (Östrogen) und gleich wenig männliche Hormone (Testosteron und Gestagen) produziert werden. Dieses Phänomen, das man in der Neuen Medizin „hormonales Patt" nennt, spielt beim Zustandekommen der Psychosen in solchen Fällen eine große Rolle.

Attacke-gegen-das-Herz-Konflikt:

Diesen Konflikt erlitt Olivia im AKH Wien beim ersten Einfüllen des Giftes direkt in den rechten Herzvorraum durch den Herzkatheder. Dieser Konflikt, der ein Mesotheliom (Krebs) des Herzbeutels bewirken würde, ist nicht bewiesen, sondern dringend vermutet.

Wir reden in der Neuen Medizin stets von „Biologischen Konflikten" nicht von „psychologischen Konflikten", die meist konstruiert sind. Ein solcher Biologischer Konflikt ist der Konflikt der „Attacke-gegen-das-Herz". Wenn man einen Katheder in den rechten Herzvorhof schiebt und dort Gift infundiert, dann registriert der Organismus das sehr erschreckt, denn der rechte Vorhof ist sehr sensibel. Für den Organismus ist es etwa so, als sei ein Dolch ins Herz gestoßen worden, aus dem auch noch Gift ausströmt. Der Bbiologische Sinn des entstehenden Konflikts ist: den Herzbeutel zu verstärken, damit der Dolch nicht noch einmal eindringen kann.

Irgendwann, wenn der Organismus realisiert hat, daß kein Katheder mehr im Herzen ist, wird es zur Konfliktlösung dieses Biologischen Konflikts kommen. Dann bildet sich eine exsudative Flüssigkeit zwischen Herz und Herzbeutel (exsudativ = ausgesondert vom Herzbeutel). Wir nennen das dann einen Herzbeutel-Erguß, bzw. eine Herzbeutel-Tamponade. Bei Patienten, die noch Tuberkel-Bakterien haben, würden diese den entstandenen Herzbeutel-Krebs wieder abräumen. Dieser Vorgang ist wieder biologisch sinnvoll. Nicht sinnvoll ist aber, was unsere Zauberlehrlinge durch ihr Gift bei den Patienten am Herzbeutel angestellt haben. Dieser wird durch die Chemo nämlich oft extrem dünn. Dadurch entsteht oft ein Teufelskreis dadurch, daß diese im Prinzip sinnvolle Sache des Herzbeutel-Ergusses kombiniert ist mit einer künstlich erzeugten, völlig unsinnigen, unbiologischen Sache, d. h. daß der nunmehr dünne Herzmuskel erdrückt werden kann, so daß das Herz nicht mehr schlagen kann. Dies ist bei den meisten der mit Chemogift durch den Herzkatheder bearbeiteten Kinder später die akute Todesursache.

Bei Olivia sind der zugehörige Konflikt und die Folgen der Chemo auch stark zu vermuten, nur ist sie noch nicht in der Heilungsphase ihres Attacke-gegen-das-Herz-Konflikts.

Flüchtlings-Konflikt mit Sammelrohr-Krebs der linken, verbliebenen Niere – anläßlich der Verlegung von Olivia von der allgemeinen Station, an die sie sich gewöhnt hatte, auf die kinderchirurgische Abteilung. Damals sprang als Zeichen der Konfliktaktivität der Kreatinin-Wert auf 2,6 mg%. Er normalisierte sich offenbar wieder, weil Olivia schon nach wenigen Tagen wieder zurückverlegt wurde auf ihre frühere Station.

Dieser damals erlittene Konflikt, der ja nicht nur eine Erhöhung der harnpflichtigen Substanzen zur Folge hat, sondern dessen Biologischer Sinn ja in der Wasserretention besteht, bewirkt augenblicklich, daß der Organismus als „Flüssigkeits-Sparmaßnahme" Flüssigkeit zurückbehält. Olivias Mutter berichtete genau, daß Olivia in der Zeit um die Operation (18.9.95) „sehr aufgeschwemmt" gewesen sei. Das sei ihr aufgefallen, sie hätte das aber auf die vielen Medikamente zurückgeführt und mit der Operation in Zusammenhang gebracht. Man verschwieg den Eltern, daß der Kreatinin-Wert (Wert für die harnpflichtigen Substanzen) über 2 mg% gestiegen war. Bei 3 mg% fangen manche scharfe Schulmediziner schon mit der Dialyse an.

Als Olivia von der Chirurgie wieder auf die allgemeine Station zurückverlegt wurde, ging der Kreatinin-Wert wieder auf Normalwerte zurück, da der Konflikt ja nur einige Tage angedauert hatte.

Der Vertrauensarzt Dr. L., dem man damals nichtsahnend die Kreatinin-Werte vom AKH mitgeteilt hatte, wurde inzwischen vom AKH vergattert, die Werte auf gar keinen Fall mehr an die Eltern Pilhar herauszugeben, weil der Dr. Hamer doch nicht Recht haben dürfte. Er hält sich an das „Gesetz des Schweigens" und meinte zu den Eltern, daß seien doch wahrscheinlich „fehlerhafte Werte" gewesen.

Soweit könnte es ein nachträglicher, rein akademischer Streit sein, wenn nicht Olivia nun auch dort eine „Schiene" hätte. Denn jedesmal, wenn sie diesen zeitweilig hängend-aktiven Konflikt löst, z. B. als sie am 27.3.96 „offiziell" und in aller Form nach Hause entlassen wurde, mußte sie viel Urin lassen und verlor in zwei Tagen 2 kg Flüssigkeit an Gewicht als Zeichen der Lösung und Ausschwemmung des eingelagerten (retinierten) Wassers. Als sie deshalb mit 20,5 kg Gewicht wieder zur Ernährungsinfusion ins AKH über Nacht bleiben mußte, bekam sie mit großer Wahrscheinlichkeit ein starkes Rezidiv ihres Flüchtlings-Konflikts, welches, so scheint es, eine erneute Wasserretention bewirkte, was die Ärzte im AKH in Unkenntnis der Zusammenhänge und in Unkenntnis des Kreatinin-Wertes als echte Gewichtszunahme fehldeuteten. Denn seit diesem 1. April hat Olivia eiskalte Hände und Füße. Sie lebt nun in ständiger Angst, wieder in die Klinik zu müssen (Flüchtlings-Konflikt) und versucht in rührender Weise, „Gewicht zu machen", indem sie ständig etwas Eßbares mit sich herumträgt, woran sie jedoch nur wie ein Mäuschen knabbert.

Bei dieser Art von kürzer dauernden Konfliktrezidiven braucht der Kreatinin-Wert nicht mehr so deutlich zu steigen. „Sicherheitshalber" macht aber das AKH keine Kreatinin-Untersuchung mehr bzw. nur in sehr großem Abstand bis sich vielleicht auch dort die in der „Celler Dokumentation" niedergelegten Erkenntnisse herumgesprochen haben.

22.5.1996: Nachtrag während des Druckes:

Olivia löste diesen Flüchtlings-Konflikt, als man am 17.5.1996 den stümperhaft gelegten, in der Jugularvene geschlauften und eingewachsenen Herz-Zentralvenen-Katheter in einer dreiviertelstündigen Operation entfernte. Nun, so glaubte Olivia, brauche sie nicht mehr stationär in die Klinik, da ja kein Katheter mehr für eine Infusion vorhanden war. Am 21.5.1996 bekam Olivia 38,4° Fieber. Die Eltern mußten heute mit ihr ins AKH und dort wurden weitere Informationen „scheibchenweise" rausgelassen:

Olivia hatte wieder eine Leukämie mit über 10 000 Leukozyten im peripheren Blut und eine Proteinurie mit 30 mg Eiweiß im Urin sowie Leukozyturie. So etwas nennt man in der Schulmedizin eine schwere Nephrose (siehe „Celler-Dokumentation") aber in der Neuen Medizin ist es die tuberkulöse Heilungsphase des Flüchtlings-Konfliktes mit Nierensammelrohr-Ca. Nunmehr dürfte endgültig klar sein, warum man die Kliniksakten mit allen Befunden und Werten dieser Zwangs-Pseudotherapie so sorgfältig unterschlagen bzw. als Staatsgeheimnis gehütet hat!

Chemofolge Herzmuskel-Nekrose:
Diese Spitze des Chemowahnsinns bedeutet, daß sich durch das starke Zellgift keine neuen Herzmuskelzellen mehr bilden können. Der Herzmuskel wird immer dün-

ner. Es kann dann jederzeit zu einer Ruptur (Zerreißung) des Herzmuskels kommen. Die Todesursache der meisten mit Chemo bearbeiteten Kinder, sofern sie nicht mit Morphium eingeschläfert werden, ist eine solche Herzmuskelruptur.

Das AKH Wien mußte bei mehrfachen Untersuchungen zugeben, daß Olivias Hauptherzmuskel der linken Herzkammer schon so dünn ist, daß er nur noch 33 Prozent seiner normalen Leistung bringt.

Es fällt sehr schwer, in dem Martyrium dieses wunderschönen, unschuldigen Kindes Olivia einen Sinn zu sehen, es fällt so schwer zu hoffen, daß dieses arme, gequälte Kind noch diesem infernalischen Staatswahn entrinnen möge und zu den 8% gehören möge, die diese Chemo-Vergiftung lebendig überstehen können. Dieses tapfere Kind mit seinen klugen, verstehenden Augen, was dadurch doppelt und dreifach gelitten hat, hätte es wirklich verdient!

Wenn Olivias Martyrium bewirkt hätte, daß diesem anerkannten Staatsme-dizyn-Wahn, ja man kann sagen, diesem verbrecherischen Staatswahn endlich für alle anderen Kinder dieser Welt ein definitives Ende gesetzt würde, wie es die Neue Medizin impliziert, dann könnte vielleicht die unendliche Qual und das Lei-den der von allen so innig geliebten Olivia für alle anderen Kinder, denen es zugute kommen würde, noch einen Sinn gehabt haben.

Dr. med. Ryke Geerd Hamer

im April 1996

Olivia wurde am 29.7.95 mit Chemo zwangs-pseudotherapiert (Samstag). Während der Chemo-Infusion erlitt sie einen Herzstillstand, was in 10% der Fälle üblicherweise eintritt.
Sie wurde reanimiert

- mit Versuch der Herzmassage: dabei Rippen-Serienfraktur rechts und links.
- durch die Rippenfrakturen bohrte sich ein Rippenspleiß in die Lunge und verursachte einen sog. Pneumothorax.
- man versuchte eine Intubation der klinisch toten Olivia, brach ihr dabei einen Zahn aus. Die Intubation gelang schließlich.
- bis zum 11.8.95, also 14 Tage lang, wartete man unter künstlicher Beatmung darauf, daß sich vielleicht die Lunge spontan wieder aufdehnen würde. Das geschah aber nicht.
- bis 11.8.95 lag eine sog. „Buelau-Dränage", um Unterdruck im rechten Brustraum zu erzeugen und die Lunge dadurch wieder aufzuspannen. Das gelang offenbar schließlich.

Wir haben CT-Aufnahmen, die man versehentlich den Eltern Pilhar mitgegeben hat, vom 3.8.95 und vom 11.8.95 mit Buelau-Dränage und vor Wiederaufspannung des rechten Lungenflügels. Diese Aufnahmen sind so klar, daß jeder erstsemestrige Student die Verhältnisse klar erkennen kann.

Am 3.8.95 sehen wir bereits eine Buelau-Dränage liegen. Offenbar war die Verletzung der Lunge aber so erheblich, daß eine Aufspannung des rechten Lungenflügels durch Unterdruck noch nicht gelang.

Die Buelau-Dränage blieb offenbar liegen, wie die Mutter von Olivia berichtet hat. Wann genau die Lunge so weit geheilt war, daß sie sich wieder aufgespannt hat, wissen wir nicht genau: nach dem 11.8.95.

Auf dem CT von der Leber am 11.8.95, nachdem man 14 Tage Kobalt-Bestrahlung gemacht hatte, ist die Leber weitgehend abgeschwollen, d. h. die Leber-Tuberkulose künstlich unterbrochen. Auf dieser Aufnahme, bei der ja nun sicherlich keine Druckverschiebungen mehr bestehen, ist die Leber-Kaverne (Zustand nach Tbc) sehr klar zu sehen.

Der Staatsbetrug der Aktenfälschung geschah folgendermaßen:

- den Eltern hat man niemals gesagt, daß die rechte Lunge kollabiert war durch die Reanimation, bzw. Rippen-Serienfraktur.
- den Eltern hat man nie etwas gesagt von der Buelau-Dränage.
- damit der Vater (Ingenieur) das nicht merken sollte, wurde er unter einem Vorwand auf 2 Wochen nicht ins Krankenzimmer zugelassen.
- die gesamten Eintragungen über die Intensivabteilungs-Maßnahmen einschließlich Buelau-Dränage, fehlen in den Akten, die die Eltern Pilhar erst kurz vor der Berufungsverhandlung (also erst im September 1997) bekamen. Sie bekamen auf eigene Rechnung ca. 250 CT- und Röntgenbilder.
- in den Akten sind fast alle Arztbriefe nachträglich gefälscht, um die Reanimation, bzw. den vorangegangenen klinischen Tod von Olivia zu verschweigen. Die Fälschungen sind so plump, weil die Originalbriefe ja längst verschickt waren, und neue Briefe geschrieben werden mußten, beließ man oft kurzerhand die „neuen Originalbriefe" in der Akte, die die Eltern Pilhar bekamen.
- Gefälscht hat die Klinik, aber mit Wissen und im Auftrag der Behörden, Gerichte, Staatsanwaltschaften, Ministerien, Bundespräsidenten und der Pressezaren. Alle wußten Bescheid bei diesem Staatsverbrechen.

Wenn der Staat selbst zum Verbrecher wird ...
... dann haben wir eine Logen-Lügen-Diktatur.

Eine staatliche Logen-Lügen-Diktatur, in der die Staatskriminellen selbst Akten fälschen, Akten zurückhalten, neue fingierte Arztbriefe in Auftrag geben, um eine Sache zu verheimlichen und um für den Wahn der Weltherrschaft die „Staats-Chemo" zu propagieren, und die Leiche Schulmedizin zu reanimieren, eine solche Logen-Lügen-Diktatur ist noch weit gefährlicher als eine Primitiv-Diktatur. Denn man gibt sich das Mäntelchen der demokratischen Rechtsstaatlichkeit.

Die Staatskriminellen verurteilen die Unschuldigen und stempeln sie zu Kriminellen. Und unendlich viele Millionen armer Patienten mußten für dieses grausige Verbrechen der Erkenntnisunterdrückung sterben.

Und der ganze johlende Pressemob, der ja gerade diesen Staatskriminellen gehört, macht gehorsam mit. Mal schreit er weltweit – überall mit den gleichen Worthülsen: „Wunderheiler, Scharlatan, sperrt ihn ein! Brüllt ihn nieder! Macht ihn fertig! Schlagt ihn (rufmordmäßig) tot!" Dann wieder wird eine amtliche Verifikation der Neuen Medizin wasserdicht weltweit totgeschwiegen ... Stets gehorsam nach dem Motto: „Wess Brot ich eß, dess Lied ich sing"!

Man muß sich nur mal vorstellen, daß ein Operetten-Logenstaat wie Österreich die Frechheit besitzt, gegen mich in Deutschland einen Prozeß zu inszenieren und dazu 14% des Bildmaterials der staatlichen Universitäts-Klinik Wien liefert, alle Intensiv-Akten vom klinischen Tod Olivias zurückhält, hundert gefälschte Arztbriefe mitliefert und – die allergrößte Frechheit: die deutschen Logenbrüderchen Richter und Staatsanwälte machen dieses Verbrechen in genauer Kenntnis aller kriminellen Zusammenhänge mit und entblöden sich nicht, einen Strafprozeß wegen „Quälens von Olivia" in Gang zu setzen, für den gleichwohl der Auftraggeber, der österreichische Staat, keine oder nur staatsgefälschte Unterlagen mitliefert. Da ist dann der Hehler noch schlimmer als der Stehler ...

Man könnte über die kriminelle Energie der Staatskriminellen und ihrer Helfer lachen, wenn nicht für dieses Staatsverbrechen viele Millionen ärmster Patienten sterben müßten.

Wie hat doch der oberste Onkologe der Slowakei, Prof. Koretz am 9.9.99, so treffend formuliert, nach 13 Jahren Amerika-Aufenthalt: „Ja, es stimmt. Wir wissen über die Zusammenhänge des Krebs in der Schulmedizin quasi nichts. Und wir therapieren, ohne etwas zu wissen. Dabei tun wir so, als ob wir etwas wüßten." Und wenn Herr Pogardy (Univ.-Professor für Psychiatrie) sagt, daß eine solche Therapie, bei der fast alle Patienten unter Chemo und Morphium sterben, ein Verbrechen ist, dann hat er recht.

Dem ist wohl nichts hinzuzufügen.

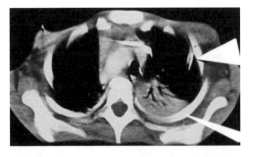

3.8.95

Dicker Pfeil zeigt auf Buelau-Dränage im rechten Brustraum bei kollabierter Lunge (schmaler Pfeil).

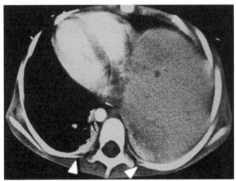

11.8.95

Pfeile zeigen auf gespleißte
frakturierte Rippen.

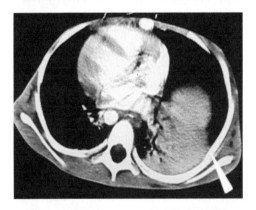

11.8.95

Kollabierter rechter Lungenflügel
durch Pneumothorax.

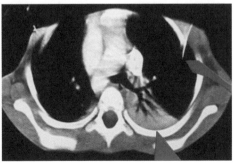

11.8.95

Kollabierter Lungenflügel
und Buelau-Dränage.

11.8.95

*Pfeile zeigen die Rippen-
Serienfraktur rechts und links.*

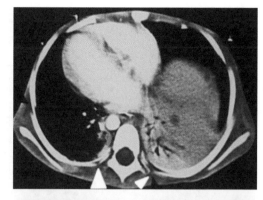

11.8.95

*Oberer Pfeil: Buelau-Dränage
im rechten Brustraum.*

*Unterer Pfeil: Lungenflügel
kollabiert wegen Pneumothorax.*

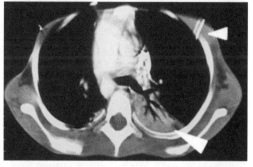

11.8.95

Leber-Kaverne.

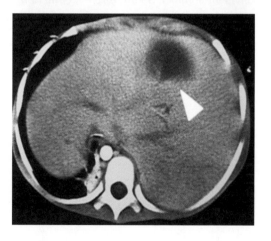

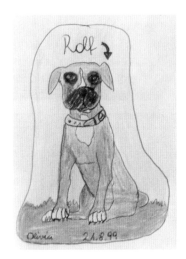
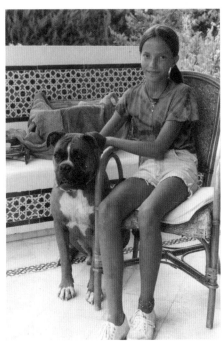

Olivia im Sommer '99 mit ihrem Freund Rolf, den die kleine begabte Malerin porträtiert hat. Beide kennen sich ja schon seit Olivias Besuch in Köln im Mai '95.

3.8 Fallbeispiel: Sich mutterseelenalleingelassen Fühlen

Diese 43-jährige, linkshändige Patientin, geschieden und Mutter einer 11-jährigen Tochter, wird, so Gott will, überleben. Aber es war bei ihr sehr knapp und ganz über den Berg ist sie noch nicht. Ohne die Mithilfe ihrer Mutter, die, als sie die Zusammenhänge endlich begriffen hatte, zu wirklichem Format fand, und ohne ihren Psychiater, der notgedrungen die Neue Medizin lernen mußte, hätten wir das nicht geschafft. Am meisten zu bewundern ist die Patientin selbst, eine Lehrerin, die gerade noch rechtzeitig die Neue Medizin begreifen konnte, bevor die Brecher des Schulmedizin-Orkans der Hoffnungslosigkeits-Prognose vermeintlich über ihr zusammenbrachen. Z. Zt. liegt sie, schlapp und müde, aber glücklich zu Hause im Bett, läßt sich von ihrer Mutter verwöhnen und kuriert unter Nachtschweiß und subfebrilen Temperaturen sowohl den Rest ihrer Lungen-Tuberkulose, als auch die doppelseitige Nieren-Tuberkulose aus. Die riesige Hepatomegalie[20], gleichzeitig bewirkt durch Leber-Ca in pcl-Phase, Hepatitis und doppelseitiges Sammelrohr-Ca, geht zurück und beide Wasserretentions-Konflikte sind gelöst, seit sich die Patientin unter der Pflege der Mutter wohlfühlt. Die Wasserretention ist damit kein Thema mehr, sie scheidet reichlich aus, täglich mehr als sie einnimmt.

So könnte es bei den meisten Patienten sein, so müßte es sein, wenn wir nicht nur die Patienten, sondern auch ihre Umgebung motivieren könnten dadurch, daß wir ihnen die Zusammenhänge erklären. Dann könnten fast alle Patienten überleben wie diese, die man in einer Anthroposophen-Klinik mit der Bemerkung unter Morphium setzte, da sei ohnehin nichts mehr zu machen und ihr von morgens bis abends vom Sterben erzählte.

Das war alles Unsinn, wie Ihr, liebe Leser, ja seht, denn die Patientin hat überlebt, hat keine Schmerzen – ohne Morphium.

Die Geschichte der Patientin ist rasch erzählt:
Mit 12 erlitt sie ihren ersten Biologischen Konflikt mit DHS (Identitäts-Konflikt, wegen Linkshändigkeit rechts-cerebral). Eine Kinder- und Jugendfreundschaft, die 6 Jahre (von 6 bis 12) gedauert hatte, zerbrach von einem Tag auf den anderen. Von da ab war die Patientin d e p r e s s i v. Kurz vorher hatte sie mit 12 ihre Periode bekommen.

Mit 13 erlitt sie ihr 2. DHS (Schreckangst-Konflikt), als die Mutter bei einem großen Streit „markerschütternd schrie". Seither ist für sie die Stimme der Mutter eine Schiene gewesen, besonders, wenn sie sich erregte und die Stimme sich überschlug oder gar wieder markerschütternd war.

---

20 Hepatomegalie = Lebervergrößerung

Seit dieser Zeit war sie in autistisch-schizophrener corticaler Konstellation. Mit 18 hatte sie einen Freund, den sie platonisch vergötterte, der sie aber von einem auf den anderen Tag sitzen ließ. Kurz darauf schlief sie das erste Mal mit einem Mann, aber es war nicht schön. Ohnehin konnte sie nur durch Manipulation einen klitoralen Orgasmus erleben. Denn der rechts-cerebrale Identitäts-Konflikt mit Depression blieb aktiv. Genauer gesagt war die Patientin ja seit dem 13. Lebensjahr in manisch-depressiver Konstellation (Autismus) mit Betonung der Depression. So erlebte sie auf der „Schiene Männer" nur Mißerfolge. Selbst mit dem Vater ihrer 11-jährigen Tochter war es nicht anders. Nach 1 Jahr waren sie wieder auseinander.

Diese „Männer-Schiene" spielte für später eine große Rolle, weil sie hier, mindestens vorübergehend eine Lösung finden konnte. Die darauf folgende Hepatitis aber traf zusammen mit der Leber-Tbc in dem Sammelrohr-Ca-Syndrom. Zuerst fühlte sich die Patientin zu Hause unversorgt, bzw. „mutterseelenalleingelassen". Als der besorgte Psychiater sie in eine anthroposophische Klinik vermittelte, fühlte sie sich die ersten Tage wohl und gut betreut. Aber nach einer Woche sprachen die dort nur vom Sterben, verweigerten ihr die künstliche Infusions-Ernährung und gaben ihr – zuerst ohne ihr Wissen und gegen ihren ausdrücklichen Willen – später mit quasi erzwungener Zustimmung – Morphium ... zum Sterben.

Nunmehr waren alle beide Nieren wieder im aktiven Wasserretentions-Konflikt. Die Urinausscheidung sank auf 200 ccm. Es gab nur noch eine einzige Chance: der brutalen menschenverachtenden Klinik zu entfliehen! Das war ihr Glück.

Ende 1995 erlitt die Patientin einen häßlichen unverdaulichen Konflikt (Collum/Colon ascendens -Ca) und einen Verhungerungs-Konflikt (Leber-Ca), als sie von ihrem Rektor in hinterhältig boshafter Art und Weise entlassen wurde: „Wir haben keine Schüler mehr für Sie." Das verursachte das Collum/Colon-Ca und das Leber-Ca, denn sie war danach arbeitslos. Die Lösung des Verhungerungs-Konfliktes gelang dadurch, daß die reiche Mutter ihr 60 000 DM schenkte.

CT vom 30.11.1998

Pfeil links oben: aktiver HH eines Schreckangst-Konflikts.

Pfeil rechts: Identitäts-Konflikt in Aktivität der linkshändigen Patientin. Diese Konstellation zusammen, beide Konflikte aktiv, nennen wir eine „autistische" Konstellation.

Die drei unteren Pfeile links: sexueller Konflikt, Identitäts-Konflikt und innerer Reviermarkierungs-Konflikt, alle aktiv. Der Identitäts-Konflikt (mittlerer Pfeil der 3 unteren Pfeile) zusammen mit dem Identitäts-Konflikt (Pfeil rechts) nennen wir zusammen „aggressiv-biomanische" oder „biodepressive" Konstellation.

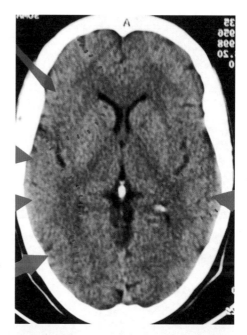

Solche Patienten sind stets gespannt aggressiv, können jederzeit explodieren, wenn links-cerebral der Konflikt betont ist. Diese Patientin hatte also zum Zeitpunkt der Aufnahme sowohl eine autistische als auch eine biomanische Konstellation. Bei Überwiegen des rechts-cerebralen Konflikts kann aus der „aggressiv-biomanischen" Konstellation auch sofort eine „biodepressive" Konstellation werden, depressiv und gespannt gegen sich selbst.

Sie ist bei einem Psychiater in Behandlung.

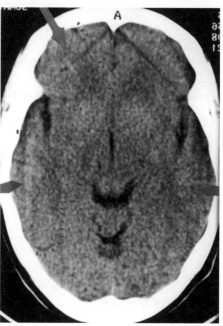

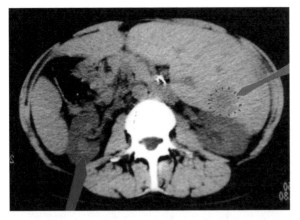

14.4.99
Sammelrohr-Ca der linken
Niere (Pfeil) und Leber-Ca
(rechter Pfeil).

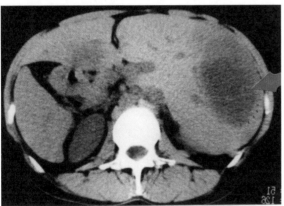

Leber-Ca in der halb pcl-
Phase, daneben (siehe vo-
riges Bild) sind neue aktive
Schießscheiben-Ringe der
Leber zu sehen. Manchmal
glaubte sie, doch nicht
verhungern zu müssen,
manchmal glaubte sie
wieder das Gegenteil.

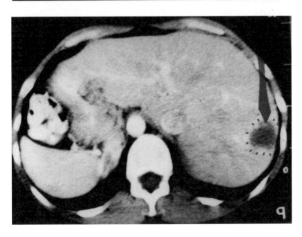

Leber-Ca am 7.9.98 in der
ca-Phase.

Leber am 19.4.99 in der halb pcl-Phase (Pfeil rechts), aber daneben sehen wir (Pfeil von oben) eine neue aktive Schießscheibe. Zeichen für erneute Aktivität des Verhungerungs-Konfliktes.

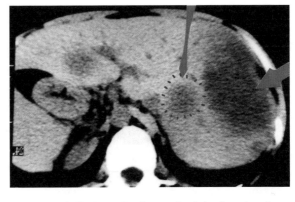

Der Mensch lebt, denkt und fühlt weiter. Morgen schon kann sein Hirn- und Organ-CT ganz anders aussehen. Deshalb finden wir oft „noch aktive" und „schon gelöste" Symptome und umgekehrt nebeneinander.

Colon-Ca, 7.9.98 Dies und das folgende sind Bilder von einmaliger Eindrücklichkeit für jeden Erfahrenen. Die Pfeile zeigen den Tumor im Colon ascendens, also rechts.

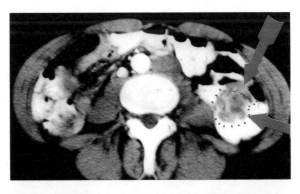

Der weiße Kontrastbrei wird hier ausgespart, d. h. der Kontrastbrei fließt am Tumor vorbei. Bei genauem Hinsehen wäre die eine Woche später erfolgte operative Herausnahme des rechten Dickdarms, eine große Operation, nicht nötig gewesen, denn die

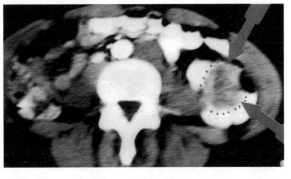

Speise ging ja gut durch. Der Tumor hätte sich, da die Patientin Mykobakterien-Träger war, bei Konfliktlösung spontan verkäsend abgebaut. Das Risiko dabei ist minimal (Darmbluten). Kein Vergleich mit dem Risiko einer solch schweren Operation. Außerdem machten die Staatsmediziner der Patientin wegen der angeblich inoperablen Leber-Metastasen ohnehin keine Hoffnung mehr, zu überleben.

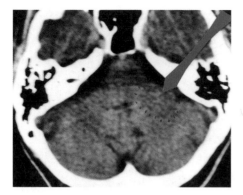

3.11.98
HH im Leber-Relais mit noch deutlichen Schießscheiben-Ringen als Zeichen vorhandener Aktivität des Verhungerungs-Konfliktes.

Der Colon-HH auf der linken Seite ist auf dieser Aufnahme nicht gut zu beurteilen.

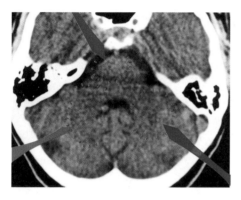

30.11.98
Linker Pfeil oben: aktiver Flüchtlings-Konflikt.
Rechter Pfeil unten: aktiver Peritoneal-Konflikt (Attacke gegen den Bauch). Sehr interessant ist hier, daß ja der HH für das linksseitige Peritoneal-Ca „auf der falschen Seite" liegt. Das rührt daher, daß der Chirurg ihr das Colon-Röntgenbild in üblicher Weise zeigte, wo links die rechte Seite bedeutet. Auch links (für rechtes Peritoneum) ist ein HH schwach ausgebildet, der vermutlich nachträglich gekommen ist, als die Patientin realisierte, daß der Tumor rechts sei. Das Besondere: Die Patientin war und ist zu diesem Zeitpunkt immer noch in 3-fach schizophrener Konstellation.
a) des Stammhirns (wieder)
b) des Kleinhirns (als Folge)
c) des Großhirn-Cortex (noch immer)

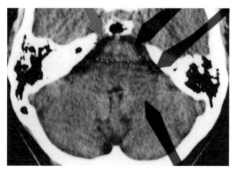

19.4.99
Zu diesem Zeitpunkt sind anscheinend die HHe der Sammelrohre rechts gelöst, links noch aktiv. Der untere Pfeil rechts zeigt einen HH im Alveolar-Relais, was aktiver Todesangst-Konflikt mit Lungen-Rundherden bedeutet.

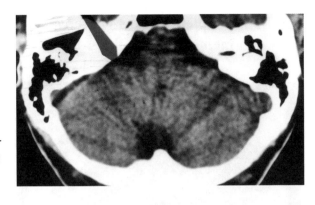

30.11.98
Auf dieser Aufnahme ist
anscheinend der Colon-
Konflikt gelöst.
Der Schulrektor war ange-
sichts der neuen Probleme
(Krebs!) kein Thema mehr.

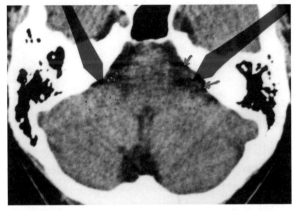

19.4.99
Schizophrene Stammhirn-
Konstellation = Konster-
nation.

Auf diesem Bild sieht man den HH im Leber-Relais noch oder wieder aktiv. Er hat
gleichwohl auch Lösungs-Oedem. In gleicher Weise stellt sich ein HH des Duode-
nums (Zwölffingerdarms) / Jujunums (Dünndarm) dar. Denn die Mutter hatte im
Februar '99 die 60 000 DM geschenkt (kleiner Pfeil rechts oben). Auf der linken
Seite stellt sich der HH für Colon wieder halb-aktiv dar. Offenbar nahm der Colon-
Konflikt phantomatös wieder zu, nachdem die schlimmste Not des Verhungerns
abgewandt war.

Auf organischer Ebene lief dieser Prozeß wegen der Operation im September '98 ja
nur noch „phantomatös".

3.9 Fallbeispiel: Akutes Nierenversagen bei meinem Sohn Dirk

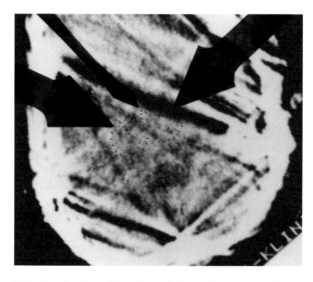

Zwei aktive HHe mit scharfer Schießscheibe von Ende November '78.

Dies ist ein Hirn-CT meines Sohnes Dirk vom 2. November 1978, angefertigt in der Heidelberger Univ.-Klinik. Er lag dort auf der Intensivstation und wurde jeden 2. Tag dialysiert.

Das, was wir früher „akutes Nierenversagen" genannt hatten, war im Grunde eine „schizophrene Stammhirn-Konstellation beider Nierensammelrohre" (= Sammelrohr-Karzinome), d. h. ein doppelseitiger bzw. zwei Wasserretentions-Konflikte oder Flüchtlings-Konflikte. Das vermeintliche „Nierenversagen" waren in Wirklichkeit zwei Sinnvolle Biologische Sonderprogramme der Wasserretention.

Wenn ich damals das gewußt hätte, was ich heute weiß, dann wäre mein Dirk heute wohl noch am Leben.

Dirk hatte im Juni 1978 den 1. Flüchtlings-Konflikt erlitten. Damals war er in Rom auf der Hauptpost, um eine Geldsendung abzuholen, zusammen mit unserer Boxerhündin Viola. Angeblich sind Hunde in der Post verboten. Der Schalterbeamte sagte ihm, er solle seinen Hund hinausbringen. Dirk bat darum, nur das Geld in Empfang nehmen zu dürfen, dann wolle er auch sofort mit unserer äußerst friedlichen Boxerhündin die Post verlassen.

Der Beamte telefonierte augenblicklich die Polizei an. Es kamen zwei kleine römische Polizisten. Die forderten Dirk auf, augenblicklich mit dem Hund die Post zu verlassen. Dirk bat auch sie sehr höflich, sie mögen gestatten, daß er sein Geld in Empfang nehmen dürfe, dann werde er ja sofort mit Boxerhündin Viola verschwinden. Daraufhin legten sie ihm ohne weitere Diskussion die Handschellen an „wegen Widerstandes" (bzw. Widerspruchs) gegen die Staatsgewalt und führten ihn ins Gefängnis ab. Er war dort 3 Wochen eingesperrt in einem kleinen Zimmer mit 12 Gefangenen, Räuber, Mörder, Zuhälter, Rauschgiftdealer und Mafiosi.

Für Dirk war es das reine Grauen. Er war ein äußerst gutmütiger Mensch. Dort hatten viele Gefangene Messer bei sich – mit Wissen der Aufseher. Niemand wußte, wer einer der zahlreich eingeschleusten Spitzel war. Dirk war sich keine Nacht seines Lebens sicher. Besuchen durfte man ihn nicht. Nach 3 Wochen fand eine Verhandlung statt und er wurde verurteilt zu den 3 Wochen, die er „abgesessen" hatte. Dazu wurde er, gerade im Abitur an einer deutschen Schule, augenblicklich des Landes verwiesen auf 2 Jahre.

Einen Monat später fuhr Dirk, der Italien eigentlich bis dahin liebte, quasi illegal zu unserer Familie nach Sardinien in Urlaub. Dort passierte der 2. Flüchtlings-Konflikt, als Dirk am 18. August '78 in einem Boot vor der Insel Cavallo im Mittelmeer im Schlaf von 2 Kugeln aus einem Kriegskarabiner eines verrückt gewordenen italienischen Prinzen morgens tödlich im Bauch getroffen wurde und innerhalb der nächsten 4 Stunden hilflos und „mutterseelenalleingelassen" in den Bauch ausblutete.

Von da ab war er in schizophrener Stammhirn-Konstellation mit Sammelrohr-Karzinomen auf beiden Nieren und einer Oligurie von 150 bis 200 ml Urinausscheidung pro Tag. Das nannten wir früher, wie gesagt, „akutes Nierenversagen".

Wie wohl bekannt, wurde Dirk, dem sein Mörder absichtlich nicht half, obgleich ihm ein Hubschrauber zur Verfügung stand, nach 4 Stunden klinisch tot ins Krankenhaus in Porto Vecchio eingeliefert, ausgeblutet. Dort gelang eine Reanimation. Am nächsten Tag wurde er mit dem Hubschrauber nach Marseille geflogen.

Seit den Schüssen war Dirk örtlich desorientiert. Sowohl in Marseille auf der Intensivabteilung – obwohl meine Frau und ich Tag und Nacht bei ihm waren – als auch nach der abenteuerlichen Flucht aus Marseille nach Heidelberg, glaubte Dirk – mit einer kurzdauernden Ausnahme Ende August in Heidelberg mit einer passageren Lösung der beiden Konflikte – daß er im Gefängnis sei. Er hatte einen „Stammhirn-Wahn" der örtlichen Desorientiertheit. Die passagere Lösungsphase der beiden Flüchtlings-Konflikte Ende August '78 war tragischerweise durch neuerliche Komplikationen zunichte gemacht worden. Damals schied er vorübergehend 1000 ml Urin pro Tag aus, hatte eine Tbc mit Nachtschweiß und subfebrilen Temperaturen. Dirk wurde 19 mal operiert, hatte unendlich viele Komplikationen, die ich damals nicht verstand, die ich aber heute verstehe: Er hatte einen Perikard-Erguß, Pleura-Ergüsse, die dann punktiert wurden, wobei wiederum jeweils ein

Pneumothorax resultierte, hatte Aszites, der ebenfalls abpunktiert wurde, und war „aufgeschwemmt". Dabei hatte er einen nur gering erhöhten Kreatininwert (ca. 3,5 mg %).

Die Therapie war nach meinen heutigen Kenntnissen so idiotisch, wie sie idiotischer nicht sein konnte. Dirk wurde zeitweilig intubiert (jeweils nach den 19 Operationen), hatte eine Magensonde liegen, mit der er aber nicht etwa ernährt wurde, sondern durch die nur Magensaft abgesaugt wurde. Ernährt wurde er intravenös mit täglich etwa 2 Liter Nährlösung, was aber jeweils die nächste Dialyse notwendig machte. Man arbeitete also ständig gegen die Regelkreise der Natur.

Ein Großteil der Komplikationen wären ohne das „Sammelrohr-Karzinom-Syndrom" gar nicht entstanden, wie Herzbeutel-Erguß, Pleura-Ergüsse rechts und links, Aszites etc. Fast 20 Jahre lang habe ich gebraucht, bis ich diese Zusammenhänge ergründet habe.

Dirk starb am 7. Dezember '78 in meinen Armen an einem akuten Linksherz-Infarkt mit Kammerarrhythmie und Herzstillstand. An ihm hätte er nach solch kurzer Konfliktdauer normalerweise nicht sterben können. Auch hier war das Sammelrohr-Karzinom-Syndrom dafür verantwortlich, daß das Oedem aus dem Revier-Relais rechts nicht resorbiert wurde, wie es normalerweise beim Herzinfarkt-Geschehen der Fall ist.

Aber es war noch mehr dazugekommen:
In den letzten Tagen vor Dirks Tod erhielt ich Klinikverbot, durfte ihn nur noch 1 Stunde am Tag besuchen. Die Begründung war, es sei keine „Chancengleichheit", daß ich Tag und Nacht am Krankenbett meines Sohnes sitzen dürfe und alle Fehler korrigieren könne, während die anderen Patienten eine solche Möglichkeit nicht hätten. Nun hatte man „freie Hand"...

Unmittelbar nach dem Tod von Dirk hat mir der schwedische Prof. Röhl, Uro-Nephrologe der Chirurgischen Univ.-Klinik Heidelberg, gestanden, daß die Familienanwälte der Familie des Prinzen – der Anwalt saß später wegen eines riesigen Wirtschafts-Kapitalverbrechens im Gefängnis – mit dem Klinik-Chef Prof. Linder, nahezu täglich telefoniert hätten, quasi auf oberster Logenebene. Professor Linder habe ihm gesagt, die Familie des Prinzen habe ihn gebeten, doch „dem Leiden von Dirk ein Ende zu machen". Er gehe davon aus, daß das auch so im Sinne der Familie des Prinzen gemacht worden sei. Er meinte: mit Morphium! Er selbst habe aber dazu nicht mitgeholfen. Er habe aber versprechen müssen, mir gegenüber darüber zu schweigen. Er habe aber auch beobachtet, daß in den Tagen, in denen ich nicht mehr (bis auf 1 Stunde täglich) zu meinem Sohn durfte, eine rasche Veränderung eingetreten sei, nach seiner Meinung durch Morphium.

Das heißt ganz eindeutig: Dirk ist auf oberste Logenanordnung ermordet worden ...,
auf Wunsch der Familie des Mörders.

Aber sein Tod war nicht umsonst. Er hat uns das Vermächtnis der Neuen Medizin geschenkt.

Und auch die Auffindung der Zusammenhänge des „Sammelrohr-Karzinom-Syndroms" für die ich nach seinem Tode 20 Jahre benötigt habe, ist eine Art letzte Aufgabe gewesen, die er mir gestellt hatte.

Wie Herr Garcia, der Generalstaatsanwalt von Bastia, mir gesagt hat, wurde der Mordfall Dirk „von der ersten Stunde an völlig korrumpiert". Der Prinz hatte damals – auf Anordnung seines Vaters, der als einziger aus der Familie sich bei meiner Frau und mir entschuldigt hatte – ein schriftliches Geständnis unterschrieben.

Danach lief die Logenmaschinerie auf Hochtouren ...

13 Jahre später fand eine Schauprozeß-Komödie statt. Dafür hatte Großlogenmeister Mitterand (Großer Orient) für seinen Duzfreund, den Prinzen (Großlogenmeister der verbrecherischen Loge P2), eine ganz neue Kammer, eigens für ihn, konstruiert, bei dem alle beteiligten Offiziellen handverlesen waren: lauter Logen- und Glaubensbrüder. Sogar die „Geschworenen" aus einem ganz bestimmten Pariser Bezirk, der dann an der Reihe war, handverlesen ...

Der vorsitzende Richter, der mich stets nach dem 1. Satz unterbrach und drohte, mich aus dem Saal zu verweisen, (Herr Colomb) riet selbst dem Prinzen, sein Geständnis zu widerrufen. Dann konstruierten alle gemeinsam ein „dubium" (= Zweifel, will sagen: „Im Zweifel für den Angeklagten").

Der Richter selbst konstruierte für seinen lieben Logenbruder und Glaubensbruder Angeklagten: „Es könne doch sein, daß mit 1:10 000 000 theoretischer irrationaler Wahrscheinlichkeit – obwohl etwa 30 Menschen bei den tödlichen Schüssen drum herumstanden und zugeschaut haben – also es könne doch sein, daß mit 0,00000001 % theoretischer Wahrscheinlichkeit ein von niemandem gesehener Schütze, zufällig mit dem gleichen Karabiner und zufällig mit dem gleichen Kaliber, in die Schußbahn d. h. in das Schlauchboot des Prinzen gesprungen sei, zwei mal gefeuert habe und wieder weggesprungen sei. Leider habe ihn nur niemand gesehen. Die Schußbahn selbst war auf 10 cm genau rekonstruierbar.

„Also", verkündete der Logenrichter, „sei ein dubium gegeben, wenn auch sehr klein." Aber „in dubio pro reo" (im Zweifel für den Angeklagten) also sei er unschuldig wegen „Mangels an Beweisen".

Dieser beispielhafte Prozeß der Staatskriminellen wird in die Rechtsgeschichte eingehen als **„Pariser Prozeß"**, als typisches Beispiel von staatlicher Rechtskorruption auf allerhöchster Logenanordnung der B'nai B'rith. Diese Menschen denken immer, sie kommen aus einem Verbrechen heraus, dabei laden sie 10 neue Verbrechen auf, die ihnen den Ekel der ganzen Menschheit eintragen.

Natürlich hat auch die ganze Erkenntnisunterdrückung der Neuen Medizin dort ihren Anfang genommen, indem man einen „Wunderheiler, Scharlatan" zum (nicht ernst zu nehmenden) Gegner haben wollte, anstatt einen seriösen Entdecker der Neuen Medizin.

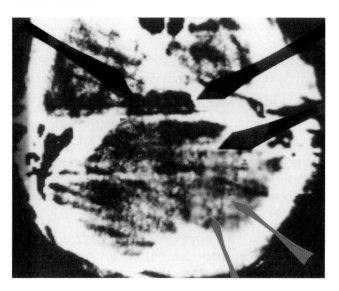

Hirn-CT (leider technisch damals nicht sehr gut) vom 31.8.78. Damals waren die beiden Sammelrohr-HHe (Wasserretentions-Konflikte, obere Pfeile rechts und links) vorübergehend in Lösung. Dirk schied damals vorübergehend 1 Liter Urin pro Tag aus.

2. Pfeil rechts von oben: aktiver Todesangst-Konflikt, möglicherweise gerade in Lösung begriffen.

Die unteren Pfeile rechts: möglicherweise ebenfalls halb-aktiv, weisen auf HHe in Pleura-, Peritoneal- und Herzbeutel-Relais.

Die Fälle sind, so meine ich, erdrückend klar in ihrer Aussagekraft. Auch wenn wir nun immer neue Details von Zusammenhängen durch und in der Neuen Medizin entdecken, wir merken auch, daß wir Fehler gemacht haben, weil wir diese Zusammenhänge ja vorher eben nicht gewußt hatten. Für jede Frage, die wir nun beantworten können, tun sich 3 neue ungeklärte Fragen auf. Nur der Dumme glaubt immer, alles zu wissen.

Was macht nun die immense klinische Bedeutung dieser neuen Erkenntnis aus?

Meine Erkenntnisse waren vom Prinzip her alle richtig gewesen. Aber es hatte ein wichtiges Moment gegeben und gibt es immer noch, das ich nicht gekannt hatte und an dessen Unkenntnis uns sicherlich eine Reihe von Patienten gestorben sind.

Jetzt müssen wir noch viel gewissenhafter arbeiten und die „Flüchtlings-Panik" zu vermeiden versuchen, meist die Panik ins Krankenhaus zu müssen, über dem die allgemeine Horrorvision von Chemo und hinterhältiger Einschläferung mit Morphium der Medizyniker steht.

Wie begründet derzeit diese Horrorvision und Angst der Patienten ist, kann ich an Hunderten von Patienten belegen, die gegen ihren ausdrücklichen Willen und ohne ihr Wissen eingeschläfert wurden oder werden sollten, und fast alle noch fröhlich leben könnten, wären sie nicht in das erbarmungslose Räderwerk der dummen und falschen schul- bzw. staatsmedizinischen Dogmen hineingeraten.

Die Panik vor dem seelenlosen erbarmungslosen Klinik-Zimmer können wir unseren Patienten nur dadurch nehmen, daß wir ihnen panikfreie wunderschöne Sanatorien mit freundlichen wissenden Helfern und Therapeuten anbieten könnten, auf die sie sich regelrecht freuen könnten, wie auf einen wunderschönen Urlaub.

Für die 1200 bis 1500 DM, die eine Univ.-Klinik in Deutschland derzeit pro Nacht und für ein Bett verlangt, dafür könnte man den Patienten nicht nur optimale diagnostische und apparative Bedingungen bieten, sondern ihnen ein regelrechtes Paradies machen!

3.10 Hospitalisierungs-Konflikt („mutterseelenallein") macht Flüchtlings-Konflikt, macht Wasserretention, macht Urämie und Wassereinlagerung

Die beiden nachfolgenden Fälle entwickelten sich bei der Drucklegung des Buches. Ich habe sie „mit heißer Nadel" noch einfügen können, weil ich beide Fälle in gewissem Sinne so aufregend finde. Denn sie beinhalten eins der häufigsten „Krankenhaus-Phänomene", die es gibt: das bisher sog. „Nierenversagen" oder Urämie oder Wassereinlagerung ohne signifikante Erhöhung der harnpflichtigen Substanzen (Kreatinin und Harnstoff).

Der 1. Fall zeigt uns zudem die sehr enge Verwandtschaft zwischen Gicht und Wasserretention beim Sammelrohr-Karzinom-Syndrom.

Gleichzeitig lehren diese beiden Fälle uns die enge Verflechtung zwischen Konflikten, sog. ärztlichen, d. h. meist ignoranten und völlig überflüssigen, ja geradezu schädlichen, weil folgeträchtigen Eingriffen und den daraus wiederum entstehenden Konflikten bzw. SBSen, die zwar unter biologischen Verhältnissen sinnvoll wären, im unärztlichen Polypragmasie und unter den Bedingungen des Zivilisationsschrotts unserer aufgelösten Gesellschaftsstrukturen bisher gewöhnlich einen mortalen Ausgang nehmen.

3.10.1 Fallbeispiel: Im Teufelskreis der bösartigen Ignoranz der Brutalmedizin

Diese rechtshändige Patientin ist 53 Jahre, vor 3 Jahren geschieden, hat einen erwachsenen Sohn, der sich selten bei ihr blicken läßt.

Bis sie 50 war, lebte sie „ganz normal", wie wir es nennen würden. 1996 verließ ihr Ehemann sie. Sie erlitt einen Partnertrennungs-Konflikt mit einem duktalen (= Milchgangs-) Karzinom der rechten Brust (Partner-Brust). Sie wurde unärztlicherweise mit Chemo und Bestrahlung bearbeitet. Seither ist die rechte Brust deutlich sehr viel kleiner als die linke. Als die Patientin zur Chemo-Bearbeitung im Krankenhaus lag, erlitt sie den „Krankenhaus-Flüchtlingskonflikt", d. h. sie fühlte sich alleingelassen. Außer ihrer Mutter hatte sie niemanden mehr, der sich um sie kümmerte.

Als die rechte Brust nun deutlich kleiner war als die linke – auf ihre hübschen Brüste war die Patientin immer sehr stolz gewesen – erlitt sie einen Selbstwerteinbruch-Konflikt mit Osteolysen im Sternum und den parasternalen Rippen, sowie einen Verunstaltungs-Konflikt, auf organischer Ebene ein gürtelrosenähnliches Melanom.

Sie lernte einen Freund kennen, der aber verheiratet ist und nur stundenweise kommen kann.

1997 starb ihre Mutter nach 7-jähriger Krankheit. Zwar traf sie der Tod der Mutter nicht unerwartet, aber das Gefühl des „Mutterseelen-Alleinseins" hatte sie nicht abschätzen können. So trafen jetzt beide Konflikte mit ganzer Wucht zusammen:

a) Flüchtlings-Konflikt bzw. wörtlich „Mutterseelen-Alleingelassen-Sein".

b) Trennungs-Konflikt von der Mutter mit duktalem Milchgangs-Ulcera-Karzinom in der linken Brust.

Seit dem Tod der Mutter hat sich nun das Teufelskreis-Karussell in Gang gesetzt. Seither hat sie die Gicht mit stark erhöhten Harnsäurewerten im Serum. Und da die zur Gicht gehörenden Knochen-Osteolysen in der pcl-Phase im Bereich der parasternalen Rippen gelegen sind, drückt sich das Transsudat durch das Rippenperiost rechts und besonders links nach vorne in die Muskulatur (Musculus paetoralis minor et major), und nach innen durch die Pleura rechts und links, und durch das Perikard. So behält sie laufend beiderseits Pleuraergüsse und einen Perikard-Erguß (= sog. Herzbeutel-Tamponade = Kompression des Herzens durch die Flüssigkeit im Herzbeutel). Diese transsudativen Ergüsse wären ohne Flüchtlings-Konflikt natürlich nicht entstanden, weil das Transsudat laufend vom Organismus resorbiert worden wäre.

Aber es kommt noch schlimmer für diese Patientin: Wenn sie ins Krankenhaus muß zum „Abpunktieren", weil besonders der linke Pleura-Erguß „vollgelaufen" ist, dann setzt sie regelmäßig auf die 2. Krankenhaus-Flüchtlingskonflikt-Schiene auf, die sie bei der Chemo-Bearbeitung erlitten hat. Dann scheidet sie nur noch 200 ml Urin aus und die Pleuraergüsse laufen um so schneller voll. Und wenn – was bei jeder 2. Pleura-Punktion statistisch üblicherweise passiert und bei dieser Patientin schon mehrfach passiert ist – der Schulmedizyniker wieder einen Pneumothorax verursacht hat, d. h. einen Kollaps des Lungenflügels, dann steht der riesengroße, eselsdumme Onkologenmeister nur noch mit gezückter Morphiumspritze vor ihrem Bett und „will mit ihr nur noch über Morphium diskutieren, denn bei all den Metastasen hat das ja doch keinen Zweck mehr".

Dann kann die arme Patientin nur nach Hause flüchten. Aber beide Flüchtlings-Konflikte kann sie nicht lösen und die Pleuraergüsse laufen wieder voll, wenn auch langsamer, vorausgesetzt, daß sich überhaupt der Lungenflügel wieder aufspannen kann wegen des Ergusses ...

Dabei sind die Nierenwerte gut: Kreatinin 0,63 mg %, Harnstoff 22 mg %, Harnsäure 8,3 mg % (Gicht!) und Leukos 12 000 (Leukämie, Gicht!).

Wenn man tagtäglich diese erschütternden Schicksale dieser armen Menschen mit ansehen muß, wie ich, und weiß, daß diese Schicksale eigentlich überhaupt nicht hoffnungslos sein müßten, sondern nur durch die dumme brutale Schulmedizin mit ihren „Null-Prognosen" so hoffnungslos ist, dann könnte man vor ohnmächtiger Wut und Zorn schier zerplatzen.

Wie gesagt, das grausigste und brutalste Verbrechen der Menschheitsgeschichte ...

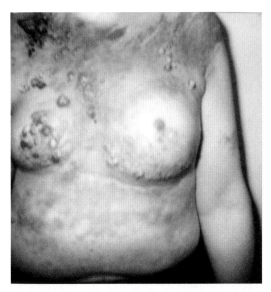

Photo vom 1.9.99:

Die rechte Brust ist durch das abgeheilte Milchgangs-Karzinom (bestrahlt) deutlich kleiner als die linke Brust, die noch ein aktives ductales Ca (nach dem Tod der Mutter) hat.

Deutlich auch die Melanom-Knoten, besonders auf der rechten Seite zu sehen (Konflikt des Sich-verunstaltet-Fühlens).

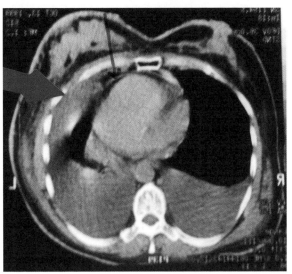

Wir sehen deutlich, wie sich das transsudative Oedem aus der Rippen-Knochenhaut in die Pleura durchdrückt (Pfeil). Es ist hier bereits zu einer Verschwartung gekommen. Rechts und links gut sichtbar die beiden Pleura-Ergüsse sowie, angedeutet, der Herzbeutel-Erguß (Pfeil links oben).

364

Deutlich sichtbar die Oedematisation der Muskulatur unter der linken Brust (oberer Pfeil links) und die Verschwartung links (unterer Pfeil links), wobei es (punktionsbedingt!!) zu einem echten Osteosarkom gekommen ist.

Gut sichtbar auch wieder die beiden Pleura-Ergüsse.

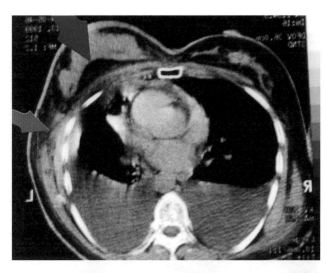

22.12.98
Im Dezember '98 waren kurzfristig beide Sammelrohr-Karzinome in pcl-Phase. Damals sistierten vorübergehend die Pleura-Ergüsse.

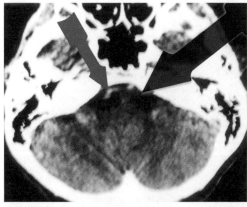

13.10.99
Beide HH in den Sammelrohr-Relais sind wieder aktiv (unmittelbar vor der erneuten Krankenhauseinweisung).

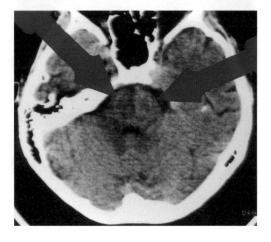

365

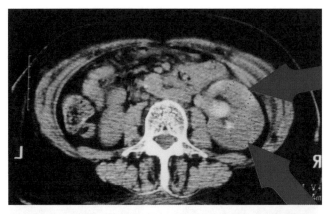

5.8.99
Aktive Sammelrohr-
Organ-HH der
rechten vergrößerten
Niere ...

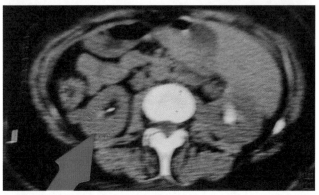

.. das Gleiche auf der
linken Niere ...

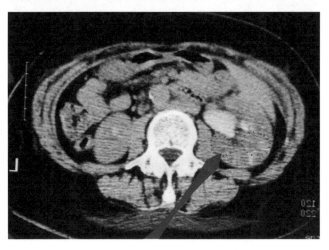

... und wieder auf der
rechten Niere (aus
der gleichen Serie).

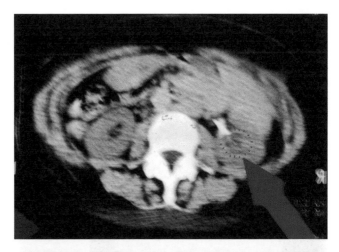

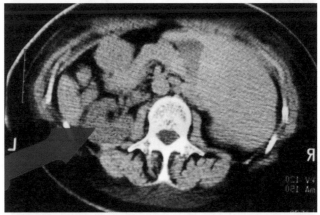

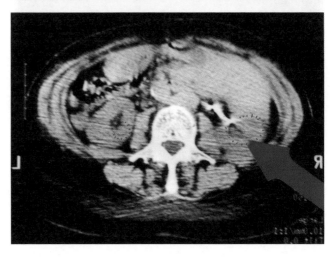

367

3.10.2 Fallbeispiel: Dialyse-Patientin durch zwei „Krankenhaus-Flüchtlingskonflikte" aus der Kindheit

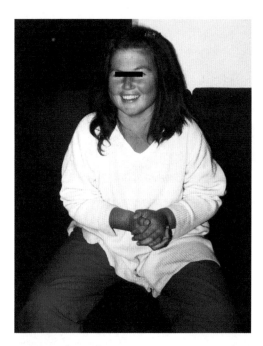

9.9.99
So sieht eine Patientin aus mit 20 kg Wassereinlagerung ...

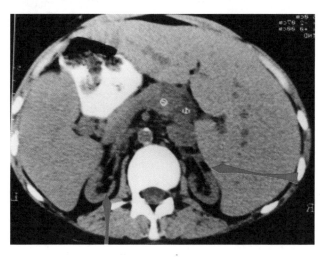

25.2.97
Wir sehen durch Tbc langsam (7 Jahre) wegverkäste Nieren.

Die Pfeile rechts und links zeigen auf Kavernen.

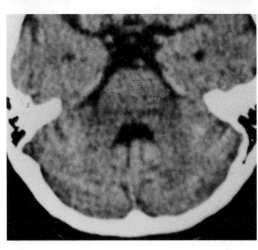

25.1.97
Am 25.1.97 waren beide HHe der
Nierensammelrohre mal wieder
in pcl-Phase mit Tbc!

10.8.99
Am 10.8.99 sind beide HHe
scheinbar wieder aktiv!

Diese Patientin hat im eigentlichen Sinne kein Sammelrohr-Karzinom-Syndrom, sondern zwei laufend rezidivierende Flüchtlings-Konflikte, für beide Nieren je eins.

Das begann tragischerweise bei einer Pockenschutzimpfung mit 1 ½ Jahren. Wenn man die Pockenschutzimpfung kennt, dann weiß man, daß die meisten Kleinkinder dabei psychisch nicht sonderlich alteriert werden, besonders wenn der/die Doktor(in) das ganze psychisch geschickt macht, technisch brillant durchzuführen weiß. Aber es braucht nur eins dieser Kleinkinder schreien oder nach Leibeskräften zu strampeln und sich zu wehren, so daß es mit Gewalt festgehalten wird und die anderen Kleinkinder auf dem Arm der Mutter evtl. auch schon im Raum sind – und der Doktor macht vielleicht solche Impfungen zum ersten Mal und sehr ungeschickt ... – dann ist bei den Kleinen der Teufel los.

Diese Fälle waren es dann, die einen motorischen Konflikt des „Nicht-entfliehen-Könnens" erlitten, in der Heilungsphase dann ihren obligaten epileptischen Anfall erlitten mit Fieber etc., dann mit Blaulicht ins Krankenhaus gefahren wurden ..., dort natürlich „aus diagnostischen Gründen" erneut gestochen wurden ..., und wieder auf die gleiche Schiene aufsetzten ..., und bei Lösung des Konflikts erneut einen epileptischen Anfall erlitten ...

Um einen solchen Fall handelt es sich hier. Nur behielt man diese Patientin damals mit 1 ½ Jahren „wegen Infektionsgefahr" für 3 Wochen im Krankenhaus. Dort lag sie mit 115 anderen Kindern zusammen in einem großen Zimmer („der besseren Übersicht halber") in dem ständig mehrere Kinder schrien – mutterseelenalleingelassen! Sie erlitt einen Flüchtlings-Konflikt. Nur einmal in der Woche durfte die Mutter sie auf der „Infektionsabteilung" des Kinderkrankenhauses für eine Stunde besuchen kommen ... und sie durfte auch nur die eine Stunde durch die Scheibe gucken „wegen der Infektionsgefahr", sowohl für die Familienangehörigen der kleinen Patientin, als auch, damit sie nicht „neue Infektionskrankheiten" ins Krankenhaus einschleppen könnten.

Seither fanden immer wieder „Kontrolluntersuchungen" statt, bei denen die Patientin stets wieder auf beide Schienen aufsetzte:

1. motorischer Konflikt des Nicht-entfliehen-Könnens (den Spritzen und sonstigen Instrumenten der Ärzte).

2. Flüchtlings-Konflikt, sich im Krankenhaus mutterseelenalleingelassen zu fühlen.

Bei den Kontrollen kam nun stets, wie die Patientin sich genau erinnern kann, ein weiterer Flüchtlings-Konflikt hinzu:

3. die Angst, ins Krankenhaus (quasi wieder in die Fremde) zu müssen.

Während die Patientin mit den Spritzen bzw. dem motorischen Konflikt umzugehen lernte, blieben die beiden Flüchtlings-Konflikte – auf jeder Niere einer – rezidivierend aktiv. Das heißt, sie wurden hunderte Male wieder aktiv und lösten sich hunderte von Malen auch wieder und zwar mit Nachtschweiß und Fieber, sprich einer Nieren-Tuberkulose.

Statt dessen wurde aber vor 7 Jahren eine sog. „dialysepflichtige Urämie" (früher vermutetes Nierenversagen) bei ihr festgestellt. Seither wurde sie dialysiert. Die ersten 4 Jahre Blutdialyse, als man keine geeigneten Gefäßzugänge mehr fand, stellte man um auf Peritonealdialyse. Diese machte sie seit 3 Jahren.

Bei jeder dieser Dialysen kommt sie wieder auf die beiden „Krankenhaus-Flüchtlingskonflikte". So blieb die ganze Sache „chronisch rezidivierend" und die

Nieren schrumpften „von innen" immer mehr. D. h. allmählich wurde das gesamte Sammelrohrgewebe verkäsend abgebaut.

Im letzten halben Jahr, seitdem die Patientin die Neue Medizin kennengelernt hatte, versuchte sie instinktiv das Richtige zu machen: Heimdialyse über das Peritoneum. Aber auch diese Möglichkeit war bald zu Ende, weil sich das Peritoneum „abkammerte" und sich aus dieser Peritonealkammer eine Fistel zur Blase bildete ...

Die Patientin versuchte nun die Dialyse völlig wegzulassen. Das geht normalerweise auch, denn der Organismus scheidet immer 150 bis 200 ml Urin pro Tag aus und kann damit seine harnpflichtigen Substanzen ausscheiden. Dabei läßt er den Kreatinin-Wert auf 12 bis 15 mg % im Serum ansteigen ... – aber das geht nur mit viel Disziplin, indem die eingenommene Flüssigkeitsmenge (einschließlich Flüssigkeit in der sog. „festen Nahrung") nicht mehr betragen darf als die ausgeschiedene Urinmenge plus der transpirierten Flüssigkeitsmenge (zwischen 200 und 500 ml, bei Fieber und anstrengender körperlichen Arbeit mehr).

Das ist eine Sache der Disziplin und – die Frage, ob die Patientin nun wirklich keine Angst mehr hat, „wieder ins Krankenhaus zu müssen", denn das ist ja wieder der eine der beiden Konflikte. Diese Angst sitzt aber den meisten Patienten fest im Nacken, auch unserer Patientin. Und so lief der Körper wieder – langsamer als sonst, denn ein Konflikt war gelöst (sie war nicht mehr im Krankenhaus), der andere aber war aktiv (sie hatte immer Angst, doch wieder ins Krankenhaus zu müssen) – voll Oedemflüssigkeit, bis sie am Ende 22 Liter über ihrem „Trockengewicht" eingelagert hatte, Kreatinin 15 mg %.

Dann mußte sie zur Blutdialyse ins Krankenhaus, wo man in einer Reihe von Dialysen die 22 Liter aus dem Körper herausdialysierte.

Als sie entlassen wurde, sagte man ihr, sie sei ein hoffnungsloser Fall. Eigentlich brauchte sie auch nicht mehr wiederzukommen, außer es ergäbe sich die Möglichkeit einer Nierentransplantation ...

Die Nephrologen irren sich hier!

Denn nach der Neuen Medizin ergibt sich die „Therapie" in folgender Weise:

Zwar sind die sog. „Parenchymsäume" der Nieren schmal, aber das rührt – im Gegensatz zu der vorigen Patientin – daher, daß hier durch chronisch rezidivierende Heilung (= Tbc) fast alles Sammelrohrgewebe „wegverkäst" ist. Aber von dem urinproduzierenden Glomerulumgewebe ist noch genügend vorhanden, um die harnpflichtigen Substanzen ausscheiden und auch genügend Flüssigkeit (Urin) ausscheiden zu können – vorausgesetzt es gelingt von beiden Flüchtlings-Konflikten wegzukommen und wegzubleiben!

Jetzt hat die Patientin eine große Chance: wenn sie versucht mit viel Disziplin eine erneute Wassereinlagerung zu vermeiden, dann merkt sie irgendwann, daß sie selbst die Chefin des Verfahrens ist und ihre eigene Flüssigkeitsmenge unter Kontrolle behalten kann – selbst dann, wenn der eine Flüchtlings-Konflikt (Angst, wieder ins Krankenhaus zu müssen) noch aktiv geblieben ist. Sobald sie merkt, daß sie selbst das Spiel kontrolliert, hat sie keine Angst mehr. Denn nun braucht sie ja auch wirklich nicht mehr ins Krankenhaus ... Der Konflikt wird sich lösen ... und wenn keiner der beiden Krankenhaus-Flüchtlingskonflikte mehr zurückkehrt, kann sie mit den Nieren uralt werden.

So einfach ist das – und so schwierig!

Allmählich entschleiert sich uns das Bild des Sammelrohr-Karzinom-Syndroms und der sog. „Niereninsuffizienz", wie wir es früher genannt hatten. Mit starker Erhöhung der harnpflichtigen Substanzen hatten wir von „Urämie" gesprochen.

Es ist ein und dasselbe: die schwächere Form des SBS ist die „Nur Wasserretentions-Form", die aber gefährlich werden kann durch die Komplikationen beim Sammelrohr-Karzinom-Syndrom.

Die stärkere Form (offenbar auch den Konflikt betreffend) ist die mit Erhöhung der harnpflichtigen Substanzen (Kreatinin und Harnstoff i. S.).

Die Tuberkulose räumt die Sammelrohr-Adeno-Ca-Tumoren wieder ab, falls es zu einer Lösung des Flüchtlings- oder Existenz-Konflikts kommt. Die chronisch rezidivierende Tuberkulose – bei chronisch rezidivierendem Konflikt-Rezidiv – verkäst nach und nach das gesamte Tubulusgewebe (= Nierensammelrohr-Gewebe) und verursacht so die kleinen, geschrumpften oder nur noch sichelförmigen Nieren mit dem „verschmälerten Parenchym-Saum".

Wir glaubten früher immer, daß die Nieren deshalb nicht mehr ausscheiden könnten (Urämie), aber in Wirklichkeit hatte der Konflikt (Krankenhaus-Flüchtlingskonflikt) oder die beiden Konflikte nie richtige aufgehört, so daß die Patienten nie von der Dialyse wegkamen.

Wir hatten früher nichts richtig verstanden und deshalb alles, oder fast alles, falsch gemacht.

4

Die Entstehung spontaner Verbrechen bzw. Straftaten

Heureka! Ich hab's gefunden! Die Entstehung spontaner Straftaten und Verbrechen ist erklärbar nach den Biologischen Naturgesetzen und Regeln der Neuen Medizin!

Über die Entstehung oder das Zustandekommen von Straftaten gibt es eine Menge Theorien. Alle waren bisher Hypothesen. Alle Theorien schienen irgendwo ein bißchen verständlich zu sein. Jeder hatte Beispiele zur Hand, die die Theorie glaubhaft zu machen schienen. Bei genauem Hinsehen gab es aber für das Gegenteil immer auch genau so viele Beispiele und Argumente.

Es wurde die genetisch bedingte Kriminalität diskutiert, die familiär bedingte, die sozial bedingte, die psychologisch bedingte, um nur diese herauszugreifen, gleich mit einer ganzen Armee von Theorien im Gepäck.

Niemand wußte wirklich etwas.

Je exzessiver sich bei uns die intellektuell-pädagogischen Theorien entwickelten und je geringer bei den rein intellektuellen Wissenschaftlern die intuitiven und „instinktiven" Fähigkeiten veranschlagt wurden, desto größer wurde die sog. Kriminalität und die Rückfallquote bei Straftaten.

Das Ende vom Lied ist, daß die sog. „Knackis", wie sich die „Knastinsassen" oder Häftlinge selbst nennen, nur mehr oder weniger ordentlich verwahrt werden. Von psychologischer Betreuung, und Resozialisierung, Wiedereingliederung in die Gesellschaft und dgl. wird zwar besonders viel geredet, aber eine psychische Betreuung der Gefangenen findet quasi nicht statt.

Psychologen und Psychiater entscheiden mit über gefangene Menschen, die sie einmal in ihrem Leben gesehen haben und dann nie wieder. Sie wissen nicht einmal, nach welchen Kriterien sie entscheiden sollen und auf welcher wissenschaftlich nachprüfbaren Basis.

Die Richter haben sich das einfach gemacht: Sie haben alles säuberlich in „Gut" und „Böse" eingeteilt. Für die verschiedenen „Bösartigkeiten" haben sie verschiedene Paragraphen. Es entscheiden die, die von allen am wenigsten wissen, am allermeisten: Die Richter. Im Kölner „Klingelpütz"-Gefängnis war seit 15 Jahren schon kein Richter und kein Staatsanwalt mehr. Warum auch? Um die Paragraphen abzuhaken oder anzukreuzen brauchen sie, so meinen sie, doch nicht ins Gefängnis zu gehen.

Es ist ein einziges Trauerspiel. Die gefangenen Menschen ertragen dumpf ihr Schicksal, Perspektiven sind quasi nicht zu sehen. Eine Familienwiedereingliederung scheitert meist daran, daß es keine Familien mehr gibt. Und wenn es vor Antritt der Strafe noch eine Familie gab, dann ist sie spätestens, wenn der Gefangene aus dem Gefängnis kommt, längst zerstört, aufgelöst.

Das Gefängnis ist wieder das, was es zu Anfang war und eigentlich immer geblieben war: Eine Aufbewahrstätte für „Subjekte", die die Gesellschaft stören. Aber die Fronten laufen heute nicht mehr so gut überschaubar:

Eine Untersuchungsrichterin tut mit versteinerter Miene ihren vermeintlichen Dienst. 82% der zweitausend Strafgefangenen sitzen hier in Köln wegen Rauschgiftdelikten oder Rauschgift-Beschaffungs-Delikten ein. Wenn so ein Untersuchungsgefangener zu der Richterin muß – und wenn er nur ein einziges Gramm Haschisch bei sich hatte – wandert er für drei Monate in U-Haft. Was ist der Grund für die Strenge dieser schon schmallippigen freudlosen Frau? Ihre einzige Tochter hatte sich mit achtzehn Jahren, vor zwei Jahren, den „Goldenen Schuß" gesetzt. Nun rächt sich die Mutter in ihrem grenzenlosen Zorn – an den Falschen.

Rauschgift ist eine zusätzliche sehr gefährliche Dimension, die die gesamte Kriminalität nochmals potenziert hat! Jetzt ist es sogar noch zusätzlich gefährlich, sich mit einem „Knacki" überhaupt auseinanderzusetzen, denn für Drogen tut er alles ... und Drogen hat er, wenn er Geld hat ... deshalb tut er für Geld alles ...

Kurz, das ganze Gefängniswesen ist eine einzige Katastrophe. Die Offenbarungseide sind alle schon abgelegt, man hat nur nicht darüber berichtet: der religiöse, weltanschauliche, familiäre, soziale Offenbarungseid etc., etc.

Immer kommt die nur halb berechtigte Frage:

Wissen Sie, wie man es besser machen könnte?

Ja!

Aber nicht so, wie jetzt am Symptom herumgestümpert und geflickt wird. Hier ein bißchen was ändern mit großem Trara und dort ein wenig schönen – im Grunde aber alles beim alten lassen – so nicht!

4.1 Wenn man die Ursache weiß, weiß man schon die halbe Therapie

Die eigentliche Ursache für das Zustandekommen spontaner Straftaten (im Gegensatz zu lange geplanten Verbrechen, z. B. politische Verbrechen, Wirtschaftskriminalität oder Medizyn-Kriminalität etc.) wußte niemand. Die Institutionen wollen die Ursachen auch gar nicht wissen. Die Kirche aber glaubte schon immer die Ursache für alles „Böse" zu kennen: den Teufel; und für alles „Gute": Gott.

Die Neue Medizin hat zu den Ursachen – unabhängig von „gut" und „böse" – einiges zu sagen. Wir beginnen mit der Ursache, die ja bisher niemand wußte. Schon am dritten Tag hatte ich hier im Kölner Klingelpütz das Prinzip heraus, nach dem die spontanen Straftaten ablaufen. Ich sage absichtlich nicht „psychisch ablaufen", denn es handelt sich um ein Geschehen, das auf allen 3 Ebenen (Psyche, Gehirn und Organ) synchron biologisch abläuft.

Wir teilen zunächst die Straftaten in 3 große Gruppen ein:

1. Die unabsichtlich begangenen Verstöße, z. B. Verkehrsdelikte.

2. Die vorbedachten und regelrecht kaltblütig geplanten Verbrechen der professionellen Verbrecher, die eine Tat oft Wochen und Monate in allen Einzelheiten planen.

3. Die sog. Spontan-Straftaten oder Spontan-Delikte, das sind schätzungsweise 90% aller Straftaten, wenn man vom Rauschgift mit seiner Beschaffungskriminalität einmal absieht.

Mit dieser dritten Gruppe, also dem weitaus häufigsten Kontingent der sog. Straftäter, befaßt sich dieses Kapitel.

Die Spontan-Straftaten haben nämlich ein Schema, das Euch alle, die Ihr dieses Kapitel lest, gleich „vom Hocker reißen" wird:

Diese Spontan-Straftaten sind stets Rezidive von schizophrenen Konstellationen, wobei durchaus oft der eine Konflikt „daueraktiv" bleibt und der andere rezidiviert, sich auch zwischendurch wieder lösen kann.

Wir wollen uns zunächst mit den corticalen (ektodermalen), schizophrenen Konstellationen der Spontan-Straftäter befassen. Drei Fälle von Spontan-Straftätern mögen den Typ oder das typische Schema veranschaulichen, das immer deutlich wird:

4.2 Fallbeispiel: 34-jähriger linkshändiger Strafgefangener

- suizidale Konstellation
- postmortale schizophrene Konstellation
- aggressiv-biomanische Konstellation
- Entwicklungs-Retardierung in der Reifeentwicklung auf dem Stand eines etwa 16- bis 17-jährigen, bei gleichzeitig vollentwickelter Intelligenz, die zum Abschluß eines Hochschulstudiums befähigen würde.
- In Straf- und U-Haft wegen wiederholter schwerer Körperverletzung. Das letzte Delikt – Diebstahl – war ein ganz ungewöhnliches Delikt.

1. DHS:

Im August 1977 starb sein Vater, während Jürgen B. gerade mit einem Teil der Kinder eines Heims einen Ferienurlaub in Italien machte. Der Vater war vorher krank gewesen und hatte seinen Jungen gebeten, doch bei ihm zu bleiben. Als Jürgen B. nach drei Wochen Urlaub, den er trotz der Bitte des Vaters gemacht hatte, mit den Kindern des Heims zurückkehrte, kam die Mutter – ganz in Schwarz – und sagte, der Vater sei gestorben.

Seither hört er ein Rauschen im rechten Ohr (Tinnitus). Er traute seinen Ohren nicht.

Von diesem Moment an war Jürgen B. manisch. Er rannte sofort nach Hause und wollte nachsehen, ob der Vater nicht doch noch da sei. Denn er konnte es nicht glauben. Er machte sich die bittersten Vorwürfe, daß er weggefahren war, obgleich der Vater ihn doch so sehr gebeten hatte, bei ihm zu bleiben.

Es kam noch bitterer für ihn: Die Verwandten sagten alle, der Vater sei nur gestorben, weil er weggefahren sei. Seine Mutter und die Schwester hätten dem Vater so viele Medikamente durcheinander gegeben (Morphium u. ä.), daß der Vater daran gestorben sei. Das sei sicher nicht passiert, wenn Jürgen zu Hause geblieben wäre. Zudem sei der Vater richtig zusammengefallen, als Jürgen trotz seiner inständigen Bitte doch weggefahren sei. Die Schuldgefühle bei Jürgen B. sind seither unendlich groß. Er hat noch niemals über dieses furchtbare Trauma mit jemandem sprechen können.

Der 1. Doppelkonflikt (Revier-Konflikt und Revierärger) trifft also im Alter von 14 Jahren auf der linken Hirnseite im Revier-Relais ein, *links*, weil Jürgen B. Linkshänder ist. Betroffen sind organisch die Koronarvenen des Herzens, außerdem die Schleimhaut des Rektums durch den Revierärger-Konflikt. Links cerebral ist ebenfalls der Hamersche Herd für den Hör-Konflikt bzw. das Hör-Relais für das rechte Ohr (gekreuzt!). Er hatte seinen Ohren nicht getraut, als die Mutter gesagt hatte: „Dein Vater ist tot!" Seither hatte er auch seinen Tinnitus im rechten Ohr.

Psychisch war der Tod des Vaters für ihn offenbar wegen des Neffens der Mutter, mit dem diese bereits vor dem Tod des Vaters ein Intimverhältnis hatte, ein Revier-Konflikt und ein Revierärger-Konflikt.

Der Gesamtkonflikt (Dreifach-Konflikt) ist seit 20 Jahren bis heute aktiv: Der erste Revier-Konflikt, der Revierärger und der Hör-Konflikt für das rechte Ohr. Weil Jürgen B. Linkshänder ist, liegen beide Herde für den gesamten ersten Revier-Konflikt auf der linken Hirnseite. Deshalb wurde er auch augenblicklich *manisch*, wie er selbst sagt, und ist es bis heute geblieben.

Schematische Übersicht: 1. DHS:

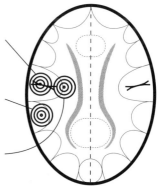

HH für Revier-Konflikt
(Linkshänder!) links periinsulär
organisch: Ulcera der Koronarvenen des Herzen

HH für Revierärger-Konflikt
organisch: Ulcera der Rektum-Schleimhaut

HH für Hör-Konflikt
temporo-occipital-basal links
organisch: Tinnitus rechtes Ohr

Der Patient ist manisch!

2. DHS:

Die Mutter hatte zu diesem Zeitpunkt schon längst ein Intimverhältnis mit ihrem Neffen angefangen, der wesentlich jünger war, fast 20 Jahre (ödipales Verhältnis). Jürgen B. hatte die beiden im Verdacht, daß sie den Vater gerne losgeworden wären und vielleicht mit den Medikamenten noch ein bißchen nachgeholfen hatten. Der Mutter blieb nicht lange verborgen, was da gemunkelt wurde, auch nicht, was Sohn Jürgen darüber dachte. Wenige Tage nach seiner Rückkehr aus Italien setzte sie ihn kurzerhand vor die Tür mit all seinen Sachen und sagte: „Geh ins Heim und komm mir nicht mehr unter die Augen!"

Jürgen erlitt einen *zweiten* Revier- und Revierärger-Konflikt *diesmal auf der rechten Hirnseite.* Er kann nur noch auf der rechten Hirnseite reagieren, denn auf der linken ist ja schon Aktivität.

Von da ab ist er

1. manisch-depressiv, hat Herzschmerzen (angina pectoris)

2. in postmortaler Konstellation

3. in aggressiv-biomanischer Konstellation und hat laufend Magen-Ulcera und war von diesem Moment an *kriminell!*

Jürgen sagt selbst: „Von diesem Moment an war ich kriminell und gewalttätig."

Jürgen B. ist seit dem 2. DHS, dem Rausschmiß aus der Wohnung, *manisch-depressiv*, allerdings immer überwiegend manisch, weil der dauernd aktive erste Revier-Konflikt um den Verlust des Vaters und alles, was damit zusammenhing, bei ihm immer beherrschend war.

Von diesem Zeitpunkt an war Jürgen B. auch in der sog. *postmortalen Konstellation*, – durch Betonung der linken Hirnseite in der *suizidalen Konstellation* – er dachte dauernd nach „über die Zeit nach dem Tode" und daß er sich umbringen wollte.

Außerdem war er in *aggressiv-biomanischer* Konstellation, links-cerebral und rechts-cerebral hatte er je einen Revierärger-Konflikt mit Rektum- und Magen-Ulcus. Allerdings war der rechts-cerebrale Revierärger-Konflikt nicht kontinuierlich aktiv.

In den letzten 20 Jahren versuchte Jürgen B. unendlich oft, zu seiner Mutter zurückzufinden. Das ging aber immer nur wenige Tage oder einige wenige Wochen gut. Dann gab es regelmäßig wieder einen furchtbaren Streit und die Mutter warf ihn jedesmal praktisch wieder vor die Tür.

1996 löste Jürgen B. durch seine Heirat seinen uralten „Rausschmiß-Konflikt". Im September '96 kam es zu einem Herzinfarkt. Der Herzinfarkt war jedoch nicht so schwer, weil ja die meiste Zeit, seit 20 Jahren, schizophrene Konstellation bestanden hatte und dadurch kaum Konfliktmasse aufgebaut worden war. Das obligate „blutende Magen-Ulcus" in der pcl-Phase wurde nicht bemerkt. Es hieß nur: „Der hat es sowieso immer am Magen."

Schematische Übersicht 2. DHS:

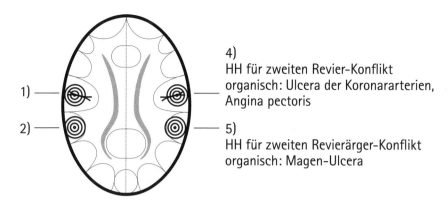

1) — **4)**
HH für zweiten Revier-Konflikt
organisch: Ulcera der Koronararterien,
Angina pectoris

2) — **5)**
HH für zweiten Revierärger-Konflikt
organisch: Magen-Ulcera

1) + 4) = manisch-depressiv,
postmortale Konstellation. Wenn Betonung des links-cerebralen ersten
Revier-Konfliktes: suizidale Konstellation

2) + 5) = aggressiv-biomanische Konstellation

3. DHS:

1979 verliebte sich Jürgen B. in ein Mädchen, das wunderschön war. Es gelang ihm aber nicht, eine nähere Beziehung zu knüpfen, obgleich das Mädchen ihm auch deutlich Sympathie signalisierte. Kurze Zeit später mußte er mit ansehen, wie das Mädchen auf die schiefe Bahn geriet (Prostitution).

Jürgen machte sich bitterste Vorwürfe, daß sie das nur wegen ihm getan hätte, und wenn er damals den Mut gehabt hätte und auf sie zugegangen wäre, wäre das nicht passiert.

Er erlitt einen Konflikt des Gesichtsverlusts mit Facialisparese[2] [3] und Trigeminusparese[4] aller 3 Äste des *linken* Gesichtes (Partnerseite des Gesichts bei Linkshändern). Die Parese dauerte über ein Jahr.

---

2 facialis = zum Gesicht gehörend, Gesichts-

3 Facialisparese = Gesichtslähmung

4 Trigeminus = V. Hirnnerv

Konflikt-Schienen:

Da Jürgen B. Linkshänder ist, war er schon mit dem 1. Revier-Konflikt *manisch*!

Durch den 2. Revier-Konflikt (Rauswurf durch die Mutter) wurde er manisch-depressiv mit postmortaler Konstellation: *Er denkt immer an die Zeit nach dem Tode.*

Er geriet außerdem in suizidale Konstellation: *Er denkt dauernd darüber nach, wie er sich umbringen kann.* Hinzu kommt eine aggressiv-biomanische Konstellation: *Er wurde gewalttätig.*

Seither war er „kriminell", wie er selbst sagt, und gewalttätig.

Delikt-Schiene:

Immer wenn es nach einer „Kurzversöhnung" wieder den obligaten Streit mit der Mutter gegeben hat, kann Jürgen B. den nächsten, der ihm begegnet und nur „Piep" sagt, krankenhausreif zusammenschlagen. Das liegt an der zusätzlichen aggressiv-biomanischen Konstellation. Der Delikt-Vorgang ist praktisch immer der gleiche.

Hier liegt die große Chance für eine gezielte Therapie. Die Möglichkeit einer Therapie wird dadurch begünstigt, daß Jürgen B. eine Frau hat, die er liebt und die zu ihm steht, und ein kleines Kind.

Die Frage: „Was passiert, wenn der Patient von seinen Schienen, oder von einer der beiden Schienen, herunter ist?" – beantwortet dieser Fall sehr gut.

Jürgen kam 1995 aus dem Knast, hatte eine junge hübsche Frau aus Mitteldeutschland kennengelernt, heiratete und zeugte ein Kind. Der rechts-cerebrale Konflikt hatte sich offenbar vorübergehend, aber für längere Zeit gelöst. Daher erlitt er 1996 einen regelrechten Herzinfarkt (den er nur durch die schizophrene Konstellation, in der er gewesen war, überleben konnte) und war nicht mehr depressiv. Er war sogar glücklich. Seine Frau liebt ihn. Sie ist die „Chefin". Er verlor sein Schienenmuster. Es kam trotz nach wie vor bestehender Manie zu keinen Gewalttätigkeiten, denn die junge Frau hatte quasi den rechts-cerebralen Konflikt gelöst gehalten: Von ihr als Mutterersatz wurde er nicht aus der Wohnung geworfen bzw. auf die Straße gesetzt.

Neues Strafdelikt ohne das Schienenmuster:

Da Jürgen B. „im Milieu" blieb – er sah die gleichen Leute wie früher – aber auf Grund der Konfliktlage kein „typisches Delikt" mit Gewalttätigkeit mehr eintrat, kam es schließlich zu einem ganz und gar untypischen Delikt, das denn auch total dilettantisch endete:

Er hatte früher mal in einer Firma gearbeitet, die Computer herstellt. Da er sich notgedrungen weiter „in den gewissen Kreisen" bewegte, blieb es nicht aus, daß ihm eines Tages ein „Angebot" gemacht wurde. Hehler meinten, er habe doch früher in der gewissen Firma gearbeitet. Dort stünde abends ein mit Computern vollgeladener Lastwagen. Den sollte er herausfahren und zu ihnen auf die Autobahnraststätte bringen. Er machte das dummerweise auch mit, ging zur Firma, stahl beim Hausmeister den Schlüssel, der ihn aber dabei erkannte, was er wiederum nicht wußte und fuhr den Lastwagen aus der Firma zu den Hehlern, die auf der Raststätte warteten. Sie betrogen ihn noch um das vereinbarte Geld.

Als er kurze Zeit später festgenommen wurde, stammelte er: „Ich mußte es doch tun, die warteten doch auf mich". Die ganze Sache war so unendlich dilettantisch, daß es – ohne das Verständnis der Neuen Medizin – geradezu eine Beleidigung für seine Intelligenz wäre.

Er hatte gehandelt wie ein 17-jähriger, der nicht in schizophrener Konstellation ist!

Das ist gerade das Faszinierende an diesem Fall, daß wir jetzt auch verstehen können, was passiert, wenn eben auf der rechten Gehirnseite z. B. der Konflikt (seit 1-2 Jahren) gelöst war: Bei dem neuen Delikt, das gar nicht „seine Masche" ist, verhält er sich völlig „unreif", dumm, obwohl er sehr intelligent ist.

Diese nur scheinbaren „Intelligenzbrüche" konnten wir früher nie verstehen.

Rezidiv mit erneuter schizophrener Konstellation und Depression samt suizidaler Konstellation:
Durch die Festnahme wurde er quasi wieder von zu Hause hinausgeschmissen. Daher: Rezidiv rechts cerebral. Jedesmal, wenn seine Frau, die sehr zu ihm hält, ihn besucht, hat er Depressionen und vermehrt suizidale Absichten. In der gesamten „glücklichen Zeit" von 1-2 Jahren war er nie suizidal.

Diesen Fall versteht hier natürlich niemand. Da Jürgen B. nicht rauschgiftsüchtig ist – früher allerdings mal war – kann er auch kein „Therapieprogramm" machen. Er gehört eigentlich schleunigst heraus aus dem Knast.

Die organischen Beschwerden sind bei dieser Kombination bzw. schizophrener Konstellation von Biologischen Konflikten relativ gering, so daß der Arzt sie leicht übersehen kann: leichte Schmerzen am Herzen und leichte Schmerzen im Bereich der Ampulle des Rektums, sowie der Tinnitus im rechten Ohr. Zudem wird ja bekanntlich durch die schizophrene Konstellation, in der sich ja auch Jürgen B. die meiste Zeit befand, kaum Konfliktmasse aufgebaut, so daß die organischen Beschwerden sich sowohl in der ca-Phase als auch in der pcl-Phase in Grenzen halten.

Es sind keine Hirn-CTs vorhanden. Aber auch ohne Hirn-CTs können wir Beweise bringen, daß es wie beschrieben abgelaufen sein muß:

1. Manie beim Linkshänder gibt es nur bei ca-Phase im (weiblichen) Revier-Relais

2. Postmortale Konstellation setzt als einen der beiden Faktoren Konfliktaktivität im Koronarvenen-Relais voraus.

3. Aggressiv-biomanische Konstellation setzt als einen der beiden Komponenten Konfliktaktivität im Rektum-Relais voraus.

So arbeiten wir in der Neuen Medizin. Das CT des Gehirns ist dann für uns nur noch wichtig als Bestätigung für die Dinge, die wir schon über die psychische Ebene und die Organebene herausgefunden hatten, eine Art Selbstkontrolle!

Es fällt uns allen zunächst sicherlich schwer, solche Dinge, die man uns beigebracht hat, „psychologisch" zu sehen, nunmehr fast „mathematisch" sehen zu sollen. Und noch schwerer fällt uns die Vorstellung, daß etwa eine aggressiv-biomanische Konstellation auch noch einen Biologischen Sinn haben soll.

Der Biologische Sinn wäre also eine „sinnvolle Kombination zweier Sinnvoller Biologischer Sonderprogramme". Zunächst sehr schwer, sich dieses vorzustellen, gebe ich zu. Aber versuchen wir einmal allen weltanschaulichen, psychologischen und soziologischen Ballast abzuwerfen, um biologisch denken zu können:

Stellen wir uns einmal einen jungen Wolf mit Revier-Konflikten auf beiden Großhirn-Hemisphären vor, weil er aus seinem Rudel gejagt worden ist, da der alte Leitwolf gestorben ist und ein neuer Rudel-Chef die Herrschaft im Rudel übernommen hat. Der junge Wolf muß nun vorübergehend – bis und falls er eine vakante Leitwolfstelle oder, wenn er nur einen Revier-Konflikt auf einer Hirnseite lösen kann, eine „Zweitwolfstelle" in einem fremden Rudel übernehmen kann – als Einzelwolf überleben. Sehr schwer! Seine einzige Chance, die ihm Mutter Natur mitgegeben hat, ist die „aggressive biomanische Konstellation" und die „postmortale Konstellation". Solche Menschen und Tiere suchen „todesmutig" den Tod, wenn sie manisch sind, d. h. die linke Hirnseite stärker akzentuiert ist. Und sie scheuen ängstlich „depressiv" den Tod, wenn die rechte Hirnhälfte überwiegt, bzw. der dortige Konflikt stärker akzentuiert ist.

Der Biologische Sinn dieser doppelten Kombination jeweils zweier SBS (postmortale und aggressiv-biomanische Konstellation) ist die Chance, allein zu überleben. Der Einzelwolf streut einsam durch lauter Reviere, die alle „in festen Pfoten" sind. Überall wird er sofort gejagt auf Tod und Leben, und zwar jeweils von einem ganzen Rudel. Seine einzige Chance besteht darin, einen alten Leitwolf mal allein zu stellen und zu besiegen. Dazu benötigt er alle Aggressivität und allen Todesmut.

Wir hatten dieses Kombinations-Sonderprogramm als kriminell, unchristlich, unsozial etc. deklariert und bewertet und entsprechend „bestraft". Das war möglicherweise falsch. Auch auf die Gefahr hin, daß ich viele Freunde oder Sympathisanten damit vergraule, muß man auf jeden Fall *biologisch gesehen* feststellen, daß es falsch ist.

Den weiteren Verlauf des Falles versteht Ihr jetzt wohl ohne Schwierigkeiten: Manisch blieb Jürgen B. immer. Aber es kam (auf der rechten Hirnseite) immer wieder zu kurzfristigen Konfliktlösungen, wenn seine Mutter sich herabließ, einen „kleinen Frieden" zu machen, der aber immer nur wenige Tage bis zwei Wochen hielt, nie lange genug, als daß er eine epileptoide Krise, sprich Herzinfarkt und Magenkoma hätte bekommen können. Auch nicht lange genug, als daß er eine „Nachreifung" seiner Entwicklungs-Retardierung hätte erreichen können.

Diese beiden Momente „erreichte" er nichtsahnend, als er 1-2 Jahre „nur" noch einen aktiven Konflikt (auf der linken Hirnseite) hatte, während seine Ehefrau die Stelle der Mutter übernahm und ihn nicht mehr vor die Tür setzte, wie die Mutter das immer wieder gemacht hatte.

Die Affäre mit dem angeschwärmten Mädchen 1979, er war damals 16 Jahre alt, mit anschließender Trigeminus- und Facialisparese links über ein Jahr, war nur ein Intermezzo, das wir hier bei unserer Spezialbetrachtung unberücksichtigt lassen wollen.

In den letzten 1-2 Jahren war der Patient, wie wir ihn jetzt nennen wollen, auf der rechten Hirnseite konfliktgelöst. Er erlitt seinen Linksherz-Infarkt nach der Heirat und eine Magenblutung. Ob er auch eine Hepatitis gehabt hat und ein kurzes Leberkoma, wissen wir nicht. Überlebt hat er den Herzinfarkt, weil ja praktisch keine Konfliktmasse aufgehäuft war; denn beide Konflikte waren ja praktisch zur gleichen Zeit entstanden und waren bis 1995, mit ganz kurzen Unterbrechungen von wenigen Tagen oder Wochen, auf der rechten Hirnseite (stets beide miteinander) aktiv gewesen. Dann hatte der „Wolf" jedoch sein Revier gefunden, war macho-manisch, wie beim Linkshänder üblich, blieb aber psychisch „kastriert", d. h. nun wurde er zum „Macho-Zweitwolf", da er den 1. Konflikt auf der linken Hirnseite (durch Tod des Vaters), nicht lösen konnte. Er war, wie er selbst sagt, zu Hause nach seiner Frau der „Zweitchef".

Dürfte man jetzt den 1. Konflikt noch lösen?
Anwort: Nein!

Den 1. Konflikt zu lösen – im Moment illusorisch, weil Jürgen B. ja im Augenblick wieder beide Konflikte in Aktivität hat und in schizophrener Konstellation ist – wäre eine Art Selbstmord. Denn der 1. Konflikt hatte zwar bis 1995 fast keine Konfliktmasse angehäuft. Damals hätte man ihn gleich mitlösen können. Aber inzwischen war er zwei Jahre „solo" aktiv. Dadurch hat er inzwischen erheblich Konfliktmasse entwickelt, so daß der Patient dann 4 bis 6 Wochen nach der Lösung an einer Lungenembolie mit sehr großer Wahrscheinlichkeit sterben würde (sog. Rechtsherz-Infarkt). Ob der Patient – rein akademische Frage – seinen linkscerebralen 1. Konflikt (Tod des Vaters) nach weiteren Jahren der schizophrenen Konstellation wieder versuchen könnte, zusammen mit dem rechts-cerebralen Konflikt zu lösen, ist eine sehr hypothetische Möglichkeit, bisher nicht bewiesen und deshalb sehr gefährlich und abzuraten.

Ihr seht, liebe Leser, welche Gewissenhaftigkeit der Umgang mit der Neuen Medizin erfordert. Wenn ein erfahrener Therapeut arbeitet, weiß dieser auch, *welche Konflikte man lösen darf und vor allem, welche man nicht oder nicht mehr lösen darf.* Zauberlehrlinge haben in diesem manchmal hochgefährlichen Spiel nichts zu suchen!

Die neue Straftat an sich und ihre Folgen:

Durch die Lösung des rechts-cerebralen Konflikts (Mutter hatte ihn immer vor die Tür gesetzt) durch seine Ehefrau, kam der Patient in eine neue Dimension:

1. er blieb „nur" manisch

2. er war nicht mehr depressiv und nicht mehr suizidal!

3. er war jetzt ein linkshändiger „Macho-Zweitwolf"

4. er war nicht mehr in der Kombinations-Konstellation, d. h. er war nicht mehr gewalttätig

5. er begann seinen Reifeentwicklungs-Rückstand nachzuholen, zwar gebremst, durch den links-cerebralen aktiven Konflikt, aber immerhin schaffte er in den 2 Jahren, etwa 2-3 „Reifejahre" nachzuholen. Dabei blieb er natürlich psychisch „kastriert".

Unter dem Begriff „psychisch kastriert" versteht man nach den Regeln der Neuen Medizin einen Menschen, der auf der rechten Großhirn-Hemisphäre (als Rechtshänder) oder auf der linken Großhirn-Hemisphäre (als Linkshänder) einen aktiven Revier-Konflikt hat. Von da ab, bzw. nach einer gewissen Zeit, wenn nach der ersten hochaktiven Zeit, in der das Individuum das Revier zurückerobern wollte, der immer noch aktive aber konfliktiv heruntertransformierte Phasenteil der Resignation einsetzt, wird das Individuum zum sog. „Zweitwolf" bzw. homosexuell.

Dabei unterscheiden wir 2 Typen der Homosexualität: Den (rechtshändigen) knabenhaft weichen Homosexuellen, der stets mehr oder weniger *depressiv* ist, und den männlichen (linkshändigen) Homosexuellen, der stets mehr oder weniger *manisch* ist. Beide Arten der Homosexualität durch einen hängend-aktiven Revier-Konflikt machen die Betroffenen „psychisch-kastriert". Sie sind von einem Chef oder Rudelführer abhängig, sind „Zweitchefs", seine Knappen oder Soldaten, und interessieren sich nicht für die weiblichen Mitglieder der Familie, Gruppe, des Rudels. Mit der Fortpflanzung haben sie in der Natur also nichts zu tun.

Schauen wir uns jetzt unter den besprochenen Gesichtspunkten die neue Straftat von Jürgen B. an, dann ist sie geradezu rührend unprofessionell und die typische Straftat eines „Zweitwolfes": „Ich mußte es doch tun, die warten doch auf mich!"

Nichts von Gewalttätigkeit, kein Gedanke an irgendwelche Zusammenhänge mit seinen früheren „typischen Straftaten": Eine unreife, dumme Aktion eines 16- bis 17-jährigen, der zu seiner typischen Sorte Straftaten nicht mehr fähig ist, weil – ja weil Mutter Natur ihm seine dafür typische schizophrene Konstellation gelöst hatte. Er hatte ja in einem Revier Unterschlupf gefunden – seine Frau ist eindeutig die „Chefin" – dadurch entfiel ja die Notwendigkeit für die „Sinnvolle Biologische Sonderprogramm-Kombination".

Rezidiv der schizophrenen Konstellationen:

Eine neue schizophrene „Sinnvolle Biologische Sonderprogramm-Kombination" entstand dadurch, daß die Polizisten ihn verhaftet haben und er wieder, diesmal nicht vor die Tür gesetzt, aber vor die Tür geholt wurde.

Im Gefängnis ist er wieder:

1. in manisch-depressiver schizophrener Konstellation

2. in postmortaler schizophrener Konstellation, *er denkt immer an die Zeit nach dem Tod*

3. in suizidaler Konstellation, *will sich immer umbringen*

4. in aggressiv-biomanischer Konstellation, *ist gewalttätig*

5. der Nachreifungs-Prozeß ist gestoppt

Er träumt derzeit immer den „Traum vom Tod des Vaters." Er sieht sich immer toben im Traum, wirft alle möglichen Gegenstände, um auf sich aufmerksam zu machen, aber der Ton bleibt aus, niemand hört ihn – genau wie damals, als der Vater gestorben war.

Sein kluger Anwalt hat dafür gesorgt, daß er in offenen Vollzug kommt. Seine „Chefin", die ein Elternhaus besitzt, hat sich dafür verbürgt, daß er in ihre Heimat zieht, die Verbindung zu den alten Knastbrüdern abbricht und keine solchen idiotischen „krummen Dinger mehr dreht". Die Ehefrau hat dem Gericht und der Staatsanwaltschaft außerdem glaubhaft versichert, solange er mit ihr verheiratet sei, sei er „durch ihren guten Einfluß" nie mehr gewalttätig gewesen. Deshalb müsse er schnell wieder zu ihr, dann werde er das auch nie mehr sein.

Wir sehen:

Manche Dinge sind zwar zufällig richtig gesehen, aber niemand wußte, wie die Zusammenhänge und Ursachen eigentlich wirklich waren.

Diejenigen unter Euch Lesern, die bis hierher mitgegangen sind, werden schon nach diesem ersten Fall fragen: „Moment mal, was ist denn nun „gut" und „böse", „schuldig" und „unschuldig"? Dann waren ja alle Urteile, die unsere Gerichte gefällt und vollstreckt haben, weitestgehend nur Aburteilungen von vermeintlichen „Dressurfehlern". Und die Therapie müßte dann nicht soziologisch oder psychologisch, schon gar nicht paragraphen-juristisch sein, sondern *biologisch* – nach dem Vorbild der archaischen, biologischen Muster.

4.3 Fallbeispiel: 56-jähriger linkshändiger Strafgefangener

- Manisch-depressive schizophrene Konstellation, überwiegend depressiv

- postmortale Konstellation, aber wegen Betonung der rechts-cerebralen Seite keine suizidale Konstellation

- sensorische Lähmungen beider Körperhälften, rechts mehr als links

- schwerste Neurodermitis und Psoriasis vulgaris, rechts mehr als links; Angina pectoris seit 1990 (Unfalltod der Ehefrau), Tinnitus (Klingeln und Pfeifen) des linken Ohrs

Bis 1990 war der damals 49-jährige verheiratete Karl-Heinz W. ein glücklicher Mensch. Er hatte einen Sohn von 25 Jahren, der „sein Heiligtum" war, führte eine ausgesprochen glückliche Ehe und betrieb mit seiner Ehefrau zusammen eine kleine, aber sehr einträgliche, Imbißbude.

1. DHS:

1990 starb seine Ehefrau in der Nähe seiner Imbißbude beim Einparken auf eisglatter Straße, auf ganz unglückliche Weise. Sie brach sich das Genick und war sofort tot. Als jemand ihn zu dem Unfall rief: „Ihre Frau, glaube ich, ist tot", traute er seinen Ohren nicht. Denn er wußte ja, es war von zu Hause bis zu seiner Imbißbude überhaupt keine Entfernung.

Er erlitt quasi gleichzeitig:

1. einen Revier-Konflikt, als Linkshänder links-cerebral

2. einen Trennungs-Konflikt auf der Partnerseite, wegen Linkshändigkeit auf der linken Körperseite, rechts-cerebral

3. einen Hör-Konflikt mit Tinnitus im linken Ohr

4. einen Verlust-Konflikt mit Hodennekrose

Alle Konflikte sind bis heute aktiv. Seine Frau war in jeder Hinsicht, menschlich und reviermäßig, unersetzbar.

2. DHS:

1991 starb sein über alles geliebter Sohn mit 26 Jahren nach einem Motorradunfall. Ein Auto hatte ihn abgedrängt. Der Sohn überschlug sich mit dem Motorrad dreimal, flog dann 30 Meter durch die Luft. Auch hier erlitt der Vater einen Hör-Konflikt mit Tinnitus im *rechten* Ohr, als man ihm telefonisch mitteilte, sein Sohn sei schwerst verunglückt, liege auf der Intensivstation des Krankenhauses. Er traute seinen Ohren nicht! 9 Monate lang kämpfte der Sohn auf der Intensivstation gegen den Tod – der Vater besuchte ihn jeden zweiten Tag – dann starb er.

Der Patient erlitt die gleichen Konflikte, wie 1 Jahr zuvor, nur auf der anderen Gehirnseite:

1. einen Revier-Konflikt, diesmal rechts-cerebral, weil die linke Revierbereichs-Seite bereits besetzt war, dazu sehr starke Angina pectoris
2. einen Trennungs-Konflikt auf der rechten Vater/Kind-Körperseite, mit schwerer Neurodermitis und Psoriasis der ganzen rechten Körperseite
3. Hör-Konflikt mit Tinnitus im rechten Vater/Kind-Ohr
4. erneuter Verlust-Konflikt mit Hodennekrose

Alle drei oben genannten Konflikte sind bis heute aktiv und begannen alle mit dem Augenblick, als man ihm von dem schweren Unfall seines Sohnes berichtet hat – nicht erst bei dessen Tod.

Wenn Ihr aufgepaßt habt, liebe Leser, dann habt Ihr auch bemerkt, daß der Patient zweimal jeweils eine vollständige schizophrene Konstellation eingefangen hat. D. h. er war schon nach dem Tod seiner Ehefrau in schizophrener Konstellation:
- Revier-Konflikt als Linkshänder links-cerebral
- Partnertrennungs-Konflikt linke Körperhälfte, rechts-cerebral, dazu
- HH im rechten Hör-Relais für das linke Partner-Ohr mit Tinnitus

Beim Tod des Sohnes war alles genau umgekehrt:
- Revier-Konflikt nun rechts-cerebral mit starker Angina pectoris
- Trennungs-Konflikt links-cerebral, mit Neurodermitis und Psoriasis der rechten Körperseite, (Vater/Kind, bei Linkshändigkeit) und
- Hör-Konflikt im links-cerebralen Hör-Relais für rechtes Ohr (Vater/Kind, bei Linkshändigkeit) mit Tinnitus.

Alle beiden „schizophrenen Sinnvollen Biologischen Sonderprogramm-Kombinationen" sind aktiv!

Der Patient träumt jede Nacht den gleichen Traum: Seine verstorbene Frau und sein verstorbener Sohn unterhalten sich im Traum miteinander und auch mit ihm – manchmal auch im Wachtraum. 1990 träumte er es nur von der verstorbenen Ehefrau, seit 1991 von Frau und Sohn.

Als auch der Sohn – nach 9 Monaten Intensivstation – noch gestorben war, dem man inzwischen die Hauptschuld an dem Unfall angehängt hatte, war der Patient am Ende – menschlich, moralisch und existentiell. Er war wieder da, wo er vor 27 Jahren angefangen hatte.

Zusammenfassung der Gegebenheiten:

Der 56-jährige U-Häftling ist seit 1990 in einfacher schizophrener Konstellation nach dem Unfalltod seiner geliebten Frau und seit 1991 in doppelter schizophrener Konstellation nach dem Unfalltod seines Sohnes, seines „Heiligtums"!

Dadurch ist der Patient manisch-depressiv. Es besteht postmortale schizophrene Konstellation, Angina pectoris, Neurodermitis und Psoriasis am ganzen Körper, insbesondere der Beugeseiten der Arme und der Innenseiten der Schenkel, doppelter Verlust-Konflikt mit Nekrosen in beiden Hoden. Er träumt jede Nacht von Frau und Sohn. Sie sprechen mit ihm, auch im Wachtraum.

Zur Zeit ist der 56-jährige in U-Haft wegen Unterschlagung.

Archaisch-biologisches Muster und Biologischer Sinn der beiden schizophrenen Kombinationen:

Auch dieser linkspfötige ehemalige Leitwolf, (um einmal einen Vergleich in der biologischen Sprache zu ziehen), dem die Bären in seiner Abwesenheit zuerst seine Partnerin gerissen haben, danach auch seinen geliebten Jungrüden, an dem er besonders hing, ist folglich manisch-depressiv jedoch überwiegend depressiv.

Auf Grund seiner Depression und in Ermangelung eines Rudels gibt es für ihn nahezu keine Chance, als einzelner Wolf ein Beutetier zu fangen. Er sieht biologisch seine einzige Chance darin, Futter – zu stehlen! Er verlegt sich also darauf, anderen Räubern, z. B. einem Fuchs, seine Beute abzujagen...

Genau nichts anderes hat unser Patient auch gemacht.

Zuständige Art des Verbrechens:

Der Patient hat – dem Biologischen Sinn der beiden bei ihm laufenden schizophrenen Kombinationen gehorchend – das gemacht, was jeder intelligente Leitwolf, dem so mitgespielt worden wäre, wie unserem Patienten, auch gemacht hätte. Er hat *instinktiv* richtig gehandelt.

Er fuhr inzwischen für einen Schlachthof in einem Kühllastwagen Kuhhälften aus. Dabei hatte er öfter ein paar halbe Kuhseiten unterschlagen und auf eigene Rechnung an Hehler verkauft – zum Sonderpreis, versteht sich.

Es war nie Gewalttätigkeit im Spiel, einfach nur Diebstahl bzw. Unterschlagung, was in diesem Fall das Gleiche ist. Wie gesagt, er hat sich instinktiv richtig wie ein kluger früherer Leitwolf verhalten, der auch keine andere Chance sieht, zu überleben.

Nach juristischer Sicht hatte er den Diebstahl nicht „nötig", denn sein Lohn lag deutlich über dem Lebensminimum. Aber er handelte eben nicht „normal", sondern in *schizophrener* Konstellation – das ist der große Unterschied. Das zeigt uns auch gut den „Biologischen Sinn" der schizophrenen Konstellation und die Kombination solcher schizophrener Konstellationen, die ja jede wiederum aus 2 Sinnvollen Biologischen Sonderprogrammen (SBS) bestehen. Was ist da „gut" und was ist „böse"? Aber welcher Solon oder Gesetzgeber konnte schon wissen, daß unsere Gesetze nahezu alle an der Natur vorbeigehen?

Therapiemöglichkeiten:

Die sog. psychischen Konfliktlösungen, wie wir sie bisher genannt hatten, sind hier sehr schwierig, z. T. auch sehr gefährlich. Wer kann einem so guten Vater seinen Sohn, „sein Heiligtum", wiedergeben. Allenfalls könnte der Patient eine neue Lebenspartnerin finden. Aber das wäre gerade besonders gefährlich: Er würde den links-cerebralen ersten Konflikt (Tod der Ehefrau) vielleicht lösen.

Nach den Regeln der Neuen Medizin würde dann der rechts-cerebrale zweite Revier-Konflikt (Tod des Sohnes) auf die linke Großhirn-Hemisphäre hinüberspringen, da das für den Revier-Konflikt zuständige Hirn-Relais konfliktiv gesehen wieder „frei" ist.

Nicht springen würde der Trennungs-Konflikt mit der sensorischen Lähmung und Neurodermitis und Psoriasis. Dieser bleibt auf der rechten Körperhälfte und links-cerebral, das zuständige Hirn-Relais ist also „konflikt-thematisch" gebunden. Im Falle einer Lösung des ersten Revier-Konfliktes wären also der zweite Revier-Konflikt, der dann nach links hinüberspringen würde und der Trennungs-Konflikt vom Sohn, der immer links-cerebral gewesen ist, auf der gleichen Hirnseite. Der „Ehefrau-Konflikt" wäre durch eine neue Partnerin in allen Aspekten (Revier-, Trennungs- und Hör-Konflikt) gelöst. Die schizophrene Konstellation wäre für diesen angenommenen Fall aufgehoben. Der Patient hätte links-cerebral zwei große Konflikte „solo". Der Patient würde durch die Lösung des ersten Revier-Konfliktes auf dem Höhepunkt der pcl-Phase einen leichteren Herzinfarkt (Linksherz-Infarkt) erleiden. Aber dann säße er auf einer Zeitbombe:

Sollte er jemals, z. B. wenn er mit der neuen Partnerin nochmals ein Kind bekäme, seinen Vater/Kind-Revier- und Trennungs-Konflikt nach ein oder zwei Jahren lösen, dann könnte er den in der pcl-Phase unweigerlich eintretenden Herzinfarkt (Rechtsherz-Infarkt mit Lungenembolie) aufgrund der langen Konfliktdauer (ohne schizophrene Konstellation!) wohl kaum überleben.

Ganz abgesehen davon würde ein erfahrener Arzt der Neuen Medizin als allererstes ein CT des Gehirns und – in diesem Falle – des Hodens anfertigen lassen und eine Hormonbestimmung der Testosterone vornehmen.

Es ist stark anzunehmen, daß der Patient auf beiden Seiten Nekrosen im Hoden hat, weil ja beide Verlust-Konflikte noch aktiv sind (seit 1990 bzw. 1991).

Die Verlust-Konflikte hätten ihre Relais beiderseits im Marklager des Großhirns. Er hätte dann eine *schizophrene Marklager-Konstellation mit wahnhaftem sexuellem Überwertigkeits-Gefühl,* wir können auch sagen: mit sexuellem Größenwahn, bei gleichzeitig herabgesetzter Zeugungspotenz.

Auch das können wir *archaisch-biologisch* so verstehen, daß der seines Rudels beraubte ehemalige Leitwolf immer davon träumt, wieder mal ein richtiges Rudel zu haben, wie er es vorher hatte.

In diesem Fall stimmt es mit der Realität überein, denn der Patient verwendete das Geld seiner Diebereien, um es bei Prostituierten auszugeben. Aber wenn der frühere Leitwolf wieder eine einzige Wölfin fände, die einen Welpen von ihm bekäme, dann hätte er doch in absehbarer Zeit wieder ein Rudel ...

Natürlich ist für die Moralisten unserer Gesellschaft solches Handeln nicht akzeptabel, d. h. „sündig" oder „schlecht". Aber es ist biologisch wirklich so:

Der Gang ins Bordell ist nichts anderes, als instinktiv den Archaisch-Biologischen Sonderprogrammen und Sonderprogramm-Kombinationen von Mutter Natur zu folgen, um das verlorene Rudel wieder aufzubauen. Und würde es wirklich dazu kommen – um im Bild zu bleiben – daß der alte Leitwolf eine Wölfin fände, die Welpen werfen würde, womit auf einen Schlag wieder ein komplettes Rudel vorhanden wäre, dann würden wir sehen, daß beide Hoden gewaltig anschwellen würden (durch Lösung der Verlust-Konflikte) und eine gewaltige Erhöhung der Testosterone, der männlichen Sexualhormone resultieren würde. Solch ein Wolf wäre so stark, daß er sofort sein Revier zurückerobern und auch verteidigen könnte. In diesem Fall läge der Biologische Sinn hauptsächlich in der Heilungsphase. Aber auch der sexuelle Größenwahn gehört offenbar mit zum Sinnvollen Biologischen Sonderprogramm, bzw. der Kombination zweier solcher SBSe, was wir denn als „Wahn" empfinden und diagnostizieren.

Übrigens: Hoden-Teratome vom Althirntyp, die man ja fühlen könnte (Gewebeplus), hat der Patient nicht.

Ja, meine lieben Leser, Ihr seht wohl schon selbst, wir müssen die Karten unserer moralischen Bewertungen ganz neu mischen. Wir müssen sie an den archaischen biologischen Programmen der Natur, am Codeverhalten unseres Gehirns orientieren!

Noch schnell die Frage, die mancher von Euch stellen könnte: Warum rennen bei uns so viele Männer ins Bordell?

Antwort: Weil in unserer instabilen Gesellschaft mit sich immer mehr auflösenden Familienstrukturen viele Verlust-Konflikte erlitten werden. Die aggressiv-biomanische Konstellation mancher Männer scheint bei diesem Thema bisweilen noch eine zusätzliche Rolle zu spielen. Übrigens: Kein „Zweitwolf", und davon gibt es in unserer Gesellschaft sehr viele, würde normalerweise ins Bordell laufen ... außer zu einer „Domina".

4.4 Fallbeispiel: 47-jähriger rechtshändiger U-Gefangener Bernd

- zeitweilig Schwebekonstellation
- zeitweilig postmortale Konstellation
- zeitweilig suizidale Konstellation
- zeitweilig manisch-depressiv, manchmal mehr manisch – manchmal mehr depressiv
- zeitweilig nahezu völliger Kurzzeitgedächtnis-Verlust durch 2 Trennungs-Konflikte: 1976 Vater/Tochter, später gleiche Schiene Vater/Sohn und 1985 Trennungs-Konflikt mit Partnerin

In U-Haft, weil er eine Bardame im Bett geschlagen hat.

1. DHS:

1976, mit 26 Jahren, trennte er sich von seiner Frau und seinem 3-jährigen Töchterchen. Er hatte eine neue, junge, angeblich faszinierende Partnerin gefunden, zu der er gezogen war. Sein 3-jähriges Töchterchen kam zu ihm und sagte: „Papa, komm doch zu uns zurück, ich hab dich doch lieb."

Das schnitt ihm ins Herz, denn er liebte seine Tochter ebenfalls sehr. Es ging also nicht um die Mutter der Tochter, sondern nur um die Tochter, denn hinsichtlich Partnerin war er ja mit der neuen Freundin hoch zufrieden.

Er erlitt:

1. einen Revier-Konflikt und Revierangst-Konflikt, rechts-cerebral (Rechtshänder) und

2. einen Trennungs-Konflikt Vater/Tochter, auch rechts-cerebral mit Taubheit der linken Körperseite, Beugeseite des linken Arms und Innenseite des linken Beins, auch motorische Teillähmung?,

3. aller Wahrscheinlichkeit nach einen Verlust-Konflikt für den linken Hoden, also rechts-cerebral im Marklager des Großhirns.

Dieser Dreifach-Konflikt blieb lange rezidivierend aktiv, aber nicht kontinuierlich. Die „kleinen Herzinfarkte" in den jeweils anschließenden Lösungsphasen wurden nicht als solche diagnostiziert. Dieser Dreifach-Konflikt löste nicht – wie im vorangegangenen Fall – augenblicklich eine schizophrene Konstellation aus, weil der Vater/Kind-Trennungskonflikt mit dem Revier-Konflikt als erster Konflikt eingeschlagen war (beide rechts-cerebral).

Im vorangegangenen Fall dagegen war es der *Partner*-Trennungskonflikt (rechts-cerebral), der als erster mit dem Revier-Konflikt (links-cerebral) zusammen einschlug (Linkshänder!). Dadurch war der Patient des vorangegangenen Falles schon mit dem ersten Konfliktkomplex in schizophrener Konstellation, dieser Patient *nicht*!

Der Dreifach-Konflikt in diesem Fall war anfangs nie über längere Zeit kontinuierlich aktiv. Das änderte sich jedoch in den letzten Jahren, als er mit einer weiteren Partnerin 1990 einen Sohn namens Nikolas bekam, an dem er sehr hängt.

Auch diese Partnerin verließ er mehrmals für längere Zeit und kam augenblicklich immer auf die alte Dreifach-Schiene. Diesmal waren die Herzinfarkte (Linksherz-Infarkt) 1991 und 1995 nicht zu übersehen.

2. DHS:

1985 lief ihm seine Traumfreundin, wegen der er seine Frau mit Töchterchen verlassen hatte, fort, weil er sie mit einer anderen betrogen hatte. Sie heiratete sofort einen älteren Mann und bekam zwei Kinder von ihm.

Der Patient erlitt:

1. einen weiblichen Revier- und Schreckangst-Konflikt links-cerebral, weil zu der Zeit noch und wieder der Revier-Konflikt rechts-cerebral aktiv war,

2. einen Partner-Trennungskonflikt, auch links-cerebral für die rechte Körperseite (Armbeugeseite und rechte Bein-Innenseite); sensorisch, aber auch motorisch,

3. einen Verlust-Konflikt wegen Partnerin betreffend den rechten Hoden.

Von da ab war er streckenweise in hochgradig schizophrener Konstellation. Der Fall ist sehr schwierig in der Realität, obgleich er in der Theorie so einfach ist. Wir finden in diesem Fall die Beziehungsprobleme, den „Beziehungsschrott" der großen Masse unserer Mitmenschen wieder. Wir haben sog. „Beziehungen", mehrere, viele, aus manchen stammen Kinder, die uns ans Herz gewachsen sind. Mit der Auflösung der Beziehung verlieren die Kinder gewöhnlich einen der beiden Elternteile. Aber nicht nur die Kinder leiden, auch die Eltern der Kinder. Unser Organismus ist auf diese Art von „Beziehungsschrott" nicht eingestellt.

Wir können jetzt zwar mit der Neuen Medizin alles verstehen, rekonstruieren, aber wie können wir den alten „Schrott" wieder zusammenbauen? Gibt es dann nicht noch um so mehr Probleme?

Seine 24-jährige Tochter, die ihn mit 3 Jahren so sehr angefleht hatte: „Papa, komm doch zu uns zurück, ich liebe dich doch so sehr!" und ihm damit seinen rechts-cerebralen Konflikt gesetzt hat, hat sich völlig von ihm abgewendet.

Die Partnerin, die sich nach 7 Jahren der Beziehung von ihm abgewendet und einen anderen geheiratet hat, spukt dem Patienten heute noch im Kopf herum. Er sieht sie häufig wieder, telefoniert mit ihr. Sie hat ihm auch angeboten, wieder mal mit ihr zu schlafen. Wenn er mit der letzten Partnerin, mit der er einen 7-jährigen Sohn hat und die er schon oftmals verlassen hat, schlief, dachte er immer an „Simone", mit der das so viel mehr Spaß gemacht hatte. Aber sein Sohn Nikolas heult immer, wenn er wieder weggeht – und immer setzt er dadurch wieder auf die alte Konflikt-Schiene auf.

Wenn er ein halbes Jahr weg war, und dann zu Nikolas zurückkehrt, erleidet er einen Herzinfarkt. Man könnte geradezu die Uhr danach stellen. Jetzt will er „endgültig" zu Nikolas und seiner Mutter zurückkehren. Er wird wieder einen Herzinfarkt erleiden und – hoffentlich überleben … Im Moment träumt er nachts von „Schwebezuständen", ist suizidal.

Bei einem früheren epileptischen oder epileptoiden (Absence-) Anfall oder kleineren Herzinfarkt hat er mal einen Autounfall gebaut. Aber er hat keine wesentlichen Schäden davon zurückbehalten, glaubt aber, seine Anfälle stammten daher.

Guten morgen Gerd.

Ich kann es nicht abwarten, Dir mitzuteilen, was mit mir gestern, nachdem Du gegangen wahrst, mit mir auf einmal los wahr. Es fing ganz langsam an, zuerst bewegten sich meine Arme, dann mein ganzer Körper, sowie Beine und der Kopf. Es wahr so schlimm, das ich mich gar nicht under Kontrolle hatte, sprechen konnte ich ganz schlecht. Dann drückte ich die Ampel, und bekam vom Notdienst eine Flüssigkeit, und morgen kommt der Arzt. Ich hatte so etwas noch nie voher erlebt, nach ca. 15 minuten wahr alles vorbei, und hatte auch keine Schmerzen dabei. Ich fühle mich, als währe ich wieder so, wie früher, bevor ich den Auto unfall hatte. Ich kann es nicht beschreiben, wie gut es mir jetzt geht, ich könnte die ganze Welt umarmen, ich frage mich wie ist so=etwas möglich. Ich freue mich schon auf morgen, um das Alles, Dir mitzuteilen.

Bernd

Wenn Ihr, liebe Leser, diesen Fall mit Verstand gelesen habt, dann wißt Ihr, daß das bei uns allen so nicht weitergehen kann. Unsere gesamte sog. Gesellschaft ist biologisch orientierungslos. Unsere Politiker und Religionspäpste hatten gedacht, sie könnten alles mit Dogmen, Bestimmungen, Gesetzen willkürlicher Art regeln. Dies hat offensichtlich jedoch nicht funktioniert. Ahnungslos und instinktlos geworden ließen wir uns dirigieren wie eine Hammelherde. Aber in Kenntnis der Neuen Medizin werdet Ihr Euch in Zukunft, glaube ich, sehr viel mehr überlegen, was Ihr tun werdet! Die Neue Medizin liefert das biologische Konzept für eine neue Art des Miteinander-Lebens.

Die Mitgeschöpfe Tiere haben dieses biologische Konzept nie verloren – und wir halten sie doch für so dumm, daß sie nur zum Gebrauch für den Menschen geschaffen seien. Schauen wir mal zu den Delphinen hinüber, die ja viel intelligenter sind als wir, dann stellen wir zu unserer Überraschung fest, daß sich Intelligenz und Instinktivität überhaupt nicht ausschließen! Wir hatten nur eine Kümmersorte der Intelligenz gefunden, die sog. Intellektualität. Wir dachten, damit seien wir „super". Das Gegenteil ist der Fall. Die Delphine verwenden z. B. einen großen Teil ihrer hohen Intelligenz zur Kommunikation und zur Optimierung ihres Zusammenlebens.

An diesem Fall drängt sich uns die zwingende Notwendigkeit auf, daß die Spezies homo sapiens wieder ihre archaischen biologischen Regelkreise berücksichtigen und begreifen lernen muß. Die kann man nicht mit Dogmen und Gesetzen regeln. Die sind von Mutter Natur alle längst geregelt. Wir müssen aber wieder lernen, die Sprache der Natur um uns und in uns zu hören.

4.5 Fallbeispiel: 34-jähriger rechtshändiger U-Haft- und Strafhaftgefangener

- Bulimie-Konstellation seit dem 5. Lebensjahr

- Tinnitus im linken Ohr

- postmortale und suizidale Konstellation, mit 20 Jahren 2 Selbstmordversuche

- aggressive biomanische Konstellation mit 11 Jahren

- manisch-depressiv

- Tinnitus auf dem rechten Ohr

Bis auf eine Ausnahme, ein bewaffneter Raubüberfall bei einem Juwelier, begeht der Patient immer die gleichen Strafdelikte: Körperverletzung (Patient ist Kampfsportler) und Einbrüche.

Der Patient hatte sechs Geschwister. Er ist das dritte Kind. Zwei ältere Schwestern und ein jüngerer Bruder und er stammen vom gleichen Vater ab. Die Mutter ließ sich, als er 7 Jahre alt war, von seinem Vater, einem Gastwirt, scheiden. Ein weiterer Bruder stammte von einem Freund der Mutter nach der Scheidung vom Vater. Ein letzter Bruder stammt von einem weiteren Freund der Mutter, dem „Halbzigeuner", wie der Patient ihn immer nennt. Dieser Mann spielt eine große

ße negative Rolle im Leben des Patienten. Seinetwegen bat der Patient freiwillig darum, in ein Heim zu dürfen, weg von zu Hause.

Seit dem Tod des Vaters lebte die Familie kontinuierlich vom Sozialamt.

Die Mutter starb 1993 im März an Rechtsherz-Infarkt mit Lungenembolie (Linkshänderin!) im Krankenhaus. Sie hatte eine Lösung ihres Revier-Konfliktes bekommen, den sie wiederum erlitten hatte, als ihr Sohn ungerechtfertigterweise verhaftet und später verurteilt wurde.

Als er aus dem Gefängnis freigelassen wurde, erlitt sie 6 Wochen später den Rechtsherz-Infarkt mit Lungenembolie. Vorher hatte er mehrere Jahre „regelmäßig" für Einkommen gesorgt, durch seine Einbrüche.

1. DHS:

Mit 5 Jahren etwa, stopfte ihm der Vater, den er eigentlich nur betrunken kannte, Tomaten, Gurken und Dosenfisch in den Mund. Als sich der Patient davor ekelte, prügelte, brüllte und lallte der Vater in der Gaststätte auf ihn ein. Er mußte brechen. Das reizte den Vater noch um so mehr und er prügelte und lallte noch mehr.

Das Kind erlitt:

1. einen Revierärger-Konflikt und

2. einen Hör-Konflikt mit Tinnitus links, weil er, ob des Gelalles des betrunkenen Vaters seinen Ohren nicht traute. Das konnte doch gar nicht wahr sein!

2. DHS:

Nun stopfte der Vater ihm erst recht Gurken, Tomaten und Dosenfisch in den Mund. Das Kind ekelte sich unbeschreiblich, aber der Vater ließ „aus Prinzip", obwohl oder weil betrunken, nicht locker. Nach jedem Erbrechen wurde wieder erneut aus Prinzip Gurke und Tomaten usw. eingestopft ...

Das Kind erlitt nur wenige Minuten nach dem 1. Konflikt einen *Angst-Ekel-Konflikt*. Von Stund an hatte er eine schizophrene *Bulimie-Konstellation*, und zwar auf mehreren Schienen:

a) Wenn Gurken und Tomaten oder Dosenfisch auf den Tisch kamen, bekam der Patient sofort Brechreiz oder mußte sich sogar sofort übergeben – außerdem mußte er dann wegen Unterzuckerung des Blutes, aufgrund des Angst-Ekel-Konflikts, *sofort* etwas möglichst Süßes essen: Heißhunger!

b) Wenn der Vater wieder im Suff lallte, was er in den nächsten 2 Jahren, die er noch erlebte, praktisch immer tat, dann reichte das auch schon für Bulimie und Tinnitus. Nach den 2 oder 2 ½ Jahren bis zum Tod des Vaters war das linke

Ohr mit Dauer-Tinnitus behaftet. Den Hörsturz, der immer in der pcl-Phase auftritt, bekam er erst einige Jahre später.

Zur Erinnerung:

Die Formel für die schizophrene Bulimie-Konstellation beim rechtshändigen Mann lautet: 1. Revierärger-Konflikt mit Magen-Ulcus und 2. Angst-Ekel-Konflikt mit Hypoglykämie. Beide Komponenten für eine Bulimie-Konstellation, d. h. die Gefahr des sich Erbrechens durch das Magen-Ulcus bei gleichzeitigem häufigem Bedürfnis zu essen durch die Unterzuckerung sind in diesem Fall gegeben. („Freß-Brech-Sucht").

3. DHS:

1970 starb der Vater des Patienten, als dieser sieben Jahre alt war. Der nächste Freund der Mutter zeugte einen Halbbruder des Patienten und verschwand nach einem Jahr wieder.

1972 kam der „Halbzigeuner". Der Patient beschreibt ihn als bösartigen, kleinwüchsigen Mann mit stechenden Augen, schwarzen Haaren und Trachtenanzug. Er sprach Sinti. Daher kann der Patient ziemlich gut Sinti verstehen. Dieser Freund der Mutter, den sie drei Jahre später heiratete und der ein professioneller Hehler war, war ein Sadist:

Er hatte auf den Patienten einen „Kieker". Der Junge brauchte nur einen Ton zu sagen, der ihm nicht gefiel, und schon stürzte er sich auf ihn. Eines Tages zerschlug er ihm mit einer Bettleiter der Kinder-Etagenbetten den Oberarm. Der Patient mußte ins Krankenhaus, wurde gegipst. Das war das DHS.

Er erlitt:

1. einen weiblichen Revier-Konflikt

2. einen Identitäts-Konflikt

3. einen weiteren Hör-Konflikt: *Die Züchtigung begann immer mit dem Schlachtruf des veränderten Vornamens des Patienten: „Jüpp!"*

4. einen (weiblichen) Reviermarkierungs-Konflikt der Blasen-Schleimhaut, daher Enuresis[5]

Von da ab hatte der Patient

- eine Bulimie seit dem 5. Lebensjahr und Tinnitus des linken Ohrs
- eine aggressiv-biomanische Konstellation mit zusätzlichem (weiblichen) Revierrelais-Konflikt und Tinnitus des rechten Ohrs
- nächtliches Einnässen wegen links-cerebralem Reviermarkierungs-Konflikt

---

5 Enuresis = Bettnässen

Er selbst sagt: „Von da ab war ich gewalttätig, lernte Kampfsport. Jede Nacht träumte ich, daß ich verprügelt würde von dem Halbzigeuner. Morgens hatte ich dann ins Bett eingenäßt und wurde dann wirklich verprügelt vom Halbzigeuner, weil ich eingenäßt hatte."

In diesem Zusammenhang ist noch folgendes wichtig: Mit 17 Jahren war Jupp schon einige Male wegen Schlägereien aufgefallen, z. B. als Fan vom FC Köln aber er griff normalerweise nie jemanden an. Wenn er sich aber verteidigen mußte, ging es „voll zur Sache".

Ebenfalls mit 17 kam er eines Nachts von einer Disco. Draußen standen Polizisten. Wie er später erfuhr, waren zwei Polizisten verprügelt worden. Man suchte jetzt die Täter. Ein Polizist sagte: „Der war auch einer von ihnen!" Jupp wußte nicht wie ihm geschah, denn er war völlig unschuldig und ahnungslos.

Die Polizisten schnappten ihn und mißhandelte ihn auf der Wache in Köln (Waidmarkt) nach Strich und Faden, zerschlugen ihm das Gesicht, während er immer wieder beteuerte, er habe damit wirklich nichts zu tun. Anschließend wurde er auch noch vom Gericht verurteilt, weil ihm niemand glaubte.

Von da ab wurde Jupp:

1. heroinabhängig, er gab in gewisser Weise auf, glaubte nicht mehr an die Gerechtigkeit von Behörden, Polizisten, Gerichten.
2. In Zukunft sah er nun hinter jeder Uniform den „Trachtenanzug des Halbzigeuners", den er ja haßte wie die Pest. Von da ab haßte er aber auch Polizisten und Gefängniswärter wie die Pest.

4. DHS:

Als der Patient 19 Jahre alt war, lernte er „seine Traumfrau" kennen, ein 16jähriges Mädchen. Nach einem halben Jahr ging die Beziehung auseinander, für ihn ein furchtbarer Schock.

Den hat er bis heute noch nicht verwunden, an diese Frau denkt er im-mer noch. 1991 traf er sie wieder. Sie hatte ein 3jähriges Töchterchen von einem anderen Mann. Sie wollte ihn heiraten - der Knast kam dazwischen.

Damals machte er zwei Selbstmordversuche, ernstgemeinte. Der Kon-flikt (weiterer Revier-Konflikt) ist heute noch, vielleicht heruntertransformiert, aktiv.

Seither ist der Patient, zusätzlich zu seiner Bulimie und seiner häufig wieder rezidivierenden aggressiv-biomanischen Konstellation

- häufig in postmortaler schizophrener Konstellation, denkt immer über die Zeit nach dem Tode nach

- zeitweilig in suizidaler Konstellation
- zeitweilig hört er im Traum – manchmal auch im Wachen – wie jemand ruft: „Jüpp" oder der Halbzigeuner „Jüpp" ruft, obwohl niemand da ist, oder hört seinen Vater lallen.

Schematische Darstellung der 4 verschiedenen DHS-Geschehen:

1. DHS

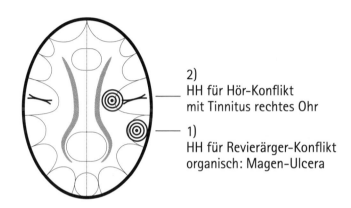

2)
HH für Hör-Konflikt
mit Tinnitus rechtes Ohr

1)
HH für Revierärger-Konflikt
organisch: Magen-Ulcera

2. DHS

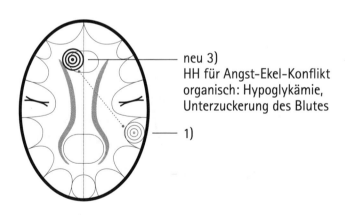

neu 3)
HH für Angst-Ekel-Konflikt
organisch: Hypoglykämie,
Unterzuckerung des Blutes

1)

1) + 3) Bulimie-Konstellation

3. DHS

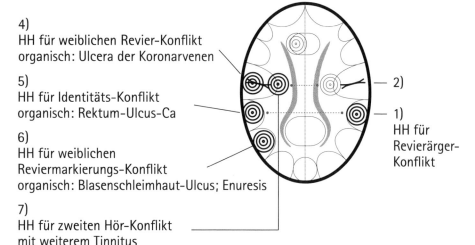

4)
HH für weiblichen Revier-Konflikt
organisch: Ulcera der Koronarvenen

5)
HH für Identitäts-Konflikt
organisch: Rektum-Ulcus-Ca

6)
HH für weiblichen
Reviermarkierungs-Konflikt
organisch: Blasenschleimhaut-Ulcus; Enuresis

7)
HH für zweiten Hör-Konflikt
mit weiterem Tinnitus

2)

1)
HH für
Revierärger-
Konflikt

1) + 5) aggressiv-biomanische Konstellation; gewalttätig

2) + 7) schizophrene Konstellation des Stimmenhörens

4. DHS

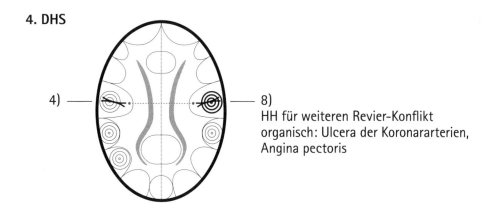

4)

8)
HH für weiteren Revier-Konflikt
organisch: Ulcera der Koronararterien,
Angina pectoris

4) + 8) postmortale schizophrene Konstellation

wenn Betonung auf 4): suizidale Konstellation

Die Straftaten:

Dieser Fall ist in gewisser Hinsicht der aufregendste. Jupp war mein erster Zellengenosse oder Knastbruder. Er schenkte mir sofort sein Vertrauen und am Abend des zweiten Tages hatte ich das „System" heraus, nach dem spontane Straftaten verübt werden. Ihr könnt Euch nicht vorstellen, wie aufregend es für mich war. Jupp ist hochintelligent, würde jedes Universitätsstudium mit Bravour geschafft haben. Er verstand auch sofort den roten Faden.

Sechs Tage später hatte ich noch drei Fälle eruiert, schrieb voller Freude an die Direktorin des Klingelpütz und bat sie um Mithilfe. Sie kritzelte nur ein paar Krakel auf meinen Brief mit dem letzten Wort „deplaziert". Wir hatten zusammen am Ende des 2. Tages herausgefunden:

1. Schiene: Bulimie-Konstellation

Der Patient ging irgendwo essen. Der Wirt servierte ahnungslos – oder ein Freund bestellte ahnungslos – Gurken und/oder Tomaten und/oder Dosenfisch: Augenblicklich war der Patient auf der 1. DHS-Schiene und der 2. DHS-Schiene. Er bekommt Brechreiz, muß eventuell erbrechen und – bekommt augenblicklich einen furchtbaren Heißhunger (= Bulimie-Konstellation).

2. Schiene:

Jetzt braucht ihn nur noch etwas an den „Halbzigeuner" zu erinnern. Entweder es ruft ihn jemand „Jüpp" oder er sieht sogar den Halbzigeuner vorbeifahren – wie vor dem bewaffneten Raubüberfall – oder er muß mit ihm telefonieren, denn der „Halbzigeuner" war bekannt mit dem Hehler, der alle seine Beute abgenommen hatte (er ist inzwischen verstorben), und augenblicklich ist ein „Bruch" fällig. Er ging bei den Brüchen traumwandlerisch sicher, eben in schizophrener Konstellation vor, wurde nie erwischt. Hätte nicht sein Kumpel eine „Lebensbeichte" abgelegt – zur Freude der Staatsanwaltschaft – dann wären die vielen Brüche niemals herausgekommen.

Nun überlegt mal:
Im Gefängnis gibt es mindestens zwei bis dreimal pro Woche, worüber sich die meisten freuen, Gurken, Tomaten und Fischkonserven. Immer kommt er auf die Schiene ...

Ich selbst war Zeuge, wie er ein Plastikschüsselchen mit Gurkensalat bekam. Er bekam sofort Brechreiz, hätte fast erbrechen müssen, wenn er nicht sofort alles in den Mülleimer geworfen hätte ...

Und „halbzigeunerähnliche" Figuren, nämlich Wärter mit Uniformen, sieht er den ganzen Tag im Knast. Oft kommt er zum Hofgang nur deshalb nicht heraus, um sie nicht zu sehen.

Nun, meine Freunde, sagt doch selbst: was ist hier böse und gut, nach dem jeder Richter vorgibt, zu entscheiden entsprechend seinem Paragraphenbuch?

Was konnte denn dieser Mensch dafür, daß er mit fünf Jahren von seinem sadistischen Vater und mit neun Jahren von dem sadistischen „Halbzigeuner" gequält worden ist bis aufs Blut, ihm der Arm brutal gebrochen wurde, so daß er dadurch in die aggressiv-biomanische Konstellation hineingedrückt wurde?

Kann es noch schlimmer kommen, als daß ein elfjähriger Junge die Fürsorgerin bittet, ihn doch in irgendein Heim zu tun, egal wohin, nur weg von zu Hause?

Kann er denn etwas dafür, daß er jetzt immer wieder auf die Schienen aufläuft und nicht davon wegkommt?

Man kann einem solchen Menschen wohl kaum gerecht werden, wenn sich klug und moralisch dünkende Richter nach Dogmen, Geboten und Paragraphen urteilen. Es ist niemandem geholfen, weder dem Betroffenen selbst, noch der Allgemeinheit, die ja auch halbwegs sicher sein möchte, daß in Zukunft diese Straftaten nicht mehr passieren.

Dieser Fall, mein „erster Fall", ist der allertypischste und deshalb, glaube ich, auch der einleuchtendste. Der Mensch war und blieb und ist in doppelter schizophrener Konstellation.

Er ist *gewalttätig*, wenn er sich gegen den Vater (in seiner Erinnerung ... Gurken, Tomaten, alkoholisches Gelalle) oder den „Halbzigeuner" im Trachtenanzug bzw. gegen die Polizisten im „Uniform-Trachtenanzug" des Halbzigeuners wehren muß – und er *stiehlt*, wie der „Fall 2", weil und seit ihm seine Traumfrau weggelaufen ist, seit er kein Rudel mehr hat und keine Möglichkeit mehr hat, im Rudel Beute zu jagen. Also muß er die Beute stehlen, um zu überleben.

Die Neue Medizin eröffnet hier ein frappantes neues, nämlich *biologisches Verständnis der Straftäter-Disposition* und auch des *Vorlauf-Schemas der Konflikte für die spezielle Art der Straftat.*

Dieses neue Verständnis schließt auch gleich die Therapie als logische Konsequenz mit ein, jedenfalls im Prinzip.

Die Therapie:

Die Therapie, sofern sie möglich ist, muß in erster Linie die Ursachen berücksichtigen, die die *Straftäter-Disposition* und damit zwangsläufig die Straftaten und sogar die Art der Straftaten ausgelöst haben. Unsere Justiz, unser Paragraphen-Strafgesetzbuch, unser Rechtssystem überhaupt, trägt diesen Dingen keine Rechnung.

In Zukunft müssen wir die Berücksichtigung dieser Zusammenhänge jedoch von unseren Gerichten geradezu fordern, nicht nur um sog. Straftätern ursächlich helfen zu können, sondern auch um die Gesellschaft wirksamer vor Straftaten zu schützen!

Jeder Straftäter hat in Zukunft bei Kenntnis der Zusammenhänge eine ganz neue, echte Verantwortung für den Erfolg einer Therapie, als auch für einen evtl. Rückfall in eine Straftat.

In der Therapie müssen wir allerdings gut unterscheiden zwischen

1. dem, was eigentlich vom Archaisch-Biologisch Sinn der Konflikte bzw. Konfliktkombinationen her für eine Lösung notwendig gewesen wäre.

2. dem, was vielleicht auch jetzt unter den gegebenen Gesellschaftsbedingungen unter optimalen Bedingungen biologisch möglich wäre.

3. dem, was unter den Bedingungen einer zerfallenden Gesellschaft mit zerstörten Familienstrukturen etc. („Zivilisationsschrott") noch möglich bzw. durchführbar ist.

Dazu kommt noch die Schwierigkeit, daß wir genau aufpassen müssen, wie lange welcher Konflikt, wo und in welcher Weise (solo oder in Konstellation) gedauert hat, *ob man überhaupt eine Lösung anstreben darf* und wenn ja, eine vollständige oder nur eine halbe usw.

Die derzeitige „Lösung" sieht ja – biologisch gesprochen – so aus, daß wir z. B. den seines Rudels beraubten ehemaligen Leitwolf, der gewalttätig ist und sich aufs Stehlen verlegt hat, in Ermangelung der Möglichkeit zum Rudeljagen, daß wir solchen Wolf einfangen und in ein kleines Gehege im „Zoo" einsperren, wo er sein tägliches Fleischfutter von uns gebracht bekommt. Das kann wohl der Sinn und eine Lösung des Problems nicht sein!

Die nächste große Schwierigkeit ist, wie schon gesagt, daß wir es mit einer Justiz zu tun haben, der dieses biologische Denken bisher gänzlich fremd ist. Da gibt es in der Zukunft Gewaltiges zu ändern.

Ein weiteres Problem ist, daß der Straftäter und Patient rauschgiftsüchtig ist, was hier im Gefängnis z. B. 82% der Häftlinge mehr oder weniger sind. Das ist eine ganz schlimme, weitere Dimension, die nicht bagatellisiert werden darf. Das Ganze ist so komplex verfahren, daß man die „Chose" nicht mit Herumpfuschen am Symptom bewältigen kann. Ein Umdenken und Erneuern, ein Neuanfang von Grund auf sind gefragt!

Alle jammern und beklagen den Zustand und die Ineffizienz unserer Justiz und unseres Strafwesens. Ein Skandal folgt dem nächsten. Es wird immer deutlicher, daß auch die forensische Psychiatrie keinerlei Basis hat, Urteile bzw. Diagnose und

Prognosen über Straftäter abzugeben und natürlich auch keinerlei Gewähr bieten kann, daß diese nicht mehr straffällig werden. All diese Dinge können wir nun auf einer wesentlich effizienteren Basis – und vor allem objektiv nachprüfbar! – in Angriff nehmen: in Kenntnis und mit Hilfe der Zusammenhänge und Biologischen Naturgesetze der Neuen Medizin!

Hier bietet sich ein Ausweg weg von Tricks und Herumdoktern am Symptom.

Wir brauchen eine Änderung unserer Gesellschaft von Grund auf. Wir müssen die Regelkreise der Natur wieder verstehen lernen! Jedes kleine Tierchen versteht die Regelkreise seiner Natur, nur wir dummen Menschen nicht?

In unserem letzten Falle träumt der Patient von einer Lösung: Er ist Fahrrad- und Motorrad-Freak. In Portugal gibt es einen Motorrad-Club auf „Selbstversorgungsbasis". Dort würde er gerne hin. Im Moment könnte das ad hoc eine Lösung sein, aber keine auf längere Sicht. Auch dort gibt es Tomaten, Gurken und „Halbzigeuner". Er würde unweigerlich bei nächster Gelegenheit wieder auf die Schienen setzen – selbst wenn es gelingen könnte, hier legal wegzukommen.

Vorab müßten einige Konflikte bearbeitet und gelöst werden!

Schlußfolgerungen:

Es geht mir wieder wie bei der Entdeckung des Krebs und der anderen sog. „Krankheiten" der Medizin.

1981 glaubte ich die Ursache der Krebserkrankung gefunden zu haben in einem „Kurzschluß" im Gehirn. Das war halb richtig und doch falsch. Zwar hatte ich das Richtige gefunden, nur war es kein „Kurzschluß", das fand ich später: Es war die Einschaltung eines Sinnvollen Biologischen Sonderprogramms der Natur, das ich herausgefunden hatte. 1981 hatte ich noch gewähnt, Mutter Natur mache laufend Pannen, so wie wir es alle in unserer einfältigen Arroganz auf der Universität gelernt und gelehrt hatten.

Auch hier hatte ich versucht, die Ursache der „spontanen Strafdelikte" zu ergründen, fernab aller gängigen Lehrmeinungen:

Zur Debatte standen:
- erbliche Minderwertigkeit
- ethisch-moralische Minderwertigkeit
- psychologische Störungen

Ich fand etwas anderes:

1. Die Menschen, die die spontanen Strafdelikte begehen, sind quasi alle in einer schizophrenen Konstellation.

2. Die spontanen Straftaten geschehen nahezu zwangsläufig, wenn eine Strafdelikts-Disposition, und zwar in spezifischer Weise, gegeben ist: wenn diese Strafdelikts-Disposition zweier Sinnvoller Biologischer Sonderprogramme (SBS), die wir dann eine Kombination zweier solcher SBS nennen,

- entweder beide dauernd aktiv sind,
- oder einer dauernd aktiv ist und der zweite rezidivierend aktiv wird,
- oder beide gleichzeitig rezidivierend aktiv werden.

Im Prinzip, so fand ich, sind natürlich sowohl die SBS sinnvolle biologische Antworten auf Konflikte, die uns „auf dem falschen Fuß" erwischt haben, als auch die Kombinationen dieser Sonderprogramme, die wir z. T. schizophrene Konstellationen nennen, ihrerseits auch wieder biologisch sinnvoll. Das weiß aber oder wußte bisher weder die Umgebung des Täters noch der Täter selbst, der ja zum Zeitpunkt der Tat, wie gesagt, in schizophrener Konstellation war.

Solche sinnvollen biologischen Dinge zu bestrafen – mit Gefängnis – ist natürlich die nächste Fragwürdigkeit. Die Leute werden nur „verwahrt" und die Verwahrzeiten nach Paragraphen berechnet. Hier im Gefängnis „Klingelpütz" sitzen viele hochanständige, wertvolle Menschen. Die Gefängnisstrafe der sog. „Straftäter" ist eine reine „Vernichtungshaft", wie die „Knackis" richtig sagen. Es ist faktisch die Ausgliederung aus der Gesellschaft. Während der Gefangene im Knast sitzt, bricht alles zusammen, was sein sog. bürgerliches Leben ausgemacht hatte. Seine Nachbarn fragen kaum danach, warum er denn im Knast gesessen hat. Daß er im Knast war, reicht den meisten aus, ihn verachten zu dürfen. Selbst wenn er schon nach wenigen Monaten wieder herauskommt, steht er vor dem menschlichen, familiären, existentiellen, kurz: Gesellschaftlichen Nichts.

Grundlage der „Strafe" war ja vorstellungsmäßig einmal die Annahme gewesen, daß der Verbrecher oder Straftäter in freiem Willen und in freier Entscheidung eine moralisch „böse" Sache gemacht hat. Die Strafe soll das Unrecht und ihn „wieder gutmachen".

Wenn das aber richtig ist, was ich herausgefunden habe, dann ist die moralische Basis der Straftat und der dafür verhängten Strafe zumindest biologisch nicht mehr existent.

Wir können nicht einen Mensch für etwas bestrafen, was eigentlich biologisch sinnvoll ist. Folglich müssen wir uns fragen, was an unseren Dogmen- und Vorschriften-Gebilden überhaupt noch sinnvoll ist.

Die natürliche oder biologisch orientierte Weltanschauung – oder sagen wir auch ruhig die natürliche, kosmische Religion – hat eben für die Herrschenden unseres Systems den fatalen „Nachteil", daß man sie nicht mit den Vorschriften, Paragraphen und sonstigen Segnungen unserer Zivilisation kombinieren kann.

Deshalb, so fürchte ich, wird jetzt erst einmal ein weiterer schlimmer Kampf um die Weltanschauung und die moralische Bewertung der „Straftat im allgemeinen" etc. ausbrechen, statt auch hier schlicht hinzugehen und die Ergebnisse zu reproduzieren. Aber eins ist sicher: Die Neue Medizin weiß hier Millionen von Straftätern in aller Welt auf ihrer Seite, die erstmals eine Chance auf eine wirklich faire Behandlung haben. Sie wird aber auch das natürliche Interesse aller einsichtigen Menschen unserer Gesellschaft auf ihrer Seite haben, die zunehmend unter den Folgen von Straftaten und einer hilflosen Justiz zu leiden haben.

Wir, meine Freunde, sind aufgerufen, uns auf dieser neuen Basis der Neuen Medizin Gedanken darüber zu machen, wie man auf diesem Gebiet, das von allen zugegebenermaßen längst unhaltbar und unregierbar geworden ist, von Grund auf eine neue Basis legen kann, die Mutter Natur schon seit Jahrmillionen für uns vorgesehen hat.

5

Die interanimalische, biologische Sprache von Mensch und Tier

Unendlich alt ist das Bedürfnis der Menschen, die Sprache der Tiere zu verstehen. Von unserem Hund, Pferd und Kuh erwarten wir, daß sie unsere Sprache lernen und verstehen können, hauptsächlich unsere Befehle, d. h. daß sie sich dressieren lassen.

Aus dem Altertum wissen wir von der Religion der Hethiter, der Inder, der Griechen und der Germanen, daß sie weitgehend ein sehr inniges Verhältnis zu den Tieren hatten, ihre Pferde z. B. geradezu als ihre Freunde betrachteten. Die Götter konnten sich nicht nur in Tiere verwandeln, sondern viele Götter stellte man sich in Tiergestalt vor. Es galt als selbstverständlich, daß die Tiere eine Seele und auch eine Sprache hatten. Die Götter konnten sich natürlich auch mit den Tieren unterhalten. Auch den Menschen wurde diese besondere Fähigkeit gelegentlich zuteil. Überhaupt war der ganze Kosmos nicht geteilt. Es gab Verständigungsschwierigkeiten, aber die waren nicht unüberwindlich. Je archaischer und unverbildeter die Religionen waren, desto normaler erschien den Menschen dieser Dialog mit den Tieren.

Das änderte sich grundsätzlich als sich der Islam und das Christentum durchsetzten. Ihre Tierverachtung beendete jeglichen Dialog mit den Tieren und degradierte alle Tier (und Pflanzen) zu rein kaufmännischen Artikeln, die man ausnutzen und verkaufen kann. Die Menschen sind dabei verroht und verarmt. Der Dialog zu unseren Tieren ist abgerissen. Daran hat auch so ein kleiner Lichtblick wie der heilige Franz von Assisi nichts geändert. Statt dessen wird den Tieren nicht nur ihre Seele abgesprochen, sondern auch ihre Sprache.

„Ach", sagen die Gleichgültigen, „die Tiere können doch gar keinen Schmerz empfinden, weil sie keine Seele haben, allenfalls eine Gruppenseele, die schreien nur aus Instinkt, alles nur Reflex. Dafür kann man ja sorgen, daß sie nicht mehr schreien können." Aber auch bei der lautlosen Folter schreien unsere Kameraden, die Tiere.

In neuerer Zeit gewinnt die sog. „Verhaltensforschung" immer mehr an Bedeutung. Immerhin lernen wir vieles wieder verstehen, was uns vorher völlig unverständlich geworden war. Notgedrungen müssen wir dabei mit unseren Mitkreaturen, den Tieren, kommunizieren. Aber die Sache bleibt Stückwerk, solange wir dabei nur von Instinkten und Verhaltensweisen sprechen, und den Tieren nicht eine ähnliche Seele zugestehen, wie uns selbst.

Erst dann können wir wirklich mit ihnen kommunizieren. Das große Manko an den bisherigen Kommunikationsversuchen war immer, daß wir die Sprache der Tiere nicht verstehen konnten. Vielleicht gelingt es wirklich eines Tages, die von den Delphinen ausgestoßenen Tonfrequenzen zu entschlüsseln, und vielleicht gelingt es dann allmählich, die Tonsprache der Tiere zu verstehen. Aber jeder Hundefreund weiß z. B., daß ein Hund mit dem ganzen Körper spricht und auch verstanden wird von seinesgleichen. Er spricht mit dem Schwanz, den er hochstellen kann oder senkt etc., mit dem er wedeln kann. Er spricht mit dem Fell, das er sträuben kann, er spricht mit der Gebärde der Augen, dem Blecken der Zähne oder dem Anlegen der Ohren, und er spricht mit rituellen Handlungen, z. B. dem siegreichen Gegner sich zu unterwerfen und ihm die Kehle zum Biß anzubieten. Natürlich können wir diesen Teil der „Sprache" nicht hören, gleichwohl spricht der Hund damit. Und so machen es alle Tiere untereinander, ihrer besonderen Art gemäß. Weil sie eine andere Sprache haben, sind sie nicht etwa dümmer als wir, sondern sie sind nur anders.

Es gibt aber eine Sprache, die wir mit unseren Tieren gemeinsam haben: Das ist die **interanimalische biologische Sprache unseres Gehirns.** Wenn ich auch nur ein ganz bescheidener Kollege des heiligen Franz von Assisi bin, so ist doch diese gemeinsame Sprache im Prinzip sehr eindeutig und leicht einsehbar. Wenn es im Moment auch noch ein bißchen kompliziert ist – aber wir können uns im Prinzip per CCT mit jedem Pferd und mit jeder Maus „unterhalten".

Denn die Sprache des Gehirns, eben die interanimalische, biologische Sprache, ist sowohl hinsichtlich Lokalisation der Ängste und Konflikte im Gehirn, als auch hinsichtlich Verlaufsänderung im Gehirn, analog derjenigen bei uns Menschen: Ein Mutter/Kind-Konflikt, ein Selbstwerteinbruch-Konflikt, ein Angst-im-Nacken-Konflikt, alle liegen bei Mensch und (Säuge-) Tieren an vergleichbarer Stelle im Gehirn und imponieren, entsprechend ihrem Konfliktverlauf, als Hamersche Herde, ähnlich den Konflikten im Gehirn des Menschen.

5.1.1 Tierpatientenfall: Dackelhündin „Xinda"

Die Dackelhündin „Xinda" litt, außer an einem Gesäuge-Ca, an einer sog. „Magen-Epilepsie". Ihre hochbetagte Besitzerin war gestorben. Die Tochter der Besitzerin nahm sich der Dackelhündin an, und holte sie zu sich in ihre Stadtwohnung und in ihren Tabakladen.

Die Dackelhündin erlitt dabei gleichzeitig zwei Konflikte:

1. Einen *Nestrevier-Konflikt* mit dem zugehörigen Gesäuge-Ca rechts (statt links, wegen Linkspfötigkeit).

2. Einen *Identitäts-Konflikt* („Ich weiß nicht wo ich hingehöre!") mit zugehörigem Magen-Ulcus (statt Rektum-Schleimhaut-Ulcus, wegen Linkspfötigkeit).

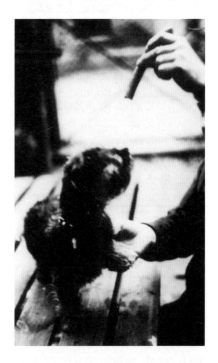

Die hier abgebildete Dackelhündin, die stets mit der linken Pfote nach der Wurst bettelt, ist offensichtlich „linkspfötig".

Wäre die Hündin rechtspfötig gewesen, dann wäre der HH im rechten Kleinhirn (mit linkem Gesäuge-Ca) und im linken Großhirn (mit Rektum-Plattenepithel-Ulcus-Ca) gelegen gewesen. Wegen der Linkspfötigkeit aber finden wir den HH im linken Kleinhirn und das zugehörige Karzinom auf der rechten Gesäugeleiste, sowie den anderen HH in der rechten Großhirn-Hemisphäre im Magen-Relais – wohlverstanden bei den identischen Konflikten wie bei einer „Rechtspföterin".

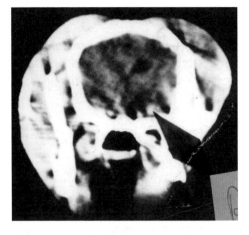

HH für Magen-Ulcus, siehe Pfeil rechts, hier für Identitäts-Konflikt wegen Linkspfötigkeit.
Der HH ist chronisch-rezidivierend, hat bereits Glia-Einlagerung bei gleichzeitigem frischem Oedem.

Ich fand heraus, daß die Hündin ihren epileptischen Brechanfall (auf dem Höhepunkt einer Lösungsphase) jedesmal dann erlitt, wenn der Bruder der neuen Besitzerin zu Besuch gewesen war. Dann glaubte die Hündin, die ja einen Biologischen Identitäts-Konflikt hatte, jedesmal, er nehme sie wieder mit in ihr früheres Zuhause, wo der Bruder der neuen Besitzerin noch immer wohnte. Dort hatte sie einen schönen, großen Garten und viel mehr Auslauf gehabt, als in dem kleinen, engen Tabakslädchen mitten in der Stadt. Hatte sie sich dann wieder damit abgefunden, daß er sie doch nicht mitgenommen hatte, bekam sie ihre epileptoide Krise. Mittels des CCTs verstehen wir die Sprache der kleinen Dackelhündin, die schon zweimal am Gesäuge operiert worden war und eingeschläfert werden sollte, ganz genau!

Die Therapie war, nachdem wir ersteinmal die Sprache des Tierchens verstehen konnten, relativ einfach: Wir mußten für eine dauerhafte Konfliktlösung des Biologischen Identitäts-Konfliktes „Ich weiß nicht, wo ich hingehöre" sorgen. Wir lösten das Problem so, daß der Bruder der Besitzerin einige Monate lang nicht zu Besuch kommen durfte. Außerdem brachte ich der Hündin jeden Morgen eine schöne Wurst in den Tabakladen vorbei, was ihr natürlich sehr gefiel. Bald wußte das Tierchen wieder, wohin es gehörte. Das Gesäuge-Ca stoppte und brauchte auch nicht mehr operiert zu werden. Die Magen-Epilepsie, die vorher zweimal wöchentlich nach Besuchen des Bruders der Besitzerin aufgetreten war, stoppte abrupt. Von einschläfern redete niemand mehr. Seit vier Jahren schon ist das Hündchen wieder putzmunter und fühlt sich „pudelwohl". Es kam „nur" darauf an, die Sprache der Kameradin Dackelin „Xinda" zu verstehen, dann war die Therapie einfach, d. h. logisch folgerichtig und zwingend.

5.1.2 Tierpatientenfall: Boxerhündin „Kimba"

Zum Vergleich hier ganz kurz ein Fall mit Identitäts-Konflikt bei einer rechtspfötigen Zeitgenossin, der im Kapitel über Psychosen (Seite 292) noch ausführlicher beschrieben ist:

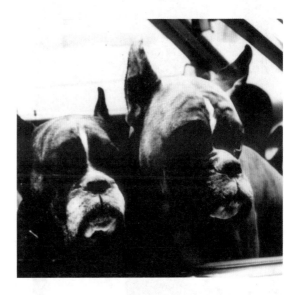

Unser Boxerpaar, rechts Rüde „Basso", links Hündin „Kimba".

Kimba wurde, als sie mit fast 8 Jahren schon ziemlich betagt war, von Rom nach Köln „umgetopft". Dabei erlitt sie einen Identitäts-Konflikt „Wo gehöre ich hin?" und erlitt als Rechtspföterin ein Rektum-Ulcus-Ca. Nachdem sie sich nach anfänglichen Kämpfen mit dem wesentlichen jüngeren Rüden „Basso" angefreundet hatte, bekam sie in der Heilungsphase die zugehörigen Hämorrhoiden.

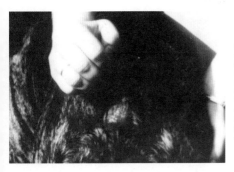

„Kimba" mit Hämorrhoide.

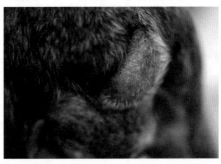

„Kimba" mit Hämorrhoide 2 Tage später.

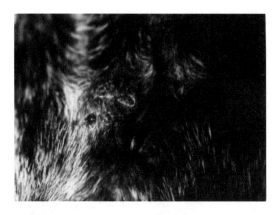

2 Wochen später: „Kimba"
mit abgeheilter Hämorrhoide.

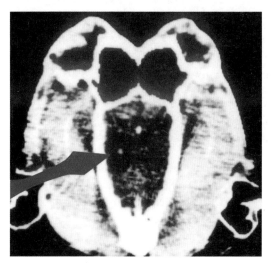

CCT des Hundeschädels:

Im Rektum-Relais des linken
Temporallappens sieht man ein
großes Oedem als Zeichen der
pcl-Phase („Ich weiß wieder, wo
ich hingehöre"). Zu dieser Zeit
waren beide Boxer bereits wieder
unzertrennlich.

5.1.3 Bilder zum Schmunzeln

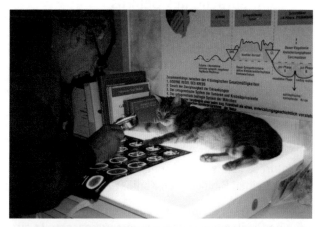

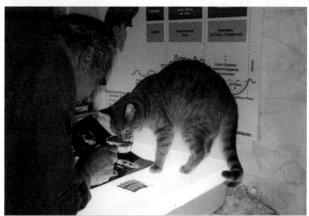

„Chef" Kater bei der Kooperation.

5.2 Der Biologische Konflikt in der Embryonalzeit – die Sprache des Gehirns

Der Mensch (ebenso das Tier) ist vom Beginn der Zeugung an ein eigenständiges Wesen. Als solches durchlebt er in der intrauterinen Ontogenese nochmals die gesamte Phylogenese.

Während unserer gesamten Phylogenese konnten wir Biologische Konflikte erleiden – als älteste die archaischen Konflikte der althirn-gesteuerten Organe. Warum also sollten wir nicht auch während der Rekapitulation der Phylogenese, in der Ontogenese im Mutterleib, Biologische Konflikte im Mutterleib erleiden können?

Natürlich können wir sie erleiden. Und zwar als eigenständige Wesen! Dies ist die eine Art, einen Biologischen Konflikt zu erleiden, quasi völlig an der Mutter vorbei.

Die zweite Art, einen Biologischen Konflikt zu erleiden, ist die, daß die Mutter eine Panik erleidet und die Versorgungsgefäße zur Plazenta zuschließt. Dann verhungert das Kind. Die Mutter kann zwar einen Konflikt erleiden, aber er bleibt „storniert" bis nach der Schwangerschaft (dies gilt ab Ende des 3. Schwangerschaftsmonats), weil diese absolut Vorrang hat. Das ist von dem Moment an anders, wenn das Kind im Mutterleib selbst in der ca-Phase ist und damit selbst einen Abort auslöst, sich quasi suizidiert. Dann setzen Wehen ein, und vom Beginn der Wehen an ist die Schwangerschaft einstweilen biologisch zu Ende.

5.2.1 Fallbeispiel: Intrauteriner Flüssigkeits-Konflikt mit Revierangst- und Angst-im-Nacken-Konflikt

Eine junge im 5. Monat schwangere Hebamme spülte im Kreißsaal Instrumente am Waschbecken ab. In der Nähe befand sich das Bett einer ausländischen Kreißenden, die, weil sie schlecht deutsch verstehen konnte, unter den Wehen in Panik geriet. Plötzlich schrie sie dermaßen „hysterisch" wie am Spieß, daß der ganze Kreißsaal erzitterte, wie die junge Hebamme berichtete. In dieser Sekunde muß der Embryo im Leib der Hebamme einen Wasser-Konflikt und gleichzeitig ein DHS mit Revierangst-Konflikt erlitten haben: Er assoziierte dabei Wasser mit einer sehr großen Gefahr wegen des markerschütternden Geschreis der Gebärenden – die Hebamme hatte ja gerade unter fließendem Wasser die Instrumente gespült und das Wasser platschte dabei ganz gehörig.

Am Abend traten bei der Hebamme Wehen und leichte Blutungen auf: Drohender Abort! Sie blieb ein paar Tage zu Hause, dann hatte sich die Lage wieder beruhigt, so glaubte sie. Sie arbeitete wieder im Kreißsaal, spülte wieder Instrumente und hörte, genau wie ihr Kind, wieder schreiende Kreißende, zwar nicht mehr so furchtbar wie in dem beschriebenen Fall, aber es reichte, um den Konflikt, den das Kind im Mutterleib offensichtlich erlitten hatte, aktiv zu halten.

Die Hebamme bekam mehrmals Wehen und erneute Blutungen, wieder drohte ein Abort. Schließlich, Mitte des 6. Monats, ging sie vorzeitig in Mutterschaftsurlaub. Von da ab konnte der Embryo keine Rezidive mehr erleiden, realisierte das auch, die Biologischen Konflikte lösten sich.

Als das Kind schließlich geboren wurde, fand man eine Zyste der linken Niere, die Mutter bemerkte außerdem, daß das Kind eine Zeit lang stark hustete und schlecht sah. Leider ließ sich die Mutter überreden, die Niere herausoperieren zu lassen und dem Säugling sogar Chemo verabreichen zu lassen – trotz Wohlbefinden!

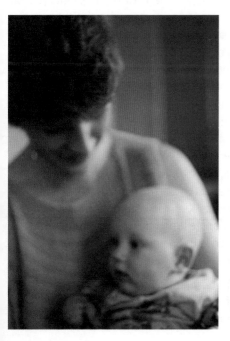

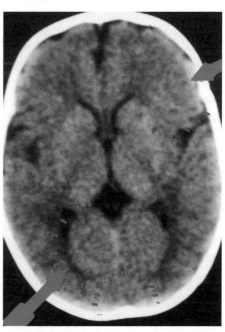

Mutter mit Kind.

Relais rechts frontal:
HH für Bronchial-Ca in der pcl-Phase.
Organisch-klinisch: Starker Husten.

Relais Mittelhirn/Übergang zum occipitalen Marklager links:
HH für Nierenparenchym-Nekrose
in pcl-Phase. Auf organischer Ebene:
Nierenzyste links.

5.2.2 Der häufigste intrauterine Konflikt – das „Kreissägen-Syndrom"!

Der bei weitem häufigste embryonale Konflikt ist der Kreissägen-Konflikt. Der Mechanismus dabei ist folgender: Wir Menschen haben genauso angeborene Codes wie die Tiere. Ich meine damit dies:

Wir Menschen leben seit Millionen von Jahren in der gleichen Erdzone wie der Löwe oder andere Raubtiere. Das Brüllen des Löwen ist für uns Menschen ein Alarmzeichen. Dies ist uns angeboren und sogar der Embryo erkennt schon das Brüllen des Löwen und wird maximal unruhig. Unsere Kreissäge imitiert in etwa das Brüllen und Fauchen eines Raubtiers. Die schwangere Mutter des Embryos hat inzwischen in unserer Zivilisation ihre Instinkte weitgehend verloren. Sie stellt sich neben eine laufende Kreissäge und sägt sogar selbst mit, nicht ahnend, daß das Kind in ihrem Leib dabei in fürchterliche Panik gerät, denn es kann nichts anderes annehmen, als daß die Mutter im nächsten Augenblick von einem Löwen gefressen wird – samt Embryo. Je nach erstem Eintreffen des Biologischen Konfliktes, der Dauer und Häufigkeit des Konfliktes und natürlich abhängig davon, wie der Embryo beim ersten DHS den Biologischen Konflikt erlebt hat, sehen wir nach der Geburt motorische und sensorische Lähmungen oder beides kombiniert, häufig auch schizophrene Konstellationen. Dafür reicht es, daß das Kind einem ähnlich erschreckenden Geräusch ausgesetzt wird, wie z. B. dem Geräusch einer Bohrmaschine, um einen neuen Konflikt auf der anderen corticalen Seite des Großhirns zu erleiden. Dabei besteht die Gefahr, daß das Kind viele Jahre mit diesen beiden Biologischen Konflikten in schizophrener Konstellation bleibt, weil die Eltern später ahnungslos weiter mit dem Kinderwagen z. B. an einer Kreissäge vorbeifahren. Vor allem auf dem Lande ist die Kreissäge schon fast ein Haushaltsgerät...

Unser Gehirn hat diese Art von Zivilisationsgeräuschen einfach noch nicht im Programm, sondern assoziiert sie mit Gefahren, die aufgrund unserer phylogenetischen Anpassungen in unserem Programm engrammiert[2] sind.

---

2 Engramm = Gedächtnis

5.2.3 Fallbeispiel: Ein Neugeborenes mit Spitzfuß und Diabetes

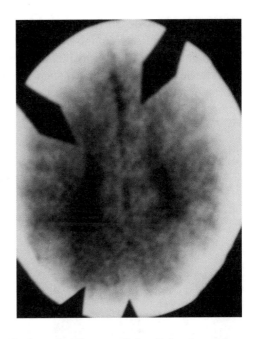

Der Pfeil rechts oben weist auf das Zentrum des Diabetes HHs. Direkt davon dorsal liegt das Zentrum des motorischen Konfliktes (für das linke Bein).

Der Pfeil links weist auf den zweiten motorischen Konflikt (für Arm und Bein rechts).

Untere Pfeile: Nebenbefund Angst-im-Nacken-Konflikte.

Das nebenstehende CCT ist von einem Kind wenige Tage nach der Geburt, welches mit einem Spitzfuß links auf die Welt kam. Dies rührt von einer Spastik des linken Beines, mithin einer hängenden Heilung eines motorischen Konfliktes. Das Kind hatte jedoch noch einen weiteren motorischen Konflikt für Arm und Bein rechts, sowie einen Diabetes erlitten. Es sträubte sich und hatte den Konflikt, nicht entfliehen zu können, da die Eltern sich während des letzten Teils der Schwangerschaft ständig anschrien. Das Kind bekam Panik und geriet in schizophrene Konstellation.

Es hatte im Mutterleib also mindestens 3 Konflikte erlitten. Nach der Geburt bestanden die Konfliktrezidive darin, daß sich die Eltern auch weiterhin häufig stritten.

5.2.4 Fallbeispiel: Tod eines Kleinkindes durch Hospitalschädigung

Bei einer Impfung gegen Tetanus und Diphtherie erlitt ein männlicher rechtshändiger Säugling im Alter von dreieinhalb Monaten einen motorischen Konflikt mit Teillähmung des rechten Arms (Konflikt, etwas nicht abwehren zu können) sowie einen Revierärger-Konflikt mit Magen-Ulcus-Ca. Bei der Impfung war das Kind in ein Handtuch eingedreht worden ...

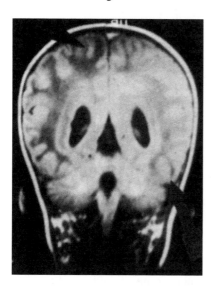

Pfeil links oben: HH für motorischen Konflikt mit Teillähmung des rechten Arms, hier gerade in Lösung.

Pfeil rechts unten: HH für Revierärger-Konflikt mit Magen-Ulcus in pcl-Phase, d. h. mit blutigem Erbrechen.

Die interanimalische Sprache des Gehirnbildes ist eindeutig und beredt: Laßt mich frei, laßt mich zu meiner Mutter und hört auf mich zu quälen!

Als der Konflikt sich gelöst hatte erfolgte die motorische epileptische Krise in der Heilungsphase. Das Kind wurde ins Krankenhaus eingeliefert, wo es natürlich durch die weiteren ärztlichen Maßnahmen wie Spritzen, Infusionen etc. in einen Teufelskreis weiterer Rezidive geriet. Dazwischen gab es immer keine Lösungen mit motorischen epileptischen Krisen und Magen-Epilepsie auf dem Höhepunkt der pcl-Phase des Magen-Ulcus. Schließlich entwickelte das Kind eine regelrechte „Ärzteallergie", der in einen schweren Hospitalisierungs-Schaden mündete. Man entdeckte nämlich schließlich die zugehörigen Hamerschen Herde im Gehirn, von der Schulmedizin als Hirn-"Tumor" fehlgedeutet und nahm gegen den ausdrücklichen Willen der Mutter, die sich den gesunden Menschenverstand bewahrt hatte, jedoch per Gerichtsbeschluß das Sorgerechts entzogen bekam, eine Shunt-Gehirnoperation vor. Damit hoffte man, das laufende blutige Erbrechen[3] zu beheben, was jedoch nach der Operation nur noch schlimmer wurde bzw. schlimmer werden konnte ... Das Kind starb schließlich mit anderthalb Jahren an Kachexie.

---

3 Hämatemesis = Bluterbrechen

5.2.5 Fallbeispiel: Folgen einer schweren Geburt

Bei diesem Fall handelt es sich um einen 6 Tage alten männlichen Säugling aus Holland, an dem man die interanimalische Sprache unseres Gehirns ebenfalls sehr gut nachvollziehen kann. Vorangegangen war eine sehr schwere Geburt, bei der das Kind 10 Stunden im Geburtskanal gesteckt hatte. Unter der Geburt kam es zu einer schweren Hypoxie[4]. Dabei erlitt der offensichtlich rechtshändige Säugling einen Frontalangst-, Revier- und Revierärger-Konflikt (rechte Großhirn-Hemisphäre), einen Angst-im-Nacken-Konflikt, einen weiteren Revier-Konflikt links periinsulär, außerdem einen Thalamus-Konflikt, d. h. einen allerschwersten Persönlichkeits-Konflikt mit Entgleisung der chemischen Parameter, sowie einen schweren Verlust-Konflikt im Hoden-Relais rechts für den linken Hoden. Alle diese Herde sah die Schulmedizin als Hirntumoren an.

Unter der Geburt war der Säugling, wie man sieht, in schizophrener Konstellation. 6 Tage später sind alle Konflikte jedoch bereits gelöst und alle Herde in Oedem.

Die Sprache und die Ängste des Säuglings können wir nur dann verstehen, wenn wir die Geburt möglichst genau rekonstruieren. Denn nur dann können wir uns vorstellen, in welcher Reihenfolge die Konflikte eingeschlagen sind. So wie in diesem Beispiel sehen viele Hirn-Computertomogramme von Kindern unmittelbar nach einer schweren Geburt aus. Glücklicherweise ist das Gehirn jung, die Schädelcalotte sehr elastisch, so daß alle Oedeme gut bewältigt werden können.

CCT-Serie K.R., geb. 10.5.1990, CT v. 16.5.1990

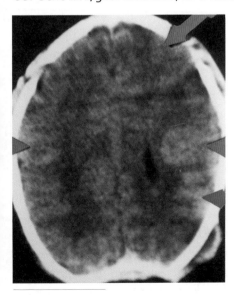 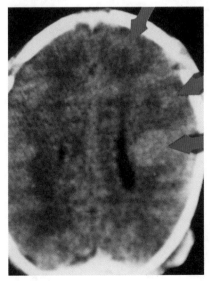

---

4 Hypoxie = Sauerstoffnot

Pfeile rechts: Frontalangst-, Revierangst-, Revier- und Revierärger-Konflikt.
Pfeil links: (Weiblicher) Revier-Konflikt.

Die interanimalische, biologische Sprache des Gehirns ist jedoch sehr eindeutig: Erholung von den Ängsten der Geburt!

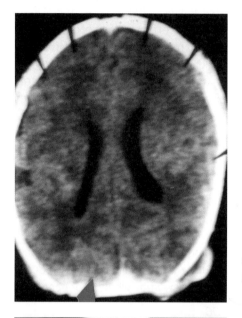

Pfeil links unten: HH für Angst-im-Nacken-Konflikt.

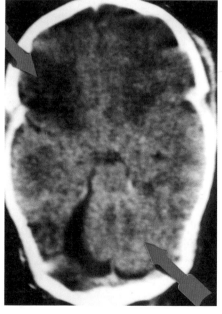

Pfeil links oben: HH für (weiblichen) Revierangst-Konflikt.

Pfeil rechts unten: HH für Verlust-Konflikt, linker Hoden.

6

Krebs bei Pflanzen oder
Sinnvolle Biologische Sonderprogramme bei Pflanzen

Das „Gergelyfi-Phänomen": Blatt eines Zitronenbäumchens mit einer Schießscheiben-Konfiguration als Zeichen eines Hamerschen Herdes. Offenbar ist das Gehirn quasi überall in der Pflanze. Der HH ist deshalb gleichzeitig HH des Gehirns und des Organs.

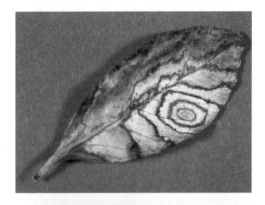

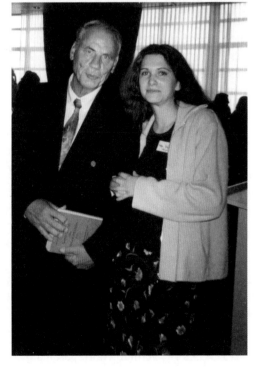

Die Biologiestudentin Helga Gergelyfi gemeinsam mit dem Buchverfasser am 1. Internationalen Kongreß für Neue Medizin in Biel, Mai '99.

Eine junge Studentin der Biologie in Wien, Helga Gergelyfi, gelang an ihrem Zitronenbäumchen in ihrem Studentenzimmer eines Studentenwohnheims eine große Entdeckung: Ein Blatt ihres Zitronenbäumchens zeigte einen Hamerschen Herd!

Wahrscheinlich haben schon sehr viele Menschen so etwas gesehen, ohne sich darüber Gedanken gemacht zu haben. Die Biologiestudentin kannte jedoch die Neue Medizin und meinte sofort, ein ihr sehr vertrautes Gebilde zu sehen, nämlich einen Hamerschen Herd, den sie sowohl von den CT-Bildern des Gehirns als auch der Organe kannte. Sie brach das Blatt ab und zeigte es ihren Professoren der Botanik in Wien. Diese waren ziemlich ratlos. Aber einer von ihnen machte sich die Mühe, die botanische Literatur auf ein so seltsames und gleichzeitig so klares Gebilde durchzusehen. Nach einigen Tagen fragte ihn Helga G., was seine Nachforschungen ergeben hätten. Er meinte, es müsse ein Virusbefall sein.

Nun, der Professor hatte möglicherweise ein Körnchen Wahrheit gefunden. Wenn man die Unterseite des Zitronenbäumchen-Blattes genau betrachtet, dann sieht man einen großen, braunen Bereich in dem dieser Hamersche Herd in Form von grünen schießscheibenartigen Ringen gefunden wurde. Ein grüner Ring bedeutet Chlorophyll, bedeutet Stoffwechsel, in diesem Fall in einem größeren Bereich von vermindertem Stoffwechsel, der nämlich braun gefärbt war. Es muß sich um den Beginn einer Lösungsphase handeln mit Schießscheibenringen, die bis vor kurzem noch konfliktaktiv, d. h. scharfrandig gewesen sein müssen.

Mit der Conflictolyse kommt auch die Zeit der Aktivität der Mikroben, nehmen wir in diesem Fall an, der Viren, die das Blatt wiederaufbauen würden. Genau das scheint hier der Fall zu sein. Der Stoffwechsel wird in diesen Ringen wieder reaktiviert.

Der Konflikt? Das Bäumchen hatte eine Nacht in der Zugluft am offenen Fensterspalt gestanden. Nach dem Umstellen der Pflanze (CL!) ergab sich diese Schießscheiben-Konfiguration, sichtbar durch die grünen Ringe, d. h. diese waren vorher offenbar unsichtbar oder übersehbar, bzw. farblos, jetzt machten sie wieder Stoffwechsel, waren also grün.

Mit der Conflictolyse können offenbar die vorher scharfrandigen, farblosen Ringe des Hamerschen Herdes wieder grün werden. Sie ziehen also wieder Wasser, machen Stoffwechsel, bilden Chlorophyll und färben dadurch die vorher farblosen Ringe wieder grün. Hier war nur eine kurze Konfliktaktivität eingetreten. Dadurch war der Vorgang des verminderten Stoffwechsels offenbar noch wieder umkehrbar. Die Schießscheibenringe des HH konnten sich in der Heilungsphase also wieder grün färben.

Hätte die Konfliktaktivität länger gedauert, dann wären die Veränderungen im Bereich des HH vermutlich irreparabel gewesen. Es hätte sein können, daß dann ein Loch resultiert hätte an der Stelle des HH, sprich im gesamten Bereich der Schießscheibenringe.

Das würde dann bedeuten, daß nicht die Mikroben oder Schädlinge diejenigen sind, die die Blätter (sinnlos) zerfressen, sondern sie würden nur ihre Aufgabe erfüllen, die ihnen Mutter Natur seit Millionen Jahren zugedacht hat.

Mit einem Mal steht diese scheinbar so unbedeutende Entdeckung, die die junge Studentin im September 1995 gemacht hat, im Mittelpunkt oder sogar Ausgangspunkt einer gewaltigen Forschung, für die wir bisher noch nicht einmal eine Fragestellung hatten, geschweige denn irgendeine Idee der Zusammenhänge.

Wir wissen aus der bisherigen bakteriologischen Forschung, daß es auch bei den Pflanzen alle Mikroben, Pilze, Bakterien und Viren, gibt. Wir wissen aus der Neuen Medizin, nämlich aus dem 4. Biologischen Naturgesetz, daß die Mikroben keimblattzugehörig sind, bzw. arbeiten – mit geringen Überschneidungen.

Wenn aber

- die Pilze zum inneren Keimblatt (Entoderm)
- die Bakterien zum mittleren Keimblatt (Mesoderm), und
- die Viren zum äußeren Keimblatt (Ektoderm)

gehören, dann müssen wir diese drei Keimblätter selbst bei den Pflanzen auch finden können. Keimblätter sind in der Botanik nicht bekannt, obgleich es dort auch so etwas wie eine Embryonalentwicklung gibt, z. B. bei einer Haselnuß, Walnuß, Kastanie etc.

Wir können jetzt sogar gezielt suchen:

- Die Teile der Pflanzen, die von den Pilzen bearbeitet werden, müssen zum inneren Keimblatt gehören.
- Die Teile der Pflanzen, die von Bakterien „bearbeitet" werden, müssen zum mittleren Keimblatt gehören.
- Die Teile, die von Viren „bearbeitet" werden, müssen zum äußeren Keimblatt gehören.

Dazu müßte auch mit großer Wahrscheinlichkeit unser obiges Blatt gehören.

Aller Wahrscheinlichkeit nach handelt es sich bei den 5 gefundenen Biologischen Naturgesetzen für die Sonderprogramme bei Mensch und Tier um 5 Naturgesetze, die für alle Lebewesen Geltung haben.

Die nächste Frage ist natürlich sofort, wie man die 5 Biologischen Naturgesetze bei Pflanzen verstehen soll. Wenn nicht alles trügt, dann ist das 5. Biologische Naturgesetz ebenfalls – mutatis mutandis – ein fünftes botanisches Naturgesetz.

Wir müßten versuchen zu verstehen, welche Sinnvollen Biologischen Sonderprogramme bei den Pflanzen ablaufen, die in der jeweiligen Heilungsphase von den seit Millionen von Jahren kollaborierenden[2] Mikroben abgebaut oder aufgebaut, jedenfalls auf sinnvolle Weise von der Conflictolyse ab bearbeitet werden.

Die nächste Schlußfolgerung nach den Naturgesetzen der Neuen Medizin, wenn sie denn solche sind, wäre doch die, daß die Pflanzen auch Konflikte mit DHS haben, also Biologische Konflikte, sodann konfliktaktive Phasen (ca-Phasen) und Heilungsphasen (pcl-Phasen).

Die nächste konsequente Schlußfolgerung daraus wäre, daß die Pflanzen jede eine Seele haben mit der sie, analog zu uns, psychisch, cerebral und organisch reagieren. Ein Unterschied zu uns wäre der, daß die Pflanze kein Kopfgehirn hat, offenbar auch keines benötigt. Denn alle Zellen der Pflanze sind ja miteinander vernetzt und auch die Minigehirne (sprich Zellkerne) der Pflanze, die zusammen das Organgehirn ausmachen. Ein solches Organgehirn kann, je nach Größe der Pflanze, eine ungeheure Kapazität haben, die wir uns bisher wahrscheinlich niemals haben träumen lassen, quasi eine riesige, große Computer-Festplatte mit ungeheurer Leistung.

Aber es ist durchaus auch möglich, daß die Wurzeln der Pflanzen einen besonderen Gehirnteil enthalten, so etwas wie ein Zweitgehirn, das unserem Kopfgehirn entsprechen könnte. Das würde besonders dort einen Sinn ergeben, wo die Pflanze zum Winter oberirdisch vollständig abstirbt und nur die Wurzel lebendig bleibt. Dort muß dann auf jeden Fall das Gehirn der Pflanze sein – jedenfalls im Winter.

6.1 Der Verlauf der Schießscheibenringe – der Rhythmus der Natur

Nachdem die Biologiestudentin Helga Gergelyfi in Wien an ihrem Zitronenbäumchen die eingangs dieses Kapitels gezeigte Schießscheiben-Konfiguration entdeckt und darin einen Hamerschen Herd vermutet hatte, war sofort unser aller Neugierde geweckt. Wenige Tage später entdeckte meine Freundin, bei einem gemeinsamen Spaziergang ein Ahornblatt mit einem grünen Ring. Ich war sehr erfreut und überrascht, als uns von überallher Blätter an allen möglichen Bäumen mit Schießscheibenringen und grünen Ringen und in allen Kombinationen entgegenfielen.

Es war der 25. Oktober 1995. Seit etwa 10 Tagen war ein sog. „Altweibersommer", d. h. sommerliche Temperaturen im Spätherbst. Offenbar war der Mechanismus folgender gewesen: Es hatte Anfang Oktober schon kalte Tage gegeben,

---

2 kollaborieren = mit dem Wirt zusammenarbeiten

sogar kurzen Frost. Die Blätter hatten, je nach mehr oder minder geschützter Lage, ein „natürliches DHS" erlitten – wie sie es in jedem Herbst erleiden müssen, damit der Saft aus den oberirdischen Teilen entweicht und der Baum nicht durch den Frost zerstört wird. Nun kam aber dieser „Altweibersommer", was bedeutete, daß es noch einmal zu einer teilweisen Konfliktlösung kam. In dieser pcl-Phase wurden die Schießscheibenringe der Blätter wieder oedematisiert, es gab wieder Stoffwechsel und damit Chlorophyll. Und das Zeichen dieses erneuten „außerplanmäßigen" Stoffwechsels waren die breiten grünen Ringe, evtl. sogar ganze grüne Punkte. Teilweise kann man die grünen Ringe an den äußersten Schießscheibenringen erkennen.

Ich glaube, wir sind – so einfach das im Nachhinein erscheinen mag – durch die „Quintessenz", d. h. das 5. Biologische Naturgesetz, auf die Spur der Zusammenhänge des großen Jahresrhythmus gestoßen:

Im Herbst: Erleiden die Pflanzen bei uns ein „natürliches DHS", sprich ein sinnvolles biologisches Sonderprogramm der Natur. Durch die sinnvolle Sympathicotonie „entwässern" sie sich selbst, d. h. der Baum verliert Wasser durch Verdunsten und dem Ausbleiben der Lieferung von Wasser aus den Wurzeln. Würde er das nicht tun, würde er im Winter totfrieren. Mit wenig Wasser aber kann er die Frostphase überstehen.

Im Frühjahr: Kommt die CL (= Conflictolyse), wir können auch wieder sagen: Die natürliche Konfliktlösung des Sinnvollen Biologischen Sonderprogramms der Natur: In der vagotonen Oedemphase ziehen die Pflanzen und Bäume Wasser, weil ohne Wasser der Stoffwechsel nicht möglich ist. Ob die Pflanzen auch eine epileptoide Krise haben, müssen wir noch untersuchen. Es könnte sein, daß nach einem sehr harten Winter die Bäume in dieser epileptoiden Krise absterben, oder zumindest ein Teil von ihnen. Man müßte da wirklich jetzt entsprechende botanische Beobachtungen machen.

Eine, so glaube ich, gewaltige Beobachtung gelang uns in den letzten Tagen: Wir konnten beobachten, daß die *Mikroben* exakt im Ring dieser Schießscheiben, sprich Hamerschen Herde, arbeiten und das Blatt lochförmig ausfressen – oder wieder aufzubauen versuchen. Es läge ja nur auf der Hand, daß auch bei den Pflanzen und Bäumen die Mikroben keine „Killerfunktion" haben, sondern nur Abräumfunktion (bei althirn-gesteuerten Pflanzenteilen) und Aufbaufunktion (bei großhirn-gesteuerten) Pflanzenteilen.

Bei der vermuteten „Schädlichkeit der Mikroben" müßten wir in Wirklichkeit eine Stufe zurückgehen: Nicht durch die vermuteten „Schädlinge" werden die Pflanzen zerstört, sondern sie werden nur da abgeräumt, wo sie abgeräumt gehören und werden da wieder aufgebaut, wo sie aufgebaut gehören. Die Mikroben

– und vermutlich sogar die sog. „Schädlinge" scheinen normalerweise nur im Rahmen eines sog. Sinnvollen Biologischen Sonderprogramms zu arbeiten.

Das heißt wiederum nicht, daß wir nicht in unserer Ignoranz z. B. das Abgeräumt-Werden eines Pflanzenteils durch Mikrobizide verhindern könnten, genau wie wir unvernünftiger- und ignoranterweise durch Ausrottung der Tuberkel-Mykobakterien verhindern konnten, daß die ursprünglich im Rahmen des Sonderprogramms sinnvollen, später aber gänzlich überflüssigen, Magen-Darmtrakt-Tumoren ordnungsgemäß abgeräumt werden konnten. Was für uns als Zucht- oder Nutznieß-Ergebnis gewünscht ist, ist noch lange nicht für die Pflanze gut!

Zum ersten Mal müssen wir die Seele der Pflanze nunmehr in alle biologischen und auch gärtnerischen, und bäuerlichen Erwägungen mit einbeziehen. Diese Pflanzen, die wir ausbeuten, sind keine Sachen. Genauso sind Tiere keine Sachen, als was Kirchen und „Wissenschaft" sie bisher betrachtet haben. Wir brauchen nicht nur Tierschützer und Tierversuchsgegner, sondern auch Pflanzenschützer und Pflanzenversuchsgegner. Diese Forderung erscheint im Moment noch utopisch und gänzlich unrealisierbar. Aber nur die Vorstellung, bzw. das Wissen, daß Tiere und Pflanzen genauso eine Seele haben wie wir Menschen läßt uns erbitterte Tier- und Pflanzenversuchsgegner werden, aber eben aus einem ganz anderen Grund als die bisherigen Tierschützer, die anerkennenswerterweise gegen Tierversuche waren, aber zu wenige Argumente hatten. Sie meinten oft, man könne die Tiere zwar umbringen, solle sie aber dabei nicht so quälen.

Die Tiere geben uns Milch, die sie nicht für ihre Jungen benötigen, die Pflanzen können uns Menschen – wie z. B. das Gras – durchaus ihre Blätter geben, ohne daß sie dabei sterben müssen. Die Bäume können uns ihre Früchte geben, die sie nicht zur Fortpflanzung benötigen etc.

Dem Wissen um eine Seele, nicht nur beim Menschen, sondern auch bei Tier und Pflanze, hat unsere jüdisch-christliche Religion bisher überhaupt keine Rechnung getragen. Der brutale, durch die alttestamentarischen Großreligionen bedingte, Umgang mit der Natur hat zur größten Naturkatastrophe der Erde geführt. Unendlich viele Tier- und Pflanzenarten sind ausgerottet worden, einzig deshalb, weil wir beigebracht bekommen haben, Lebewesen als Sachen zu betrachten, die man beliebig quälen und ausbeuten darf. Diese primitiven Anschauungen, die für die Seele der Tiere und Pflanzen kein Mitleid haben, haben in 2000 Jahren unendliches Leid über die ganze Erde gebracht und sollten daher überwunden werden.

Dies ist nicht etwa das Bild eines Blattes, sondern einer menschlichen Hautstelle. Es zeigt den Beginn der pcl-Phase eines Neurodermitis-Herdes.

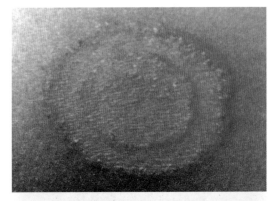

Nebenstehend ebenfalls Foto eines Heilungsphasen-Beginns einer menschlichen Haut (Vergrößerung). Später kann man die Ringe durch das hochrote Exanthem nicht mehr erkennen.

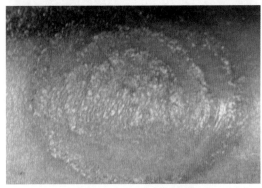

So sieht es aus, wenn Mikroben einen solchen HH bearbeiten bei einem Blatt. Wir wissen in diesem Fall noch nicht genau, welche Art von Mikroben wir hier sehen, die wie ein weißlicher Belag erscheinen. Interessant aber ist, daß sie ausschließlich im Bereich des HH in Aktion sind. Da wir einstweilen weder die Art der Mikroben erkennen, noch die Sorte des Keimblattes, an dem Sie arbeiten, so wissen wir auch nicht, ob sie gerade

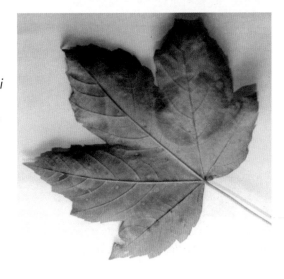

Unterseite eines Ahornblattes

427

abbauen, bzw. noch am Abbau waren, oder ob sie gerade „aufbauen". Letzteres ist wahrscheinlicher.

Mit allem Vorbehalt scheint es so zu sein, daß das Blatt während der aktiven Phase durchlöchert wird und abfällt. Wenn aber die ca-Phase nur kurz gedauert hat, bzw. rasch von einer Heilungsphase abgelöst wird, kann der Abbau noch gestoppt werden, bzw. das Gewebe durch Mikroben (Viren?) wieder aufgebaut werden. Dann sehen wir die typischen grünen Ringe als Zeichen des zurückgekehrten Stoffwechsels.

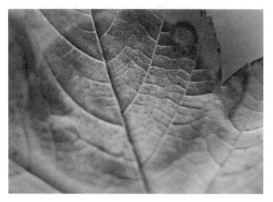

Man achte darauf, daß der grüne Ring auf der gelben Blattseite zu finden ist. Die gelbe Oberseite war offenbar der Kälte zugekehrt bzw. nicht so gut geschützt. Sie hat den Konflikt erlitten, jedenfalls mehr als die grüne Seite, auf der allerdings auch ein paar kleinere HHe zu finden sind, die ebenfalls von Mikroben bearbeitet werden.

Ausschnittvergrößerung

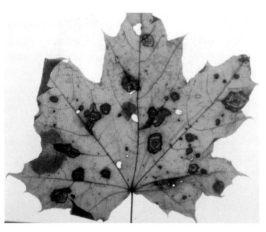

Bei diesem Ahornblatt sehen wir einerseits kleine Löcher an Stellen ehemaliger aktiver HHe.

Ahornblatt, das alle Stadien zeigt

Wiederum Vergrößerung des vorangegangenen Ausschnitts: Man erkennt,
daß das Blatt an den Stellen der HHe
gelocht wird, sofern nicht rasch eine
pcl-Phase einsetzt und nicht wieder
Stoffwechselaktivität aufgenommen
wird. Links oben in der Ecke deutlich
beginnende Stoffwechselaktivierung.
Wir sehen deutlich, daß „grüne Flecken"
aus einer stoffwechselaktivierten Zone
mehrerer HHe bestehen, aber auch
einen großen HH haben können!

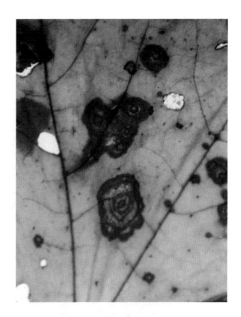

Der Pfeil zeigt zeigt auf eine
Stelle, die unmittelbar davor-
stand – oder steht, ein Loch zu
werden. Wir sehen aber auch
HHe mit aktiven Schießscheibenringen, die marginal noch
„zu retten" waren und wieder
einen grünen Außenring
bekommen haben. Schließlich
sehen wir den großen, grünen
Ring als Zeichen eines großen
HH, der offenbar nicht so
stark mitgenommen war, so
daß er wieder Stoffwechsel

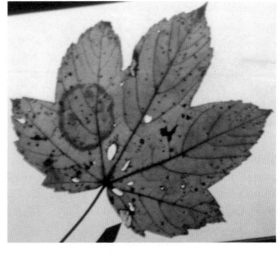

als Zeichen einer Heilungsreparatur bekommen konnte.

Sehr gut zu sehen sind hier die Schießscheibenringe innen und die Wiederanfär-
bung dieser Gebilde marginal außen als Zeichen der pcl-Phase. In der großen,
grünen Ringstruktur links ist ebenfalls innen eine zarte Ringstruktur zu erkennen.

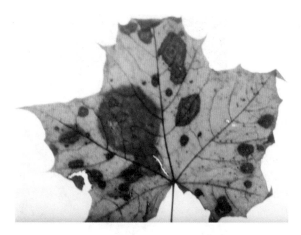

Ahornblatt, auf dem man auch wieder alle Stadien des Hamerschen Herdes erkennen kann.

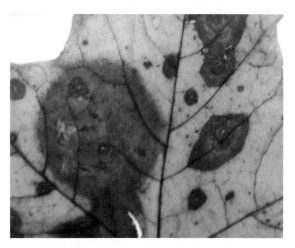

Ausschnittvergrößerung des gleichen Blattes.
Die Schießscheiben-Struktur ist gut zu erkennen. Jeweils außen ist der Bereich des HH offenbar noch rettbar, d. h. stoffwechselmäßig reaktivierbar.

Seltsam, daß diese Schießscheibenringe der Pflanzen bisher offenbar nie beobachtet oder jedenfalls nie beachtet wurden, obgleich man sie doch so gut sehen kann. Es schien den Botanikern wichtiger, die Blätter mikroskopisch zu untersuchen. Dabei „sah man den Wald vor lauter Bäumen nicht".

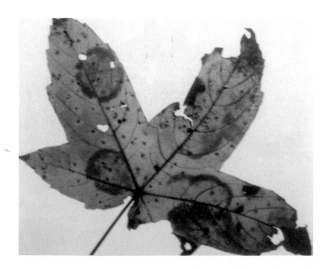

Ahornblatt mit besonders schönem HH in pcl-Phase. Aber es sind auch bereits Löcher vorhanden, dort wo der ca-Phasen-Prozeß schon zu weit fortgeschritten war.

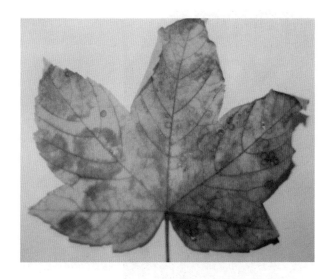

Das Interessante bei diesem Blatt ist, daß die linke Blattseite offenbar der Sonne zugewandt oder vor der Kälte besser geschützt war. Auf der linken Seite waren Stoffwechselreaktivierungen möglich in Form von HHen. Für die rechte Blattseite hat es nicht gereicht. Die rechte Seite erscheint deutlich verfärbter, brauner; die Schießscheiben des HH rechts haben zwar noch keinen Loch-Effekt hervorgerufen, aber sie sind auch nicht mehr zur Stoffwechselreaktivierung fähig.

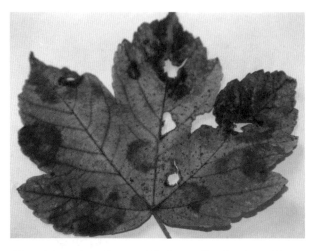

*Ahornblatt mit verschie-
denen Stadien*

Ahornblatt, das alle verschiedenen Stadien bzw. Phasenabschnitte zeigt: Löcher
aus der ca-Phase, „Fast-Löcher" noch in der ca-Phase, stoffwechselreaktivierte
HHe in der pcl-Phase.

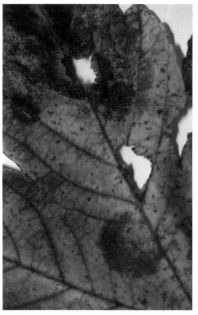

*Ausschnittvergrößerung des
vorangegangenen Bildes*

Wir erkennen, daß selbst bei schon erfolgter Lochung im HH-Bereich – wenn
die Sonne entsprechende Wärme spendet und die Nächte warm sind, einzelne
Blatteile durchaus am Rande noch einmal in die pcl-Phase kommen können, d. h.
stoffwechselmäßig reaktiviert werden können (Mitte/links oben).

Ahornblatt

Die linke Blattseite war konfliktaktiv, weil sie der Kälte
oder dem kalten Wind stärker
exponiert war. Gleichwohl
konnte sie nochmals, weil
nur zwei Tage danach der
Altweibersommer einsetz-
te, (Ende Oktober '95) die
linke Blattseite gerettet bzw.
wieder stoffwechselreaktiviert werden. Auf der rechten
Blattseite waren auch kleinere
aktive HHe, die nunmehr als
tiefdunkle Flecken oder Ringe
in der pcl-Phase imponieren.

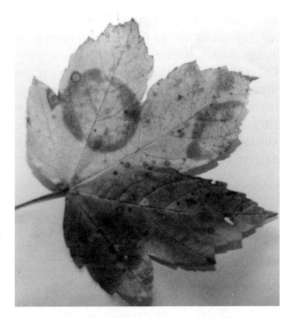

Wichtig erscheint mir, daß es
sich hier um einen durch zehn warme Tage und Nächte Ende Oktober abgebro-
chenen „Herbstvorgang" handelt. Gleichwohl könnte dieser „Vorgang" in weiter
südlich gelegenen Gegenden der normale sein.

Dieses Ahornblatt könnte klarer
nicht sein: In einer kalten, win-
digen Oktobernacht ist es gelb
geworden, d. h. es erlitt einen
aktiven Biologischen Konflikt,
dessen Sonderprogramm darin
zu bestehen scheint, daß die
Flüssigkeit aus den Blättern
und Zweigen herausgenommen
wird, damit nicht der Frost die
Pflanze zerstört. Gelb werden
heißt offenbar einen aktiven
Konflikt haben.

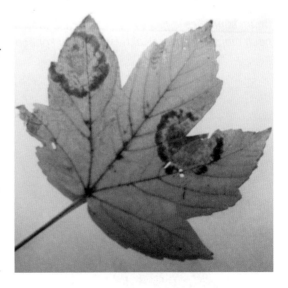

Nach zwei Tagen der Kälte aber kamen die erwähnten sommerlichen Temperaturen. Es veranlaßte den Baum dazu, nochmals Wasser in das Blatt zu ziehen und in den bis dahin unsichtbaren ca-Schießscheibenringen Stoffwechsel zu machen, Chlorophyll zu bilden und dadurch diese grünen Ringe zu schaffen. In unseren Breiten wäre der Normalfall, daß die ca-Phase durchgängig bis zum Frühjahr reicht. Dann finden wir natürlich solche Ringe nicht grün angefärbt. Der Frühling zieht dann, so sagen wir, das Wasser hoch, die Blätter sprießen. Haben wir uns überlegt, daß es im Prinzip der gleiche Vorgang ist, wie die pcl-Erscheinungen in unseren Organen oder unserem Gehirn?

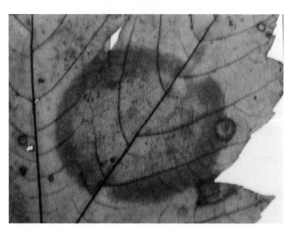

HH eines Ahornblattes in starker Vergrößerung

Die kleineren HHe dieses Blattes erscheinen bereits kurz vor der „Lochung" gewesen zu sein, hatten sich auch noch einmal in der Heilungsphase erholt. Auch wenn die Heilungsphase schließlich nur ein 10-tägiges Intermezzo gewesen ist, der Baum konnte es ja nicht vorher wissen. Er hat die biologische Chance gesehen, noch mal stoffwechsel-aktiv werden zu können.

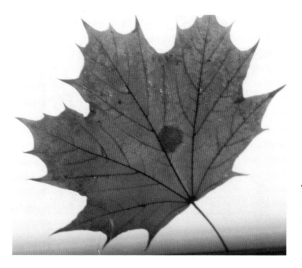

Ahornblatt mit zentralem HH in der pcl-Phase (grüner Fleck).

434

*Palmenblatt mit einem aktiven HH.
Das Palmenbäumchen hatte an dieser Stelle Frost mit Zugwind erlitten.
Die Schießscheibenringe sind gut zu
sehen. Das restliche Blatt scheint
aber intakt geblieben zu sein. Es
könnte so sein, daß die Einwirkung
der Kälte zu lange gedauert hat, als
daß die Stelle reparierbar gewesen
wäre. Allerdings war die Alteration
auch nicht lange genug, als daß
sich ein Loch im Blatt gebildet hätte. Wir sehen, es gibt nicht nur entweder oder, sondern alle Übergänge
innerhalb der Naturgesetze.*

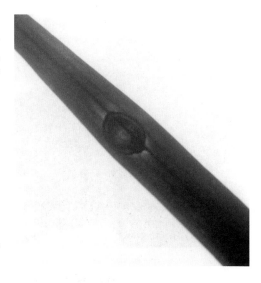

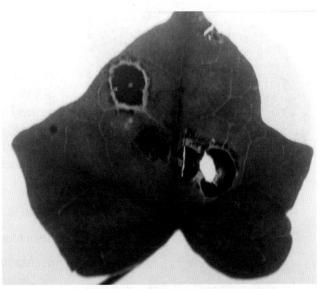

*Efeublatt: Es sind drei oder vier größere HHe eingeschlagen. Ein HH ist bereits
gelocht, der HH links ist aber bereits quasi sequestriert, d. h. marginal unmittelbar
vor der „Lochung". Sehr gut zu sehen die Schießscheibenringe. Das restliche Blatt
wurde offenbar noch nicht wesentlich alteriert.
Unsere frühere Vorstellung, daß diese Löcher durch die Mikroben entstehen, war
jedenfalls in diesen beschriebenen Fällen falsch.*

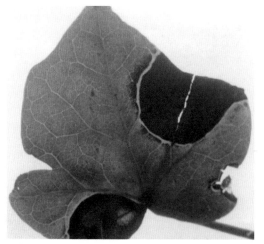

Efeublatt mit zwei typischen Hamerschen Herden, in denen wir die Schießscheibenringe deutlich sehen können. Beide scheinen zu sequestrieren. Unten sehen wir einen bereits gelocht, also ausgestanzt. Ob solche HHe sich auch noch erholen können oder ob die ca-Phase schon zu weit fortgeschritten war, wissen wir nicht.

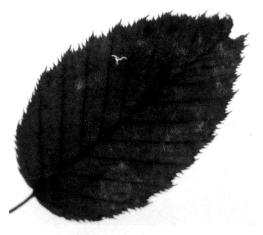

Buchenblatt, dessen HHe noch reaktivierbar waren. Hierbei war das Mikromilieu offenbar günstiger. Wenn wir solche Unterschiede demnächst bemerken, sehen wir unsere Pflanzen und Bäume mit ganz anderen Augen an. Sie sind unsere Lebens-Kameraden.

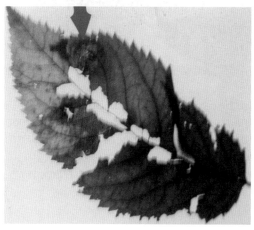

Gelochtes Buchenblatt

Buchenblatt, an dem man gut die Lochbildung studieren kann. Der HH im Bild links war bereits unmittelbar vor der Lochbildung, wurde dann aber offenbar am Rande (Pfeil oben) nochmals stoffwechselreaktiviert durch pcl-Phase. Offensichtlich ist dabei das „Mikromilieu" sehr entscheidend.

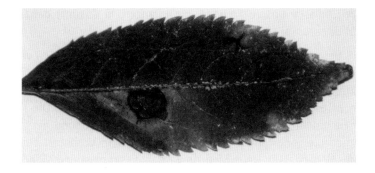

Holunderblatt mit einem HH, der wunderschön Schießscheibenringe zeigt. Im Zentrum war der HH offenbar nicht mehr zu retten, aber außen wurde er durch pcl-Phase revitalisiert.

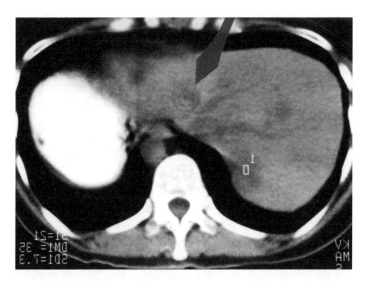

Leber-CT: Schießscheiben in der ca-Phase im Organgehirn

Zum Vergleich: Wir sehen einen aktiven HH in der Leber, also einen Organ-HH. Solche Schießscheibenringe sieht man besonders gut am Beginn der Konfliktaktivität, also nach dem DHS. In der Folgezeit wachsen entlang dieser Schießscheibenringe neue Zellen, die nicht für Dauer gedacht sind, sondern nur für die konfliktaktive Phase halten sollen. Nach Lösung des Konflikts werden sie ja bekanntlich tuberkulös abgebaut.

Wir müssen unsere Freunde, die Pflanzen, in Zukunft ganz anders sehen – als Mitkreaturen!

Bei aller Grausamkeit, die es in der Natur gibt, konnten wahrscheinlich weder Pflanzen, Tiere oder Menschen jemals so verblendet sein wie wir in den letzten 2000 Jahren. Wir haben sogar unsere Mitkreaturen Tiere nur als Sachen anzusehen beigebracht bekommen – die Pflanzen erst recht. Die Krönung der Dummheit brachte uns unsere sog. Zivilisation. Die Krönung der Zivilisation kann nur noch die „oneworld"-Regierung sein mit dem Vorhaben einer totalen Kontrolle des Denkens. Die Neue Medizin wird in dieser geistigen Mondlandschaft den Weg zurück weisen zu unseren intuitiven, individuellen Fähigkeiten, zu dem natürlich-biologischen Miteinander aller Lebewesen, das wir verloren haben. Wir sind jedoch noch nicht zu Ende mit unserem biologisch-botanischen Frage- und Antwortspiel:

Vorausgesetzt, die 5 Biologischen Naturgesetze treffen im Prinzip auch analog auf die Pflanzen zu – was wir noch beweisen müssen – dann würden unsere Botaniker auch erstmals dafür eine Erklärung bekommen, wieso es Pflanzenkrebs gibt oder Nekrosen bei Pflanzen. Der Pflanzenkrebs müßte dann ausgelöst sein – natürlich als Sinnvolles Biologisches Sonderprogramm der Natur! – vom „Althirn". Allerdings sehen wir bei den Pflanzen nur ein „Kompakt-Gehirn", bei dem wir zudem überhaupt nicht unterscheiden können zwischen Althirn-Zugehörigkeit und Großhirn-Zugehörigkeit.

Manchen meiner Leser mag dieser Blick in unsere „biologisch-botanische Werkstatt" etwas schwindelig machen, aber so muß man in der biologischen „Kriminalistik" der Neuen Medizin arbeiten, wenn man 5 Biologische Naturgesetze hat.

Seht nur, welch faszinierende Übereinstimmungen wir da antreffen bei aller Vielfalt, die Mutter Natur sich ausgedacht hat! Wir sehen bei dem 3. Biologischen Naturgesetz, dem Ontogenetischen System der Krebse und Krebsäquivalente, daß Mutter Natur in der konfliktaktiven Phase (ca-Phase), sowohl Zellvermehrung durch Mitose als auch Zellschwund machen kann, je nachdem, von welchem Hirnteil diese Sonderprogramme gesteuert sind. Das übergeordnete System ist der *sog. Biologische Sinn*, der bei den althirn-gesteuerten Organen eben in der Zellvermehrung liegt, bei den großhirnrinden-gesteuerten Organen zwar in der gleichen 1. ca-Phase, dagegen aber im Zellschwund zu finden ist. Beide biologischen Vorgänge, obgleich auf organischer Ebene scheinbar diametral entgegengesetzt, sind nach dem 5. Biologischen Naturgesetz in analoger Weise sinnvoll. Und selbst wenn die vom Großhirnmarklager gesteuerten Organe ihren Biologischen Sinn am Ende der Heilungsphase (pcl-Phase) mit Zellvermehrung haben, ist das nicht etwa ein Gegensatz, sondern eine Variante, die sich Mutter Natur erlaubt hat, die aber allemal von der höheren Gesetzmäßigkeit des 5. Biologischen Naturgesetzes umfaßt wird.

Wollen wir jetzt versuchen, entwicklungsgeschichtlich eine Verbindung zu finden zwischen der Pflanzenwelt und der Tier/Menschenwelt, dann versuchen wir zunächst einmal, unsere 5 Biologischen Naturgesetze aus der Tier/Menschenwelt auf die Pflanzenwelt anzuwenden, wie oben gezeigt. Eine solche Vorgehensweise ist zunächst nichts anderes als eine Arbeitshypothese.

Die Pflanze könnte dabei, nehmen wir es einstweilen so an, ganz sicher ist es natürlich nicht, ein „eingehirniges Wesen" sein, Tier und Mensch dagegen „zweigehirnige Wesen", bestehend aus Kopfgehirn und Organgehirn. Die biologische Notwendigkeit des zweiten Gehirns (Kopfgehirns) hätte sich z. B. ergeben können aus der angestrebten größeren Mobilität des Individuums. Die große Frage, die ja Darwin schon beschäftigt hat, ist die: Zu welchem Zeitpunkt haben sich Pflanzenwelt und Tierwelt gespalten? Wahrscheinlich ist, daß es einige oder viele Millionen Jahre Pflanzen gegeben hat, bevor es Tiere – wenn auch noch sehr primitive – gab, die sich von diesen Pflanzen ernähren konnten. Andererseits müßten wir pflanzliche Aufbaustrukturen bei uns finden, wenn wir eine Zeit lang auf dem „Pflanzenzug" mitgefahren wären, analog z. B. bei unseren rudimentären Kiemenbogengängen, die uns zeigen, daß wir eine Wegstrecke mit den Wassertieren „mitgeschwommen" sind.

Solche gemeinsamen Strukturen haben wir bisher nicht erkannt, bzw. sie waren sehr allgemeiner Art: Gemeinsame sog. organische Grundbausteine aus Kohlenstoff, Sauerstoff und Wasserstoff, Stickstoff und Phosphat etc., Stoffwechsel, Vermehrung auf eingeschlechtliche oder zweigeschlechtliche Art, kurz: solche Phänomene, die wir als Zeichen des Lebens empfinden. Aber wo gingen unsere Wege auseinander?

Im Grunde müssen unsere Wege schon im Einzellerstadium auseinander gegangen sein. Denn das Einzeller-Individuum hat „nur" ein Organgehirn jedenfalls glauben wir das heute so. Die Neue Medizin mit ihren Naturgesetzen kann hier vielleicht weiterhelfen. Dazu müssen wir wieder einen kleinen Ausflug in die Entwicklungsgeschichte machen:

Wir wissen, daß eine große Anzahl von Säugetieren in Australien zu einem für die Säugetiere relativ frühen Zeitpunkt eine eigene „Kontinental-Entwicklung" durchgemacht hat: Beuteltiere. Das Besondere aber ist, daß etwa die gleichen Arten entstanden sind wie auf den anderen Kontinenten (Beutelratten, Beutelwölfe etc.), eben alle nur mit Beutel, in dem das Junge getragen wird. Es könnte also sein – zunächst eine Arbeitshypothese! – daß es eine Art „Schöpfungsprogramm" gegeben hat, zu dem auch die 5 Biologischen Naturgesetze gehören. Es könnten sich demgemäß bei den Pflanzen und den Tieren/Menschen analoge Sonderprogramme wiederfinden lassen, eben solche Sinnvollen Biologischen Sonderprogramme der Natur wie sie für Tier und Mensch erwiesen sind.

Dieser ganze Forschungszweig ist erst möglich geworden, seit die Medizin eine Naturwissenschaft geworden ist. Jetzt können wir nicht nur naturwissenschaftliche Erkenntnisse (z. B. Arten der organischen Verbindungen etc.) in die Medizin tragen, sondern wir können erstmals biologisch-medizinische Naturgesetze in die Biologie hineintragen. Naturgesetz ist Naturgesetz, ob biologisch oder medizinisch ist von nun an egal, wenn beide Bereiche naturwissenschaftlich sind.

Wir müssen vielleicht schon ganz bald versuchen, die Seele eines Baumes nicht nur sentimental, sondern ganz real zu verstehen, aber auch die eines kleinen Blümchens und einer jeden Pflanze, auch wenn man sie bisher als „Unkraut" oder „Schädlingspflanze" bezeichnet hatte. Wir sollten mit einer neuen Zeitrechnung beginnen und die letzten 2000 Jahre der Verblendung gründlich verarbeiten!

Ich vermute in aller Bescheidenheit, daß wir mit den 5 Biologischen Naturgesetzen deshalb eine so große Entdeckung gemacht haben, weil wir 5 der Konstanten – vielleicht gibt es noch mehr – entdeckt haben, die durchgängig durch die gesamte Evolution konstant geblieben sind, während sich die Pflanzen- und Tierwelt zu einer reichen Mannigfaltigkeit ausdifferenziert hat.

Damit ist die Neue Medizin die Urmedizin, ein wirklich alle Lebewesen umspannendes naturwissenschaftliches System, das gleichzeitig sehr logisch-kohärent ist, ungeheuer menschlich oder sogar soziokreatürlich ist und gleichzeitig, man könnte fast sagen, die natürliche Religion darstellt, die für alle Lebewesen in gleicher Weise gilt.

Während fast alle Religionsstifter immer gelehrt haben, ihr Gott werde die Naturgesetze „durchbrechen" und dadurch Wunder tun, so besteht das Wunder in der Neuen Medizin mit ihren 5 Biologischen Naturgesetzen gerade darin, daß die Naturgesetze eben nicht durchbrochen werden. Die höchste Vollkommenheit besteht eben – wie bei den Griechen des Altertums in der klassischen Zeit – in der wunderschönen Normalität, Ausgewogenheit, nicht Trivialität! Das hat nichts mit Idealisierung z. B. der Grausamkeiten in der Natur zu tun, sondern in diesen Naturgesetzen sind Geburt und Tod auf ganz natürliche Weise mit einbezogen.

7

Das Wunder der Schöpfung

Die Naturwissenschaftler werden gemeinhin für mehr oder weniger ausgeprägte Atheisten gehalten, weil sie nicht an Moses, Jesus oder Mohammed glauben. Sie haben nur, mit gewissem Recht, Angst vor der großen Herde der kritiklos gläubigen Frommen. Diese Frommen können alles mit irgendeinem Bibelspruch beweisen bei extremer Ahnungslosigkeit davon, unter welch obskuren Umständen diese Bibelsprüche eigentlich zustande gekommenen sind.

Ein echtes Wunder aber bestreitet kein ernsthafter Naturwissenschaftler: das Wunder der Schöpfung, man kann auch sagen: das Wunder des Lebens. Und wenn wir den Schöpfer des Lebensodems (= Lebens-Atem) Allvater Odin nennen, braucht eigentlich auch keiner etwas zu „glauben". Ein solcher Allvatergott Odin ist logisch in sich!

Nun zu dem Wunder der Schöpfung:

Wir Menschen durften Mutter Natur 5 Biologische Naturgesetze ablauschen. Wir können auch sagen: der Allvater/die Allmutter, Gott/Göttin „Lebensodem" (= Odin) hat uns erlaubt, diese 5 Biologischen Naturgesetze zu erkennen.

Seit wann gibt es diese 5 Biologischen Naturgesetze? Der Fetus, so nennt man den ungeborenen Menschen nach der 8. Woche der Schwangerschaft, kann Biologische Konflikte erleiden, sprich Sonderprogramme einschalten, die wir früher Krankheiten nannten.

Auch der Embryo (Frucht im Mutterleib bis 8. Schwangerschaftswoche) kann solche Konflikte erleiden, und zwar bei den gleichen Konflikt-Inhalten wie später z. B. ein erwachsener Mensch: Anfangs archaische, vom Althirn gesteuerte Biologische Konflikte, später mit fortdauernder Schwangerschaft auch die mesodermalen, großhirnmarklager-gesteuerten und schließlich auch die großhirnrinden-gesteuerten, ektodermalen Biologischen Konflikte. Dafür haben wir viele praktische und mit Hirn-CT belegte Beispiele von Neugeborenen.

Nach der 1. und 2. Zellteilung (also 4-Zellstadium) sind die Zellen noch „totipotent", d. h. bei Auseinanderlösung der 4 Zellen könnten 4 eineiige Zwillinge, bzw. Vierlinge entstehen. Danach beginnt sich die Funktion der Zellen für später festzulegen.

Gehen wir zurück auf die befruchtete Eizelle, dann müssen doch im Prinzip alle Informationen für alle Sonderprogramme, also für alle Verhaltensweisen (siehe Verhaltensforschung) auch im Sonderprogrammfall, in der einen Eizelle gespeichert sein – vermutlich in der Anordnung der DNS und RNS (Desoxyribo-Nuclein-Säure oder Ribo-Nuclein-Säure) sowie der Anordnung der Eiweiß-Aminosäuren.

Wenn alle Menschen und Tiere ihre Sonderprogramme nach diesen 5 Biologischen Naturgesetzen abwickeln, dann muß, ganz klar, diese erste befruchtete Eizelle quasi die riesige Festplatte unseres Computers – unseres Organismus enthalten! Es spricht übrigens auch vieles dafür, daß selbst unsere differenzierten Organzellen jede einzelne noch die gesamte Informationsmenge aller Sonderprogramme enthält!

Die Urzelle unterscheidet sich bei Pflanzen und Tieren nicht wesentlich: Sie haben alle typischen Lebenseigenschaften wie Stoffwechsel, Energiestoffwechsel, Fortpflanzung, Vererbungs- und Entwicklungsfähigkeit, Reaktion auf äußere Reize, Anpassungsfähigkeit auf äußeres Milieu und Zweckmäßigkeit. Alle haben Proteine (Eiweiße) und Nukleinsäuren.

Wenn das so ist, dann bestand der Schöpfungsakt der „Mutter Natur" in der Erschaffung dieser ersten Urzelle, deren Schöpfung viele Millionen Jahre gedauert haben muß. Das Wunder besteht u. a. vermutlich in der Anordnung der DNS und daß wir hochdifferenzierten Lebewesen immer noch – seit Hunderten von Millionen Jahren – u. a. nach dem Code der 5 Biologischen Naturgesetze ausgerichtet sind, die schon in der Urzelle verwirklicht und gespeichert sind, natürlich noch nicht so ausdifferenziert in alle Kolorationen der Biologischen Konflikte, aber im Prinzip schon damals vorhanden!

Dieses Wunder braucht niemand zu glauben, das ist beweisbar, liegt auf der Hand und wird auch von keinem intelligenten Menschen geleugnet. Dieses Wunder ist wunderbar klar!

Als eigentliches Wunder der Schöpfung empfinde ich es, daß Mutter Natur offenbar schon mit der Ur-Einzelle ihr gesamtes Konzept für die nächsten Hunderte von Millionen Jahre fertig hatte. Wie viele Hunderte von Millionen Jahre es gedauert haben mag, bis dieser Schöpfungsakt der Urzelle vollzogen war, ist noch ein großes Geheimnis. Wahrscheinlich aber ist, daß die ganze Evolution, die wir in unseren Lehrbüchern beschreiben, erst starten konnte, als das Programm der Urzelle perfektioniert war. Und selbst Variationen des „Urkonzepts", so will ich diese Schöpfung einmal nennen, müssen auch schon vorausgeplant gewesen sein.

Denn die Abzweigung von der Pflanze, bzw. die Entwicklungsgabelung zwischen Tier/Mensch einerseits und Pflanzen andererseits, beginnt wahrscheinlich schon bei der Urzelle, mindestens aber im sog. „Gastrula-Stadium", in dem sich die

3 Keimblätter bilden. Und das ist schon am Ende der 1. Schwangerschaftswoche, also eine Woche, bevor die Frau erst durch Ausbleiben der Periode sicher weiß, daß sie schwanger ist, also eine Woche nach der Konzeption. Denn die erste Zelle einer Pflanze, eines Menschen oder Tiers unterscheidet sich in ihrer biochemischen Zusammensetzung nicht.

Daß die Urzelle den Code für die Entwicklung des Lebewesens enthält, das wußten wir ja. Schon das ist ein ungeheuerliches Wunder. Das würde bedeuten, daß quasi der Architektenplan für ein Haus eincodiert ist. Aber daß in der einen Zelle auch gleich die Naturgesetze für die Sinnvollen Biologischen Sonderprogramme mit einprogrammiert sind, das ist schier nicht zu fassen. Aber daß diese Sonderprogramme, die doch für den Einzeller konzipiert gewesen sein müssen, heute noch für jedes noch so komplizierte Lebewesen einschließlich Mensch und die noch klügeren Delphine gültig sind, das ist ein Wunder der Schöpfung. Auch die Variationen der Sonderprogramme sind mindestens im Prinzip schon einprogrammiert. Mit Variationen meine ich z. B. die Verschiedenheit der Zellvermehrung und Zellschwund in der konfliktaktiven Phase, von Keimblatt zu Keimblatt verschieden.

Die Biologen und die anderen Naturwissenschaftler müssen sich oft den Vorwurf gefallen lassen, sie seien „ungläubig", nur deshalb, weil es ihnen schwerfällt oder gar unmöglich ist, an diese hunderte von Glaubensdogmen der Großreligionen zu glauben, die ja alle drei aus dem Judentum mit seinem typischen Dogmatismus stammen. Was ein Biologe mit dem Begriff der „Erbsünde" anfangen soll, der ja im Christentum ein zentraler Begriff und eine „Conditio sine qua non" ist, ist naturwissenschaftlich nicht nachzuvollziehen. Für die Christen ist er unverzichtbar, da er erst den „Erlösungsbedarf" setzt, ohne den man nicht ins „religiöse Geschäft" kommen würde.

Gleichwohl ist der wahre Naturwissenschaftler zumeist viel frommer im Sinne von ehrfürchtig vor dem Wunder der Schöpfung. Und für ihn ist gerade nicht – wie für die Christen – die Durchbrechung der Naturgesetze das, was er bewundert und vor dem er Ehrfurcht empfindet, sondern z. B. gerade das Wunder, daß in der allerersten Urzelle ein solch gewaltiger Schöpfungsplan enthalten ist, was wir Menschen uns ja bisher niemals vorstellen konnten. Welch ein Unsinn, zu glauben, der Schöpfer hätte die Schöpfung zuerst schlecht, böse und sündig gemacht, um gleich die Nachbesserungs-Notwendigkeit für seinen Sohn in Form der Erlösung von der sündigen Schöpfung einzubeziehen. Das waren religiöse Irrwege.

Göttervater Zeus, Göttermutter Hera oder Erdmutter Gaia (Gä) bei den Griechen, oder ein Allvatergott Odin, Göttermutter Frigga u. ä. brauchen einen Naturwissenschaftler überhaupt nicht zu stören in seiner Bewunderung und Ehrfurcht vor der Schöpfung, denn diese Vorstellungen verlangen keine Dogmen. Sie verstehen sich oder wir verstehen sie als göttliches Prinzip dieser wunderbaren

Schöpfung. Einem Naturwissenschaftler macht es z. B. nichts aus, sich das urgött-liche Prinzip *weiblich* vorzustellen, zumal das weibliche Prinzip in der Natur ja mit Sicherheit älter ist als das männliche. Kurz: man könnte bei dem griechischen und germanischen Gottes- oder Götterverständnis und auch bei vielen Naturreligionen von einem *natürlichen* Gottesverständnis sprechen.

Im Gegensatz dazu sind die auf alttestamentarischer Basis entstandenen Großreligionen in höchstem Maße unnatürlich. Während die indogermanische Göt-tervorstellung noch eine ganz und gar natürliche war, die noch keinen Bruch zwischen natürlicher Wissenserweiterung und Gottesglaube kannte, kam durch die zoroastrische altpersische Religion der Unterscheidung zwischen „Gut" und „Böse" der totale Bruch in die indogermanische Gottesvorstellung. An dem kranken unsere Religionen und Geisteswissenschaften, und auch die Medizin heute noch. Durch diese alttestamentarische Vorstellung, die die Juden aus der altpersi-schen zoroastrischen Religion übernommen hatten, konnte sich z. B. die Medizin überhaupt nicht weiterentwickeln, weil unsere Forscher wahnhaft nur zwischen „gutartig" und „bösartig" unterschieden haben – was es in der Natur einfach nicht gibt. Was hätte denn, bitte schön, dieses Schöpfungswunder, das in der Urzelle nicht nur die gesamte Evolution, sondern sogar die 5 Naturgesetze der Neuen Me-dizin bereits einprogrammiert hat, mit Bösartigkeit oder Gutartigkeit zu tun? Die Neue Medizin wird uns auch von diesen Irrwegen befreien und uns zurückführen in die natürliche Religion, das natürliche Gottesverständnis oder sagen wir auch: in das natürliche Verständnis von Mutter Natur!

8

Aus der Werkstatt der Neuen Medizin:
Trisomie 21, das sog. Down-Syndrom oder Mongolismus

In diesem Kapitel möchte ich Einblick in meine „Werkstatt" geben, also Einblick in wichtige, noch ungelöste medizinische Probleme und Fälle, die an mich herange- tragen werden. Dafür habe ich folgenden ausgewählt: Der Fall betrifft die kleine Tochter einer Ärztin, die mir freundlicherweise gestattet hat, den Fall samt Bildern zu veröffentlichen.

Bei einem Seminar Ende September 1998 kam diese Kollegin mit ihrem Ehe- mann, der Orgelbauer ist, und ihrer viereinhalbjährigen Tochter zu mir und fragte, ob ich etwas über „Down-Syndrom" bzw. „Mongolismus" im Zusammenhang mit der Neuen Medizin wisse, und ob ich irgendeine Hilfe anbieten könne.

Ich antwortete ihr, daß ich für diesen speziellen Fall noch nichts Genaues wisse, daß ich aber früher lange in der Kinderneurologie und Kinderpsychiatrie gearbeitet hätte, mir die grundsätzliche Problematik also geläufig sei. Ich hätte im Rahmen der Neuen Medizin sehr viele behinderte Kinder gesehen, die, wenn man das Pro- blem, d. h. den richtigen Schlüssel herausfinde, wieder vollkommen gesund wer- den könnten und geworden seien. Ich bot ihr an, im Falle ihrer Tochter gemeinsam zu forschen.

Und das taten wir bzw. tun es noch. In diesem Fall wurde das Problem thema- tisiert und in die „Werkstatt" genommen.

Der Mensch hat in jeder Zelle 2x je 23 Chromosomen oder 23 Chromosomen- paare, außer in den Keimzellen im Ovar und in den Spermen, wo nur ein einfacher Chromosomensatz zu 23 vorhanden ist. Der Mann hat ein unpaariges Chromoso- menpaar, das X- und das Y-Chromosom. Die Frau hat statt dessen zwei paarige X-Chromosomen.

Das „Down-Syndrom", so schreiben die Lehrbücher, hat als Besonderheit, daß am menschlichen Chromosom Nr. 21 nicht zwei, sondern ein drittes Chromosom oder jedenfalls Bruchstücke von einem solchen, festgestellt werden. Das Syndrom (was nur heißt, daß mehrere Symptome gleichzeitig vorkommen) kommt laut der Fachliteratur nur bei Angehörigen der weißen Rasse vor. Eine ursächliche Therapie ist bisher laut Lehrbüchern nicht möglich!

Die Symptome sind: Entwicklungsverzögerung mit geistiger Behinderung, mongoloides Gesicht, mongoloide Lidachse, Kurzköpfigkeit, Überstreckbarkeit der Finger, besonders des kleinen Fingers, sog. Epikanthus[2], sog. Schlupflid, offener Mund, Vierfingerfurche, Sandalenlücke (großer Abstand zwischen dem großen Zeh und der zweiten Zehe), Knopfnase, Ohrmuschel-Dysplasie[3], große Zunge, verminderter Muskeltonus, Kurzfingrigkeit und Schielen.

Alle diese Merkmale kommen in der aufgezählten Reihenfolge zwischen 99% und 23% der Fälle mit diesem Syndrom vor. Aber die Trisomie[4], wie man solche Syndrome nennt, ist nicht einheitlich, sondern es gibt wieder eine Reihe von Unterformen bzw. Variationen, z. B. die sog. Mosaik-Trisomie, die angeblich hier bei unserem Fall vorliegt, wie die Mutter vermutet. Bei dieser hat ein Teil der Körperzellen beim 21er Chromosom, wie es normalerweise der Fall ist, nur 2, ein anderer Teil der Körperzellen hat dagegen 3 Chromosomen – oder jedenfalls Bruchstücke eines dritten Chromosoms.

Ich bin kein Genetiker[5], möchte mir auch nichts anmaßen, ebenso wie die Mutter des Mädchens, die sich als Ärztin jedoch wirklich intensiv mit den Grundlagen dieses Syndroms beschäftigt hat, wie sich jeder leicht vorstellen kann.

Interessant ist an diesem Fall, daß der Vater des Mädchens die Neue Medizin schon seit vielen Jahren kennt. Die Mutter des Mädchens lernte sie erst, als sie bereits im 7. Monat schwanger war, kennen, als sie mit dem Vater des Kindes zusammenzog. Sie war damals 42 Jahre alt.

Annas Mutter arbeitete bis zum 7. Monat bei einer Behörde in einem großen sehr hellhörigen Hochhaus von 10 Stockwerken, das renoviert wurde. Sie weiß nicht mehr genau, ob die Renovierungsarbeiten schon vom ersten Monat der Schwangerschaft ab liefen oder erst vom zweiten. Jedenfalls wurde mit Preßlufthämmern und -bohrern praktisch von morgens bis abends gearbeitet. „Es ging einem durch Mark und Bein", berichtet die Mutter. Es sei die reine Folter gewesen und alle hätten eigentlich immer nur den einen Wunsch gehabt – Wegzulaufen.

Danach sei sie zu ihrem Freund, dem Vater des Kindes, gezogen. Dieser hatte einen alten kleinen Bauernhof geerbt und richtete sich als Orgelbauer dort eine Werkstatt ein. Aber man mußte in den nächsten Monaten vor der Geburt und auch noch nachher mit der Motorsäge etwa hundert Bäume fällen, was Annas Mutter mit ihrem Freund zusammen machte, damit mehr Licht in die dunklen Räu-

---

2 Epikanthus = sichelförmige Hautfalte am inneren Rand des oberen Augenlids

3 Dysplasie = Fehlbildung oder Fehlentwicklung eines Gewebes oder Organes

4 Trisomie = Genommutation, bei der Chromosomen dreifach vorhanden sind

5 Genetik = Wissenschaft von den Grundlagen und Gesetzmäßigkeiten der Vererbung

me des Hofes kommen konnte. Natürlich dachte sie nicht daran, daß das für das Kind im Mutterleib nicht gut sein könnte, denn für sie selbst war die Motorsäge nach den ohrenbetäubenden Preßlufthämmern an ihrer früheren Arbeitsstelle die reinste Erholung. Wie gesagt, auch nach der Geburt wurde noch monatelang weitergesägt. Die Bäume mußten ja z. B. zu Feuerholz zerkleinert werden. Außerdem wurde in der Orgelbauerwerkstatt des Vaters ständig gesägt.

Als Anna als Hausgeburt zum Termin geboren wurde, sah sie aus, „wie ein kleiner Chinese". Für die Mutter als Ärztin war die Diagnose außer Zweifel: „Mongolismus/Down-Syndrom". Aber der Vater sagte tröstend zu seiner deprimierten Freundin: „Das kann noch nicht das letzte Wort gewesen sein, wir wollen sehen, ob nicht die Neue Medizin etwas Hilfreiches dazu sagen kann!"

Seither haben die Eltern eine Gelegenheit gesucht, festzustellen, ob die Neue Medizin hier nicht helfen könnte, obwohl in den Büchern über Neue Medizin ja nichts über Down-Syndrom zu lesen war. Der Vater kannte diese ja schon seit Jahren. Die Mutter beschäftigte sich erst später damit, stellte aber gleichzeitig fest, daß bei ihrer Tochter ein „typischer Verlauf" vorhanden war, auch alle Symptome vorlagen wie Schlupflid, offener Mund, große Zunge, Entwicklungsverzögerung, Klinodaktylie[6]. Mit einem Jahr konnte Anna noch nicht krabbeln oder sitzen. Eine intensivmedizinische Behandlung war nicht nötig gewesen, Anna konnte von ihrer Mutter versorgt werden.

Zwischen dem 8. und 18. Lebensmonat hatte Anna nachts oft einen pavor nocturnus, näßte auch oft dabei ein. Im Nachhinein vermutet die Mutter, daß es epileptische Anfälle gewesen sein könnten. Erst mit zweieinviertel Jahren konnte Anna frei laufen, wenn auch sehr ungeschickt und ataktisch[7]. Die Mutter: „Es sieht schlimmer aus, als es ist." Auch jetzt läuft das Kind noch sehr ungelenk und ataktisch, weil noch erhebliche Teillähmungen der Muskulatur der Beine bestehen.

Die Gelegenheit, die Neue Medizin zu Rate zu ziehen, ergab sich dann im September '98 auf einem Seminar. Bei der bei dieser Vorgeschichte so eindeutigen Diagnose des Kreissägen-Syndroms fiel der Mutter seltsamerweise das Preßlufthämmern bei diesem Stichwort erst nicht ein, auch lag versehentlich das Hirn-CT noch nicht vor. Trotzdem glaubten wir, gemeinsam den Schlüssel gefunden zu haben, der genau ins Schloß passen müßte.

Die Eltern achteten von da ab peinlich darauf, daß alle stärkeren Geräusche, besonders die von Maschinen, unterblieben. Ganz aufgeregt rief die Mutter eines Tages an, als ihr die Sache mit den Preßlufthämmern im Nachhinein wieder einfiel.

6 Klinodaktylie = Überstreckbarkeit der Finger

7 ataktisch = unregelmäßig

Aber der Schlüssel paßte wirklich: Seit 12 Wochen macht Anna, zur großen Freude ihrer Eltern, eine rasante Aufholentwicklung in Richtung Normalität durch, die vorher niemand für möglich gehalten hatte. Nachbarn, Freunde und Therapeuten sagen den Eltern, daß sie das Kind nicht mehr wiedererkennen würden. Während sie vorher nur 1 bis 2 Worte aneinandersetzen konnte, spricht sie jetzt ganze Sätze von 3 oder auch mal 4 Wörtern und – sie versteht jetzt alles viel besser. Sogar wenn man Anna nur ein paar Tage nicht gesehen hätte, fiele jedem der rasche Fortschritt der „Nachreifung" auf, berichtet die Mutter.

Den „Werkstattbericht" könnte man bis hierhin so abfassen: Klar war, daß das Kind schon im Mutterleib mindestens einen „Kreissägen-Konflikt" erlitten haben mußte. Im Nachhinein fiel der Mutter ja auch der „Preßlufthammer-Hörkonflikt" ein, der 6 oder 7 Monate angedauert hatte. Die Mutter berichtete auch, bei lauten Geräuschen, sogar wenn die Katze schreie, halte sich Anna die Ohren zu und empfinde augenscheinlich Unbehagen oder sogar Schmerz. Oft schreie sie sogar. Man habe das bisher aber nicht richtig einzuordnen verstanden.

Wir wissen in der Neuen Medizin, daß ein Individuum, wenn es je einen corticalen Hör-Konflikt rechts- und links-cerebral hat, Stimmen hört. Dies tritt auf, wenn der Konfliktinhalt jeweils etwas Gesprochenes war, z. B. je ein gesprochener Satz, den man nicht hören wollte bzw. bei dem man seinen Ohren nicht traute. Die „Stimmen" sprechen dann gewöhnlich miteinander etwas, was immer mit diesen Sätzen zu tun hat.

Wenn es sich aber um Geräusche wie das Kreissägen-Geräusch handelt, sind die Betroffenen geradezu ungeheuer geräuschempfindlich, und erleiden bei jedem stärkeren aber oft auch nur normalen Geräuschen der betroffenen Frequenzen geradezu höllische „Hörschmerzen". Das Geräusch tut richtig weh, so daß die Patienten oft vor Schmerzen schreien. So muß es bei Anna gewesen sein.

So weit kamen wir am Rande des Seminars. Und sicher war es gut, diese Hörkonflikt-Konstellation, von der wenigstens ein Hör-Konflikt ein sog. Kreissägen-Konflikt gewesen sein mußte, abzustellen. Es forderte den Eltern viel ab, denn der Vater von Anna sägt als Orgelbauer ja von Berufs wegen ständig in seiner Werkstatt. Es schien auch, daß die Konstellation nicht durchgehend gedauert haben konnte, denn Anna war nicht auf der Entwicklungsstufe eines Neugeborenen, auch wenn sie nur sehr wenig sprechen und verstehen konnte. Es mußte also, sollte das Down-Syndrom mit Biologischen Konflikten zusammenhängen, vorübergehende, allerdings nur kürzere Zeiten der Konfliktlösung gegeben haben, die eine Entwicklungs-Retardierung auf dem Stand eines Kindes von 1 bis 1 ½ Jahren zugelassen hatten.

Was erwartete uns sonst noch im Hirn-CT? Sollte am Ende auch die Klinodaktylie und die Teillähmung der Beine Folge Biologischer Konflikte sein? Die Eltern hatten einen Tag vor dem Seminar bereits ein CCT von Anna anfertigen lassen, hatten es auf dem Seminar jedoch noch nicht parat. Daher schickten sie es Ende November zugleich mit der guten Nachricht, Anna entwickle sich „sehr erfreulich, vor allem im Sprachbereich". Am Telefon meinte die Mutter, manche Leute würden sie auf der Straße ansprechen und fragen, woher denn die erstaunliche positive Veränderung bei Anna herrühre.

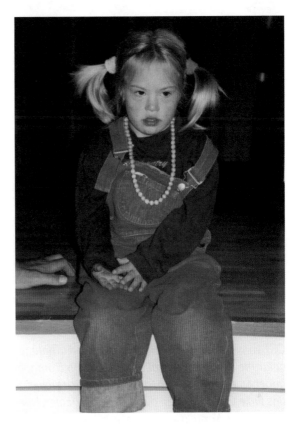

Foto v. 26.9.98:
Anna ist Linkshänderin. Typische facies der viereinhalbjährigen mit Down-Syndrom. Entwicklungsrückstand um 3 bis 3 1/2 Jahre, offener Mund, große Zunge, leichter Strabismus divergens (Schielen nach außen) mit Führung des rechten Auges. Die Überstreckbarkeit der Finger kann man natürlich nicht sehen, sie ist rechts etwas stärker als links. Der Gang ist stolprig und ungelenk, das Kind fällt oft hin, Teillähmung der Beine. Das Down-Syndrom gilt in der Schulmedizin als praktisch nicht therapierbar, von einzelnen, rein symptomatischen Trainingserfolgen abge-

sehen. Das war sicher falsch. Ganz offensichtlich ist das Down-Syndrom „nur" eine Ähnlichkeit der Symptomatik bei gleichen oder ähnlichen Althirn- und Großhirn-Konstellationen, die nach den 5 Naturgesetzen der Neuen Medizin entstehen und auch verlaufen, was wir bisher nicht gewußt hatten. Diese Konstellationen sind zur Gänze oder teilweise in ihrer Kombination auch für ein, im Prinzip passagere, Veränderung des Chromosoms 21 verantwortlich.

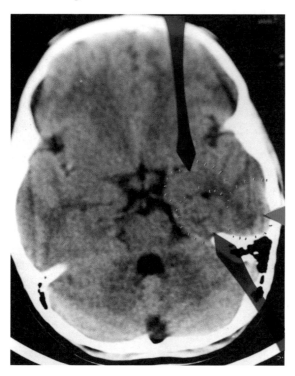

CCT vom 25.9.98: Wir sehen auf dieser Aufnahme in der rechten mittleren Schädelgrube (Pfeil von dorsal unten und von frontal oben) zwei aktive Hör-Konflikte, daneben einen weiteren, nicht mehr ganz sicher aktiven im Trigeminus-Relais für das linke Gesicht. Einen der beiden corticalen Hör-Konflikte können wir sicher dem Kreissägen-Konflikt zuordnen, nur wissen wir nicht, welchen. Den anderen HH dürfen wir mit einiger Berechtigung dem Vater zuordnen, ebenso den Gesichts-Konflikt für die linke Gesichtsseite (weil Linkshänderin = Partnerseite!), denn das Kind, das sehr an seinem Vater hängt, fragt hundertmal am Tag, wie die Mutter berichtet, nach seinem Vater, wenn dieser einige Wochen weg ist, um eine Orgel zu reparieren. Die beiden HHe liegen möglicherweise auch nicht zufällig so zusammen, ja z. T. ineinander übergehend, denn das Kreissägen hatte für das Kind im Mutterleib immer mit der Stimme des Vaters zu tun: Das eine Geräusch, das sie gerne hörte, aber oftmals lange nicht hören konnte (Trennung vom Vater = Part-

ner), das andere Geräusch, das ihr sehr unangenehm war, nämlich das Kreissägen-Geräusch. Ihr werdet später sehen, liebe Leser, daß das penible „Auseinanderkla-müsern" der Konflikte, Herde im Gehirn und Organbefunde, keine Marotte von mir ist, denn – „vor die Therapie haben die Götter die Diagnose gesetzt" ist ein alter Medizinerspruch, abgewandelt aus dem Griechischen „vor die Freude haben die Götter den Schweiß gesetzt."

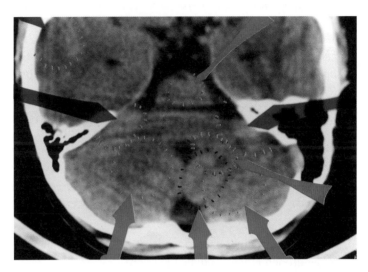

Bei dieser Aufnahme des CCT von einem ein wenig tieferen Schnitt als dem vorherigen, sehen wir diverse HHe.

Zunächst erkennen wir in der linken mittleren Schädelgrube (Pfeil linke obere Ecke) ebenfalls einen noch schwach aktiven Hör-Konflikt. Es dürfte das ohrenbetäubende Preßlufthämmern gewesen sein, das ja nur mit der Mutter zu tun hatte und sogar ihr durch Mark und Bein ging.

Die Konflikte bzw. HHe im Stammhirn können wir vermutlich noch der intrauterinen Phase zuordnen: Wir sehen einen Herd im Akustikus-Relais rechts, den man auch als Akustikus-Neurinom bezeichnen kann, entsprechend dem Konflikt, eine Information zu vermissen, auf die man wartet. Organisch entspricht das der rechten Mittelohr-Schleimhaut. Dies könnte das Warten auf die Stimme des Vaters sein (2. Pfeil von oben rechts), während wir das Akustikus-Neurinom links (2. Pfeil von oben links) entsprechend der linken Mittelohr-Schleimhaut, wohl eindeutig dem Kreissägen-Gekreische zuordnen müssen, das das Kind im Mutterleib schon und später noch immer „loswerden" wollte. Das rechte Akustikus-Neurinom (= HH für Mittelohr-Schleimhaut rechts) ist offenbar derzeit in Lösung bzw. mal wieder in Lösung, das linke Akustikus-Neurinom ist mal wieder aktiv.

Der obere rechte Pfeil zeigt den HH für die Sammelrohre (Tubuli) der rechten Niere. Dieser Herd entspricht einem Flüchtlings-Konflikt mit dem Gefühl, mutterseelenallein zu sein mit Sammelrohr-Ca. Der HH im ventralen Stammhirn (3. Pfeil von oben rechts) zeigt einen in Lösung befindlichen Todesangst-Konflikt. Da das Kind oftmals nachts geschwitzt hat, könnte man auf einem sehr genauen Thorax-CT evtl. kleine Kavernen finden, als Reste einer abgelaufenen oder chronisch rezidivierenden Lungen-Tbc. Überlappt wird dieser Herd in pcl-Phase, der den 4. Ventrikel etwas von rechts komprimiert, durch einen alten, wohl weitgehend abgeheilten HH für die linke Pleura und Peritoneum (4. Pfeil von oben rechts) und einen schwarz umstrichelten HH für das linke Perikard, der wieder einmal in Lösung ist und ebenfalls den 4. Ventrikel von dorsal her komprimiert. Schließlich finden wir noch einen großen schwach aktiven HH für das rechte Peritoneum und die rechte Pleura.

Das Kind hat also mit Sicherheit außer der corticalen Großhirn-Konstellation (Hör-Konflikte), für die es klinische Anhaltspunkte gibt, immer eine mehr oder weniger andauernde Stammhirn-Konstellation (Akustikus-Neurinome etc.) sowie Kleinhirn-Konstellation. Wenn man später den „Schlüssel" gefunden hat, kann man an dem Erfolg oft sehen, daß man mit seinen Vermutungen richtig gelegen hat.

Das entbindet uns nicht davon, zunächst als „brave Handwerker" alles aufzulisten. Denn die großen Fragen kommen ja noch:

1. Welche Konflikte hatte das Kind schon im Mutterleib erlitten, wodurch es aussah „wie ein kleiner Chinese?"

2. Welche Konflikte müssen wir als Folgekonflikte ansehen, die wir zwar dem biologischen Inhalt nach kennen, jedoch nicht real?

3. Wie könnten diese Biologischen Konflikte die Symptome des Down-Syndroms erklären, insbesondere auch die Chromosomen-Symptomatik?

Im folgenden Foto sehen wir sehen hier die beiden oberen Pfeile auf die muskulären Relais bzw. HHe hinweisen (nicht motorische Relais der Großhirnrinde, sondern Marklager-Relais der Hand- und Fingermuskulatur). Der HH links für die rechte Hand (Partner = Vater-Hand) ist sicher noch aktiv. Der rechte HH für die linke (Mutter-) Hand scheint ebenfalls noch oder wieder aktiv zu sein. Sollte davon die Überstreckbarkeit der Finger herrühren, daß die Fingerbeuger teilgelähmt sind?

Die unteren beiden Pfeile weisen auf die HHe der Eierstocks-Relais, die beide in Lösung waren, rechts aber (Verlust-Konflikt wegen Vater) scheint wieder eine Aktivität eingetreten zu sein. Wirklich war der Vater – nach einigen Monaten ohne Auftrag – eine Woche vor diesen Aufnahmen wieder für mehrere Wochen zu einer Orgelreparatur weggefahren, und Anna fragte, wie erwähnt, hundertmal am Tag nach ihm.

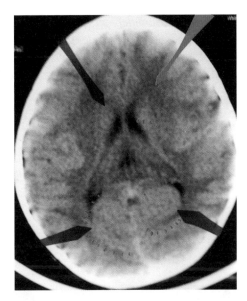

Der rechte Pfeil weist auf einen HH in pcl-Phase mit starkem Oedem hin, entsprechend einem gelösten Blutungs- und Verletzungs-Konflikt, auf organischer Seite einer Splenomegalie entsprechend (Milzvergrößerung). Wir sehen die deutliche Verschiebung des rechten Schenkels der Cisterna ambiens zur Mitte hin. Wirklich hat Anna des öfteren beim Fallen die Nase aufgeschlagen und hat starkes Nasenbluten gehabt, das deshalb jedesmal um so länger dauerte, weil Anna dabei mörderisch schrie.

Der linke Pfeil zeigt auf einen HH im Rektum-Bereich, entsprechend einem Identitäts-Konflikt, den ein linkshändiges Mädchen auf dieser Hirnseite erst als zweiten Konflikt erleiden kann, der eben dann die Konstellation bewirkt. Den gleichen Herd, der noch weiter hoch reicht, sehen wir auf der übernächsten Abbildung wieder. Nach unten reicht dieser Herd bis in die mittlere Schädelgrube (Hör-Konflikt) herunter. Dadurch ergibt sich normalerweise, daß der Identitäts-Konflikt mit dem Hör-Konflikt nicht nur in Zusammenhang steht, sondern offenbar mit diesem zusammen entstanden ist. Das Kind hat – möglicherweise schon im Mutterleib – durch Hören der unerträglichen Preßlufthämmer das Gefühl für seine Identität verloren. Es war dadurch halb oder ganz, entweder in biomanischer oder biodepressiver Konstellation, was auch wechseln konnte.

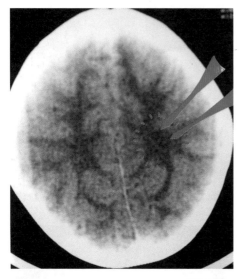

Auf der nebenstehenden Abbildung sehen wir zwei nebeneinanderliegende HHe betreffend die linken etwa 8. bis 9. Rippen, was wiederum einem Selbstwerteinbruch entspricht: „Dort tauge ich nicht viel". Mindestens der ventral gelegene ist noch aktiv, der andere möglicherweise in Lösung.

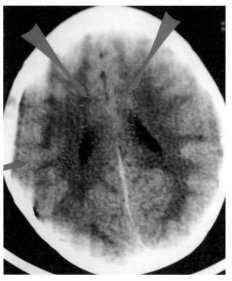

Auf dieser Aufnahme können wir deutlich (obere beide Pfeile) einen großen zentralen motorischen Konflikt sehen, betreffend eine Lähmung beider Beine, der aber offensichtlich (wieder?) in Lösung ist. Anna konnte bis zu einem Jahr weder krabbeln noch sitzen, war ganz offensichtlich gelähmt. Die Motorik bessert sich jedoch zunehmend. Anna stolpert zwar noch viel, geht holprig, ataktisch und ungelenk aber sie kann jetzt, mal besser, mal schlechter, mühsam gehen.

Der linke untere Pfeil weist wieder auf den Identitäts-Konflikt. Er ist ganz offensichtlich noch aktiv. Er scheint bis ins sensorische Rindenzentrum des Top nahezu heraufzureichen, was den ganzen „Strang" zusätzlich mit dem Konfliktinhalt der Trennung Kind/Mutter befrachten würde. Das würde sich in unserer biologischen Sprache des Gehirns so lesen:

Beim Hören der unerträglichen, durch Mark und Bein gehenden Preßlufthämmer, hatte sie die Angst, von der Mutter getrennt zu werden und erlitt einen Identitäts-Konflikt, der heute noch aktiv ist. Auf organischer Ebene würden diesem Konflikt im Prinzip Milchgangs-Ulcera in den Milchgängen der rechten Brust des Kindes entsprechen.

8.1 Theoretische Erwägungen

Das Down-Syndrom hat viele Varianten, was wir, wenn wir unsere CCT-Bilder aufmerksam betrachtet haben, auch erwarten würden, vorausgesetzt, das Down-Syndrom hatte oder hätte etwas mit Biologischen Konflikten zu tun, ist evtl. nur ein „Syndrom von Konflikten und Konstellationen". Der jeweilige Zeitpunkt des ontogenetischen, intrauterinen Eintreffens dieser Sonderprogramme müßte noch gesondert geklärt werden.

In der Neuen Medizin gibt es einfache Gesetze und Regeln, und einfache Zusammenhänge zwischen Psyche, Gehirn und Organen, nämlich die direkte Entsprechung und die Synchronizität. Das Wissen um diese Entsprechungen und die Synchronizität ist unser Handwerkszeug.

Zu jedem HH im Gehirn, egal ob in ca- oder pcl-Phase, gehört ein entsprechender Organbefund und ein psychischer Befund. Wir können unseren Herden oft auch ansehen, welche Entwicklung sie bisher genommen haben, jedenfalls ungefähr.

Wenn wir also diese CT-Befunde samt „Kontext" den Organbefunden gegenüberstellen und das Ganze durch den Filter der gewissenhaften Anamnese laufen lassen, siehe da, dann können wir – zunächst einmal abgesehen von dem Chromosomen-Befund – alle Befunde und Symptome des Down-Syndroms im Falle unserer kleinen Patientin gut erklären! Natürlich unter Zuhilfenahme der Entwicklungsgeschichte, aber das ist ja in der Neuen Medizin so selbstverständlich, daß es keiner besonderen Erwähnung mehr bedarf. Das bedeutet, daß wir die Symptome auch zum Zeitpunkt der Konflikte während der Schwangerschaft in Beziehung setzen müssen!

Haben wir damit nun das Down-Syndrom erklärt? Noch nicht! Aber wenn es uns gelingt, z. B. 10 Fälle von Mongolismus in dieser Weise kohärent lückenlos zu erklären, dann gibt es kein „Down-Syndrom" mehr, sondern es gäbe nur im Rahmen der normalen Streuung von verschiedenen Konflikten und Konfliktkonstellationen alle 100 oder 500 mal eine gewisse äußerliche Ähnlichkeit der Symptomatik – nichts anderes behauptet ja eigentlich auch nur das sog. „Down-Syndrom".

Wäre das also nur ein Streit „um des Kaisers Bart", den wir hier führen, ein Streit um Bezeichnungen und Definitionen? Oh nein, diese neue Sicht hätte ja gewaltige Konsequenzen! Denn wie wir mit Biologischen Konflikten umgehen müssen, das wissen wir ja.

Ich bin nicht so vermessen oder ein Traumtänzer der Medizin. Ich habe in meinen 40 Jahren als Arzt hunderte solcher armen Kinder mit Down-Syndrom und Trisomie aller Art gesehen, als daß ich annehmen könnte, jetzt sei es ein Leichtes, ein mongoloides Kind so zu therapieren, daß es wieder weitgehend normal ist. Dazu ist ja auch die Familie nötig, insbesondere die Mutter etc. Wir wissen natürlich auch noch nicht, was reversibel und was nicht mehr reversibel ist. Aber wir wissen doch jetzt wenigstens, wo wir angreifen können, auch wenn es dann noch immer ein sehr hartes Stück Arbeit ist bis man, zusammen mit der Familie und beistehenden Therapeuten, einen solchen kleinen Menschen wieder auf den richtigen Kurs gebracht hat. Einerseits erscheint das bei so vielen Konflikten oft gar nicht möglich, andererseits setzt die sehr begründete Hoffnung, daß es jetzt eine echte *ursächliche* Hilfe gibt, bei den Angehörigen ungeahnte Kräfte frei, die man, solange die Prognose „inkurabel" so niederschmetternd war, vorher nicht für möglich gehalten hätte. Wissen die Angehörigen erst einmal, möglichst gut beraten von einem „Meister" der Neuen Medizin, wo der Hase laufen muß, dann sind sie vor lauter bestens gemeinter Initiative wahrscheinlich kaum noch zu bremsen. Es ist dann Sache des Therapeuten, alle diese gut gemeinten Initiativen in die richtigen Bahnen zu lenken. Jedenfalls ist doch die Hoffnungslosigkeit erst einmal vom Tisch!

8.1.1 Theoretische Erwägungen zur Chromosomen-Veränderung

Wenn in unserer Psyche ein Biologischer Konflikt eintrifft und ein Sinnvolles Biologisches Sonderprogramm in Gang setzt, dann passiert ja synchron im Gehirn und am Organ auch etwas Entsprechendes. Das wissen wir ja bereits genau. Aber was passiert denn eigentlich am Organ? Ein Krebs oder ein Krebsäquivalent oder eine Nekrose... Wir wissen, daß es ein sog. Organgehirn gibt, in dem offenbar in gleicher Frequenz wie im Gehirn ringförmige Wellen schwingen, denn wir sehen die Hamerschen Herde ja auch am Organ, wenn es kompakt ist. Was liegt näher als anzunehmen, daß es die kleinen Zellgehirne mit ihren Chromosomen und Genen sind, die da das Organgehirn zum Schwingen bringen in der gleichen Frequenz wie in den Hamerschen Herden im Gehirn? Die Zellkerne bilden ja das Organgehirn!

Nun wissen wir längst, daß z. B. adenoide Brustdrüsen-Krebszellen, die ja nur zum einmaligen Gebrauch bestimmt sind, genetisch etwas anders sind als die sog. autochthonen Brustdrüsen-Zellen, die nach der Tbc in der pcl-Phase bestehen bleiben, während die Krebszellen verkäst und abgeräumt werden. Das ist ja offenbar das Merkmal, an dem unsere Helfer, die Mikroben – in diesem Fall die Mykobakterien – erkennen, welche Zellen sie abräumen müssen und welche sie auf keinen Fall abräumen dürfen.

Die Chromosomen sind also verändert. Genau genommen sind sie bei jedem Krebs verändert. Es wäre aber (Arbeitshypothese!) möglich, daß sie in zweierlei Hinsicht verändert sind. Die eine Hinsicht haben wir gerade besprochen. Die andere Hinsicht wäre die, daß alle Zellkerne des Organismus, die ja sämtlich miteinander vernetzt sind, per Chromosomen-Veränderung „wissen", was im übrigen Organismus vor sich geht. Diese Vorstellung ist keineswegs abwegig, nimmt man doch heute ohnehin an, daß die Chromosomen nicht etwa nur ein starres „Erbpaket" sind, sondern am Metabolismus des Organismus ständig auch selbst teilnehmen, sich also auch in gewissem Rahmen ständig verändern.

Mit dieser begründeten Vorstellung wäre es nur noch ein winziger Schritt zum Down-Syndrom, bei dem auch nichts anderes als eine Chromosomen-Veränderung (am 21er Chromosom) stattgefunden hat. Die Probe aufs Exempel wäre, ob die Trisomie (oder bruchstückhafte Trisomie) auch wieder verschwindet, wenn die Biologischen Konflikte gelöst sind. Ich bin guter Hoffnung, daß das der Fall ist. In der konventionellen Medizin würde man dann bisher noch von vorausgegangener Fehldiagnose sprechen. Die Kinder wären schlicht und einfach wieder gesund, möglicherweise auch chromosomal.

Bisher waren ja die Genetiker davon ausgegangen, die „Panne" müsse bei der allerersten Zellteilung passiert sein, weil die Mutter zu alt gewesen sei. Natürlich könnte theoretisch auch schon die haploide Eizelle (oder Spermie) einen Konflikt gehabt haben, z. B. durch Preßlufthammer-Geräusche o. ä., vor oder während der Zeugung oder Vereinigung von Ei- und Samenzelle. Das war eine rein hypothetische Annahme, aber es gibt keinen zwingenden Grund dafür. Zwar hätte es theoretisch so sein können, auch in unserem Fall, aber es ist offensichtlich, wie der Verlauf zeigt, nicht so. Daß die Mütter statistisch „zu alt" sind, ist ein Faktum. Aber das könnte auch bedeuten, daß eine junge Mutter ein Kind mit mehreren Konflikten sofort per Spontanabort abgestoßen hätte, während eine „zu alte" Mutter das möglicherweise statistisch häufiger „unterläßt".

8.2 Die Therapie des Down-Syndroms

Dem Wissenschaftler geziemt Bescheidenheit. Wir hüten uns also davor, zu sagen, wir könnten das Down-Syndrom heilen, zumal das ja nur die Patienten selbst und allenfalls seine Eltern und Angehörigen könnten. Aber wir können sagen, daß wir im Prinzip die Symptome, die wir beim Down-Syndrom sehen, als ganz normale Sinnvolle Biologische Sonderprogramme wiedererkennen und auch entsprechend damit umzugehen wissen, d. h. diese Sonderprogramme in die pcl-Phase zu bringen. Dann würde sich allerdings in jedem einzelnen Fall eine Normalisierung, bzw. Heilung des Down-Syndroms ergeben können. Wie gesagt: Mit sehr viel Motivation, sehr viel Transpiration und ein bißchen Inspiration. Zu unserem riesigen Erstaunen ist die reale Therapie oft sehr viel einfacher als die langen theoretischen Erörterungen hätten vermuten lassen, jedenfalls dann, wenn wir den Schlüssel gefunden haben und die Türe aufschließen können.

In unserem Fall hatten wir gleich – noch ohne, daß mir das CCT vorlag – einen „festen Punkt", der klinisch unbestreitbar war: Das Kreissägen-Syndrom. Ein Kind, das so geräuschempfindlich ist, daß es sich bei jedem lauteren Geräusch – von Kreis- oder Motorbaumsäge, mit denen die Eltern gemeinsam während der letzten 3 Monate jede Menge Bäume gefällt hatten mal ganz abgesehen – die Ohren zuhält und schreit, dann muß es mit größter Wahrscheinlichkeit nicht nur einen Hör-Konflikt haben, sondern auf jeder Hirnseite einen HH in Aktivität. Und bei diesem Kontext ist die wahrscheinlichste Ursache eben das sog. Kreissägen-Syndrom gewesen, später ergänzt durch die Kenntnis des noch früheren und viel schlimmeren Preßlufthammer-Geräuschs, das nicht nur der Mutter, sondern auch dem Kind im Mutterleib „durch Mark und Bein" ging.

Nun, irgendwo muß man ja immer einmal anfangen. Und da wir in der Medizin normalerweise keine Zeit zu verschenken haben, sprach in unserem Fall nichts dagegen, mit dem Abstellen dieser unangenehmen Geräusche zu beginnen, was auch gleich durchschlagenden Erfolg hatte. Es ist in solchen Fällen normalerweise nicht falsch, sich erst einmal auf erkundetem, d. h. einigermaßen sicheren Terrain zu bewegen.

Die zweite Stufe begann bei uns mit Erkenntnissen, die wir aus dem CCT (immer ohne Kontrastmittel!) gewinnen konnten. Die zweite einigermaßen sichere Erkenntnis war, daß offenbar der 2. Hör-Konflikt mit dem Vater zu tun hatte. Anna fragt hundertmal am Tag: „Papa, wann kommt?" Leider habe ich, durch verschiedene Pannen bedingt, das CCT erst Mitte November bekommen, so daß wir erst dann den zweiten Therapieschritt – wieder nur nach gesundem Menschenverstand – bestimmen konnten. Nachdem die Familie den 1. Schritt der Vermeidung der Kreissägen-Geräusche genau befolgt hatte, war ich sicher, daß auch der 2. Konflikt gelöst werden würde: Wir verabredeten, daß immer abwechselnd die Mutter mit Anna übers Wochenende den Papa besuchen sollte, wenn dieser auswärts zu arbeiten hatte und dieser ebenfalls im Turnus zum Wochenende nach Hause fahren sollte. Dann wäre für Anna der Konflikt „entschärft", d. h. man könnte die Rezidive vermeiden. Natürlich kostet so etwas Geld, aber daran sollte es nicht scheitern.

So arbeitet man sich langsam weiter vor. Ein Problem, das sich uns, zunächst rein akademisch-theoretisch stellte, war die Frage, ob die möglicherweise bereits vorhandenen Eierstocks-Zysten nicht zu viel Östrogen produzieren würden, so daß es zu einer überstürzten Geschlechtsreife kommen könnte, weiterhin ob in diesem Alter die Eierstöcke überhaupt schon vermehrt Östrogen produzieren können. Wir werden also unter Aufsicht von Frau Doktor Mama, den Verlauf des Östrogen-Spiegels im Blut messen und sofort eingreifen, wenn die Sache aus dem Ruder zu laufen droht. Die Mutter berichtete übrigens, Anna würde aus der Scheide riechen „wie alte Frau" … Es ist wunderbar, wenn man, wie in diesem Fall, in gleicher Weise mit gesundem Menschenverstand und gerüstet mit medizinischen Fachkenntnissen arbeiten kann. In diesem Fall würde man also wahrscheinlich, falls die Östrogene überschießend ansteigen, schnellstens eine operative Abtragung der Eierstocks-Zyste veranlassen. In solchen Fällen sollte sich niemand scheuen, sich den letzten Stand der endokrinologischen, biologischen Erkenntnisse zu Nutze zu machen. Alles, was an Fakten aus der konventionellen Medizin für unsere Patienten nutzbar zu machen ist, verwenden wir dankbar und gerne.

Der Fall ist jedoch noch nicht zu Ende – eben ein Fall „aus der Werkstatt" –, aber alles spricht dafür, daß er gut verlaufen könnte. Dieser Fall soll auch anderen Eltern solcher „behinderter Kinder" berechtigten Mut geben, das bisher schier unmöglich Erscheinende für ihr Kind zu versuchen.

Nach meiner Meinung kann solch ein renormalisiertes Kind später auch ganz normale Nachkommen bekommen. In unserer „Werkstatt" laufen inzwischen alle Räder heiß, den Genforschern von den ersten zehn Fällen von Down-Syndrom nach der Renormalisierung die Probe aufs Exempel vorzulegen – in der hoffnungsvollen Erwartung, daß dann auch die Chromosomen wieder renormalisiert sind. Arzt zu sein, ohne zugleich Forscher zu sein, ist für mich schlecht vorstellbar!

Das Experiment ist die Mutter der Naturwissenschaft! In diesem Fall ist das Kind kein Versuchskaninchen – wir hatten nichts zu verlieren!

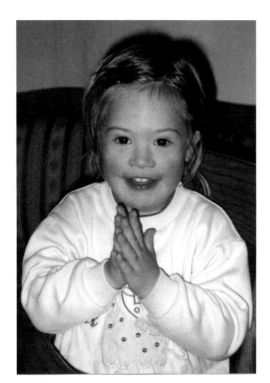

Nebenstehend ein neues Foto von Anna Ende Dezember 1998. Auf diesem neuen Bild erkennt man Anna nach nur drei Monaten kaum wieder. Anna holt mit Siebenmeilenstiefeln ihren Entwicklungsrückstand auf.

9

Ausblick: Die drei Biogenetischen Grundregeln der Neuen Medizin

Die Neue Medizin basiert zum großen Teil auf den Fakten der Entwicklungsgeschichte, sowohl der Phylogenese als auch der Ontogenese oder Embryologie.

Es liegt deshalb nur nahe, daß wir uns auch intensiv mit diesen Dingen befassen (in der Neuen Medizin).

Während es mir gelungen ist, 5 Biologische Naturgesetze zu entdecken, die die Neue Medizin ausmachen, kommt es in diesem Kapitel nicht darauf an, Dogmen zu finden oder aufzustellen, sondern sich mit diesen Dingen zu beschäftigen, um ein Verständnis dafür zu bekommen. Um so besser kann man dann auch die Zusammenhänge der Neuen Medizin verstehen. Es sollen deshalb meine Gedanken hier auf den biologischen Prüfstand gestellt werden. Mag sein, daß einiges davon richtig ist und sich später als neue Erkenntnis erweist. Aber es ist auch gut möglich, daß einiges wieder korrigiert werden muß.

Es soll hier versucht werden, aufzuzeigen, daß Mutter Natur mit den gleichen Bausteinen, die wir in unseren Sinnvollen Biologischen Sonderprogrammen wiederfinden, von Anbeginn der belebten Weltgeschichte an experimentiert hat. Überall finden wir die „Biologischen Grundbausteine" Sympathicotonie und Vagotonie vom Althirntyp, und Sympathicotonie und Vagotonie vom Großhirntyp, sowie die epileptische Krise wieder, natürlich immer mit entsprechender Zellvermehrung oder Zellschwund. Und da ja die 5 Biologischen Naturgesetze für jeden Einzeller genauso Geltung haben wie für Mensch und Tier und Pflanze, so müssen wir ja die Biologischen Bausteine auch irgendwie in der gesamten Entwicklungsgeschichte wiederfinden.

Wie gesagt, hier sollen keine Dogmen aufgestellt werden, sondern Denkanstöße zur Vertiefung des Verständnisses gegeben werden.

Ernst Haeckel faßte alle damals bekannten embryologisch-ontogenetischen und phylogenetischen (= hinsichtlich Stamm, Rasse, Art) Erkenntnisse treffend und kurz zusammen in der sog. „Biogenetischen Grundregel":

Die Ontogenese (= Embryonalentwicklung) ist eine Rekapitulation der Phylogenese (= Stammesentwicklung).

Diese Biogenetische Grundregel hat jetzt 3 Geschwister bekommen. Deshalb erlaube ich mir, von „Biogenetischen Grundregeln 1 bis 3" der Neuen Medizin zu sprechen.

Die Biogenetische Grundregel von Ernst Haeckel ist inzwischen quasi allgemein anerkannt, zumindest im Prinzip, obwohl sie erst ab der 1. Diploiden Zelle gilt.

Die drei weiteren von mir gefundenen Biogenetischen Grundregeln sollen also nun neu hinzukommen:

Biogenetische Grundregel (E. Haeckel):
Die Ontogenese ist eine Rekapitulation der Phylogenese.

Die 3 Biogenetischen Grundregeln der Neuen Medizin:

1. Biogenetische Grundregel:

Die Ontogenese (Embryonalentwicklung) ist auch eine Rekapitulation der Phyllogenese[1] (= Keimblattentwicklung).

Die 3 Keimblätter

Entoderm = Inneres Keimblatt
Mesoderm = Mittleres Keimblatt
Ektoderm = Äußeres Keimblatt

bilden in der Neuen Medizin die natürliche Einteilung aller Sinnvollen Biologischen Sonderprogramme (SBS), quasi das „Periodische System der Neuen Medizin".

2. Biogenetische Grundregel:

Die Sinnvollen Biologischen Sonderprogramme (SBS) bestehen mit ihren beiden Phasen

Sympathicotonie – Vagotonie

aus Bausteinen, die wir schon im Entwicklungs-Schema von Phylogenese (= Entwicklung der Art, Rasse, Stamm) und Ontogenese (= Embryonal-Entwicklung) vorfinden.

Bei den Kephalophoren (= Kopfträgern) entsprechen sie auch dem Hirnentwicklungs-Schema

Althirn – Neuhirn (= Großhirn).

---

1 Phyllogenese = mit zwei „l", Phyllogenesis = Blattentwicklung bzw. Keimblattentwicklung

3. Biogenetische Grundregel:

Die Schwangerschaft besteht aus

a)   einem quasi – Sinnvollen Biologischen Sonderprogramm des mütterlichen Organismus, und

b)   einem quasi – Sinnvollen Biologischen Sonderprogramm des kindlichen Organismus, was wir Embryonal-Entwicklung nennen.

Beide quasi – Sinnvollen Biologischen Sonderprogramme verlaufen **synchron**.

1. Phase (bis Ende 3. Schwangerschafts-Monat, genau Mitte 11. Schwangerschafts-Woche nach Zeugung): bei Mutter und Kind, bei beiden mit Zellvermehrung vom Althirn-Typ.

2. Phase (bis Ende der Schwangerschaft, d. h. bis Ende 10. (Mond-) Monat): Vagotonie bei Mutter und Kind – ebenfalls mit Zellvermehrung vom Großhirn-Typ.

Geburt = epileptische Krise, ebenfalls bei Mutter und Kind:

- bei der Mutter in Form von Wehen
- beim Kind in Form von tonischen Muskel-Kontraktionen (= Kind macht sich steif, d. h. kontrahiert die Muskeln tonisch, damit die Gebärmutter das Kind austreiben kann).

Post-epileptischer Teil der 2. Phase: vom Großhirn-Typ.
Dabei aber gleichzeitig 1. Teil der pcl-Phase vom Althirn-Typ (Wochenfluß) und Exsudation = Stillen der Brustdrüsen, Stillzeit der Mutter bzw. Säuglingszeit des Kindes.

Es ist wichtig zu wissen, daß weder die absoluten Zeiten wie Schwangerschafts- oder Brutdauer hier eine Rolle spielen, noch die relativen Zeiten, die ja von Tier zu Tier verschieden sind, jeweils seiner Umwelt bzw. seinen Notwendigkeiten angepaßt, sondern daß es hier nur um die Bausteine geht, die Mutter Natur hier verwendet, bzw. zu einer Art Sinnvollem Biologischen Sonderprogramm zusammensetzt. Weiter ist von großer Wichtigkeit, daß der mütterliche und der kindliche Organismus s y n c h r o n im biologischen Sinne laufen.

Es war seltsamerweise früher nie jemandem aufgefallen, daß die schwangere Menschenfrau bis zum Ende des 3. Schwangerschafts-Monats sympathicoton ist, also kalte Hände und Füße bzw. Peripherie hat. In dieser sympathicotonen

1. Phase vom Althirn-Typ macht der mütterliche Organismus Zellvermehrung vom Althirn-Typ:

a) in der Uterus-Schleimhaut zwecks optimaler Innidation (= Einnistung) der kindlichen Plazenta sowie optimaler Nutrition (= Ernährung) des Embryos,

b) in den Brustdrüsen, die in dieser Zeit durch Zellvermehrung wachsen,

c) in der glatten Muskulatur des Uterus (= Gebärmutter).

Entsprechend synchron macht auch der kindliche Organismus Sympathicotonie mit Zellvermehrung vom Althirn-Typ, z. B. Plazenta, Intestinaltrakt etc.

Wenn wir jetzt wissen, daß der mütterliche Organismus und der kindliche Organismus auch die Geburtswehen synchron als epileptische Krise durchmachen, das Kind als tonische Innervation der Körper-Muskulatur, um von der Gebärmutter-Muskulatur durch den Geburtskanal geschoben werden zu können, dann müssen wir einmal darüber nachdenken, ob die heute mancherorts schon routinemäßige Einleitung der Geburt durch Wehen-Tropf (Orasthin) nicht eigentlich falsch ist. Denn wir gingen davon aus, daß das Kind sich zwar normalerweise „anstemmt" unter der Wehe der Mutter, aber daß das Kind möglicherweise unter der Geburt eine regelrechte – natürliche! – epileptische Krise durchmacht, das wußten wir nicht. Ob es überhaupt gut ist, eine solche epileptische Krise künstlich zu erzeugen zu einem von der Natur (noch) nicht gewollten Zeitpunkt ist ungewiß. Ebenso ist es unklar, ob wir mit unseren Wehenmitteln überhaupt eine solche epileptische Krise beim Kind unter der Geburt, quasi gleichzeitig mit der der Mutter, künstlich erzeugen können.

9.1 Die „Bausteine der Natur" bei der Entstehung und Entwicklung des kindlichen Organismus

1. Die Zeit bis zur ersten diploiden Zelle:

Die Biogenetische Grundregel von Ernst Haeckel gilt zwar halbwegs vom Prinzip her: „Die Ontogenese ist eine Rekapitulation der Phylogenese.", sie sagt jedoch nichts Verbindliches über die Zeiträume der verschiedenen Entwicklungsstufen.

Die sog. „Urzelle" ist nämlich keineswegs die diploide Zelle wie fälschlicherweise überall angenommen wird, sondern die haploide Zelle, allerdings nicht die (auch) haploide Eizelle oder ebenfalls haploide Spermienzelle, die, wie wir noch sehen werden, bereits wieder Rückbildungen aus den diploiden Keimbahnzellen sind.

Das erkennt man leicht aus der Tatsache, daß es beim Mann statt zweier X-Chromosomen ein Y-Chromosom und ein X-Chromosom gibt, dagegen bei der Frau zwei X-Chromosome, bzw. in den haploiden Eizellen und Spermien bei Frauen nur ein 23. X-Chromosom und bei Männern nur ein 23. Y-Chromosom. Es kann aber auf gar keinen Fall zwei verschiedene Chromosomensätze für die Urzelle gegeben haben.

98% der Gesamtzeit der Entwicklungsgeschichte des Menschen dürfte bis zum Bau einer solchen haploiden Urzelle mit haploidem Chromosomensatz vergangen sein. Und die restlichen 2% der Zeit beinhalten möglicherweise hunderte von Millionen von Jahren. Deshalb ist die 1. Biogenetische Grundregel von E. Haeckel im Grunde zu 98 oder 99% falsch. Sie gilt ja erst ab der ersten diploiden Zelle bzw. ihrer ersten Teilung in zwei diploide Zellen.

Wenn wir die Sympathicotonie – durch den sog. Grenzstrang des Sympathicus im Bauchraum – nicht nur als ergotrope (heißt auf Arbeit ausgerichtete) Streßphase ansehen, sondern die Sympathicotonie ganz allgemein auch als Innervation des Fortschritts und der Weiterentwicklung, dann finden wir die erste Sympathicotonie auch schon bei der allerersten haploiden Zelle: Sie muß irgendwann „gelernt" haben, ihren Chromosomensatz zu verdoppeln und sich in 2 identische Zwillingszellen – beide haploid – zu teilen. Diesen Vorgang könnten wir rückblickend als erste sympathicotone Phase nach dem Althirn-Modell bezeichnen. Die zweite, nämlich vagotone Phase nach Althirn-Modell, wäre die trophotrope Innervation, die darin bestanden hätte, die durch Teilung entstandenen identischen Zellen („halbe Portionen") wieder hochzufüttern durch Nahrungsaufnahme.

Der zweite gewaltige biologische Schritt, der wieder viele Millionen Jahre gedauert haben könnte, muß gewesen sein, daß die bereits chromosomen-gedoppelte, unmittelbar vor der Teilung stehende, eigentliche haploide Zelle „vergessen" lernte, sich zu teilen und statt dessen mit doppeltem Chromosomensatz weiterlebte. Diese „Doppelzellen" müssen wohl leistungsfähiger gewesen sein als ihre haploiden Vorgänger-Zellen. Damit gab es die erste diploide Grundzelle.

2. Ab der ersten Zellteilung der ersten diploiden Zelle:

Der älteste Hirnteil ist das Stammhirn. Aber unsere Hirnteile – Stammhirn, Kleinhirn und Großhirn – sind nicht hintereinander entstanden, sondern z. T. nebeneinander. So geschieht entwicklungsgeschichtlich von einem gewissen Stadium ab der Ausbau des Stammhirns unter Einbeziehung des Kleinhirns zum sog. „Althirn".

Dieser entwicklungsgeschichtliche Punkt aber ist für uns in der Neuen Medizin von großer Wichtigkeit. Denn vom Kleinhirn ab spielt die Händigkeit eine große Rolle und die Innervation ist vom Kleinhirn zum Organ gekreuzt. Das bleibt auch für das ganze Großhirn der Fall.

Die Kleinhirn-Entwicklung muß aber schon, wie wir am Beispiel der eineiigen Zwillinge beweisen können, mit der ersten Zellteilung der ersten diploiden Zelle (= Zelle mit diploidem Chromosomensatz) im Gange sein, denn von den eineiigen Zwillingen ist ja stets einer Rechtshänder und einer Linkshänder, sofern es nicht zufällig eine doppelte eineiige Zwillingsbildung war und davon zwei gleichhändige Zwillinge sterben, was extrem selten ist!

Der Embryo, so wird er bis zum Ende der 9. Schwangerschaftswoche genannt (vom Tage der Befruchtung an gerechnet), macht ganz überwiegend Zellteilung vom „Althirntyp" oder „Althirn-Modell", d. h. mit Sympathicotonie und überwiegend „teratomoide" Vermehrung.

4. Ab der ersten Zellteilung: Stammhirn- und Kleinhirn-Entwicklung, d. h. Althirn-Entwicklung und zwar bis zum Ende des 3. Schwangerschafts-Monats, d. h. bis Mitte der 11. Schwangerschaftswoche (von der letzten Periode an gerechnet Mitte der 13. Schwangerschaftswoche). Bis dahin ist der Zellteilungstyp dieser Phase überwiegend sympathicoton.

5. Ab Ende des 3. Schwangerschaftsmonats ist der Zellteilungstyp vagoton, also vom Großhirntyp der Zellteilung, genauer gesagt vom *Großhirnmarklagertyp* und zwar vom 4. bis 7. Schwangerschaftsmonat.

6. Vom 8. - 10. Schwangerschafts-Monat bleibt der vagotone Großhirnzellteilungstyp, ist jetzt aber überwiegend vom *Großhirnrindentyp*.

7. Die epileptische Krise innerhalb des Großhirn-pcl-Phasentyps ist: die Geburt! Damit im Zusammenhang steht die sog. „Pinkelphase", d. h. Ausschwemmen von einigen Litern Flüssigkeit aus dem gesamten Körper bei der Mutter.

8. Nach der Geburt geht es im mütterlichen Organismus mit der ersten Hälfte der pcl-Phase vom Althirntyp weiter, der sog. exsudativen Phase: während in den ersten 3 Monaten der Schwangerschaft die Brust „wächst", d. h. Brustdrüsen-Zellvermehrung stattfindet (Mitosen!), findet nun
   a) das Stillen statt (Exsudation!) und
   b) Tbc-Reparaturvorgänge statt.

Selbstverständlich überlappen sich die Abschnitte, sind nicht ganz scharf abgegrenzt, aber doch immerhin so, daß jede Schwangere am Ende des 3. Schwangerschaftsmonats einen deutlichen Einschnitt spürt, wenn die „sympathicotone Schwangerschaftsphase" abgelöst wird von der „vagotonen Schwangerschaftsphase". Eine biologisch sehr bekannte Zäsur, deren Ursache oder Innervation seltsamerweise niemandem auffiel!

	Phyllogenese	Ontogenese	Schwangerschaft, mütterlicher Organismus
1.	Zeit bis zur 1. haploiden Urzelle	-	-
2.	Zeit von der haploiden Urzelle bis zur diploiden Grundzelle	-	-

Von hier ab gilt die 1. Biologische Grundregel von Haeckel

	Phyllogenese	Ontogenese	Schwangerschaft, mütterlicher Organismus
3.	Zeit bis zur 1. Zellteilung der diploiden Grundzelle (eine Zelle für linke, eine Zelle für rechte Körperseite).	Einzellstadium (befruchtete Eizelle) bestehend aus 2 sekundär haploiden Zellen: Eizelle und Spermie, Stammhirn-Entwicklung.	Befruchtung des mütterlichen Eis (sekundär haploid) durch die ebenfalls sekundär haploide Spermie.

4.	Von der 1. Zellteilung: Zweizellstadium (teratomatoide Vermehrung). Stammhirn- und Kleinhirn-Entwicklung (Althirn). Sympathicotonie vom Althirntyp.	Von der 1. Zellteilung: Zweizellstadium bis Ende des 3. Schwangerschafts- monats (Mitte 11. Schwangschaftswo- che seit dem Tag der Zeugung). Stammhirn- und Kleinhirn-Entwicklung (Althirn) mit entspre- chenden Organen, Sympathicotonie vom Althirntyp. Die Händigkeit liegt fest!	Von der Zeugung bis Ende 3. Monat Sympathicotonie vom Althirntyp. Schwangere fühlt sich kalt. Brustwachstum.
5.	Zellvermehrung vom vagotonen Großhirn- marklager-pcl-Typ.	Mitte 11. Schwanger- schaftswoche bis 4. bis 7. Monat überwiegend Zellvermehrung vom Großhirnmarklager-Typ.	Von der 11. Schwanger- schaftswoche Vagotonie vom Großhirnmarklager- typ. Schwangere fühlt sich warm.
6.	Zellvermehrung vom vagotonen Großhirn- rinden-pcl-Typ.	8. - 10. Schwanger- schaftsmonats, Zellvermehrung überwiegend vom Großhirnrindentyp.	Vom 8. - 10. Schwangerschafts- monat Vagotonie vom Großhirnrinden-typ. Schwangere fühlt sich warm.
7.	Epileptische Krise des Großhirnrinden-pcl-Typ.	Ende des 10. Schwan- gerschaftsmonats des Menschen: Geburt = epileptische Krise in der vagotonen Zell- vermehrungsphase vom Großhirnrinden- typ. Tonische Mus- kelkontraktion unter der Geburt.	Epileptische Krise = Geburt vom Groß- hirnrindentyp und Althirntyp (Uterus- Muskulatur).

| 8. | Weitgehend zweiter Teil der pcl-Phase vom Großhirnrinden-Typ mit Zellvermehrung. | Weitgehend 2. Teil der pcl-Phase vom Großhirntyp mit Zellvermehrung. | 1. Teil pcl-Phase (exsudativ) vom Althirntyp. Wochenfluß, Stillen und 2. Teil pcl-Phase vom Großhirntyp. |

9.2   Die Biogenetische Grundregel von Ernst Haeckel

Darüber gibt es, wie gesagt, fast keine Diskussion mehr, obwohl sie erst ab der ersten diploiden Zelle gilt, also für maximal die letzten 2% der Entwicklungsgeschichte. Wir können aus der Biogenetischen Grundregel von E. Haeckel, die also jetzt stets die 1. Biogenetische Grundregel heißen soll, die einzelnen Entwicklungsschritte nicht nur unserer Art, sondern aller Tiere und Pflanzenarten ablesen, den einen Entwicklungsschritt besser, den anderen schwieriger, aber das Prinzip ist klar. Besonders schön zu sehen z. B. bei den Delphinen, die mit uns in sehr früher Zeit aus dem Wasser an Land umgesiedelt sind, mit uns schon Säuger waren und „Luftatmer" geworden sind. Danach gingen sie wieder zurück ins Wasser, wo sie nun aber immer von Zeit zu Zeit Luft holen müssen, wie wir, wenn wir tauchen.

Je aufmerksamer und genauer wir die Entwicklungsgeschichte verfolgen, desto besser können wir alle Stufen der Entwicklung verfolgen, auch die Entwicklungen, die wieder „zurückgenommen" wurden, z. B. beim Periost das umhüllende Plattenepithel, das inzwischen wieder von Mutter Natur eingeschmolzen wurde, weil es keinen Biologischen Sinn mehr hat. Die darin befindlichen Nerven aber, die im Falle eines Knochenbruches unverzichtbar sind, wurden belassen.

9.3   Die 1. Biogenetische Grundregel der Neuen Medizin

Die Tatsache oder Aussage, daß die Ontogenese des Embryos auch eine Rekapitulation der Phyllogenese (= Keimblattentwicklung) ist, war bisher nicht von Interesse, weil man das implizit mehr oder weniger annahm, aber selbst diese mögliche Annahme war ohne Interesse, bevor es die Neue Medizin mit ihren Sinnvollen Biologischen Sonderprogrammen gab. Erst jetzt wurde die Sache interessant, sogar hochinteressant: Sehen wir doch, daß alle SBS im Grunde nach dem Schema unserer Entwicklungsgeschichte funktionieren:

9.4 Die 2. Biogenetische Grundregel der Neuen Medizin

Entwicklungs-Altertum	Entwicklungs-Neuzeit
Althirn	Neuhirn = Großhirn
Sympathicotonie mit Zellvermehrung	Vagotonie mit Zellvermehrung Sympathicotonie mit Nekrosen
pcl-Phase teilweise mit wenig Vagotonie, „kalte Abszesse" (bei Tbc)	pcl-Phase mit „heißer" Vagotonie, Zellaufbau

Mutter Natur hat sich bei der Programmierung der Großhirnprogramme vom vorhandenen Schema herausgesucht, was sie brauchen konnte: Sympathicotonie und Vagotonie hat sie beibehalten.

Aber Zellverminderung aus der vagotonen Phase der Althirn-Programme hat sie für die sympathicotone Phase der Großhirnprogramme verwendet, dagegen die Zellvermehrung für die vagotone Phase umfunktioniert. Eines der erstaunlichsten Wunder der gesamten Biologie bzw. Entwicklungsgeschichte! Offenbar ließen sich die Vorhaben der hochdifferenzierten neuen Programme des Großhirns nicht mehr mit den alten archaischen Programm-Schemata bewältigen. Davorstehen und staunen – ist alles, was man dabei kann!

Im Nachhinein ist es sogar logisch und verständlich, wenn Mutter Natur zunächst einmal mit den vorhandenen Programmen experimentiert hat. Sie hatten sich ja im Prinzip bewährt. Mindestens für die Sinnvollen Biologischen Sonderprogramme wurde das Schema Sympathicotonie für Konfliktaktivität und Vagotonie für die pcl-Phase beibehalten.

Dadurch, daß im „Althirn-Modell" in der pcl-Phase der Tumor stets wieder abgebaut wurde, war offenbar eine Weiterentwicklung so nicht erfolgversprechend.

Das „Großhirnmarklager-Modell" hat ja den Biologischen Sinn am Ende der pcl-Phase, ist also völlig „teleologisch" orientiert (heißt: auf das Ende hin). Dieses Ende (z. B. stark vermehrte Östrogen-Produktion bei indurierter Eierstocks-Zyste oder das Analoge bei der indurierten Hodenzyste, oder die vermehrte Urinproduktion bei der indurierten Nierenzyste, dem sog. Nephroblastom), bietet Perspektiven über das Ende des SBS hinaus, was die archaischen Modelle der Althirn-Programme noch nicht konnten. Dieses Marklager-Programm stellt allerdings auch eine Art Luxus dar, den sich die Althirn-Modelle offenbar noch nicht leisten konnten.

Beim Großhirn-Cortex-Modell (Großhirnrinden-Modell) ist wieder alles etwas anders: Sympathicotonie für konfliktaktive Phase und Vagotonie für pcl-Phase aus dem Althirnmodell-Programm bleiben. Zellverminderung in der ca-Phase und Zellvermehrung in der pcl-Phase wird aus dem Großhirnmarklager-Modell genommen.

Dagegen wird der Biologische Sinn wieder in die ca-Phase, die konfliktaktive Phase, verlegt, also aus dem Althirnmodell-Programm genommen.

Man weiß nicht, ob es eine souveräne Genialität ist oder eine geniale Souveränität, die Mutter Natur uns kleinen Zauberlehrlingen hier vorführt.

Dieser Neubau der Sinnvollen Biologischen Sonderprogramme (SBS) aus alten Bauteilen der Phylo- und Phyllogenese bildet den Kern der 2. Biogenetischen Grundregel der Neuen Medizin.

9.5 Die 3. Biogenetische Grundregel der Neuen Medizin

Wir modernen Mediziner, zu denen ich mich selbst mitrechne, haben alles mögliche erforscht und „therapiert", aber im Grunde haben wir stets „den Wald vor lauter Bäumen" nicht gesehen, sind im Nebel herumgetappt.

Wie hätte es uns sonst passieren können, was uns spätere Medizinergenerationen nicht verzeihen werden, daß wir bei einem der wichtigsten Vorgänge, ich meine der Schwangerschaft einer werdenden Mutter, so unendlich blind gewesen sind!

Wir wußten zwar pragmatisch, daß sich am Ende des 3. Monats „alles ändert", aber weder der Gynäkologe, noch der Embryologe oder der Hirnforscher hatten bemerkt, was denn da eigentlich los war:

Es war ganz einfach:

Die ersten 3 Schwagerschaftsmonate der Schwangeren verlaufen nach archaischem, althirn-gesteuertem Modell mit Sympathicotonie und Zellvermehrung beim Kind und bei der Mutter!

Die restliche Schwangerschaft verläuft nach großhirn-gesteuertem Modell mit Vagotonie und Zellvermehrung beim Kind! So einfach war das!

Mutter Natur hat diese beiden „Zellvermehrungs-Modelle" schlicht und einfach hintereinandergehängt! Und wir Zauberlehrlinge hatten mal wieder nichts gemerkt!

Ich vermute, es war besonders eine Sache, die uns mit Blindheit geschlagen hat, warum wir nicht hinter die Sache kommen konnten. Um das verständlich machen zu können, muß ich ein wenig ausholen:

Eierstöcke und Hoden sind miteinander vergleichbar, analog, aber nicht ganz! Bei einem weiblichen Säugling sind alle Eier, die später in der Geschlechtsreife springen werden, bereits vorhanden und zwar mit haploidem Chromosomensatz, also halbem Chromosomensatz!

Im Hoden dagegen gibt es die Spermatogonien-Zellen, die laufend haploide Samenzellen produzieren. Diese Spermatogonien haben doppelten Chromosomensatz, wie die Oogonien[2] oder Ovogonien bei der Frau – besser: beim weiblichen Embryo – die ursprünglich Eier produziert haben. Denn mit der Geburt, so sagen uns die Embryologen, sind alle Eier schon vorhanden und bereits auf Vorrat bis zum Ende der Geschlechtsreife produziert.

Allerdings scheint es auch immer noch einige Oogonien-Zellen bzw. Eistammzellen zu geben. Aus diesen können dann später, genau wie beim Hoden, die Teratome beim SBS des Verlustkonfliktes entstehen. Diese Teratome entstehen nach dem „Althirn-Modell", durch sympathicotone Zellteilung diploider[3] Zellen bzw. Zellen mit diploidem Chromosomensatz. Ihr Hamerscher Herd liegt im Mittelhirn, das zum Stammhirn gehört.

Tumoren aus haploiden Eizellen oder haploiden Spermien sind m. W. nicht bekannt.

Was war nun die Verständnisschwierigkeit?

Im entwicklungsgeschichtlichen „Altertum" haben sich unsere „Vorfahren" auch nach Althirn-Modell vermehrt. Wir können das auch biologische Parthenogenese[4] nennen. Das sog. Teratom (griechisch: das Ungeheuer, zu ergänzen: Geschwulst) ist gleichsam noch das „alte" Programm, das im Falle eines DHS mit sehr starkem Verlustkonflikt als rasch neugebildetes „Kind" vom archaischen Typ wächst, praktisch vom Adenokarzinomtyp. Sie haben aber keine Chance mehr, wohlgeformt zu Ende zu wachsen, deshalb die griechische Wortschöpfung „Ungeheuer" oder „Monster". Aber mit „bösartig" hat auch diese im Prinzip harmlose Wucherung nichts zu tun. Im Hoden sind es die kleinen, fühlbaren Knötchen, wenn sie an der Peripherie des Hodens gelegen sind.

---

2 Oogonien = Ureier

3 diploid = mit normalem (doppeltem) Chromosomensatz

4 Parthenogenese = eingeschlechtliche Fortpflanzung mit Entwicklung unbefruchteter Eier

Jetzt kommt die bisherige Schwierigkeit für unser Verständnis:

Es gibt immer noch viele Einzeller, sog. primitive Tiere und Pflanzen, insbesondere Pilze, die sich nach dem „Althirn-Modell" vermehren. Sie teilen sich einfach – und aus den beiden geteilten Zellen oder Sporen werden neue Lebewesen der gleichen Art, die im Prinzip unsterblich sind. Im Grunde das Prinzip, nach dem eineiige Zwillinge noch im Entwicklungs- „Altertum", kurz vor der Entwicklungs- „Neuzeit", entstehen. Eineiige Zwillinge stellen den ersten uns bekannten biologischen Fortschritt in der Entwicklungsgeschichte dar, denn der eine Zwilling ist immer rechtshändig, der andere immer linkshändig, also auch die jeweils allererste Zelle: Es gibt je eine „rechtshändige Ur-Tochterzelle" und eine „linkshändige Ur-Tochterzelle".

Dann hat sich Mutter Natur etwas Neues ausgedacht: Die *Zweigeschlechtlichkeit*. Von da ab entstanden bei höheren Tieren, Pflanzen und dem Menschen-Vorfahren neue Lebewesen, Kinder, nur noch aus je einem haploiden Chromosomensatz beider „Eltern". Denn bei der Althirn-Vermehrung sind ja im Prinzip alle Exemplare gleich, d. h. identisch, also: Millionen identische Exemplare – die Weiterentwicklung ist dabei minimal!

Wie gesagt, es muß am Ausgang des Entwicklungs- „Altertums" gewesen sein, denn die befruchtete Eizelle, die nun den diploiden Chromosomensatz hat, vermehrt sich ja in den ersten 3 Schwangerschaftsmonaten überwiegend noch nach „Althirn-Schema". Aber zwei Dinge haben unser Verständnis so schwer gemacht:

1. Mutter Natur hat die zweigeschlechtliche Vermehrung „rückwärts" auf die erste Zellteilung zurückverlegt.

2. Die Detailprogramme wurden dann – mit Beginn der entwicklungsgeschichtlichen Neuzeit oder Neuhirnzeit zwar noch, jedenfalls großenteils, hinsichtlich der notwendigen Hormonproduktion (auch eine phantastische Erfindung von Mutter Natur!) im Eierstock und Hoden belassen, aber bereits nach dem Großhirn-, genauer gesagt nach dem Großhirnmarklager-Modell, programmäßig installiert.

Die ursprüngliche Hormonproduktion nach Althirn-Modell liegt heute noch in der Vorder-Hypophyse bzw. dem Hypophysen-Vorderlappen. Er dirigiert noch heute die Sexualhormon-Produktion. Die Relais (bzw. im Falle eines DHS die Hamerschen Herde) für Teratome und sog. interstitielle SBS – also für Eierstocks-Nekrosen (= ca-Phase) und Eierstocks-Zysten (= pcl-Phase) –, die dann indurieren und Hormon produzieren (beim Hoden analog Hoden-Nekrosen und Hodenzysten) liegen im Gehirn zwar sehr nahe beieinander: Mittelhirn (= Teil des Stammhirns) und Marklager des Großhirns, aber zwischen ihnen verläuft die Grenze zwischen Althirn und Neuhirn oder Großhirn. Und deshalb können wir sagen: „Sie trennen Welten."

Nachdem wir ja bei unseren Sinnvollen Biologischen Sonderprogrammen den „Althirntyp" und den „Großhirntyp" gut kennen, fällt es uns natürlich gar nicht schwer, die Schwangerschaft selbst als eine Art SBS zu erkennen: Wie könnte sonst eine Zellvermehrung der Brustdrüsen in den ersten drei Schwangerschaftsmonaten resultieren? Wie könnte eine Vermehrung der Zellen der Uterus-Schleimhaut resultieren, ebenfalls in den ersten drei Schwangerschaftsmonaten? (= 2x 29,5 Tage + 14,7 Tage = 73,7 Tage nach der Zeugung oder 88,5 Tage nach der letzten Regel).

Daß die letzten 7 Monde (= 203 Tage) eine pcl-Phase vom Großhirntyp zeigen, haben wir ja schon besprochen. Es sind aber trotzdem nur die „Bausteine" oder Muster der SBS, die Mutter Natur hier verwendet, denn die Zellen in der Brust sind ja keineswegs „Einmalzellen", also keine Zellen zum einmaligen Gebrauch, wie die Krebszellen. Dagegen werden die zusätzlich in der Gebärmutterschleimhaut gewachsenen Zellen sehr wohl abgebaut, ähnlich oder genau so wie die Krebszellen im Althirn-Modell.

So holt sich Mutter Natur aus ihren eigenen Utensilien oder Mustern, was sie gebrauchen kann.

Sich mit diesen Fragen in der Neuen Medizin zu befassen, ist nicht etwa akademische Spielerei, sondern es hat handfeste praktische Anwendungen zur Folge. Wir wissen, warum die Schwangeren als erstes Zeichen Magenbeschwerden bekommen – einfach wegen der Sympathicotonie. Aus dem gleichen Grunde bekommen sie glänzende Augen, weil die Schilddrüse vermehrt arbeitet. Sie sind auch viel leichter erregbar und können leichter Konflikte bekommen.

Möglicherweise können Schwangere kurz vor Ende des 3. Monats besonders leicht Konflikte – und Aborte – bekommen, weil möglicherweise hier 2 konfliktaktive ca-Phasen miteinander verlaufen, die vom Althirntyp noch und die vom Großhirntyp (Großhirnmarklager bzw. haploidem Chromosomensatz) *schon*.

Und es scheint, daß alle Phasen bei Mutter und Kind *synchron* verlaufen – und über beide Gehirne vom ersten Tag der Zeugung miteinander vernetzt sind.

Liebe Leser, werdet nicht mutlos, wenn Ihr diese Zusammenhänge nicht beim ersten Lesen gleich vollständig begreift. Ich habe Monate dafür gebraucht, das langsam zu verstehen. Und bisher hatte es ja überhaupt noch niemand verstanden. Ihr seid ja in der glücklichen Lage, dieses Kapitel zwei- oder sogar dreimal lesen zu können, ganz in Ruhe. Ich bin sicher: Es ist alles so logisch. Mit dem Vorwissen der Neuen Medizin werdet Ihr es sicher sehr schnell begreifen.

Die Verständnisschwierigkeit lag, wie gesagt, in dem Anachronismus, den Mutter Natur so frei war, sich zu genehmigen – und obwohl sich unsere „Vorfahren" bis dahin schon viele Millionen Jahre nach dem „Althirn-Modell" entwickelt hatten, bis endlich das „Großhirn-Modell" eingeführt wurde und an die Stelle der sympathicotonen Embryonalentwicklung die vagotone Embryonalentwicklung trat.

Ob wir den Gott der Schöpfung oder Mutter Natur nun Krsna, Govinda (= der, der den Kühen Sinnenfreude schenkt), Jov-pater oder Jove = Jahwe oder Odin (von Odem, der Atem einhauchende Allvater oder Zeus) nennen, diese beseelte Schöpfung ist viel wunderbarer, als jeder Schöpfungsbericht es ausdrücken könnte. Man kommt aus dem ehrfürchtigen Staunen nicht heraus.

Normalerweise gehört dieses Kapitel in ein Biologiebuch. Dort wird es demnächst bestimmt auch stehen. Aber es ist auch gleichzeitig ein Kapitel der Neuen Medizin, der „medicina sagrada". Denkt nur daran, wie sehr sich jetzt unser Verständnis der Schwangerschaft ändern und komplettieren wird!

Schon das neue Verständnis hat viele Konsequenzen: Die meisten Aborte ereignen sich in den ersten 3 (sympathicotonen) Schwangerschaftsmonaten, sicher von Mutter Natur so gewollt, wenn der Embryo einen Biologischen Konflikt erlitten hat oder seine Mutter. Aber diese Aborte sind deshalb keineswegs von der Ursache her gesehen notwendig! Wenn er erfolgt, sollten wir ihn nicht – mehr – verhindern, denn dann hat er auch seinen biologischen Grund! Aber im Vorfeld sollte jede Mutter sowohl ihr Kind als auch sich selbst in diesen 3 sympathicotonen besonders konflikt-gefährdeten Monaten (wegen der Sympathicotonie!) nach Kräften vor Biologischen Konflikten schützen! Dazu gehören z. B. auch Kreissägen-Lärm, Feuerwerkskörper, Gebrüll, Geschrei oder gefährliches Gebell, oder kreischende Bremsen eines Autos als Biologische Konflikte für das Kind (wie soll ein Embryo gefährlich von ungefährlich unterscheiden?), als auch alle Biologischen Konflikte für die Mutter, bei denen sie „leichenblaß" wird und auch die Blutzufuhr zur kindlichen Plazenta „leichenblaß" wird.

Mit diesem Verständnis und Wissen können wir uns, besonders die werdende Mutter, biologisch viel klüger verhalten.

Zwar ist die Schwangerschaft vom Beginn des vagotonen „Großhirn-Modells" an etwas weniger gefährdet – das wußten wir im Prinzip schon – aber die biologisch gefährdenden Momente bleiben natürlich im Prinzip bestehen. Deshalb muß auch jeder Beteiligte in Zukunft diese Zusammenhänge genau kennen.

9.5.1 Die Schwangerschaft und die Geburt

<u>**Der Embryo / das Kind**</u>

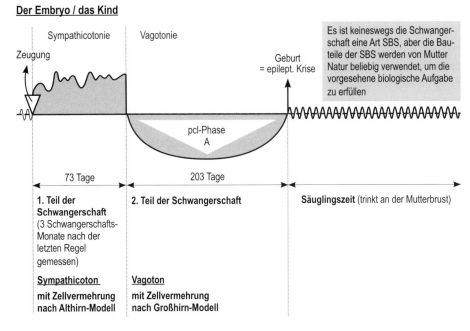

<u>**Die Mutter**</u>

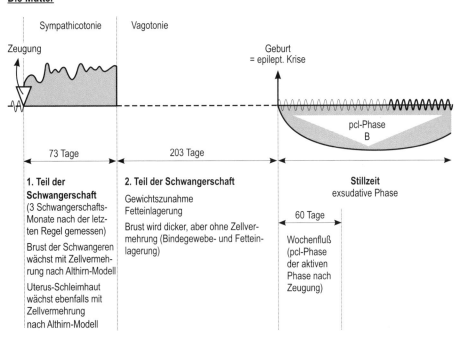

Schauen wir die Zellvermehrung machende Althirn-ca-Phase an und die daran angehängte ebenfalls Zellvermehrung machende Großhirn-pcl-Phase, dann müssen wir uns fragen, ob Mutter Natur auch den Baustein „epileptische Krise" bei der Schwangerschaft mit übernommen hat.

Und wirklich: Die epileptische und epileptoide Krise am Ende der 1. Hälfte der pcl-Phase, die wir auch exsudative Phasenhälfte, also flüssigkeitproduzierende Phasenhälfte nennen, ist die *Geburt*! Unmittelbar nach der Geburt erfolgt der sog. „Pinkelphasen-Teil", in der große Wassermengen durch die Niere ausgeschieden werden.

Die Schwangerschaft beim Menschen dauert genau 9 Monate (à 30,5 Tage) also 276 Tage von der Zeugung bis zur Geburt.

Die erste, sympathicotone Schwangerschaftsphase (Althirntyp) dauert also genau 75 Tage bzw. 90 Tage seit Beginn der letzten Periode. Die restliche Schwangerschaft vom Großhirntyp dauert 6 Monde, also 168 Tage.

Nun hat sich die Natur durchaus die Freiheit genommen, bei den verschiedenen Tierrassen hinsichtlich Schwangerschaftsdauer zu experimentieren. Ein Fohlen z. B. muß gleich nach der Geburt in der Herde mitlaufen können, muß also „fertig" sein. Eine kleine Maus dagegen kommt völlig nackt und blind zur Welt. Entsprechend „relativ verschieden" ist die jeweilige Schwangerschaftsdauer der unterschiedlichen Tierrassen. Der Mensch liegt dazwischen.

Bei manchen Tieren, z. B. Känguruhs, kann die Schwangerschaft angehalten werden bis es nach den ersten Regenfällen wieder genug Futter gibt. Hier sind auch die Wehen, d. h. der Geburtsvorgang, minimal; das Junge ist winzig klein und lebt erst einmal im Beutel der Mutter. Auch bei unseren Rehen wird nach der Zeugung der Embryo auf dem sog. „Morulastadium" (100 Zellen) angehalten, um dann von Juni bis November zu ruhen. Von da ab wächst der kleine Rehembryo bzw. Rehfetus innerhalb von 140 Tagen bis zur Geburt. Die Rehe können übrigens auch erst im November „beschlagen", d. h. trächtig werden, und die Trächtigkeit verläuft dann ohne „Keimruhe" bis zur Geburt im Mai.

Es gibt hier also alle Spielarten. Ob nicht auch der Menschenembryo zeitweilig angehalten werden kann, und zwar durch Vernetzung mit dem Gehirn der Mutter, wissen wir noch nicht!

9.5.2 Die Stillzeit

Davorstehen und Staunen ist alles, was uns bleibt angesichts des immer noch andauernden Schöpfungswunders der Natur, so auch beim Vorgang des Stillens bei den Säugetieren, wozu wir Menschen ja auch gehören.

Jede Mutter, die geboren hat weiß, daß die Brüste hauptsächlich in den ersten 3 Monaten der Schwangerschaft wachsen – in der sympathicotonen Phase vom Althirntyp, ebenso die Schleimhaut der Gebärmutter (inneres Keimblatt), damit die Plazenta (Mutterkuchen), die zum Kind gehört, sich entsprechend gut einnisten kann und ausreichend mit Nährstoffen und Sauerstoff versorgt wird, sowie Ausscheidungs-Produkte, z. B. CO_2 und Harnstoff, ausgeschieden werden können.

Nunmehr, nach der epileptischen Krise, d. h. nach dem ersten Teil der pcl-Phase des Großhirn-Programms, gestattet sich Mutter Natur den „anderen Faden", nämlich die Drei-Monats-ca-Phase aus dem Althirn-Programm für die Mutter, dort wieder aufzunehmen, wo er abgerissen war: Sie macht jetzt eine exsudative pcl-Phase vom Althirn-Programm mit Exsudation und Tbc, also quasi den ersten Teil der pcl-Phase des Althirn-Programms (für die Mutter):

a) für die *Brust* bedeutet das: Stillen und ggf. Abräumen von Krebstumor-Knoten, die vor der Schwangerschaft entstanden sind und deren Konflikt gelöst ist, aber: Nichtabräumen der in den ersten 3 Monaten der Schwangerschaft hinzugekommenen „normalen" Brustdrüsenzellen. Solche Muttermilch stinkt oft etwas, was aber dem Säugling überhaupt nichts ausmacht, wie ich schon oft beobachtet habe.

b) für die *Gebärmutter-Schleimhaut* bedeutet diese Phase tuberkulöses Abräumen noch vorhandener, überschüssiger Schleimhautreste und damit auch Abräumen von auf diesen aufsitzender Teile etwaiger Plazentareste (inneres Keimblatt) durch stinkenden, tuberkulösen Ausfluß. So wird die Gebärmutter immer wieder blankgeputzt.

Für uns Zivilisationsmenschen eine schreckliche Vorstellung, daß eine Mutter eine „offene Brust-Tuberkulose" hat und sogar der eigene Säugling mit Tuberkulose der Mutter „infiziert" wird, wie wir das schulmedizinisch nennen. Dabei ist es völlig normal. Wir haben als Kinder nur tuberkulöse Kuhmilch zu trinken bekommen und keinem hat das geschadet.

Auch die für uns Zivilisationsmenschen schreckliche Vorstellung, daß eine Wöchnerin mit ihrem Wochenfluß eine „offene Wochenfluß-Tbc" haben könnte oder hat, ist für die Neue Medizin völlig „normal", sogar ein besonderes Glück. Denn nur so kann man sicher sein, daß alle etwaigen, noch vorhandenen Plazentareste ausgeschwemmt werden.

Eine Frage müssen wir die Embryologen noch klären lassen: Es könnte theoretisch sein, daß wir genauso, wie die sympathicotonen 3 Monate vom Althirn-Muster als „Quasi-ca-Phase" nach der Geburt noch eine pcl-Phase vom Althirn-Muster haben, und daß ebenso die aus weiteren 7 Monaten bestehende pcl-Phase vom Großhirntyp, die die Zellvermehrung weiterführt, auch eine vorangegangene ca-Phase gehabt hat, möglicherweise parallel zum Ende der ca-Phase vom Althirntyp, nur daß wir hier nicht wie üblich Nekrosen und Ulcera finden, sondern die Verminderung des diploiden Chromosomensatzes der Körperzellen – und Oogonien – und haploide Keimzellen also die Eier des Eierstocks bei der Frau und später (als Rezidive?) die Spermien beim Mann.

Diese Frage wird ausdrücklich als sog. Arbeitshypothese bezeichnet, die es sauber wissenschaftlich zu klären gilt.

Die Haploidizität, also die Tatsache, daß es „plötzlich" haploide Eier gibt, datiert auf den 3. Schwangerschaftsmonat des Embryos. An dieser Stelle sollte man noch eins betonen bzw. sich über folgendes klar sein: Es geht hier nicht darum, unter den vielen Ausnahmen (z. B. Keimruhe beim Reh) und Varianten, die Mutter Natur sich genehmigt hat, Dogmen zu etablieren. Es geht nur darum, uns vor Augen zu halten, daß Mutter Natur immer die gleichen *Bausteine und bewährten Muster* verwendet und zwar offensichtlich mit bestem Erfolg.

Sie kann plötzlich Teile des Althirn-Schemas, wie z. B. Zellvermehrung und Zellverminderung, einfach umdrehen, aber Sympathicotonie und Vagotonie beibehalten. Wir dachten, wir wüßten schon sehr viel. Und nun scheint es, daß wir bei Mutter Natur wieder in die Anfängerklasse gehen müssen. Davorstehen und Staunen ist alles, was uns bleibt!

9.6 Die eineiigen komplementären Zwillinge

Die eineiigen Zwillinge waren stets Gegenstand umfangreicher Forschungen in der Biologie und Medizin. Sie galten als gleich, hatten gleiches Erbgut, gleiche Blutgruppe etc. etc., hatten gleiches Geschlecht natürlich und so weiter.

Durch die Neue Medizin erfahren wir jetzt, daß sie nur bis zu einem gewissen Grade g l e i c h sind, ansonsten aber auch wieder u n g l e i c h. Dafür sind sie k o m - p l e m e n t ä r.

Was bedeutet das?

Ganz einfach: Sie klatschen stets verschieden, das heißt: ein Zwilling ist Rechtshänder(in) und ein Zwilling Linkshänder(in)! Sie sehen also nur gleich aus, aber bei gleichen Konflikten haben sie ihren HH jeweils auf entgegengesetzten Seiten des Klein- oder Großhirns, und es sind ganz verschiedene Organe betroffen! Es sind jeweils die komplementären Organe, die von der gegenüberliegenden Hirnseite gesteuert werden.

Beispiel:

2 eineiige Zwillingsschwestern erleiden zur gleichen Zeit einen sexuellen Konflikt (= Biologischer Konflikt des Nicht-begattet-Werdens). Bei der einen Zwillingsschwester sehen wir den HH auf der linken Seite (Rechtshänderin), bei der anderen Zwillingsschwester auf der rechten Hirnseite (Linkshänderin).

Die Rechtshänderin	(cerebral: HH links-temporal, über dem linken Ohr) hat ein Biologisches Sonderprogramm mit Gebärmutterhals-Ca oder Gebärmuttermund-Ca und Koronarvenen-Ulcera, – ab sofort keinen Eisprung mehr.

In der Heilungsphase (pcl-Phase): auf dem Höhepunkt der Vagotonie, in der epileptoiden Krise: Rechtsherz-Infarkt mit Lungenembolie (durch die abreißenden Heilungskrusten der Koronarvenen-Ulcera).

Die Linkshänderin	(cerebral: HH rechts-temporal, über dem rechten Ohr) hat ein Biologisches Sonderprogramm mit Ulcera der Koronararterien des Herzens, Angina pectoris, – ab sofort D e p r e s s i o n, sog. Psychose

In der Heilungsphase (pcl-Phase): auf dem Höhepunkt der Vagotonie, in der epileptoiden Krise: L i n k s h e r z - I n f a r k t.

Von der Conflictolyse (CL) ab ist die Depression verschwunden.

Linkshändige Patientinnen verlieren in der ca-Phase nicht ihren Eisprung und sind deshalb „normal" menstruiert, d. h. sie haben weiter ihre Periode, sind allerdings sexuell frigide, d. h. sexuell passager quasi kastriert, alles wohlgemerkt in der konfliktaktiven Phase (ca-Phase). Die Frigidität ändert sich augenblicklich mit der Conflictolyse.

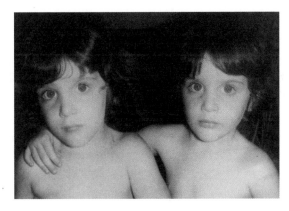

Claudia LH   Gabriela RH

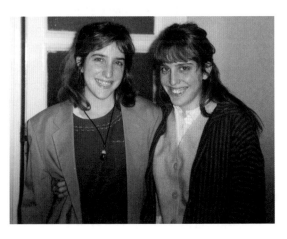

Claudia LH   Gabriela RH

Zwei junge eineiige Zwillingsfrauen – oben als Kinder. Sie ordnen sich zwanglos immer so an, daß die Rechtshändige mit ihrem rechten Partnerarm und die Linkshändige mit ihrem linken Partnerarm zusammenstehen. Hätten beide ein Baby im Arm, so würden sie es beide „nach außen" halten, eben auf dem jeweiligen Mutter/Kind-Arm.

Die eine Zwillingsfrau ist Altphilologin (RH), die andere Ärztin (LH).

Wir sehen: Diese beiden, äußerlich so „gleichen" Zwillingsschwestern sind in Wirklichkeit höchst ungleich, allerdings komplementär!

Zwei eineiige Zwillinge stellen sich immer zwanglos so, daß der oder die Rechtshändige stets links steht – mit ihrem oder seinem rechten „Partnerarm" zum rechts stehenden linkshändigen Zwilling, der oder die seiner- oder ihrerseits wiederum den linken „Partnerarm" dem rechtshändigen Zwilling zuwendet. Der rechte

Arm des rechtshändigen Zwillings und der linke Arm des linkshändigen Zwillings berühren sich „partnerschaftlich".

Wir wissen, daß eineiige Zwillinge ungeheuer „aneinander hängen", wie wir sagen. Das rührt eben daher, daß sie maximal komplementär sind. Wären sie „gleich", dann würden sie sich wahrscheinlich abstoßen!

Ich übersehe bisher eine zweistellige Zahl (ca. 20) von eineiigen Zwillingspaaren, bei denen sich das ausnahmslos so verhält. Vermutlich ist auch dies ein Naturgesetz, aber ich will mich noch nicht zu weit aus dem Fenster lehnen, es reicht ja einstweilen, daß es eine sehr wahrscheinliche Regel ist.

Nun, ich hätte dieses kleine Kapitel sicher nicht in dieses Buch hineingenommen, wenn es nur ein nettes Party-Thema wäre. Diese Entdeckung hat gewaltige wissenschafts-theoretisch-kriminalistische Auswirkungen.

Das heißt, auf einen kurzen Nenner gebracht: Mit dem Beginn der allerersten Zellteilung beginnt bereits die Entwicklung des Computerteils „Kleinhirn" und damit die Differenzierung in Rechtshändigkeit und Linkshändigkeit. Denn die „Seitigkeit" sehen wir erst bei den vom Kleinhirn gesteuerten Organen, wozu allerdings möglicherweise teilweise auch der Kleinhirn-Brückenwinkel gehört, die Verbindung von Stammhirn und Kleinhirn.

Wir müßten nunmehr eine ganze Reihe von Schlüssen aus dieser einfachen Entdeckung der Rechts- und Linkshändigkeit bei eineiigen Zwillingen und ihrer komplementären Funktion ziehen können:

1. Jeder Mensch muß rechtshändig oder linkshändig sein.

2. Jedes Tier muß rechtspfötig oder linkspfötig sein.

3. Jede Pflanze muß rechtsblättrig oder linksblättrig sein.

4. Jeder Einzeller muß rechts- oder linksbestimmt sein. Bei einer Zellteilung des Einzellers ist ein Individuum rechtsbestimmt, das andere linksbestimmt.

5. Da bei Mensch, Tier und Pflanze die Teilung der 1. Zelle die Funktion eines Kleinhirns oder einer entsprechenden Zellvernetzung mit Kleinhirn-Funktion zur Grundlage hat, muß auch jede Pflanze mesotheliomartiges oder coriumartiges adenoides Zylinderepithel haben – wie Mensch und Tier.

6. Zwar war uns allen längst klar, daß die Ontogenese des Embryos eine Rekapitulation der entwicklungsgeschichtlichen Phylogenese ist, aber – so Blechschmied, Freiburg – beweisen konnte man es nicht. Jetzt, so glaube ich, hat man erstmals einen unwiderleglichen Beweis.

Man könnte noch weitere Überlegungen anstellen. Wenn die eineiigen Zwillinge sich stets zwanglos so stellen, daß der Linkshändige auf der rechten Seite des

Rechtshändigen steht und umgekehrt, dann spricht viel dafür, daß das überhaupt die ideale „Partnerstellung" ist.

Das würde bedeuten, daß sich normalerweise „zwanglos" stets ein rechtshändiger Mann mit einer (oder mehreren) linkshändigen Frau zur „Partnerschaft" trifft und umgekehrt. Nur wenn sie hintereinander stehen, können z. B. zwei Rechtshändige oder zwei Linkshändige miteinander partnerschaftlich verkehren. Meine Freundin, die Linkshänderin ist, geht augenblicklich auf meine rechte Partnerseite, wenn sie mal aus Versehen auf meine linke Seite geraten war, „weil es ihr unangenehm" sei an meiner linken Seite.

9.6.1 Was bedeutet das Rechtshändig/Linkshändig-Komplementärverhalten der eineiigen Zwillinge entwicklungsgeschichtlich?

Ihr werdet gleich sehen, daß eine scheinbar so „kleine Entdeckung", die jeder von Euch leicht auch hätte machen können, wenn – ja wenn Ihr die Neue Medizin kennen würdet, gewaltige wissenschafts-theoretische Konsequenzen hat. Denn nur mit Kenntnis der 5 Biologischen Naturgesetze der Neuen Medizin bekommen solche scheinbar kleinen Entdeckungen oft eine ungeheuerliche Bedeutung.

Als „normal" bei Mensch, Tier und Pflanze sehen wir an, daß sich die befruchtete Eizelle in 2 Zellen teilt, die teilen sich wieder, so daß 4 entstehen, dann 8, dann 16 und so weiter. Das nennen wir normale embryonale Entwicklung.

Bei den eineiigen Zwillingen ist das, wie wir alle wissen, etwas anders. Nach der 1. Zellteilung separieren sich die beiden Zellen und fangen – jedes als eigenes Individuum – nochmals wieder von vorne als „Einzelle" an. Dadurch, so glaubten wir, entstehen zwei identische Individuen, die ja aus der gleichen Zelle abstammen.

In vitro kann man sogar künstlich – durch Trennung der entstandenen Zellen im 4-Zellstadium oder sogar im 8-Zellstadium vier oder gar 8 eineiige Zwillinge herstellen.

Bisher hatten wir deshalb die eineiigen Zwillinge als quasi kuriose „Störung der Embryonal-Entwicklung" angesehen. Wir werden gleich sehen, daß das so nicht ganz richtig war.

Zunächst wollen wir vier sehr wichtige Dinge festhalten:

1. Die Einzeller haben sich schon immer durch Teilung vermehrt und vermehren sich auch heute noch durch Teilung, wobei nicht unbedingt eine Teilung nur in 2 gleiche Teile erfolgen muß, sondern auch zugleich in mehr als 2, und die Teile

brauchen auch nicht unbedingt gleich groß zu sein, z. B. bei der Sprossung, wobei die Tochterzelle kleiner ist als die Mutterzelle. Aber im Prinzip teilt sich die sog. Mutterzelle immer in 2 oder mehrmals 2 Teile. Das ist also die ursprüngliche Art der Fortpflanzung – übrigens auch die, die beim sog. Teratom noch wieder ansatzweise versucht wird.

2. Der Mechanismus beim Entstehen der eineiigen Zwillinge folgt in der 1. Stufe dem „Urmechanismus" der einfachen Zellteilung.

3. Beim Urmechanismus der Zellteilung des Einzellers muß – wie bei den eineiigen Zwillingen – stets ein rechtshändiges Individuum entstehen und ein linkshändiges.

4. Die erste Zellteilung der Evolution, wo sich der Einzeller in zwei komplementäre Einzeller teilt, markiert den Beginn der Entwicklung unseres Kleinhirns, denn die Rechts- und Linkshändigkeit spielt im Stammhirn noch keine Rolle, sondern erst im Kleinhirn.

Das Komplementärverhalten der eineiigen Zwillinge ist quasi der Beginn des „Partnerschaftsverhaltens". Wenn man von der Mutter/Kind-Beziehung absieht, ist es der Beginn des Sozialverhaltens unter Partnern überhaupt, mithin der Beginn der sog. „Gesellschaft".

Auch wenn man den Zivilisationsmenschen beibringt, man könne die Gesellschaft mit beliebigen Gesetzen und Vorschriften beliebig manipulieren, was ja stets das Ziel der sog. Großreligionen (Judentum, Islam, Christentum) ist, so wird jetzt die Zeit anbrechen, wo wir alle erkennen, daß man uns alle an der Natur und an den biologischen Gegebenheiten vorbei in eine dogmatisierte Zivilisationssackgasse hineinmanövriert hat, die bei der totalen instinktiv-biologischen Verblödung endet.

Und selbst die Logen mit der B'nai B'rith an der Spitze, die uns systematisch manipulieren, um über uns die Weltherrschaft zu haben und die den täglichen Fernsehdreck, den sie zwecks geistiger Gleichschaltung produzieren, selbst mitsamt Familie nicht konsumieren, können ihrer eigenen dogmatisch-religiösen Verblödung nicht entgehen.

Die Neue Medizin, „das Lied der Freiheit", versucht die Uranfänge verstehen zu lernen. Nur so, indem wir die biologischen Zusammenhänge, in die wir ja auch eingebettet sind, verstehen lernen, kommen wir los von den dogmatischen geistigen Fesseln, die uns unsere Religionsstifter angelegt hatten.

Begonnen hat unser soziales Verhalten in der Biologie scheinbar so einfach ...

10

„Die Axt von Trnava"

Am 9. September 1998, dem 2. Tag der Verifikation der Neuen Medizin durch die Universität Trnava wurde als drittletzter ein Fall vorgelegt, der an Dramatik kaum noch zu überbieten sein dürfte. Man wird später viele Filme und Theaterstücke darüber schreiben. Ort der Handlung: Onkologische Universitätsklinik Trnava.

Der Prorektor der Universität, Mathematik-Professor Dr. Jozef Miklosko, berichtete es, wie uns kolportiert wurde, an seine Kollegen noch am gleichen Tag folgendermaßen:

> „Heute habe ich etwas erlebt, das hat mich völlig umgehauen, das hat uns alle umgehauen, die dabei waren, sogar Prof. Jurga, den Onkologen. Der Dr. Hamer ist stur, der ist Friese. Der hat sich überhaupt nicht aus der Ruhe bringen lassen und hat nur gesagt: „Der Patient muß eine gewaltige Attak-ke-gegen-das-Herz empfunden haben."

> Eine ganze Stunde hat er den Patienten nach dem Herzen abgefragt, ganz ruhig und höflich: Ob er einen Herzinfarkt gehabt habe, ob er Angina pectoris gehabt habe, ob der Vater, die Oma, der Opa, oder der Dackel einen Herzinfarkt gehabt hätten, was den Patienten sehr mitgenommen habe. Immer sagte der Patient, der schon 75 war, er habe keinen Konflikt solcher Art gehabt. Während wir alle zum Zerreißen gespannt und nervös wurden und nach einer Stunde Prof. Jurga von einer Seite seines Hosenbodens auf die andere rutschte und kurz davor war, aufzustehen und zu sagen: „Na, Herr Hamer, das war ja wohl nichts, dann sind das wohl doch keine Naturgesetze, wie Sie behaupten!", war Dr. Hamer der einzige, der ganz ruhig blieb, offenbar, weil er sich seiner Sache idiotensicher war oder ist.

> Nach einer Stunde fragte er nochmals den Patienten nach dem Hund ab. Beim Stichwort Hund erinnerte sich plötzlich der Patient: „Ja, da war doch etwas vor 23 Jahren, etwas ganz Furchtbares ..."

> Wir alle waren plötzlich wie elektrisiert, als der Patient nun den allerschlimmsten Attacke-gegen-das-Herz-Konflikt berichtete, den es überhaupt gibt ...

> Am Ende stöhnte Prof. Jurga nur: „Herr Hamer, das hat mich 300%ig überzeugt. So etwas können Sie weder gewußt noch geraten haben, denn es

steht seltsamerweise überhaupt nicht in unserer Krankengeschichte drin. Das überzeugt mich wirklich, mit welcher Ruhe und Sicherheit Sie das postulieren konnten! Dann muß die Neue Medizin stimmen!"

Den Hergang entnehmen wir dem amtlichen Universitäts-Protokoll, wie es von jedem Patienten angefertigt und bei der Unterzeichnung der Verifikation der Neuen Medizin durch die drei Unterzeichner der Universität vorlag:

DHS in 3 Teilbereichen:

Vor 23 Jahren geschah folgendes furchtbares Ereignis: Zur Zeit der Kirmes, als alle viele Gänse aufgezogen hatten, die zum Volksfest geschlachtet werden sollten, hörte er nachts plötzlich den Hund anschlagen. Nur mit der Unterhose bekleidet rannte der Patient in den Garten, um nachzusehen. Er sah in der Dunkelheit die Umrisse eines Mannes, der offensichtlich die Gänse stehlen wollte. Im letzten Moment erkannte der Patient seinen Nachbarn vor sich. Im gleichen Moment sauste ein Hieb von einer Axt auf ihn herunter. Er wurde einige cm neben der linken Brustwarze von dem Axthieb getroffen, der die Rippen durchschlug und in den Thoraxraum eindrang. Bei diesem Ereignis handelte es sich um den klassischen, ganz realen „Attacke-gegen-das-Herz-Konflikt" mit Perikard-Mesotheliom. Der herbeigerufene Arzt vermutete auch, daß das Herz betroffen sei und machte Herzmassage. Als der Arzt merkte, daß das Herz weiterschlug, ordnete der eine Überführung in das 20 km entfernte Trnava an, nachdem er vorher den Brustkorb bandagiert hatte. Dies war damals eine sehr schwierige und lange Sache: Zuerst mit einem Pferdewagen auf der holprigen Straße zum Bahnhof der nächsten Bahnstation, danach mit dem Zug nach Trnava. Dort lag der Patient längere Zeit im Krankenhaus.

Ein weiterer Teilbereich des DHS war ein häßlicher halbgenitaler Konflikt, weil der Patient seinen Nachbarn als Gänsedieb erkannt hatte.

Der dritte Teilbereich war der motorische Konflikt mit einer motorischen Lähmung, ein typischer Konflikt, nicht entfliehen zu können.

Der Patient war nach der Attacke wie vom Blitz getroffen hingefallen.

Konfliktverlauf:

Zunächst löste sich sein Biologischer Konflikt in allen Teilbereichen nach seiner Wiederherstellung und Entlassung aus dem Krankenhaus dadurch, daß der Nachbar im Gefängnis war. Als der Nachbar jedoch wieder aus dem Gefängnis entlassen wurde, lief der Patient notgedrungen seinem Konflikt ständig über den Weg. Es kam zu kleineren Konfliktrezidiven und auch kurzdauernden Lösungsphasen, wenn er den Nachbarn mal eine Weile nicht sah.

Vor 2 Jahren war dann das Prostata-Karzinom soweit fortgeschritten, daß er Beschwerden beim Wasserlassen bekam. Daraufhin erfolgte die Prostata-Operation mit Orch-Ektomie[2].

Als der Patient schließlich sein eigenes Haus verlassen mußte, weil er wegen Altersschwäche nicht mehr alleine wohnen bleiben konnte und zum Schwiegersohn zog, kam es zu einer großen Konfliktlösung auf allen 3 Teilgebieten. Die teilresezierte Prostata schwoll erneut an und machte Probleme beim Wasserlassen.

Das Herzbeutel-Mesotheliom machte eine Herzbeutel-Tamponade, die aber inzwischen wieder rückläufig zu sein scheint. Die Beschwerden der Herzbeutel-Tamponade waren als cerebrale Durchblutungs-Störungen gedeutet worden (Schwankschwindel).

Die Lösung der Teillähmung beider Beine verstärkte sich effektiv in der Heilungsphase, wie das üblicherweise so ist beim Heilungsoedem im motorischen Rindenzentrum.

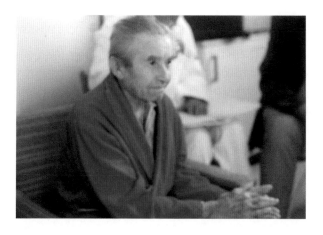

Mit freundlicher Genehmigung des Betroffenen: der 75-jährige Patient, dem vor 23 Jahren die Axt bis zum Schaft im Brustraum saß, direkt am Herzbeutel.

---

2 Orch- = Wortteil mit der Bedeutung Hoden

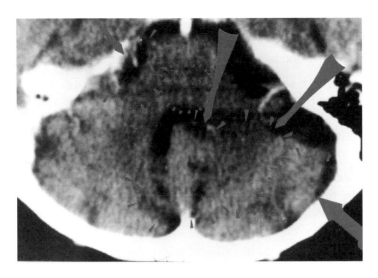

Mittlerer oberer Pfeil: gewaltiges Oedem des HH für den Herzbeutel, pcl-Phase.

Linker oberer Pfeil: Colon-Sigma-Relais, HH in pcl-Phase.

Rechter oberer Pfeil: HH im Pleura-Relais der linken Körperseite in pcl-Phase.

Dicker Pfeil unten rechts: pcl-Phase HH für linke Brust oder Melanom (Narben-Keloid?) im Bereich der Narbe des Einschlages der Axt lateral der linken Brustwarze.

Alle HHe und ihre Pendants wurden nie bemerkt, weder psychisch, cerebral noch organisch. Auch der gewaltige Herzbeutel-Erguß mit zugehöriger Herz-Insuffizienz, der hier bereits in Rückbildung ist, wurde nicht diagnostiziert. Der Patient war nur fast ein Jahr sehr schlapp und konnte kaum eine Treppe hinaufgehen.

11

Tabellenregister

Abkürzungen:

g = gelbe Gruppe (Entoderm)
o = orange Gruppe (Mesoderm)
r = rote Gruppe (Ektoderm)
L = links
R = rechts

Beispiel:
Mamma-Ca, intraductales   r, A 16, L+R
Sie finden das intraductale Mamma-Ca in der roten Gruppe (Ektoderm) A an der Nummer 16 links und rechts, entsprechend der linken und rechten Mamma.

Achillessehnenriß	o, B 4, L+R
Adenoide Vegetation	g, L 52, R 1
Adrenalin-Vermehrung	r, B 9, L+R
Akustikus-Neurinom	r, B 5, L+R
Alopecie	r, A 11, L+R
Alpha-Inselzellen, zunehmende Funktionseinbuße der	r, B 2, L
Alveolar-Ca	g, R 14
Amenorrhoe	r, A 3b, L
Amylase, Anstieg der	r, A 5b, R
Angina pectoris	r, A 3a, L+R
Anurie	r, A 7, L+R
Appendix-Ca	g, L 34
Arrhythmie	r, A 3a, L+R
Arterienwand-Nekrosen	o, B L9, R10
Aszites	o, A 7, L+R
Atherosklerose	o, B L9, R10
Augeninneren, Druckerhöhung im	r, B 7, L+R

Augenlider, Epithel-Ulcera der	r, A 12, L+R
Augenlider, Rötung der	r, A 12, L+R
Augenlinse, Ulcera der	r, A 14, L+R
Ausscheidungsstörung	r, A 7, L+R
Bartholin-Drüsen, Ca der	g, L 40
Bauchfell-Ca	o, A 7, L+R
Bauchnabel-Ca, inneres	g, L 36
Bauchspeicheldrüsen-Ca	g, R 19
Becherzellen-Ca	g, R 13
Beta-Inselzellen, zunehmende Funktionseinbuße der	r, B 2, R
Bindegewebskrebs-Nekrosen	o, B 1, L+R
Bindehaut, Epithel Ulcera der	r, A 12, L+R
Blasenblutung	r, A 8, L+R
Blasen-Ca, submucöses	g, L 32, R 21
Blasen-Polyp	g, L 32, R 21
Blasenspasmen	r, A 8, L+R
Blepharitis	r, A 12, L+R
Blinddarm-Ca	g, L 34
Blutgefäß-Nekrosen, arterielle	o, B L9, R10
Blutgefäß-Nekrosen, venöse	o, B L10, R11
Blutgerinsel-Embolien	o, B 8, R
Blutung aus den Gebärmuttermund bzw. -hals-Ulcera	r, A 3b, L
Blutzuckers, Anstieg des	r, B 2, R
Blutzuckerspiegel	r, B 2, L
Breischluckstenose	r, A 22, L+R
Bronchial-Asthma	r, A 2, R
Bronchialmuskulatur, Spasmus der	r, A 2, R
Bronchial-Plattenepithel-Ulcus	r, A 2, R
Bronchial-Tumor	r, A 2, R
Brust, schmerzhaftes Ziehen in der	r, A 16, L+R
Brustkrebs	r, A 16, L+R
Brustkrebs	o, A 4, L+R

Bulbus duodeni, Ulcus des	r, A 4, R
Chondro-Sarkom	o, B 3, L+R
Coecum-Ca	g. L 34
Collum-Uteri-Nekrosen	o, B L13, R14
Colon-Ca	g, L 35
Conjunctivitis	r, A 12, L+R
Corpus-Uteri-Ca	g, L 29, R 24
Cortisol, überschießend	o, B L8, R9
Cortisol-Ausscheidung, verminderte	o, B L8, R9
Cushing-Syndrom	o, B L8, R9
Darms, glatte Muskulatur des	o, C 1, L+R
Darmperistaltik, vermehrte	o, C 1, L+R
Dermatitis	r, A 10a, L+R
Dentinosteolysen	o, B 6, L+R
Diabetes mellitus	r, B 2, R
Dickdarm-Ca	g, L 35
Dopamin-Erhöhung	r, B 9, L+R
Dünndarm-Ca, oberes	g, R 20
Dünndarm-Ca, unteres	g, L 33
Duodenum-Ca	g, R 17
Dyschondrose	o, B 3, L+R
Effloreszenzen	r, A 10a, L+R
Eierstock-Krebs	o, B L14, R15
Eileiter-Ca	g, L 31, R 22
Eileiters, Totalverstopfung des	g, L 31, R 22
Eisprungs, Wiedereinsetzen des	r, A 3b, L
EKG-Veränderung	r, A 3a, R
Ekzem	r, A 10a, L+R
Endometrium	g, L 29, R 24
Entkalkungslöcher im Knochen	o, B 5, L+R
Epidermis-Ulcera	r, A 10a, L+R
Epiploon-Ca	g, L 37

Epithel-Ulcera der äußeren Haut	r, A 10a, L+R
Erbrechen	r, A 4, R
Exanthem	r, A 10a, L+R
Facialisparese	r, B 3, L+R
Fettgewebs-Nekrose	o, B 2, L+R
Fila olfactoria, Verlust der Riechfähigkeit der linken/rechten Hälfte	r, B 4, L+R
Fluor vaginalis	g, L 29, R 24 und g, L 32, R 22
Fluor vaginalis	r, A 4, L
Furunkulose	o, B 1, L+R
Galle, Aufstau der	r, A 5a, R
Gallenblase	r, A 5a, R
Gallengangs-Plattenepithel-Ulcera	r, A 5a, R
Gallenkoliken	r, A 5a, R
Gaumen-Ca	g, L 48, R 5
Gebärmutterhals, Muskulatur des	o, B L13, R14
Gebärmutterhals-Ulcera	r, A 3a, L
Gebärmutterhals-Ulcera	r, A 3b, L
Gebärmutterkörper-Schleimhaut-Ca	g, L 29, R 24
Gebärmuttermund-Ulcera	r, A 3a, L
Gebärmuttermund-Ulcera	r, A 3b, L
Gelenkrheumatismus	o, B 5, L+R
Gesichtsmuskulatur, Lähmung der	r, B 3, L+R
Glandula sublingualis-Ausführungsgangs-Ulcus	r, A 25, L+R
Glandula sublingualis-Ca	g, L 49, R 4
Glaskörper-Trübung	r, B 7, L+R
Glaukombildung	r, B 7, L+R
Gliome, periphere	r, A 17, L+R
Glukagon-Insuffizienz	r, B 2, L
Grauer Star	r, A 14, L+R
Gravidität	r, A 3b, L

großen Netzes, Ca des	g, L 37
Grüner Star	r, B 7, L+R
Grützbeutel	r, A 17, L+R
Gürtelrose	o, A 2, L+R
Haarausfall	r, A 11, L+R
Haarwuchs	r, A 11, L+R
Halsmandel-Ca	g, L 47, R 6
Hämorrhoiden	g, L 39
Hämorrhoiden	r, A 5, L
Harnblasen-Schleimhaut-Ulcus	r, A 8, L+R
Harnleiter-Schleimhaut-Ulcus	r, A 7, L+R
Harnpflichtigen Substanzen, Anstieg der	o, B L16, R17
Harnröhren-Schleimhaut-Ulcus	r, A 9, L+R
Harnstoff	o, B L16, R17
Harnverhaltung	r, A 9, L+R
Hepatitis	r, A 5a, R
Herzbeutel-Ca	o, A 5, L+R
Herzbeutel-Erguß	o, A 5, L+R
Herzinfarkt	r, A 3a, R
Herzinsuffizienz	o, A 5, L+R
Hoden-Nekrose (interstitiell)	o, B L15, R16
Hodenschwellung	o, B L15, R16
Hoden-Teratom	g, L 27, R 26
Hodenzyste	o, B L15, R16
Hören, schlechtes	g, L 44, R 9
Hörfähigkeit des linken/rechten Ohrs, Verlust der	r, B 5, L+R
Hornhauttrübung	r, A 13, L+R
Hornhaut-Ulcera der Augen	r, A 13, L+R
Hörsturz	r, B 5, L+R
Husten, monatelanger	r, A 2, R
Hyperästhesie	r, B 8, L+R
Hyperparathyreose	g, L 45, R 8

Hyperthyreose	g, L 46, R 7
Hypertonie	o, B L16, R17
Hypoglycämie	r, B 2, L
Hypophyse	o, B 8L, 9R
Hypophysen-Adenom	g, L 51, R 2
Hypophysen-Vorderlappen-Ca	g, L 51, R 2
Ikterus	r, A 5a, R
Ileum-Ca	g, L 33
Insulinmangel	r, B 2, R
Intrabronchiales Plattenepithel-Ulcus	r, A 2, R
Jejunum-Ca	g, R 20
Kalte Knoten	r, A 1, L
Karies	r, A 18, L+R
Kehlkopf-Asthma	r, A 2, L
Kehlkopf-Plattenepithel-Ulcus	r, A 2, L
Keimbahnzell-Teratom	g, L 27, R 26
Keratitis	r, A 13, L+R
Keuchen, das expiratorische	r, A 2, R
Kiemenbogengangs-Plattenepithel-Ulcus	r, A 1, R
Knochenhaut, Überzug der	r, B 8, L+R
Knochenkrebs	o, B 5, L+R
Knochenoedem	o, B 5, L+R
Knochenschwund	o, B 5, L+R
Knorpelschwund	o, B 3, L+R
Knorpelwucherung	o, B 3, L+R
Kopfhaut, Rötung der	r, A 11, L+R
Koronararterien-Stenose	r, A 3a, R
Koronararterien-Ulcera	r, A 3a, R
Koronarvenen-Ulcera	r, A 3a, L
Krampfadern	o, B L10, R11
Kreatinin	o, B L16, R17
Kropf, benigner	r, A 1, L

Kurzsichtigkeit	r, B 6, L+R
Kurzzeitgedächtnis-Störungen	r, A 10a, L+R
Lähmung, motorische	r, B 3, L+R
Laryngeal-Asthma	r, A 2, L
Lateralsklerose	r, B 3, L+R
Leber-Koma	r, A 5A, R
Leber-solitär-Ca	g, R 18
Leber-Tbc	g, R 18
Leberwerte, erhöhte	r, A 5a, R
Leberzirrhose	r, A 5a, R
Leberzirrhose	g, R 18
Lederhaut-Ca	o, A 1, L+R
Leukämie	o, B 5, L+R
Linse, Trübung der	r, A 14, L+R
Lipom	o, B 2, L+R
Lungenembolie	r, A 3a, L
Lungenrundherd-Ca	g, R 14
Lymph-Abfluß, schlechter	o, B L11, R12
Lymphgefäß-Nekrosen	o, B L11, R12
Lymphknoten, Schwellung der	o, B 7, L+R
Lymphknoten-Nekrose	o, B 7, L+R
M. Basedow	g, L 46, R 7
Magen-Ca (außer kleine Curvatur)	g, R 16
Magenkoliken	r, A 4, R
Magenschleimhaut-Ulcus	r, A 4, R
Magen-Ulcus	r, A 4, R
Mamille, Schwellung hinter der	r, A 16, L+R
Mamma-Ca	o, A 4, L+R
Mamma-Ca, intraductales	r, A 16, L+R
Mandeln, zerklüftete	g, L 47, R 6
Mangelbelüftungs-Atelektase	r, A 2, R
Mastdarm-Ca	g, L 38

Melanom	o, A 1, L+R
Mesotheliom	o, A 7, L+R
Milchgänge	r, A 16, L+R
Milzkrebs	o, B 8, R
Milznekrose	o, B 8, R
Mittelohr-Ca	g, L 43, R 10
Morbus Crohn	g, R 20
Morbus Crohn	g, L 33
Morbus Parkinson	r, B 3, L+R
MS	r, B 3, L+R
Mukoviszidose	g, L 50, R 3
Mukoviszidose der Bronchien	g, R 13
Mundfäule	g, L 41, R 12
Mundschleimhaut-Ca, submucöses	g, L 41, R 12
Mundschleimhaut-Ulcera	r, A 20, L+R
Muskelatrophie	o, B L12, R13
Muskeldystrophie	r, B 3, L+R
Muskulatur, Nekrosen der quergestreiften	o, B L12, R13
Nase, laufende	r, A 21, L+R
Nasenbluten	r, A 19, L+R
Nasennebenhöhlen-Schleimhaut-Ulcus	r, A 21, L+R
Nasenschleimhaut-Ulcus	r, A 19, L+R
Nebennierenmark-Ca	r, B 9, L+R
Nebennierenmarks-Apoplexie	r, B 9, L+R
Nebennierenrinden-Nekrose	o, B L8, R9
Nebenschilddrüsen-Ca	g, L 45, R 8
Netzhautablösung	r, B 6, L+R
Neurodermitis	r, A 10a, L+R
Neurofibrome	r, A 17, L+R
Nierenbeckens, Aufstau des	r, A 7, L+R
Nierenbecken-Schleimhaut-Ulcus	r, A 6, L+R
Nierenkelch verplumpt	g, L 28, R 25

Nierenkelchen, Ulcus in den	r, A 6, L+R
Nierenkolik(en)	r, A 6, L+R und r, A 7, L+R
Nierenparenchym-Nekrose	o, B L16, R17
Nierensammelrohr-Ca	g, L 28, R 25
Nierensteins, Bildung eines	r, A 6, L+R
Nieren-Tuberkulose	g, L 28, R 25
Nierenzyste	o, B L16, R17
Non-Hodgkin-Lymphom	r, A 1, R
Noradrenalin-Erhöhung	r, B 9, L+R
Oesophagus-Ca	g, R 15
Oesophagus-Ca (obere 2/3)	r, A 22, L+R
Ohr, laufendes	g, L 43, R 10
Ohrspeicheldrüsen-Ausführungsgangs-Ulcus	r, A 24, L+R
Ohrspeicheldrüsen-Ca	g, L 50, R 3
Osteolysen	o, B 5, L+R
Osteolysen, Rekalzifizierung der	o, B 5, L+R
Osteoporose	o, B 5, L+R
Osteosarkom	o, B 5, L+R
Otitis media, eitrige	g, L 43, R 10
Ovarial-Krebs	o, B L14, R15
Ovarial-Nekrose (interstitiell)	o, B L14, R15
Ovarialzyste	o, B L14, R15
Ovarial-Teratom	g, L 27, R 26
Pankreas-Ca	g, R 19
Pankreasgangs-Plattenepithel-Ulcus	r, A 5b, R
Parotis-Ausführungsgangs-Ulcus	r, A 24, L+R
Parotis-Ca	g, L 50, R 3
Perikard-Ca	o, A 5, L+R
Perikard-Erguß	o, A 5, L+R
Perikard-Tamponade	o, A 5, L+R
Periost-Aufdehnung	o, B 5, L+R

Periost-Aufdehnungsschmerz	r, B 8, L+R
Periostlähmung	r, B 8, L+R
Peritoneal-Ca	o, A 7, L+R
Phäochromozytom	r, B 9, L+R
Plaque, athereosklerotische	o, B L9, R10
Pleura-Ca	o, A 6, L+R
Pleuraerguß	o, A 6; o, A 7, L+R
Portio-Ca	r, A 3b, L
Prolaktion, vermehrte Ausschüttung von Prolaktin	g, L 51, R 2
Prostata-Ca	g, L 30, R 23
Psoriasis	r, A 10b, L+R
Rechtsherz-Versagen, akutes	r, A 3a, L
Regelblutung, Verlust der	r, A 3b, L
Rektum-Ca, hochsitzendes, submucöses, dystopisches	g, L 39
Rhinitis	r, A 19, L+R
Riechsturz	r, B 4, L+R
Rippenfell-Ca	o, A 6, L+R
Samenblasen-Ulcus	r, A 3b, R
Schilddrüsen- (ehemalige) Ausführungsgangs-Ulcera	r, A 1, L
Schilddrüsen-Ca	g, L 46, R 7
Schilddrüsen-Zysten, euthyreote	r, A 1, L
Schlaganfall	r, B 3, L+R
Schluckbeschwerden	r, A 22, L+R
Schrumpfniere	o, B L16, R17
Schuppenflechte	r, A 10b, L+R
Schuppung auf rotem Grund (Haut)	r, A 10b, L+R
Sehfähigkeit, Verlust der	r, B 6, L+R
Sehnen-Nekrose	o, B 4, L+R
Sigmoid-Ca	g, L 38
Soor-Pilz des Mundes	g, L 41, R 12
Speiseröhren-Ca (obere 2/3)	r, A 22, L+R
Speiseröhren-Ca (unteres Drittel)	g, R 15

Splenomegalie	o, B 8, R
Spontanfraktur	o, B 5, L+R
Stimmbänder	r, A 2, L
Stimmband-Polypen	r, A 2, L
Stimme, es verändert sich die	r, A 2, L
Stoffwechsel-Entgleisung	r, B 1, L+R
Struma, euthyreote	r, A 1, L
Struma, harte	g, L 46, R 7
Tachykardie	r, A 3a, L
Thalamus-Störung	r, B 1, L+R
Thromben-Embolie	r, A 3a, L
Thrombophlebitis	o, B L10, R11
Thrombozytopenie	o, B 8, R
Thyreotoxikose	g, L 46, R 7
Tinnitus	r, B 5, L+R
Tonsillen-Ca	g, L 47, R 6
Tonsillenhyperplasie	g, L 47, R 6
Tonsillenhypertrophie	g, L 47, R 6
Tonsillitis	g, L 47, R 6
Totstellreflex	r, B 3, L+R
Tränen, eitrige	g, L 42, R 11
Tränendrüsen-Ausführungsgangs-Ulcus	r, A 23, L+R
Tränendrüsen-Ca	g, L 42, R 11
Tränendrüsen-Mukoviszidose	g, L 42, R 11
Tränendrüsen-Tumor	r, A 23, L+R
Tränenfluß, Austrocknung des	g, L 42, R 11
Trommelfell, eingezogenes	g, L 44, R 9
Trommelfells, Perforation des	g, L 43, R 10
Trübung, partielle des linken/rechten Glaskörpers	r, B 7, L+R
Tuben (Eustachii)-Ca	g, L 44, R 9
Tuben-Ca	g, L 31, R 22
Unruhe, maximale	r, B 1, L+R

Unterzuckerung	r, B 2, L
Unterzungen-Speicheldrüsen-Ca	g, L 49, R 4
Unterzungendrüsen-Ausführungsgangs-Ulcus	r, A 25, L+R
Ureters, Okklusion des	r, A 7, L+R
Ureter-Ulcus	r, A 7, L+R
Urethra-Ulcus	r, A 9, L+R
Urticaria	r, A 10a, L+R
Vaginal-Schleimhaut-Ulcus	r, A 4, L
Vaginismus	r, A 4, L
Varizen	o, B L10, R11
Venen-Nekrose	o, B L10, R11
Vitiligo der Haut	r, A 15, L+R
Vorsteherdrüsen-Ca	g, L 30, R 23
Wachstumshormon, vermehrte Ausschüttung von	g, L 51, R 2
Wasserhoden	o, B L15, R16
Weitsichtigkeit	r, B 6, L+R
Weißfleckenkrankheit	r, A 15, L+R
Wurmfortsatz-Ca	g, L 34
Zahnknochen-Krebs	o, B 6, L+R
Zahnschmelzlöcher	r, A 18, L+R
Zwölffingerdarm-Ca	g, R 17
Zwölffingerdarm-Geschwür	r, A 4, R

WISSENSCHAFTLICHE TABELLE
der
NEUEN MEDIZIN

PSYCHE
GEHIRN
ORGAN

DIE ZUSAMMENHÄNGE ZWISCHEN DEN
3 EBENEN DER NEUEN MEDIZIN
NACH
DR. MED. RYKE GEERD HAMER

12.1 Inneres Keimblatt = Entoderm (gelb)

Histologische Formation	Hamersche Herde	Mikroben
Adeno-Ca	Sämtlich im Pons des Stammhirns. Der Magen-Darm-Trakt (Mund-Sigma) entspricht etwa einem nach hinten offenen Halbkreis, beginnend rechts dorsal über Mitte ventral bis links dorsal.	Die Pilze und Mykobakterien (z. B. Tbc) vermehren sich keimblattgemäß in der ca-Phase. Die kompakten Tumoren des inneren Keimblatts (Entoderm) können von den Pilzen und Pilzbakterien (Mykobakterien) nur während der vagotonen Heilungsphase (pcl-Phase) durch verkäsende Nekrotisierung abgebaut werden. Was bis zum Ende der Heilungsphase nicht geschafft ist, bleibt.

Schematischer CT-Schnitt durch das Stammhirn

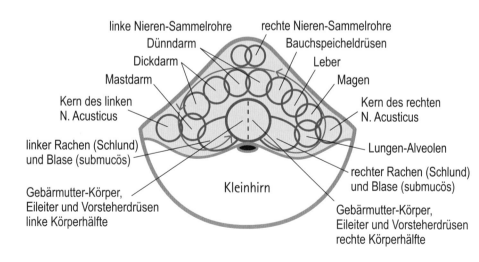

linke Nieren-Sammelrohre
Dünndarm
Dickdarm
Mastdarm
Kern des linken N. Acusticus
linker Rachen (Schlund) und Blase (submucös)
Gebärmutter-Körper, Eileiter und Vorsteherdrüsen linke Körperhälfte

rechte Nieren-Sammelrohre
Bauchspeicheldrüsen
Leber
Magen
Kern des rechten N. Acusticus
Lungen-Alveolen
rechter Rachen (Schlund) und Blase (submucös)
Gebärmutter-Körper, Eileiter und Vorsteherdrüsen rechte Körperhälfte

Kleinhirn

Die sog. Hirn- oder Kopfnerven des Stammhirns

Von den 12 Hirn- oder Kopfnerven, die alle Mediziner lernen müssen, fallen für das Stammhirn die beiden ersten, I. Nervus olfactorius (Riechnerv) und II. Nervus opticus (Augennetzhaut-Nerv) aus dem Rahmen, denn sie sind scheinbar nur Ausstülpungen der Großhirnrinde, haben aber auch ein Ursprungs-Relais im Stammhirn.

Die nächste Schwierigkeit taucht auf, wenn die „Stammhirn-Nerven" weitgehend scheinbar sensible und motorische Organe innervieren (z. B. die Plattenepithel-Schicht der Haut und die quergestreifte willkürliche Muskulatur), die ganz offensichtlich zur Aufgabe und den Funktionen des Großhirns gehören. Das konnte nicht stimmen und stimmt auch nicht. Deshalb hatte kein Student oder Arzt diese sog. Hirnnerven je richtig verstehen können. In Wirklichkeit führen diese „Stammhirn-Nerven" I bis XII nachträglich eingeflochtene Nervenfasern aus der jeweils gegenüberliegenden Seite der Großhirnrinde mit sich, die nur mittelbar mit den ursprünglichen Stammhirn-Nerven zu tun haben, wie z. B. die ursprünglich vom Stammhirn innervierte glatte Peristaltik-Muskulatur des Mundes („Schlundes"), die später mit überwiegenden Anteilen von großhirnrinden-innervierter willkürlicher, quergestreifter Muskulatur (Kaumuskulatur, Zungenmuskulatur etc.) komplettiert wurde. So kommt es, daß ein Teil der Stammhirn-Nerven, je nachdem, welchem Kiemenbogen-Segment diese großhirnrinden-gesteuerten mitgeführten Nerven entstammen „falschrichtigerweise" den Beinamen „Kiemenbogen-Nerven" erhielten, wodurch endgültig niemand mehr irgend etwas verstehen konnte.

So heißt „falschrichtigerweise" der V. Stammhirn-Nerv Nervus trigeminus auch der „1. Kiemenbogen-Nerv", der VII. Stammhirn-Nerv Nervus facialis der „2. Kiemenbogen-Nerv", der IX. Stammhirn-Nerv Nervus glossopharyngeus der „3. Kiemenbogen-Nerv", sowie der X. Stammhirn-Nerv Nervus vagus der 4. und 5. (zurückgebildet) und 6. Kiemenbogen-Nerv gleichzeitig. Die Kiemenbogen-Anteile dieser Stammhirn-Nerven werden unter den Krebs-Äquivalenten der roten Gruppe (soweit es Muskeln betrifft auch der orangenen Gruppe) abgehandelt.

Die entscheidende Besonderheit, warum die Stammhirn-Nerven doppelseitig angelegt sind, ist ja, daß die rechte Organseite des Schlundes und die rechte Stammhirnseite für die Aufnahme des Brockens zuständig war und noch ist. Dagegen ist die linke Schlundseite und die linke Stammhirnseite zuständig für die Ausscheidung des Kotbrockens.

Beide Funktionen treffen im Schlund zusammen. Dort ist die Peristaltik gegenläufig. Aus dieser Notwendigkeit entwickelten sich die beiderseitigen Stammhirn-Nerven, die zum Zeitpunkt des Bestehens des gemeinsamen Schlundes noch gegenläufige Funktion hatten. Auf der linken Seite, der Seite der Ausscheidungs-Funktion, baut die Funktion des Mund-Plattenepithels, innerviert von der Großhirnrinde, funktionsmäßig auf, bei dem es immer darum geht, etwas, das nicht in den Mund, die Bronchien etc. hinein soll, heraushusten, spucken etc. zu können oder zu wollen. Dagegen entstehen die stammhirn-gesteuerten Adeno-Karzinome dann, wenn wir einen Brocken nicht vereinnahmen können. Wir kennen bei den vom Stammhirn innervierten Organen des Magen-Darm-Traktes mindestens 4 Qualitäten, die jede einzelne ein DHS erleiden und einen HH im Gehirn (Stammhirn) bilden können:

1. sensorische Qualität:

Sie bedeutet die Prüfung der einzelnen Speisebrocken auf ihre chemische Zusammensetzung (Fett, Eiweiß, Zellulose etc.). Über die diesbezüglichen Konflikte, „einen Brocken nicht analysieren zu können", wissen wir noch fast nichts. Bei einem DHS im Bereich dieser Qualität, finden wir im oberen Teil des Magen-Darm-Traktes eine Inversion der Darmperistaltik (Würgereflex) und im unteren Teil eine Beschleunigung (Durchfall).

2. motorisch-peristaltische Qualität:

Sie bedeutet die Peristaltik, die den Brei weiterschiebt. Ein DHS im Bereich dieser Qualität bedeutet eine Beschleunigung der Darmperistaltik in der betroffenen Zone und eine partielle Darmstillegung im übrigen Bereich, schulmedizinisch Darmlähmung genannt und als Ileus operiert.

3. sekretorische Qualität:

Sie bedeutet, daß der Brocken durch Sekretion von Verdauungssaft zerkleinert, zerlegt, verdaut wird. Bei einem DHS im Bereich dieser Qualität finden wir die blumenkohlartig wachsenden Adeno-Ca, die für die Vermehrung der Sekretion an dieser besonderen Stelle proximal des zu großen Brockens sorgen.

4. resorptive Qualität:

Sie bedeutet, daß die Nahrungsstoffe vom Darm in die Blut- und Lymph-Bahn aufgenommen werden. Aber auch die Wasser-Rückresorption und Luft-Rückresorption gehören dazu. Das Wasser wird z. B. im Bereich des Colon rückresorbiert, aber die Konfliktqualitäten der SBS im einzelnen bleiben uns noch zu erforschen. Bei einem DHS im Bereich dieser Qualität finden wir die flachwachsenden Adeno-Ca von der resorptiven Qualität.

(Siehe dazu auch die Nerventabelle über die sog. Kopf- bzw. Stammhirn-Nerven).

LINKS: AUSFÜHRENDER SCHENKEL DES MAGEN-DARM-TRAKTS
            MIT LINKER SCHLUNDHÄLFTE

RECHTS: EINFÜHRENDER SCHENKEL DES MAGEN-DARM-TRAKTS
            MIT RECHTER SCHLUNDHÄLFTE

1. Stufe: Ursprüngliche archaische Ringform

Zuerst ist es für uns wichtig, die archaischen Konfliktmechanismen aus der „Schlund-Zeit" unserer Entwicklungsgeschichte zu verstehen. Inzwischen ist ja die Ringform unserer entwicklungsgeschichtlichen Vorfahren unmittelbar unterhalb des Schlundes aufgesprengt und der ganze Schlund zum heutigen Mund und Rachen geworden. Dies passierte zu einem Zeitpunkt, als das Plattenepithel, das von der Großhirnrinde innerviert wird, bereits durch den Schlund 12 cm (gilt für den späteren erwachsenen Menschen) in den ausführenden Schenkel des Magen-Darm-Trakts eingewandert war. So kommt es, daß wir heute noch vom After an aufwärts eine Plattenepithel-Schleimhaut bis 12 cm hoch vorfinden. Das Relais dieser Plattenepithel-Schleimhaut des Rektums liegt im Gehirn genau neben den Relais der Kiemenbogen-Abkömmlinge (siehe rote Gruppe, sog. Hirnnerven) des damaligen Schlundes, die damals zusammengelegen haben. Der heutige Mund enthält also die beidseitigen Stammhirn-Nervenpaare, von denen die rechten Nerven jeweils den Speiseeingang innerviert hatten und die linken Nerven den Kotausgang. Das muß schon damals eine sehr komplizierte Angelegenheit gewesen sein. Reste dieser z. B. Kotauswurf-Innervation finden wir heute noch beim Würgereflex.

Schematische Darstellung embryonaler Entwicklung

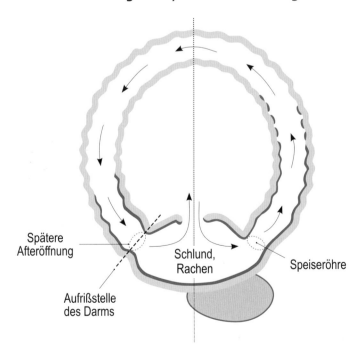

Spätere Afteröffnung

Aufrißstelle des Darms

Schlund, Rachen

Speiseröhre

2. Stufe: Spätere Embryoform

Als nächstes müssen wir uns Gedanken darüber machen, in welcher übertragenen Form wir diese alten archaischen Konflikte in unserem täglichen Leben wiederauffinden können. (Ein Brocken ist heute nicht mehr ein Essensbrocken, sondern z. B. ein Haus, ein Arbeitsplatz, ein Erbe, eine gutes Rennpferd oder dgl.)

Der gesamte Schlund ist jetzt als Rachen beim einführenden Schenkel des Darms; die archaische Innervation der linken Schlundhälfte aber kommt weiterhin aus der linken Stammhirnhälfte. Als der Darmaufriß unmittelbar am Schlund entwicklungsgeschichtlich passierte, war in der Zwischenzeit schon Plattenepithel von außen über den Schlundeingang in den Schlund, und in den einführenden und ausführenden Darmschenkel eingewachsen – am ausführenden Schenkel 12 cm hoch. Dieses Plattenepithel, das wir heute als Rektum-Plattenepithel-Schleimhaut bezeichnen, gehört deshalb zu den Kiemenbogen-Abkömmlingen.

Schematische Darstellung embryonaler Entwicklung

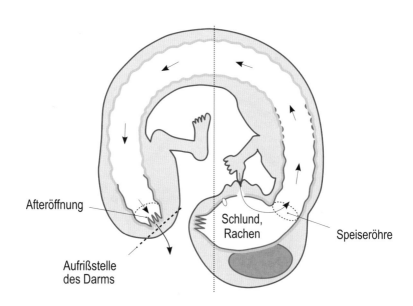

Afteröffnung

Schlund, Rachen

Speiseröhre

Aufrißstelle des Darms

12.1.1.1   Linke Stammhirnseite

KREBS-ORGAN-MANIFESTATION	BIOLOGISCHER KONFLIKT-INHALT	HAMER-scher HERD IM GEHIRN	KONFLIKT-AKTIVE PHASE = ca-PHASE = SYMPATHICOTONIE	KONFLIKT-GELÖSTE PHASE = pcl-PHASE = VAGOTONIE = HEILUNGSPHASE

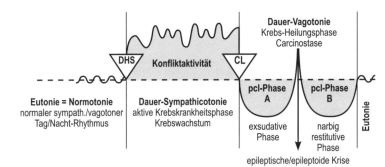

Biologischer Sinn in der ca-Phase

27.	Ovarial- und Hoden-Teratom = Keim-bahnzell-Teratom links (Aus-nahme-stellung!)	Schwerer Verlust-konflikt. Z. B. Sohn, bester Freund, ein geliebter Mensch, auch ein Tier.	HH im cranialen Teil des Mittel-hirns links, (Ausnah-me!)	Teratom aus den Keimbahnzellen, (Ausnahme!)	Stop des Teratom-Wachstums erfolgt nur langsam, da jedes embryonale Gewebe den „embryonalen Wachstumsschub" hat. (Ausnahme!)
28.	Nieren-sammel-rohr-Ca der linken Niere	Existenzkonflikt, Flüchtlings-konflikt, „alles verloren", „wie ausgebombt", „Angst vor dem brutalen Krankenhaus", Konflikt des Sich-mutterseelen-allein-gelassen-Fühlens, Konflikt des Sich-unversorgt-oder-schlecht-versorgt-Fühlens, Konflikt des Sich-in-der-Wüste-Fühlens (ohne Wasser).	HH im Stamm-hirn (Pons) links ventral unge-kreuzt	Kompaktes blumenkohlartig wachsendes Adeno-Ca der sekretorischen Qualität oder flachwachsendes Adeno-Ca der resorptiven Qualität zwischen Nierenkelchen und Tubuli. Im Gegensatz zu den Nierenparenchym-Nekrosen (bei Wasserkonflikt mit Nierenzysten in der Heilungsphase) hier: Zellvermehrung in der ca-Phase	Früher diagnostizierte man röntgenologisch eine Nierentuberkulose an den teilweise sehr stark verplumpten Nierenbecken bzw. Nierenkelchen. D. h. hier waren kompakte Adeno-Ca-Tumoren durch Mykobakterien (Tbc) verkäst worden. Durch die Kavernen erschienen die Nierenkelche verplumpt.

29.	Gebär-mutter-körper-Schleim-haut-Ca; (Corpus-Uteri-Ca) linke Hälfte	1. häßlicher, halbgenitaler Konflikt meist mit männlicher Person. 2. Verlustkonflikt, besonders Großmutter/Enkel-Konflikt.	HH in der Mitte des Stamm-hirns (Pons) links	Es wächst im cavum uteri ein kompaktes blumenkohlartig wachsendes Adeno-Ca der sekretorischen Qualität oder flachwachsendes Adeno-Ca der resorptiven Qualität, denn das Endometrium der Gebärmutter ist abgewandelte Darmschleimhaut.	Beim Heilverlauf gibt es zwei Möglichkeiten: 1. Postmenopausisch: Der Tumor verkäst nekrotisierend. Fluor vaginalis mit evtl. leichter Blutung. 2. Prämenopausisch bzw. normal menstruiert: Der Tumor wird mit sehr starker Blutung mit der Dezidua abgestoßen.
30.	Vorsteher-drüsen-Ca, (Prostata-Ca) linke Hälfte	Häßlicher, genitaler Konflikt. Z. B.: Älterer Mann, der nicht mehr mit Revierkonflikt reagiert, wird von jüngerer Freundin zugunsten eines jüngeren Mannes verlassen.	HH in der Mitte des Stamm-hirns (Pons) links	Kompaktes blumenkohlartig wachsendes Prostata-Adeno-Ca der sekretorischen Qualität, teilweise mit Kompression der Uretra.	Verkäsende Nekrotisie-rung od. Verkapselung des kompakten Tumors.
31.	Eileiter-Ca, (Tuben-Ca) linke Hälfte	Häßlicher, halbgenitaler Konflikt mit männlicher Person. Z. B.: Ältere Fabrikan-tin erfährt, daß ein leitender Angestellter mit minderjährigem Mädchen ertappt wurde. Um ihn los-zuwerden, muß sie ihm auch noch eine hohe Abfindung zahlen.	HH im Stamm-hirn (Pons) ventral links medial	Kompaktes Eileiter-Schleimhaut-Adeno-Ca, blumenkohlartig wachsend, der sekretorischen Qualität, mit fast regelmäßiger Totalverstopfung des Eileiters.	Verkäsende Nekrotisie-rung des Tumors durch Pilze oder Pilzbakterien, Fluor vaginalis. Gelegentlich Abfluß des Eiters in die Bauchhöhle
32.	Sub-mucöses Blasen-Ca, Blasen-Polyp, linke Hälfte	Häßlicher Konflikt: „Schweinerei". Z. B.: Schwangere Frau wird von Ehemann geschlagen.	HH im Stamm-hirn (Pons) lateral-ventral links	Kompaktes, blumenkohlartig wachsendes Adeno-Ca der sekretorischen Qualität (Blasenpolypen) oder flachwachsendes Adeno-Ca der resorptiven Qualität besonders im „Trigonum versicae", dem Dreieck zwischen Einmündung der Ureteren und dem Abgang der Uretra.	Verkäsende Nekrotisie-rung oder Verkapselung des kompakten Tumors.
33.	Unteres Dünndarm-Ca = Ileum-Ca, (in der Heilungs-phase auch Morbus Crohn genannt)	Konflikt, einen Brocken nicht verdauen zu können, unverdaulicher Ärger, meist mit Verhungerungs-Angst im weitesten Sinne. Z. B.: Friseurmeisterin muß erst mehrmals vorübergehend, später endgültig ihren Zweitladen	HH im Stamm-hirn (Pons) ventro-lateral links	Dem gesamten Dünndarm (Jejunum und Ileum) von ca. 7m Länge entspricht im Gehirn ein Relais, wie es sonst für etwa 1m vorgesehen ist. Der Dünndarm ist entwicklungsgeschichtlich in sehr kurzer Zeit sehr rasch gewachsen. Deshalb ist das flachwachsende	Blutig verkäsende (falls Tbc-Mykobakterien vorhanden) Abstoßung, sog. „Plaques", ganz dünner Adeno-Ca-Platten, mit Schleim.

		schließen, weil ihre besten Angestellten sie entgegen vorherigen Beteuerungen immer verließen und zur Konkurrenz wechselten.		Dünndarm-Adeno-Ca der resorptiven Qualität weit auseinandergezogen und aus nur wenigen Schichten Darm-Zylinderepithel-Ca bestehend.\nDeshalb kommt es hier auch so gut wie nie zu einem mechanischen Ileus durch Ca.	
34.	Blinddarm- und Wurm- fortsatz-Ca, (Coecum- und Appen- dix-Ca)	Häßlicher, unverdaulicher Ärger. Z. B.: Kind sieht Ehestreit der Eltern mit häßlicher Prügelszene.	HH im Stamm- hirn (Pons) lateral links	Das kompakt blumenkohlartig wachsende Appendix- Adeno-Ca der sekretorischen Qualität macht leicht einen Appendix-Verschluß (Appendix-Ileus), der dann in der Heilungsphase später zum Platzen der Appendix führen kann (Perforation).	Sog. akute oder subakute Appendicitis (Blinddarmentzün- dung). Wenn man die Appendix histologisch genau untersucht, ist es immer ein nekrotisie- rendes Appendix-Ca (verkäsend). Keine „Blinddarment- zündung" ohne voraufgegangenes Ca!
35.	Dickdarm- Ca, (Colon- Ca) *Colon ascendens-, Colon trans- versum-, Colon descendens- Ca*	Häßlicher, unverdaulicher Ärger. Z. B.: Jemand wird unberechtigterweise des Versicherungs- betruges bezichtigt.	HH im Stamm- hirn (Pons) lateral links	Blumenkohlartig wachsendes Adeno-Ca der sekretorischen Qualität oder flachwachsendes Adeno-Ca der resorptiven Qualität	Verkäsend nekrotisieren- der Abbau des Tumors durch Pilze (Tumor- mykose). Gelegentlich mäßige Blutungen oder Dickdarm-Tbc (Mykobakterien).
36.	Inneres Bauch- nabel-Ca	Konflikt, etwas nicht ausscheiden zu können. Z. B.: Eine in Kur wei- lende Frau merkt, daß ihr Ehemann morgens am Telefon lallt, also seinen Alkohol immer noch nicht „ausgeschieden" hat.	HH im Stamm- hirn (Pons) ventral links medial	Kompaktes blumenkohlar- tig wachsendes Adeno-Ca der sekretorischen Qualität oder flachwachsendes Adeno-Ca der resorptiven Qualität, der entwicklungsgeschichtli- chen „Kloake".	Verkäsende Nekrotisierung durch Pilze oder Pilzbakterien oder Einkapselung.
37.	Ca des großen Netzes, (Epiploon- Ca)	Häßlicher, unverdaulicher Konflikt.	HH im Stamm- hirn (Pons) lateral links	Kompaktes blumenkohlar- tig wachsendes Adeno-Ca der sekretorischen Qualität oder flachwachsendes Adeno-Ca der resorptiven Qualität im Bereich des großen Netzes.	Verkäsend- nekrotisierender Abbau oft mit Adhäsionen einhergehend.
38.	Mastdarm- Ca, (Sigmoid- Ca)	Häßlicher Konflikt, hinterhältiger, niederträchtiger „Scheiß-Konflikt".	HH im Stamm- hirn (Pons) lateral links	Kompaktes blumenkohl- artig wachsendes Adeno-Ca der sekreto- rischen Qualität oder flachwachsendes Adeno-Ca der resorptiven Qualität. Bei großem Tumor: Ileus- Gefahr (Darmverschluß).	Verkäsend- nekrotisierender Abbau des Tumors, evtl. mit leichten Blutungen.

39.	Hochsitzendes, submucöses, dystopisches Rektum-Ca, eigentlich zum Sigma gehörend	Häßlicher, gemeiner „Scheiß-Konflikt".	HH im Stammhirn (Pons) lateral links	Das Besondere hier ist, daß ein kompaktes flachwachsendes Adeno-Ca der resorptiven Qualität unter der darüberliegenden Rektum-Plattenepithel-Schleimhaut (Ektoderm) wächst; fühlbar aber nicht sichtbar.	Wenn der Tumor unter der Rektum-Schleimhaut verkäsend nekrotisierend abgebaut ist, dann haben wir einen submucösen Abszeß. Diese Abszesse werden gewöhnlich als sog. Hämorrhoiden angesehen und bezeichnet.
40.	Ca der Bartholin-Drüsen unterhalb der Plattenepithels der Vaginalschleimhaut (entwicklungsgeschichtlich gesehen = alte Darmdrüse)	Konflikt, nicht genügend Vaginalschleim (Beischlaf) produzieren zu können.	HH im Stammhirn (Pons) links laterodorsal	Bildung eines blumenkohlartig wachsenden Adeno-Ca der sekretorischen Qualität, mit starker Absonderung von Vaginalschleim	Bei Vorhandensein von Tuberkel-Bakterien: Abbau durch Verkäsung des meist kugelförmigen, blumenkohlartigen Tumors, stinkender Ausfluß.
41.	Submucöses Mund-Schleimhaut-Ca, (tiefe Darmepithel-Schicht) linke Seite	Konflikt, Schleim etc. nicht ausspucken zu können.	HH im Stammhirn (Pons) links dorsal	Flächig wachsendes und nur geringe Höhe erreichendes Adeno-Ca der resorptiven Qualität, unter der Plattenepithel-Schleimhaut des Mundes, daher praktisch auch nicht sichtbar. Gehört entwicklungsgeschichtlich zur alten Darmschleimhaut, die jetzt weitgehend überdeckt ist.	Sog. Mundfäule oder Soor-Pilz des Mundes = Heilungsphase der rudimentär vorhandenen, unter dem Plattenepithel gelegenen alten Darmschleimhaut.
42.	Tränendrüsen-Ca, (azinöser Anteil) linke Seite	Konflikt, eine Sache nicht loswerden zu können, die man sieht. Z. B.: Ein Maler findet keinen Galeristen, seine Bilder werden nicht gesehen, er kann nichts verkaufen.	HH im Stammhirn (Pons) links dorsal	Blumenkohlartig wachsendes Adeno-Ca der sekretorischen Qualität der linken Tränendrüse	Verkäsende (falls Tbc vorhanden) Auflösung und Abbau des Tränendrüsen-Ca (eitrige „Tränen"). Bei totaler Verkäsung (wiederholte Rezidive): Tränendrüsen-Mukoviszidose mit Austrocknen des Tränenflusses.
43.	Mittelohr-Ca links	Konflikt, eine Information nicht loswerden zu können.	HH im Stammhirn (Pons) links dorsal, (Kern des sog. *Nervus statoakusticus*)	Das flachwachsende Adeno-Ca der resorptiven Qualität wächst nur geringfügig im Mittelohr und im Mastoid. Die betreffenden Zellen sind offenbar die archaischen Hörzellen. In seltenen Fällen kann nach Auffüllung des Mittelohrs der Tumor „weiterwachsen", d. h. in ➤	Eitrige Otitis media. Abbau der vermehrten Zellen durch Pilze oder Pilzbakterien (Tbc), meist mit Perforation des Trommelfells (laufendes Ohr). Die Heilung hat den Sinn, die akustische Information wieder auf das Normalmaß zu reduzieren, weil der akustische Brocken ➤

				die Umgebung einbrechen (durch Impression).Während der Zellvermehrung wird das archaische Hören quasi verbessert, indem mehr akustische Informationen vom archaischen Hörorgan aufgenommen werden.	vereinnahmt und der Konflikt damit gelöst worden war. Die frühere sog. vermeintliche Knochenleitung (Stimmgabel am Mastoid) war vermutlich zum Großteil Funktion der alten Darmzellen des Mittelohrs samt Mastoid.
44.	Tuben-(Eustachii)-Ca, (zwischen Mund und Mittelohr) linke Seite	Konflikt, eine Information nicht loswerden zu können	HH im Stamm-hirn (Pons) links dorsal	Die sog. Tuba eustachii erleidet durch das kompakt flachwachsendes Adeno-Ca der resorptiven Qualität einen Verschluß. Folge: eingezogenes Trommelfell wegen mangelnder Belüftung, schlechtes Hören.	Stinkende Verkäsung, sowohl in den Mund abfließend, als auch ins Mittelohr u. dort eine Otitis media vortäuschend, sofern nicht auch die Mittelohr-Schleimhaut selbst betroffen ist.
45.	Nebenschild-drüsen-Ca, (azinöser Anteil) linke Seite	Konflikt, eine Sache nicht ausspeien zu können.	HH im Stamm-hirn (Pons) links dorsal	Kompaktes blumen-kohlartig wachsendes Adeno-Ca der sekreto-rischen Qualität, sog. harte Struma mit *Hyperparathyreose.* Die Azini sind Reste der alten Darmschleimhaut.	Meist bleiben die derben, knotigen Nebenschilddrüsen-Tumoren bestehen, werden eingekapselt. Sofern aber in der vagotonen Heilphase Pilze oder Pilzbakterien Zugang bekommen, verkäsen die Knoten. Letzteres wäre der normale biologische Ablauf. Dabei normalisiert sich der Hormonspiegel wieder.
46.	Schilddrüsen-Ca, (azinöser Anteil) linke Seite	Konflikt, eine Sache nicht schnell genug loszuwerden.	HH im Stamm-hirn (Pons) links dorsal	Kompaktes blumen-kohlartig wachsendes Adeno-Ca der sekreto-rischen Qualität, sog. harte Struma mit *Hyperthyreose* bzw. *Thyreotoxikose (M. Basedow).* Durch die *Hyperthyreose* wird der Stoffwechsel erhöht und das Individuum wird schneller.	Meist bleiben die derben, knotigen Schilddrüsen-Tumoren bestehen, werden eingekapselt. Sofern aber in der vagotonen Heilphase Pilze oder Pilzbakterien Zugang bekommen, verkäsen die Knoten. Letzteres wäre der normale biologische Ablauf. Dabei normalisiert sich der Hormonspiegel wieder.
47.	Halsmandel-Ca, (Tonsillen-Ca) linke Seite	Konflikt, eine Sache nicht ausspeien zu können.	HH im Stamm-hirn (Pons) links dorsal	*Tonsillenhyperplasie = Tonsillenhypertrophie* = blumenkohlartig wachsendes Adeno-Ca der sekretorischen Qualität: vergrößerte, oft „zerklüftete" Mandeln.	Eitrige Tonsillitis, Tonsil-len-Abszeß durch Pilze: Tonsillen-Mykose oder durch Pilzbakterien: Tonsillen-Tbc.

48.	Gaumen-Ca linke Seite	Konflikt, eine Sache nicht ausspeien zu können.	HH im Stamm-hirn (Pons) links dorsal	Kompaktes blumenkohl-artig wachsendes Gaumen-Adeno-Ca der sekretorischen Qualität oder flachwachsendes Adeno-Ca der resorpti-ven Qualität, der alten Darm-Schleimhautreste (unter dem Mundepithel)	Stinkende Verkäsung und Abbau des Tumors durch Pilze (Mykosen) oder Pilzbakterien, (z. B. Tbc).
49.	Unterzungen-Speichel-drüsen-Ca, (*Glandula sublingualis*-Ca), (azinöser Anteil) linke Seite	Konflikt, eine Sache nicht einspeicheln und dann besser ausspucken zu können.	HH im Stamm-hirn (Pons) links dorsal	Kompaktes blumenkohlartig wachsendes *Glandula-sublingualis*-Adeno-Ca der sekretorischen Qualität der speichelbil-denden sog. Azini.	Stinkende Verkäsung und Abbau des Tumors durch Pilze (Mykosen) oder Pilzbakterien, (z. B. Tbc).
50.	Ohrspeichel-drüsen-Ca (Parotis-Ca), azinöser Anteil linke Seite	Konflikt, den Brocken nicht genügend einspeicheln und ausspucken zu können.	HH im Stamm-hirn (Pons) links dorsal	Kompaktes blumenkohl-artig wachsendes Parotis-Adeno-Ca der sekretorischen Qualität der speichelbildenden sog. Azini.	Stinkende Verkäsung und Abbau des Tumors durch Pilze (Mykosen) oder Pilzbakterien (Mykobakterien, z. B. Tbc). Im Falle totaler Verkäsung der Drüsenzellen (bei mehreren Rezidi-ven samt Lösungen) ergibt sich eine Mukoviszidose, d. h. ein Versiegen der Ohrspeicheldrüsen-Flüssigkeit, bzw. Unterzungenspeicheldrüsen-Flüssigkeit (= Speichel).
51.	Hypophysen-Vorderlappen-Ca linke Seite	1) Konflikt, den Brocken nicht weg zu kriegen, da das Individuum zu klein ist. 2) Konflikt, das Kind oder die Fa-milie nicht ernähren zu können.	HH im Stamm-hirn (Pons) links dorsal	1) Hypophysen-Adenom, kompaktes blumenkohl-artig wachsendes Adeno-Ca der sekretorischen Qualität mit vermehrte Ausschüttung von Wachstumshormon. Folge: Reales Wachstum bei Kindern und Jugendli chen, bzw. Akromegalie (Größenzunahme der Enden einzelner Gliedma-ßen) bei Erwachsenen. 2) Vermehrte Ausschüt-tung von Prolaktin. Folge: Zunahme der Milchproduktion	1) Bei Vorhandensein v. Pilzen u. Pilzbakterien: Verkäsen des Hypophysen-Vorderlappen-(HVL-) Adenoms. Konflikt wird gegenstandslos, weil das Individuum jetzt groß genug ist, um den Brocken zu kriegen. 2) Konflikt wird gegenstandslos, weil das Kind oder die Familie jetzt ausreichend ernährt werden kann.
52.	Adenoide Vegetationen des hinteren Rachen-raumes (*Pharynx*) linke Seite	Konflikt, einen Brocken nicht weg zu kriegen.	HH im Stamm-hirn, (Pons) links dorsal	Blumenkohlartig wachsendes Adeno-Ca der sekretorischen Qua-lität, sog. „Polypen", des Nasen-Rachenraumes, herrührend von den Resten der alten Darmschleimhaut.	Stinkende Verkäsung der Polypen durch Pilze (Mykosen) od. Pilzbakterien (Mykobakterien); Polypen-Tbc.

12.1.1.2 Rechte Stammhirnseite

KREBS-ORGAN-MANIFESTATION	BIOLOGISCHER KONFLIKT-INHALT	HAMER-scher HERD IM GEHIRN	KONFLIKT-AKTIVE PHASE = ca-PHASE = SYMPATHICOTONIE	KONFLIKT-GELÖSTE PHASE = pcl-PHASE = VAGOTONIE = HEILUNGSPHASE

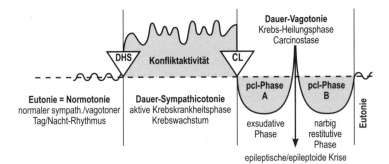

Biologischer Sinn in der ca-Phase

	26.	Ovarial- und Hoden-Teratom = Keim-bahnzell-Teratom rechts (Ausnah-mestel-lung!)	Schwerer Verlustkonflikt Z. B. Sohn, bester Freund, ein geliebter Mensch, auch ein Tier.	HH im cranialen Teil des Mittel-hirns rechts, (Aus-nahme!)	Teratom aus den Keimbahnzellen, (Ausnahme!)	Stop des Teratom-Wachstums erfolgt nur langsam, da jedes embryonale Gewebe den „embryonalen Wachstumsschub" hat. (Ausnahme!)
	25.	Nieren-sammel-rohr-Ca der rechten Niere	Existenzkonflikt, Flüchtlingskon-flikt, „alles verloren", „wie ausgebombt", „Angst vor dem brutalen Krankenhaus", Konflikt des Sich-mutterseelen-allein-gelassen-Fühlens, Konflikt des Sich-unversorgt-oder-schlecht-versorgt-Fühlens, Konflikt des Sich-in-der-Wüste-Fühlens (ohne Wasser).	HH im Stamm-hirn (Pons) ventral rechts unge-kreuzt	Flachwachsendes Adeno-Ca der resorptiven Qualität zwischen Nierenkelchen und Tubuli. Im Gegensatz zu den Nierenparenchym-Nekrosen (bei Wasserkonflikt mit Nierenzysten in der Heilungsphase) hier: Zellvermehrung in der ca-Phase.	Früher diagnostizierte man röntgenologisch eine Nieren-Tuberkulose an den teilweise sehr stark verplumpten Nierenbecken bzw. Nierenkelchen. D. h. hier waren kompakte Adeno-Ca-Tumoren durch Mykobakterien (Tbc) verkäst worden. Durch die Kavernen erschienen die Nierenkelche verplumpt.

24.	Gebärmutter-körper-Schleim-haut-Ca; (Corpus uteri-Ca) rechte Hälfte	1. häßlicher, halbgenitaler Konflikt meist mit männlicher Person. 2. Verlustkonflikt, besonders Großmutter/Enkel-Konflikt.	HH in der Mitte des Stamm-hirns (Pons) rechts	Es wächst im cavum uteri ein kompaktes blumenkohlartig wachsendes Adeno-Ca der sekretorischen Qualität oder flach-wachsendes Adeno-Ca der resorptiven Qualität, denn das Endometrium der Gebärmutter ist abgewandelte Darmschleimhaut.	Beim Heilverlauf gibt es zwei Möglichkeiten: 1. Postmenopausisch: Der Tumor verkäst nekrotisierend. *Fluor vaginalis* mit evtl. leichter Blutung. 2. Prämenopausisch bzw. normal menstruiert: Der Tumor wird mit sehr starker Blutung mit der Dezidua abgestoßen.
23.	Vorsteher-drüsen-Ca, (Prostata-Ca) rechte Hälfte	Häßlicher, genitaler Konflikt. Z. B.: Älterer Mann, der nicht mehr mit Revierkonflikt reagiert, wird von jüngerer Freundin zugunsten eines jüngeren Mannes verlassen.	HH in der Mitte des Stamm-hirns (Pons) rechts	Kompaktes Prostata-(blumenkohlartig wachsendes) -Adeno-Ca der sekretorischen Qualität, teilweise mit Kompression der Uretra.	Verkäsende Nekrotisierung oder Verkapselung des kompakten Tumors.
22.	Eileiter-Ca, (Tuben-Ca) rechte Hälfte	Häßlicher, halbgeni-taler Konflikt mit männlicher Person. Z. B.: Ältere Fabri-kantin erfährt, daß ein leitender Ange-stellter mit minder-jährigem Mädchen ertappt wurde. Um ihn loszuwerden, muß sie ihm auch noch eine hohe Abfindung zahlen.	HH im Stamm-hirn (Pons) ventral rechts medial	Kompaktes Eileiter-Schleimhaut-Adeno-Ca, blumenkohlartig wachsend, der sekretorischen Qualität, mit fast regelmäßiger Totalverstopfung des Eileiters.	Verkäsende Nekrotisierung des Tumors durch Pilze oder Pilzbakterien, *Fluor vaginalis*. Gelegentlich Abfluß des Eiters in die Bauchhöhle.
21.	Submucöses Blasen-Ca, Blasen-Polyp rechte Hälfte	Häßlicher Konflikt, „Schweinerei". Z. B.: Schwangere Frau wird von Ehemann geschlagen.	HH im Stamm-hirn (Pons) lateral-ventral rechts	Kompaktes blumenkohl-artig wachsendes Adeno-Ca der sekretorischen Qualität (Blasenpolypen) oder flachwachsendes Adeno-Ca der resorptiven Qualität besonders im „Trigonum versicae", dem Dreieck zwischen Einmündung der Ureteren und dem Abgang der Uretra.	Verkäsende Nekrotisierung oder Verkapselung des kompakten Tumors.
20.	Oberes Dünndarm-Ca = Jejunum-Ca (in der Heilungs-phase auch *Morbus Crohn* genannt, obwohl dieser mehr dem unteren Dünndarm zugehört.)	Konflikt, einen Brocken nicht verdauen zu können, unverdaulicher Ärger. Meist hat der Konflikt den zusätzlichen Aspekt des Verhungerns.	HH im Stamm-hirn (Pons) ventro-lateral rechts	Dem gesamten Dünndarm (Jejunum und Ileum) von ca. 7m Länge entspricht im Gehirn ein Relais, wie es sonst für etwa 1m vorgesehen ist. Der Dünndarm ist entwicklungsgeschicht-lich in sehr kurzer Zeit ►	Der normale durch ver-käsende Nekrotisierung im Abbau befindliche Darm-Tumor kann, muß aber nicht bluten. Dagegen blutet das Jejunum- und Ileum-Ca praktisch immer. Wir hatten solche Heilungsphasen (*Morbus* ►

				sehr rasch gewachsen. Deshalb ist das flachwachsende Dünndarm-Adeno-Ca der resorptiven Qualität weit auseinandergezogen und aus nur wenigen Schichten Darm-Zylinderepithel-Ca bestehend. Deshalb kommt es hier auch so gut wie nie zu einem mechanischen Ileus durch Ca.	*Crohn*, Ileitis) bisher stets als eigene Krankheiten aufgefaßt. Es werden dabei blutende Schleimhautfetzen und Schleim abgestoßen und angedaut mit dem Stuhl ausgeschieden.
19.	Bauchspeicheldrüsen-Ca, (Pankreas-Ca)	Ärger-Konflikt mit Familienangehörigen, „Kampf um den Brocken", Erbschaftskonflikte. Z. B.: Frau muß langgeplanten und langgewünschten Urlaub, den sie schon am „verdauen" war, abbrechen, weil Mutter gestürzt ist und Schenkelhalsbruch erlitt.	HH im Stammhirn (Pons) lateral rechts	Die meisten Pankreas-(blumenkohlartig wachsenden) -Adeno-Ca der sekretorischen Qualität sind nicht so gefährlich, wie sie erscheinen. Dem Biologischen Sinn nach soll das vermehrte Pankreasgewebe durch vermehrte Ausschüttung von Pankreassaft zur besseren Verdauung des Brockens verwendet werden.	Auch beim Pankreas-Ca gibt es zwei Arten der Heilung: 1. Heilung durch Einkapselung. 2. Verkäsend-nekrotisierender Abbau (Tbc) mit Pankreas-Kavernen. Die meisten Pankreas-Karzinome brauchen nicht operiert zu werden, weil man (Zustand nach Pankreas-Tbc) die Verdauungsfermente notfalls auch substituieren kann.
18.	Leber-solitär-Ca	Verhungerungs-Konflikt, Existenzkonflikt, aber z. B. auch Konflikt, durch einen Darmkrebs zu verhungern.	HH im Stammhirn (Pons) lateral rechts	Blumenkohlartig wachsendes Adeno-Ca der sekretorischen Qualität oder flachwachsendes Adeno-Ca der resorptiven Qualität. Typische runde, im CT dunkel erscheinende sog. solitäre Rundherde. Oft kommen bei einem gleichen „übergreifenden Konflikt" Darm-Ca, Leber-Ca und Pankreas-Ca gleichzeitig vor.	Die Heilung kann auf mehrere Arten bewerkstelligt werden: 1. Einkapselung 2. Verkäsender Abbau, z. B. durch Tbc, Leber-Tbc. (Für das verlorene Leber-Parenchym kann die Leber neues Gewebe anbauen). Die eine Art der Leberzirrhose ist die bindegewebig abgeheilte Form der Lebertuberkulose mit komprimierten Leber-Kavernen. Die andere Art: siehe unter intrahepatische Gallengangs-Ulcera bzw. Hepatitis.
17.	Zwölffingerdarm-Ca, (Duodenum-Ca), (außer Bulbus)	Konflikt, den Brocken nicht verdauen zu können. Ärger mit Familienangehörigen, Arbeitskollegen, Freunden.	HH im Stammhirn (Pons) lateral rechts	Flachwachsendes Adeno-Ca der resorptiven Qualität im Zwölffingerdarm, der selten einen Darmverschluß macht.	Säurefeste Pilze u. Pilzbakterien (Mycobacterium tuberculosis) sorgen für den verkäsenden Abbau des Tumors.

16.	Magen-Ca, (außer kleine Curvatur)	Konflikt, einen Brocken nicht verdauen zu können: „Es liegt mir im Magen", Ärger mit Familienangehörigen. Z. B.: Oft bei einer Erbengemeinschaft oder Aktiengesellschaft, bei der jemand seinen Anteil nicht herausziehen, d. h. nicht endgültig verdauen kann. Häufig auch im Zusammenhang. mit Rentenzahlung, die jemandem eigentlich zusteht oder Gerichtsprozessen.	HH im Stammhirn (Pons) lateral rechts	Kompaktes, bis Kindskopfgröße, blumenkohlartig wachsendes Adeno-Ca der sekretorischen Qualität, sowie flachwachsendes Adeno-Ca der resorptiven Qualität .	Die Pilze und Pilzbakterien (Mykobakterien, Tbc) sind säurefest, deshalb können sie auch im Magen tätig werden, verkäsen. Auch schlichte Einkapselung des Tumors möglich, der dann (längster Nachweis) 40 Jahre lang beschwerdefrei sein kann.
15.	Speiseröhren-Ca (unteres Drittel, Oesophagus-Ca)	Konflikt, den Brocken nicht herunterschlucken zu können. Oftmals geht es um Haus, Auto oder dergl., etwas, das man sich einverleiben will, aber plötzlich doch nicht kann. Das Adeno-Speiseröhren-Ca bedeutet, daß man den Brocken herunterschlucken will, aber nicht kann. (Im Gegensatz dazu Speiseröhren-Plattenepithel-Ca: Man muß oder soll etwas schlucken, das man aber nicht herunterschlucken, sondern am liebsten ausspucken will). Diese Unterscheidung gilt im Prinzip für den ganzen Nasen-Rachen-Mund-Bereich).	HH im Stammhirn (Pons) lateral rechts	Entwicklungsgeschichtlich war die ganze Speiseröhre ursprünglich mit Darmschleimhaut ausgekleidet. Aber die oberen 2/3 sind inzwischen durch Plattenepithel ersetzt worden. Das untere Drittel macht kompaktes blumenkohlartig wachsendes Adeno-Ca der sekretorischen Qualität oder flachwachsendes Adeno-Ca der resorptiven Qualität. Auch in den oberen 2/3 gibt es bisweilen Restinseln von alter Darmschleimhaut, die dann submucöses Adeno-Ca bilden kann.	Die meisten Oesophagus-Karzinome des unteren Drittels heilen verkäsend und stinkend spontan ab, ohne daß sie diagnostiziert werden. Die abgeheilten Restzustände werden oft als „Oesophagus-Varizen" fehlgedeutet.
14.	Lungenrundherd-Ca, (Alveolar-Ca)	Todesangst-Panik-Konflikt, häufig durch Diagnose- oder Prognose-Schock Z. B.: „Sie haben Krebs und werden Weihnachten nicht mehr erleben!" Ursprünglich: Konflikt, einen Luftbrocken nicht „verdauen" zu können.	HH im Stammhirn (Pons) rechts dorsal	Flachwachsendes Adeno-Ca der resorptiven Qualität. Sog. Lungenrundherde, die nur bis zur Lösung des Todesangst-Konfliktes wachsen.	Bei Vorhandensein von Mykobakterien (Tbc) Verkäsung der Lungenrundherde unter Bildung von Kavernen, ansonsten Einkapselung der kompakten Tumoren.
13.	Becherzellen-Ca: Karzinom der Becherzellen der Bronchien. Sehr seltenes Adeno-Karzinom intrabronchiale vom Rest der alten Darmschleimhaut ausge- ►	Konflikt, den „Luftbrocken" nicht hereinsaugen zu können, d. h. Angst zu ersticken.	HH im Stammhirn (Pons) rechts dorsal	Nach Erstickungspanik, flachwachsendes Adeno-Ca der schleimbildenden sekretorischen und der resorptiven Qualität, bestehend aus Becherzellen der alten Darmschleimhaut in den Bronchien: dadurch verstärkte Flüssigkeitsabgabe und besseres Gleiten des „Brockens" Luft.	Bei Vorhandensein von Mykobakterien Verkäsen der kleinen Becherzell-Adeno-Karzinome. Bei mehreren Rezidiven oder bei Erkrankung im Säuglingsalter kann es in der pcl-Phase zu völligem Abbau der Becherzellen ►

516

	hend, die entwick-lungsge-schichtlich aus dem Darm ausgesproßt, die Lungen-Alveolen gebildet hat.				kommen. Daraus resultiert die Mukoviszidose der Bronchien.
12.	Submucöses Mund-Schleimhaut-Ca, (tiefe Darmepithel-Schicht) rechte Seite	Konflikt, einen Brocken nicht zu fassen zu kriegen. Konflikt sehr häufig b. Schwerkranken, wenn sie die Nahrung nicht mehr richtig aufnehmen können; z. B. durch Schmerzen	HH im Stamm-hirn (Pons) rechts dorsal	Flächig wachsendes und nur geringe Höhe errei-chendes Adeno-Ca der resorptiven Qualität, unter der Plattenepithel-Schleimhaut des Mundes, daher praktisch auch nicht sichtbar. Gehört entwicklungsgeschicht-lich zur alten Darm-schleimhaut, die jetzt weitgehend überdeckt ist.	Sog. Mundfäule oder Soor-Pilz des Mundes = Heilungsphase der rudimentär vorhandenen, unter dem Plattenepithel gelegenen, alten Darmschleimhaut.
11.	Tränen-drüsen-Ca (azinöser Anteil) rechts	Konflikt, einen Brocken nicht zu fassen zu kriegen, weil man nicht gesehen und dadurch übergangen wird. Z. B.: Ein Maler findet keinen Galeristen, seine Bilder werden nicht gesehen, er kann nichts verkaufen und kriegt so den Brocken (Verkaufserlös) nicht zu fassen.	HH im Stamm-hirn (Pons) rechts dorsal	Blumenkohlartig wachsendes Adeno-Ca der sekretorischen Qualität der rechten Tränendrüse	Verkäsende (falls Tbc vorhanden) Auflösung und Abbau das Tränendrüsen-Ca (eitrige „Tränen") Bei totaler Verkäsung (wiederholte Rezidive): Tränendrüsen-Mukoviszidose mit Austrocknen des Tränenflusses
10.	Mittelohr-Ca rechts	Konflikt, einen Brocken nicht zu fassen zu kriegen, insbesondere, eine Information nicht mitzukriegen. (Der Konflikt stammt noch aus der embryologischen Altzeit, als es nur einen „Schlund" aus Mittelohr und Mund gab. Z. B.: Kind bekommt eine Spielsache, die es sich glühend gewünscht hat, nicht zu fassen bzw. geschenkt. Säugling bekommt Mutterbrust nicht zu fassen.	HH im Stamm-hirn (Pons) rechts dorsal (Kern des sog. *Nervus stato-acusticus*)	Das flachwachsende Adeno-Ca der resorp-tiven Qualität wächst nur geringfügig im Mittelohr und im Mastoid. Die betreffenden Zellen sind offenbar die archaischen Hörzellen. In seltenen Fällen kann nach Auffüllung des Mittelohrs der Tumor „weiterwachsen", d. h. in die Umgebung einbre-chen (durch Impression). Während der Zellvermeh-rung wird das archaische Hören quasi verbessert, indem mehr akustische Informationen vom archaischen Hörorgan aufgenommen werden.	Eitrige Otitis media. Abbau der vermehrten Zellen durch Pilze oder Pilzbakterien (Tbc), meist mit Perforation des Trommelfells (laufendes Ohr). Die Heilung hat den Sinn, die akustische Information wieder auf das Normalmaß zu reduzieren, indem der akustische Brocken ver-einnahmt und der Kon-flikt damit gelöst wor-den war. Die frühere sog. vermeintliche Kno-chenleitung (Stimm-gabel am Mastoid) war vermutlich zum Groß-teil Funktion der alten Darmzellen des Mittel-ohrs samt Mastoid.

		Konflikt	HH	Konfliktaktive Phase (ca-Phase)	Heilungsphase (pcl-Phase)
9.	Tuben- (Eustachii)- Ca, (zwischen Mund und Mittelohr) rechte Seite	Konflikt, einen Brocken nicht zu fassen zu kriegen.	HH im Stamm-hirn (Pons) rechts dorsal	Die sog. Tuba eustachii erleidet durch das kompakt flachwachs-ende Adeno-Ca der resorptiven Qualität einen Verschluß. Folge: eingezogenes Trommelfell wegen mangelnder Belüftung, schlechtes Hören.	Stinkende Verkäsung, sowohl in den Mund abfließend, als auch ins Mittelohr und dort eine Otitis media vortäuschend, sofern nicht auch die Mittelohr-Schleimhaut selbst betroffen ist.
8.	Nebenschild-drüsen-Ca, (azinöser Anteil) rechte Seite	Konflikt, einen Brocken nicht herunter-schlucken zu können.	HH im Stamm-hirn (Pons) rechts dorsal	Kompaktes blumenkohlartig wachsendes Adeno-Ca der sekretorischen Qualität, sog. harte Struma mit *Hyperparathyreose*. Die Azini sind Reste der alten Darmschleimhaut.	Meist bleiben die derben, knotigen Nebenschilddrü-sen-Tumoren bestehen, werden eingekapselt. Sofern aber in der vago-tonen Heilphase Pilze oder Pilzbakterien Zugang bekommen, verkäsen die Knoten. Letzteres wäre der normale biologische Ablauf. Dabei normalisiert sich der Hormonspiegel wieder.
7.	Schilddrüsen-Ca, (azinöser Anteil) rechte Seite	Konflikt, einen Brocken nicht zu fassen zu kriegen, weil das Individuum nicht schnell genug ist. Z. B.: Verkäuferin schnappt Kollegin alle Kunden weg, weil sie schneller zum Eingang rennt. Die andere verkauft fast nichts und wird vom Chef deswegen mit Geldabzug bestraft.	HH im Stamm-hirn (Pons) rechts dorsal	Kompaktes blumenkohlartig wachsendes Adeno-Ca der sekretorischen Qualität, sog. harte Struma mit *Hyperthyreose* bzw. *Thyreotoxikose (M. Basedow)*. Durch die *Hyperthyreose* wird der Stoffwechsel erhöht und das Individuum wird schneller.	Meist bleiben die derben, knotigen Schilddrüsen-Tumoren bestehen, werden eingekapselt. Sofern aber in der vagotonen Heilphase Pilze oder Pilzbakterien Zugang bekommen, verkäsen die Knoten. Letzteres wäre der normale biologische Ablauf. Dabei normalisiert sich der Hormonspiegel wieder.
6.	Halsmandel-Ca, (Tonsillen-Ca) rechts	Konflikt, einen Brocken nicht herunterschlucken zu können. Z. B. : Eine Wohnung ist fest zugesagt, im letzten Augenblick platzt der Mietvertrag, d. h. ein anderer hat den „Brocken" (Haus, Arbeitsplatz etc.) weggeschnappt.	HH im Stamm-hirn (Pons) rechts dorsal	*Tonsillenhyperplasie = Tonsillenhypertrophie* = blumenkohlartig wachsendes Adeno-Ca der sekretorischen Qualität: vergrößerte, oft „zerklüftete" Mandeln.	Eitrige Tonsillitis, Tonsillen-Abszeß durch Pilze: Tonsillen-Mykose oder durch Pilzbakterien: Tonsillen-Tbc.
5.	Gaumen-Ca rechts	Konflikt, einen Brocken schon gefaßt zu haben, ihn aber nicht herun-terschlucken zu können. Z. B.: Jemand glaubt im Lotto gewonnen zu ha-ben, sein Lottoschein ist von der Annahmestelle aber versehentlich falsch registriert worden.	HH im Stamm-hirn (Pons) rechts dorsal	Kompaktes blumen-kohlartig wachsendes Gaumen-Adeno-Ca der sekretorischen Qualität oder flachwachsendes Adeno-Ca der resorptiven Qualität, der alten Darm-Schleimhautreste (unter dem Mundepithel).	Stinkende Verkäsung und Abbau des Tumors durch Pilze (Mykosen) oder Pilzbakterien, (z. B. Tbc).

518

4.	Unterzungen-Speichel-drüsen-Ca, (*Glandula sublingualis-*Ca), (azinöser Anteil) rechts	Konflikt, den Brocken nicht zu fassen zu kriegen.	HH im Stamm-hirn (Pons) rechts dorsal	Kompaktes blumenkohlartig wachsendes *Glandula-sublingualis-*Adeno-Ca der sekretorischen Qualität der speichelbildenden sog. Azini.	Stinkende Verkäsung und Abbau des Tumors durch Pilze (Mykosen) oder Pilzbakterien, (z. B. Tbc).
3.	Ohrspeichel-drüsen-Ca (Parotis-Ca), azinöser Anteil rechte Seite	Konflikt, den Brocken nicht zu fassen zu kriegen.	HH im Stamm-hirn (Pons) rechts dorsal	Kompaktes blumenkohlartig wachsendes Parotis-Adeno-Ca der sekretorischen Qualität der speichelbildenden sog. Azini.	Stinkende Verkäsung und Abbau des Tumors durch Pilze (Mykosen) oder Pilzbakterien (Mykobakterien, z. B. Tbc). Im Falle totaler Verkäsung der Drüsenzellen (bei mehreren Rezidiven samt Lösungen) ergibt sich eine Mukoviszidose, d. h. ein Versiegen der Ohrspeicheldrüsen-Flüssigkeit, bzw. Unterzungenspeichel-drüsen-Flüssigkeit (= Speichel).
2.	Hypophysen-Vorderlappen-Ca rechte Seite	1) Konflikt, einen Brocken nicht zu fassen zu kriegen, da dieser unerreichbar ist, weil das Individuum zu klein ist. 2) Konflikt, das Kind oder die Familie nicht ernähren zu können.	HH im Stamm-hirn (Pons) rechts dorsal	1) Hypophysen-Adenom, kompaktes blumenkohlartig wachsendes Adeno-Ca der sekretorischen Qualität mit vermehrter Ausschüttung von Wachstumshormon. Folge: Reales Wachstum bei Kindern und Jugendlichen, bzw. Akromegalie (Größenzunahme der Enden einzelner Gliedmaßen) bei Erwachsenen. 2) Vermehrte Ausschüttung von Prolaktin. Folge: Zunahme der Milchproduktion.	1) Bei Vorhandensein von Pilzen und Pilzbakterien: Verkäsen des Hypophysen-Vorderlappen- (HVL-) Adenoms. Konflikt wird gegenstandslos, weil das Individuum jetzt groß genug ist, um den Brocken zu kriegen. 2) Konflikt wird gegenstandslos, weil das Kind oder die Familie jetzt ausreichend ernährt werden kann.
1.	Adenoide Vegetationen des hinteren Rachenraumes (*Pharynx*) rechte Seite	Konflikt, einen Brocken nicht zu fassen zu kriegen.	HH im Stamm-hirn, (Pons) rechts dorsal	Blumenkohlartig wachsendes Adeno-Ca der sekretorischen Qualität, sog. „Polypen", des Nasen-Rachenraumes, herrührend von den Resten der alten Darmschleimhaut.	Stinkende Verkäsung der Polypen durch Pilze (Mykosen) od. Pilzbakterien (Mykobakterien); Polypen-Tbc.

12.2 Mittleres Keimblatt = Mesoderm (orange)

Histologische Formation

a. Kleinhirn-Mesoderm:
   ca-Phase: kompakte, adenoide Tumore
   pcl-Phase: Die kleinhirn-gesteuerten mesodermalen Organe werden im Tumorfall in der Heilungsphase durch Mykobakterien (z. B. Tbc) verkäsend, nekrotisierend abgebaut, (ebenso durch Bakterien).

b. Großhirn-Mesoderm:
   ca-Phase: Nekrosen
   pcl-Phase (Heilungsphase): Sarkome, Lymphome, Lipome, Fibrome, Heilungszysten mit späterer Induration

   Die großhirn-gesteuerten mesodermalen Organe, die in der konfliktaktiven Phase (ca-Phase) Nekrosen machen (oder Osteolysen), werden ausschließlich von Bakterien restituiert, durch zuerst abszedierende, später narbiggranulierenden Abbau (z. B. Callusbildendes Osteosarkom).

Hamersche Herde

Kleinhirn-Mesoderm: Kleinhirn

Großhirn-Mesoderm: Marklager des Großhirns

Mikroben

Kleinhirn-Mesoderm: Mykobakterien
Großhirn-Mesoderm: Bakterien

Die Mykobakterien vermehren sich keimblattgemäß in der ca-Phase, die Bakterien in der pcl-Phase

12.2.1 Kleinhirn-Mesoderm (orange/gelb)

Schematischer CT-Schnitt durch das Kleinhirn

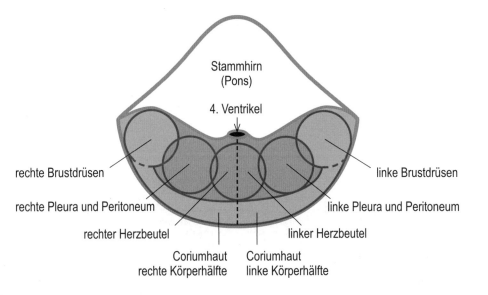

Stammhirn
(Pons)

4. Ventrikel

rechte Brustdrüsen

linke Brustdrüsen

rechte Pleura und Peritoneum

linke Pleura und Peritoneum

rechter Herzbeutel

linker Herzbeutel

Coriumhaut
rechte Körperhälfte

Coriumhaut
linke Körperhälfte

12.2.1.1 Linke Kleinhirn-Hemisphäre

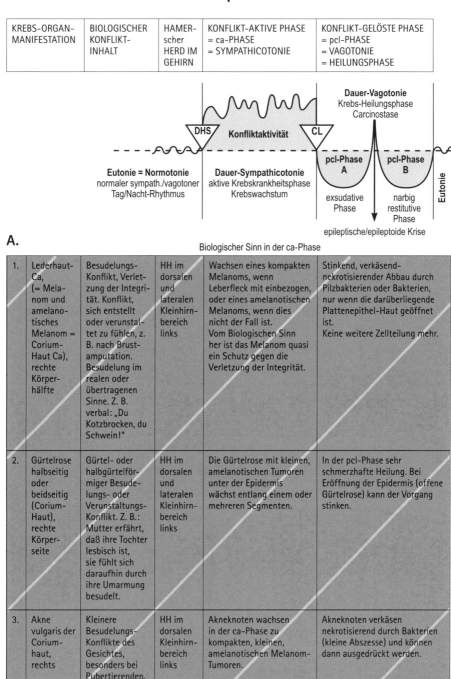

KREBS-ORGAN-MANIFESTATION	BIOLOGISCHER KONFLIKT-INHALT	HAMER-scher HERD IM GEHIRN	KONFLIKT-AKTIVE PHASE = ca-PHASE = SYMPATHICOTONIE	KONFLIKT-GELÖSTE PHASE = pcl-PHASE = VAGOTONIE = HEILUNGSPHASE

A.

Biologischer Sinn in der ca-Phase

1.	Lederhaut-Ca, (= Melanom und amelano-tisches Melanom = Corium-Haut Ca), rechte Körper-hälfte	Besudelungs-Konflikt, Verletzung der Integrität. Konflikt, sich entstellt oder verunstaltet zu fühlen, z. B. nach Brustamputation. Besudelung im realen oder übertragenen Sinne. Z. B. verbal: „Du Kotzbrocken, du Schwein!"	HH im dorsalen und lateralen Kleinhirnbereich links	Wachsen eines kompakten Melanoms, wenn Leberfleck mit einbezogen, oder eines amelanotischen Melanoms, wenn dies nicht der Fall ist. Vom Biologischen Sinn her ist das Melanom quasi ein Schutz gegen die Verletzung der Integrität.	Stinkend, verkäsend-nekrotisierender Abbau durch Pilzbakterien oder Bakterien, nur wenn die darüberliegende Plattenepithel-Haut geöffnet ist. Keine weitere Zellteilung mehr.
2.	Gürtelrose halbseitig oder beidseitig (Corium-Haut), rechte Körperseite	Gürtel- oder halbgürtelförmiger Besudelungs- oder Verunstaltungs-Konflikt. Z. B.: Mutter erfährt, daß ihre Tochter lesbisch ist, sie fühlt sich daraufhin durch ihre Umarmung besudelt.	HH im dorsalen und lateralen Kleinhirnbereich links	Die Gürtelrose mit kleinen, amelanotischen Tumoren unter der Epidermis wächst entlang einem oder mehreren Segmenten.	In der pcl-Phase sehr schmerzhafte Heilung. Bei Eröffnung der Epidermis (offene Gürtelrose) kann der Vorgang stinken.
3.	Akne vulgaris der Corium-haut, rechts	Kleinere Besudelungs-Konflikte des Gesichtes, besonders bei Pubertierenden.	HH im dorsalen Kleinhirnbereich links	Akneknoten wachsen in der ca-Phase zu kompakten, kleinen, amelanotischen Melanom-Tumoren.	Akneknoten verkäsen nekrotisierend durch Bakterien (kleine Abszesse) und können dann ausgedrückt werden.

4.	Brustkrebs, (Mamma-Ca = Ca der eingestülpten Corium-Haut), rechts	Rechtshänderin: Sorge- oder Streit-Konflikt mit Partner, Konflikt nicht sexuell. Linkshänderin: Mutter/ Kind-Konflikt oder Tochter/Mutter-Konflikt, Nestkonflikt. Z. B. Kind reißt sich von der Hand der Mutter los und kommt unter ein Auto. Liegt auf Leben und Tod im Krankenhaus. Mutter macht sich Vorwürfe. Oder: Frau bekommt ganz plötzlich Wohnung (Nest) gekündigt, Sachen (Hab und Gut) auf der Straße.	HH im Kleinhirn lateral links	Kompakter Knoten, der um so größer ist, je länger der Konflikt gedauert hat. Nach 2 Monaten ist er etwa 7mm groß. Es ist im Grunde eingestülpte Corium-Haut (Leder-Haut) und der Tumor ist der gleiche wie ein amelanotisches Melanom.	In der Heilungsphase kapselt der Knoten ein oder verkäst unter der geschlossenen, intakten Haut durch Mykobakterien, macht keine Mitosen mehr, bekommt während der Heilungsphase etwas Oedem, schmerzt nur in der Endphase der Heilung (narbige Schrumpfung). Die Schmerzen entsprechen dem tiefen Kleinhirn-Schmerz der Haut. Offener Tumor: Einen völlig anderen Verlauf nimmt die Heilung, wenn Mykobakterien oder Bakterien an den Tumor gelangen, z. B. durch Punktion des Tumors. Dann tritt verkäsend-nekrotisierender, stinkender Abbau des Tumors ein, meist mit Abszeß-Bildung und sog. „Entzündung" der Brust. Wenn der Tumor offen liegt, stinkt dieser Vorgang eine Zeit lang, was eine wesentlich größere Belastung für die Frau darstellt.
5.	Herzbeutel-Ca, (Perikard-Ca), rechtes Perikard	Konflikt der Attacke gegen das Herz, z. B. Schlag, Messerstich. Auch psychisch assoziierbar: „Sie sind herzkrank!"	HH im mittle-ren Kleinhirn links	Mesotheliom des Perikards, teils flächig wachsend, teils größere kompakte Tumoren (selten). Das Perikard-Mesotheliom wurde, wenn man es überhaupt entdeckte, als sog. „Metastase" angesehen. Sehr viele Herzinfarkte sind gleichzeitig DHS für ein Perikard-Mesotheliom.	So wenig bekannt auch das Perikard-Mesotheliom war, so wenig war früher auch die Ursache des Perikard-Ergusses bekannt, fast immer fehlgedeutet als „Herzinsuffizienz". Dies ist gewöhnlich wieder Konflikt-Rezidiv für ein neues Perikard-Mesotheliom. Das Perikard ist häufig in der Mitte getrennt. Folglich kann man auch einen rechten und einen linken Perikard-Erguß haben. Wenn der Herzbeutel nicht getrennt ist, besteht zirkulärer Herzbeutel-Erguß oder Perikard-Tamponade. Die Herzbeutel-Tamponade ist eine der häufigsten (iatrogenen) Todesursachen.

6.	Rippenfell-Ca (Pleura-Ca), rechte Pleura	Konflikt der Attacke gegen den Brustinnenraum. Z. B.: „Sie haben einen Lungentumor, der muß operiert werden." Oder: Chirurg: „Wir müssen Ihren Brustkorb aufstemmen, um da ran zu kommen." Möglich ist sowohl eine reale Attacke, die man erlitten hat, (Stoß, Stich), als auch eine Attacke, die angedroht wird oder die man sich vorstellt, z. B. eine Operation.	HH im mittleren seitlichen Kleinhirnbereich links. Pleura u. Peritoneum liegen im Kleinhirn an der gleichen Stelle und können nur schwer auseinandergehalten werden.	Die kompakten Mesotheliome der Pleura können flächig wachsen oder einzelne, kompakte, große Tumoren machen, je nach Art der empfundenen Attacke.	Pleuraerguß als Zeichen der Heilung. Die Atembeschwerden treten nur bei großem Pleuraerguß auf, teils durch den Erguß selbst, teils durch das Hirnoedem.
7.	Bauchfell-Ca, (Peritoneal-Ca), rechts	Attacke gegen den Bauchraum. Z. B.: „Sie haben einen Lebertumor!" Die Integrität des Bauchraumes wird als verletzt empfunden. Auch im übertragenen Sinne kann z. B. ein böses Wort oder eine Beleidigung als Schlag oder Stich in den Bauch empfunden werden.	HH im mittleren, seitlichen Kleinhirnbereich links. Peritoneum und Pleura liegen im Kleinhirn an der gleichen Stelle, waren früher auch ein Organ, bevor das Zwerchfell als „Zwischendecke" eingezogen wurde.	Nach DHS Wachstum von klein- oder großknotigen kompakten sog. Mesotheliomen, je nachdem, ob sich der Betreffende „im Ganzen" attackiert fühlt oder an einer bestimmten Stelle. Die Seitlichkeit des Mesothelioms hat nichts damit zu tun, wo etwa ein vorhandener Tumor ist, sondern nur damit, wo der Pat. die Attacke empfunden hat. Sieht er z. B.während des DHS ein Röntgenbild der Lunge und sieht links einen „Tumor", dann erleidet er das Mesotheliom und den späteren Pleuraerguß links, obwohl der Tumor (z. B. Bronchial-Ca) in Wirklichkeit rechts gelegen war.	Aszites. Die Mesotheliome werden verkäsend abgebaut oder eingekapselt, oder beides. Der Aszites hat den Sinn, daß bei diesem Prozeß die Därme nicht verwachsen und ein Ileus vermieden wird. Der Darm „schwimmt" in Aszites. Möglichst nicht punktieren.

12.2.1.2 Rechte Kleinhirn-Hemisphäre

KREBS-ORGAN-MANIFESTATION	BIOLOGISCHER KONFLIKT-INHALT	HAMER-scher HERD IM GEHIRN	KONFLIKT-AKTIVE PHASE = ca-PHASE = SYMPATHICOTONIE	KONFLIKT-GELÖSTE PHASE = pcl-PHASE = VAGOTONIE = HEILUNGSPHASE

Dauer-Vagotonie
Krebs-Heilungsphase
Carcinostase

DHS — Konfliktaktivität — CL

pcl-Phase A   pcl-Phase B

Eutonie = Normotonie
normaler sympath./vagotoner
Tag/Nacht-Rhythmus

Dauer-Sympathicotonie
aktive Krebskrankheitsphase
Krebswachstum

exsudative Phase — narbig restitutive Phase

Eutonie

epileptische/epileptoide Krise

A.

Biologischer Sinn in der ca-Phase

1.	Lederhaut-Ca, (= Melanom und amelanotisches Melanom = Corium-Haut Ca), linke Körperhälfte	Besudelungs-Konflikt, Verletzung der Integrität. Konflikt, sich entstellt oder verunstaltet zu fühlen, z. B. nach Brust-amputation. Besudelung im realen oder übertragenen Sinne. Z. B. verbal: „Du Kotzbrocken, du Schwein!"	HH im dorsalen und lateralen Kleinhirn-bereich rechts	Wachsen eines kompakten Melanoms, wenn Leber-fleck mit einbezogen, oder eines amelanotischen Melanoms, wenn dies nicht der Fall ist. Vom Biologischen Sinn her ist das Melanom quasi ein Schutz gegen die Verletzung der Integrität.	Stinkend, verkäsend-nekrotisierender Abbau durch Pilzbakterien oder Bakterien, nur wenn die darüberliegende Plattenepithel-Haut geöffnet ist. Keine weitere Zellteilung mehr.
2.	Gürtelrose halbseitig oder beidseitig (Corium-Haut), linke Körperseite	Gürtel- oder halbgürtelför-miger Besudelungs- oder Verunstal-tungs-Konflikt. Z. B.: Mutter erfährt, daß ihre Tochter lesbisch ist, sie fühlt sich daraufhin durch ihre Umarmung besudelt.	HH im dorsalen und lateralen Kleinhirn-bereich rechts	Die Gürtelrose mit kleinen, amelanotischen Tumoren unter der Epidermis wächst entlang einem oder mehreren Segmenten.	In der pcl-Phase sehr schmerz-hafte Heilung. Bei Eröffnung der Epidermis (offene Gürtelrose) kann der Vorgang stinken.

3.	Akne vulgaris der Coriumhaut, links	Kleinere Besudelungs-Konflikte des Gesichtes, besonders bei Pubertierenden	HH im dorsalen Kleinhirn-bereich rechts	Akneknoten wachsen in der ca-Phase zu kompakten, kleinen, amelanotischen Melanom-Tumoren	Akneknoten verkäsen nekrotisierend durch Bakterien (kleine Abszesse) und können dann ausgedrückt werden.
4.	Brustkrebs, (Mamma-Ca = Ca der eingestülpten Corium-Haut), links	Linkshänderin: Sorge- oder Streit-Konflikt mit Partner, Konflikt nicht sexuell. Rechtshänderin: Mutter/Kind-Konflikt oder Tochter/Mutter-Konflikt, Nestkonflikt. Z. B. Kind reißt sich von der Hand der Mutter los und kommt unter ein Auto. Liegt auf Leben und Tod im Krankenhaus. Mutter macht sich Vorwürfe. Oder: Frau bekommt ganz plötzlich Wohnung (Nest) gekündigt, Sachen (Hab und Gut) auf der Straße.	HH im Kleinhirn lateral rechts	Kompakter Knoten, der um so größer ist, je länger der Konflikt gedauert hat. Nach zwei Monaten ist er etwa 7mm groß. Es ist im Grunde eingestülpte Corium-Haut (Leder-Haut) und der Tumor ist der gleiche wie ein amelanotisches Melanom.	In der Heilungsphase kapselt der Knoten ein oder verkäst unter der geschlossenen, intakten Haut durch Mykobakterien, macht keine Mitosen mehr, bekommt während der Heilungsphase etwas Oedem, schmerzt nur in der Endphase der Heilung (narbige Schrumpfung). Die Schmerzen entsprechen dem tiefen Kleinhirn-Schmerz der Haut. Offener Tumor: Einen völlig anderen Verlauf nimmt die Heilung, wenn Mykobakterien oder Bakterien an den Tumor gelangen, z. B. durch Punktion des Tumors. Dann tritt verkäsend-nekrotisierender, stinkender Abbau des Tumors ein, meist mit Abszeß-Bildung und sog. „Entzündung" der Brust. Wenn der Tumor offen liegt, stinkt dieser Vorgang eine Zeit lang, was eine wesentlich größere Belastung für die Frau darstellt.
5.	Herzbeutel-Ca, (Perikard-Ca), linkes Perikard	Konflikt der Attacke gegen das Herz, z. B. Schlag, Messerstich. Auch psychisch assoziierbar: „Sie sind herzkrank!"	HH im mittleren Kleinhirn rechts	Mesotheliom des Perikards, teils flächig wachsend, teils größere kompakte Tumoren (selten). Das Perikard-Mesotheliom wurde, wenn man es überhaupt entdeckte, als sog. „Metastase" angesehen. Sehr viele Herzinfarkte sind gleichzeitig DHS für ein Perikard-Mesotheliom.	So wenig bekannt auch das Perikard-Mesotheliom war, so wenig war früher auch die Ursache des Perikard-Ergusses bekannt, fast immer fehlgedeutet als „Herzinsuffizienz". Dies ist gewöhnlich wieder Konflikt-Rezidiv für ein neues Perikard-Mesotheliom. Das Perikard ist häufig in der Mitte getrennt. Folglich kann man auch einen rechten und einen linken Perikard-Erguß haben. Wenn der Herzbeutel nicht getrennt ist, besteht zirkulärer Herzbeutel-Erguß oder Perikard-Tamponade. Die Herzbeutel-Tamponade ist eine der häufigsten (iatrogenen) Todesursachen.

6.	Rippenfell-Ca (Pleura-Ca), linke Pleura	Konflikt der Attacke gegen den Brustinnenraum. Z. B.: „Sie haben einen Lungentumor, der muß operiert werden." Oder: Chirurg: „Wir müssen Ihren Brustkorb aufstemmen, um da ran zu kommen." Möglich ist sowohl eine reale Attacke, die man erlitten hat, (Stoß, Stich), als auch eine Attacke, die angedroht wird oder die man sich vorstellt, z. B. eine Operation.	HH im mittleren seitlichen Kleinhirn rechts. Pleura u. Peritoneum liegen im Kleinhirn an der gleichen Stelle und können nur schwer auseinander-gehalten werden.	Die kompakten Mesotheliome der Pleura können flächig wachsen oder einzelne, kompakte, große Tumoren machen, je nach Art der empfundenen Attacke.	Pleuraerguß als Zeichen der Heilung. Die Atembeschwerden treten nur bei großem Pleuraerguß auf, teils durch den Erguß selbst, teils durch das Hirnoedem.
7.	Bauchfell-Ca, (Peritoneal-Ca), links	Attacke gegen den Bauchraum. Z. B.: „Sie haben einen Lebertumor!" Die Integrität des Bauchraumes wird als verletzt empfunden. Auch im übertragenen Sinne kann z. B. ein böses Wort oder eine Beleidigung als Schlag oder Stich in den Bauch empfunden werden.	HH im mittleren, seitlichen Klein-hirnbereich rechts. Peritoneum und Pleura liegen im Kleinhirn an der gleichen Stelle, waren früher auch ein Organ, bevor das Zwerchfell als „Zwischen-decke" eingezogen wurde.	Nach DHS Wachstum von klein- oder großknotigen kompakten sog. Mesotheliomen, je nachdem, ob sich der Betreffende „im Ganzen" attackiert fühlt oder an einer bestimmten Stelle. Die Seitlichkeit des Mesothelioms hat nichts damit zu tun, wo etwa ein vorhandener Tumor ist, sondern nur damit, wo der Pat. die Attacke empfunden hat. Sieht er z. B. während des DHS ein Röntgenbild der Lunge und sieht links einen „Tumor", dann erleidet er das Mesotheliom und den späteren Pleuraerguß links, obwohl der Tumor (z. B. Bronchial-Ca) in Wirklichkeit rechts gelegen war.	Aszites. Die Mesotheliome werden verkäsend abgebaut oder eingekapselt, oder beides. Der Aszites hat den Sinn, daß bei diesem Prozeß die Därme nicht verwachsen und ein Ileus vermieden wird. Der Darm „schwimmt" in Aszites. Möglichst nicht punktieren.

12.2.2 Großhirn- (Marklager-) Mesoderm

Schematischer CT-Schnitt durch das Marklager

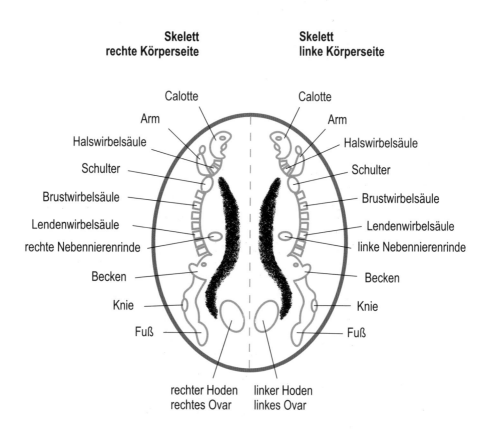

12.2.2.1   Marklager – Linke Großhirn-Hemisphäre

KREBS-ORGAN-MANIFESTATION	BIOLOGISCHER KONFLIKT-INHALT	HAMER-scher HERD IM GEHIRN	KONFLIKT-AKTIVE PHASE = ca-PHASE = SYMPATHICOTONIE	KONFLIKT-GELÖSTE PHASE = pcl-PHASE = VAGOTONIE = HEILUNGSPHASE

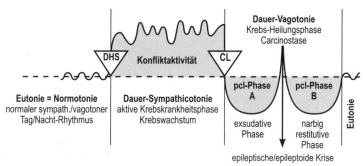

B.

Biologischer Sinn in der pcl-Phase

1.	Bindegewebs-Krebsnekrose, rechts	Leichter Selbstwert-einbruch, Konflikt zur Bindege-webs-Lokalisation gehörend.	HH im Großhirn-Marklager links	Bindegewebs-Nekrosen, quasi Löcher im Bindegewebe, „wie ein Schweizer Käse".	Furunkulose mit Bakterien meist Staphylokokken, Narbenkeloid = überschießende, bindegewebige Neubildung.
2.	Fettgewebs-Nekrose (Lipom) rechte Körperhälfte	Leichter Selbstwert-einbruch, in Bezug auf die Stelle des Körpers die als unästhetisch empfunden wird	HH im Großhirn-Marklager links	Fettgewebs-Nekrose	Lipom, Narbenkeloid = überschießende, fettgewebige Neubildung, Zellulitis
3.	Knorpel-Schwund = Dyschondrose = Knorpel-Nekrose, rechts	Leichter Selbstwert-einbruch, Konflikt zur Knorpel-Lokalisation gehörend.	HH im Großhirn-Marklager links	Knorpel-Nekrosen, quasi Löcher im Knorpel, „wie ein Schweizer Käse".	Knorpel-Wucherung = Hyperchondrose = Chondro-Sarkom
4.	Sehnen-Nekrose, rechts	Leichter Selbstwert-einbruch, Konflikt zur Sehnen-Lokalisation gehörend.	HH im Großhirn-Marklager, je nach Konflikt-Inhalt links	Sehnen-Nekrose, z. B. Grund für Achillessehnenriß.	Heilung unter Schwellung und Wiederauffüllung der Nekrose.

| 5. | Osteolysen = Knochen-Schwund = Entkalkungs-Löcher im Knochen, (Osteoporose) rechte Körperhälfte (Knochen-krebs) | Selbstwert-einbruch (SWE), für jeden Skelettteil gibt es einen ganz speziellen Selbstwert-Konflikt. Z. B. rechtshändige Frau: Partner-Selbstwert-einbruch: Osteolysen im rechten Humerus-Kopf („Ich bin eine schlechte Partnerin"). | HH je nach den verschie-denen Konflikt-Inhalten und den verschie-denen Organ-Manifesta-tionen im gesamten Großhirn-Marklager links | Osteolyse lokalisiert je nach Art des speziellen Selbstwert-einbruchs. Beispiele: **Calotten- u. Halswirbelsäulen-**Osteolysen für SWE intellektu-eller Prägung (Ungerechtigkeit, Unfreiheit, Unfrieden etc.). **Rechte Schulterkugel-**Osteolysen: Linkshänderin: Mutter/ Kind-Selbstwerteinbruch (SWE) Rechtshänderin: Partner-SWE Linkshänder: Vater/ Kind-SWE Rechtshänder: Partner-SWE **Wirbelsäulen-**Osteolysen: zentraler Persönlichkeits-SWE. **Schenkelhals-**Osteolysen für SWE, etwas nicht durchstehen zu können. **Schambein-**Osteolysen für sexuellen SWE. Osteolysen im **Kniebereich** für Sportlichkeits-SWE. **Fußgelenk-**Osteolysen für SWE, nicht laufen, tanzen, balancieren zu können. **Hand-**Osteolysen, für manuellen Ungeschicklichkeits-SWE. Depression der Hämatopoese, Panmyelophtise. In dieser Phase keine Schmerzen, auch selten Spontan-Frakturen, weil das Periost als Bandage wirkt. | 1. Knochenoedem mit Periost-Aufdehnung, dadurch große Gefahr der pathologischen Spontrafraktur. 2. Große Schmerzen durch Dehnung des sensiblen Periosts. 3. Rekalzifizierung der Osteolysen, fälschlicherweise Osteosarkom genannt. 4. Leukämie: Anstieg faktisch der Zahl aller Blutzellen. 5. Im Falle gelenknaher Osteolysen in der pcl-Phase Gelenkrheumatismus. 6. Einzug von Serum aus der Peripherie in das Gefäßsystem von Beginn der CL ab durch Erweiterung der Gefäße in der Vagotonie. Dadurch Pseudoanämie mit Absinken des Hämatokrits. Leukämie |
| 6. | Dentin-Osteolysen (Zahn-knochen-Krebs) der rechten Zähne. | Selbstwert-einbruch-Konflikt, nicht zubeißen zu können. Z. B.: Dackel muß sich immer vom Nachbar-schäferhund beißen lassen oder ein schwächlicher und zarter Junge muß sich in der Schule immer von Stärkeren verprügeln und demütigen lassen. | HH im frontalen Marklager des Großhirns links | Löcher im Dentin, also im Inneren des Zahns, meist nur auf dem Röntgenbild des Zahns sichtbar. | Rekalzifizierung durch Callus, ehemaliges Loch ist später dichter als normal. Tragisch ist, daß das Dentin-Loch erst zu schmerzen beginnt, wenn die Heilungsphase einsetzt. Dann bohrt der Zahnarzt und fällt in ein Loch, devitalisiert oder zieht den Zahn evtl., obwohl er unter zeitweiligen Schmerzen heilen würde, wenn man nichts machte. |

7.	Lymphknoten-Nekrosen = Lymph-knoten-Löcher, rechts	Leichter Selbstwert-einbruch. Betroffen sind die Lymphknoten des zugehörigen Skeletteils. Der Lymph-knoten gehört zu einem zuständigen Knochen. Der SWE ist nur etwas schwächer, als er wäre, wenn der zuständige Knochen selbst betroffen wäre.	HH an der gleichen Stelle wie die zugehöri-gen Skeletteile (Knochen) im ganzen Großhirn-Marklager links	Die Lymphknoten erleiden das gleiche wie der Knochen, nämlich „Löcher" bzw. Nekrosen. Unter dem Mikroskop sieht solch ein nicht vergrößerter Lymphknoten aus wie ein „Schweizer Käse".	In der pcl-Phase als gutes Zeichen der Heilung: Schwellen der Lymphknoten, Wiederauffüllung der Nekrosen. Dadurch hat ein solcher Lymphknoten Zellmitosen im Gegensatz zu einem Lymphknoten im Abflußgebiet eines Abszesses z. B., der nur wegen „Überlastung" geschwollen ist, keine Mitosen hat und deshalb als „gutartig" angesehen wird. Sog. *Morbus Hodgkin* = in der Heilungsphase unter Zellmitosen wiederaufgefüllte und geschwollene Lymphknoten.
8.	Neben-nierenrinden-Nekrose, rechts (Nebenniere = Lymph-knoten)	Konflikt, aus der Bahn geworfen worden zu sein, den falschen Weg eingeschlagen oder auf das „falsche Pferd gesetzt" zu haben.	HH im Übergang vom Mittelhirn zum occipitalen Marklager links	Nekrose der Nebennierenrinde. Verminderte Cortisol-Ausscheidung, dadurch „gestreßte Müdigkeit". Der Organismus wird mit Gewalt auf der falschen Bahn abgebremst. Waterhouse-Friderichsen-Syndrom, *Morbus Addison.*	Auffüllung der Nekrosen und bis faustgroße NNR-Zysten, die nach kurzer Zeit indurieren und überschießend Cortisol bilden (+ Aldosteron). Trotz Vagotonie werden im Zusammenspiel mit der Hypophyse erhöhte Cortisol-Spiegel produziert, um den Organismus wieder auf die „richtige Bahn" zu bringen. (+ Hirsutismus), Cushing-Syndrom.
9.	Arterielle Blutgefäß-Nekrosen, rechts	Selbstwert-einbruch, spezielle Behinderung der Lokalisation entsprechend.	HH im Marklager des Groß-hirns dem speziellen Selbstwert-Konflikt entspre-chend, links	Arterienwand-Nekrosen, insbesondere in der Intima und Muskularis.	In der Heilungsphase entsteht der sog. atherosklerotische Plaque, die Reparatur der Arterienwand-Nekrosen durch Fett-Kalk-Material. Diesen Vorgang nennen wir Athero- oder Arteriosklerose, wobei die bisherigen Vorstellungen der Entstehung falsch waren.
10.	Venöse Blutgefäß-Nekrosen, rechte Körperseite	Spezieller Selbstwertein-bruch, z. B. für Beinvenen: „Klotz-am-Bein"-Konflikt. Z. B.: Frau wird ungewollt schwanger, empfindet Kind als „Klotz am Bein", ihre Freiheit ist plötzlich eingeschränkt.	Der HH im Marklager liegt an der gleichen Stelle, wo auch das zugehörige Knochen-Skeletteil sein Relais hat, links	Venen-Nekrose, z. B. Beinvenen: „Krampfende" Venen, sog. „Krampfadern" in der ca-Phase. Wenn es der erste Konflikt dieser Art ist, sieht man noch nichts. Erst beim Konfliktrezidiv kann auch die Varize wieder „krampfen" (wahrscheinlich unter Beteiligung der Venen-Muskulatur).	Die ulcerierten Venen werden zu sog. Varizen, d. h. sie werden dick. Die umgebende Schwellung wird oft als Thrombophlebitis fehlgedeutet, in Wirklichkeit Heilung der lädierten Venenwand. Der Restzustand ist die dicke Varize.

11.	Lymphgefäß-Nekrosen rechte Körperhälfte	Selbstwerteinbruch. Spezielle Behinderung der Lokalisation entsprechend, dem zugehörigen Skeletteil des speziellen Selbstwert-Konflikts entsprechend.	HH im Marklager des Großhirns dem speziellen Selbstwert-Konflikt entsprechend, links.	Lymphgefäßwand-Nekrosen	Lymphgefäß-Reparatur und Lymphgefäß-Erweiterung, schlechter Lymph-Abfluß.
12.	Nekrosen der quergestreiften Muskulatur, rechts	Konflikt, nicht entfliehen zu können (Bein), nicht abwehren oder nicht festhalten zu können (Arme), (siehe MS).	HH im Marklager des Großhirns und im motorischen Rinden-Zentrum links	Muskelatrophie	Muskelrestitution bis hin zur Muskel-Hypertrophie
13.	Collum-Uteri-Nekrosen (quergestreifter Muskulatur-Anteil) rechts	Selbstwerteinbruch, die Schwangerschaft nicht festhalten zu können.	HH im motorischen Rindenzentrum des Großhirns und Marklagers	Nekrose der Collum-Muskulatur	Wiederauffüllung der Muskulatur des Gebärmutterhalses.

Die quergestreifte Muskulatur des Gebärmutterhalses wird allgemein als das größte Geburtshindernis angesehen, weil sie sich in der epileptischen Krise oft tonisch verkrampft, statt sich klonisch in den Geburtsvorgang miteinzufügen.

14.	Ovarial-Nekrose, (interstitiell), rechter Eierstock (Ovarialzyste)	1. Verlustkonflikt, (Kind, Ehefrau, Eltern, Freunde, Tier) durch Tod oder Weggehen. 2. Häßlicher, halbgenitaler Konflikt mit einem Mann (auch mit sehr maskuliner Frau).	HH im occipital-basalen Marklager des Großhirns links, in unmittelbarer Nachbarschaft zum Mittelhirn.	Nekrosen in der konfliktaktiven Phase werden normalerweise nicht bemerkt, wenn nicht zufällig ein verkleinertes Ovar unter das Mikroskop eines Histologen gerät. Die Nekrosen sind im eigentlichen Sinne der Ovarial-Krebs.	In der pcl-Phase werden, genau wie bei den anderen mesodermalen großhirn-gesteuerten Organen, die Nekrosen wieder aufgefüllt und, da es praktisch keine Kapsel des Ovars gibt, unterschiedlich große Ovarial-Zysten gebildet, die zuerst liquide sind, später indurieren, d. h. mit Bindegewebe ausgefüllt werden.

Diese Ovarial-Zysten, im weiteren Verlauf bindegewebig indurierten Zysten, wurden bisher fälschlicherweise wieder „Eierstock-Krebs" genannt, sogar „schnellwachsender Eierstock-Krebs", weil die Bindegewebszellen sich in der zuerst liquiden Zyste vermehrt hatten.
Am Anfang der Heilungsphase ist die Ovarialzyste überall an den Nachbarorganen angewachsen, was als „invasives Wachstum" fehlgedeutet wurde. Dies war im Grunde nur darauf zurückzuführen, daß sich die großen Zysten aus der Umgebung mit Blut versorgen mußten. Sobald die eigene Blutversorgung (Ovarialzysten-Arterie und -Vene) sichergestellt ist, lösen sich die Adhäsionen von alleine wieder ab. Die Zyste bildet eine feste, derbe Kapsel, so daß man sie operativ leicht entfernen kann, wenn sie mechanisch stört. Die indurierte Zyste produziert Sexualhormon.

15.	Hoden-Nekrosen, (interstitiell), rechts	1. Verlustkonflikt um Menschen, (auch Tier) der stirbt oder weggeht. 2. Häßlicher, halbgenitaler Konflikt mit einer Frau. (Wird sehr selten beobachtet.)	HH im Marklager des Großhirns occipital-basal links, unmittelbar am Übergang zum Mittelhirn	Nekrosen des interstitiellen Hoden-Gewebes, meist unbemerkt.	Hodenschwellung ähnlich wie beim Ovar der Frau. Hoden-Zyste wird zur indurierten Hoden-Zyste. Im Gegensatz dazu steht der „Wasserhoden", der meist durch das Peritoneum bedingt ist, entweder durch das Bauch-Peritoneum im Falle von Aszites mit offenem Leistenkanal oder beim hodeneigenen Peritoneum (Angriff gegen den Hoden vorausgegangen).
16.	Nieren-parenchym-Nekrosen, links	Konflikt, der mit Wasser oder Flüssigkeit zu tun hat. Z. B.: jemand ist fast ertrunken, Wasserrohrbruch, die ganze Wohnung steht unter Wasser.	HH Mittelhirn, allerdings zum Stammhirn gehörend	In der ca-Phase Ausbildung einer oder mehrerer Parenchym-Nekrosen, Hypertonie, Anstieg der harnpflichtigen Substanzen (Kreatinin, Harnstoff). Bei längerer Dauer: Schrumpfniere.	Nierenzyste(n). Zuerst liquide, später indurierend, evtl. sogar wieder mit Ausscheidungs-Funktion von Urin.

12.2.2.2 Marklager – Rechte Großhirn-Hemisphäre

KREBS-ORGAN-MANIFESTATION	BIOLOGISCHER KONFLIKT-INHALT	HAMER-scher HERD IM GEHIRN	KONFLIKT-AKTIVE PHASE = ca-PHASE = SYMPATHICOTONIE	KONFLIKT-GELÖSTE PHASE = pcl-PHASE = VAGOTONIE = HEILUNGSPHASE

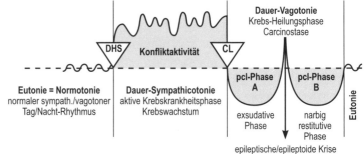

B.

Biologischer Sinn in der pcl-Phase

1.	Bindegewebs-Krebsnekrose, links	Leichter Selbstwert-einbruch, Konflikt zur Bindegewebs-Lokalisation gehörend.	HH im Großhirn-Marklager rechts	Bindegewebs-Nekrosen, quasi Löcher im Bindegewebe, „wie ein Schweizer Käse".	Furunkulose mit Bakterien meist Staphylokokken, Narbenkeloid = überschießende, bindegewebige Neubildung
2.	Fettgewebs-Nekrose (Lipom) linke Körperhälfte	Leichter Selbstwert-einbruch, in Bezug auf die Stelle des Körpers die als unästhetisch empfunden wird	HH im Großhirn-Marklager rechts	Fettgewebs-Nekrose	Lipom, Narbenkeloid = überschießende, fettgewebige Neubildung, Zellulitis
3.	Knorpel-Schwund = Dyschondrose = Knorpel-Nekrose, links	Leichter Selbstwert-einbruch, Konflikt zur Knorpel-Lokalisation gehörend.	HH im Großhirn-Marklager rechts	Knorpel-Nekrosen, quasi Löcher im Knorpel, „wie ein Schweizer Käse".	Knorpel-Wucherung = *Hyperchondrose* = Chondro-Sarkom
4.	Sehnen-Nekrose, links	Leichter Selbstwert-einbruch, Konflikt zur Sehnen-Lokalisation gehörend.	HH im Großhirn-Marklager, rechts, je nach Konflikt-inhalt	Sehnen-Nekrose, z. B. Grund für Achillessehnenriß	Heilung unter Schwellung und Wiederauffüllung der Nekrose

5.	Osteolysen = Knochen-Schwund = Entkalkungs-Löcher im Knochen, (Osteoporose) linke Körperhälfte (Knochen-krebs)	Selbstwert-einbruch (SWE), für jeden Skeletteil gibt es einen ganz speziellen Selbstwert-Konflikt. Z. B. für rechtshändige Frau: Mutter/ Kind-SWE: Osteolysen im linken Humerus-Kopf („Ich bin eine schlechte Mutter").	HH je nach den verschiedenen Konflikt-Inhalten und den verschiedenen Organ-Manifestationen im gesamten Großhirn-Marklager rechts	Osteolyse lokalisiert je nach Art des speziellen Selbstwerteinbruchs (SWE). Beispiele: **Calotten- u. Halswirbelsäulen-**Osteolysen für SWE intellektueller Prägung (Ungerechtigkeit, Unfreiheit, Unfrieden etc.) **Linke Schulterkugel-**Osteolysen: Rechtshänderin: Mutter/ Kind-SWE Linkshänderin: Partner-SWE Rechtshänder: Vater/ Kind-SWE Linkshänder: Partner-SWE **Wirbelsäulen-**Osteolysen für zentralen Persönlichkeits-SWE. **Schenkelhals-**Osteolysen für SWE, etwas nicht durchstehen zu können. **Schambein-**Osteolysen für sexuellen SWE. Osteolysen im **Kniebereich** für Sportlichkeits-SWE. **Fußgelenk-**Osteolysen für SWE, nicht laufen, tanzen, balancieren zu können. **Hand-**Osteolysen für manuellen Ungeschicklichkeits-SWE. Depression der Hämatopoese, Panmyelophtise. In dieser Phase keine Schmerzen, auch selten Spontan-Frakturen, weil das Periost als Bandage wirkt.	1. Knochenoedem mit Periost-Aufdehnung, dadurch große Gefahr der pathologischen Spontanfraktur. 2. Große Schmerzen durch Dehnung des sensiblen Periosts. 3. Rekalzifizierung der Osteolysen, fälschlicherweise Osteosarkom genannt. 4. Leukämie: Anstieg faktisch der Zahl aller Blutzellen. 5. Im Falle gelenknaher Osteolysen in der pcl-Phase Gelenkrheumatis-mus. 6. Einzug von Serum aus der Peripherie in das Gefäßsystem von Beginn der CL ab durch Erweiterung der Gefäße in der Vagotonie. Dadurch Pseudoanämie mit Absinken des Hämatokrits. Leukämie
6.	Dentin-Osteolysen (Zahn-knochen-Krebs) der linken Zähne	Selbstwert-einbruch-Konflikt, nicht zubeißen zu können. Z. B.: Dackel muß sich immer vom Nachbar-schäferhund beißen lassen oder ein schwächlicher und zarter Junge muß sich in der Schule immer von Stärkeren verprügeln und demütigen lassen.	HH im frontalen Marklager des Großhirns rechts	Löcher im Dentin, also im Inneren des Zahns, meist nur auf dem Röntgenbild des Zahns sichtbar.	Rekalzifizierung durch Callus, ehemaliges Loch ist später dichter als normal. Tragisch ist, daß das Dentin-Loch erst zu schmerzen beginnt, wenn die Heilungsphase einsetzt. Dann bohrt der Zahnarzt und fällt in ein Loch, devitalisiert oder zieht den Zahn evtl., obwohl er unter zeitweiligen Schmerzen heilen würde, wenn man nichts machte.

7.	Lymphknoten-Nekrosen = Lymph-knoten-Löcher, links	Leichter Selbst-werteinbruch. Betroffen sind die Lymphknoten des zugehörigen Skeletteils. Der Lymphknoten gehört zu einem zuständigen Knochen. Der SWE ist nur etwas schwächer, als er wäre, wenn der zuständige Knochen selbst betroffen wäre.	HH an der gleichen Stelle wie die zugehö-rigen Skeletteile (Knochen) im ganzen Großhirn-Marklager rechts	Die Lymphknoten erleiden das gleiche wie der Knochen, nämlich „Löcher" bzw. Nekrosen. Unter dem Mikroskop sieht solch ein nicht vergrößerter Lymphknoten aus wie ein „Schweizer Käse".	In der pcl-Phase als gutes Zeichen der Heilung: Schwellen der Lymphknoten, Wiederauffüllung der Nekro-sen. Dadurch hat ein solcher Lymphknoten Zellmitosen im Gegensatz zu einem Lymphknoten im Abflußgebiet eines Abszesses z. B., der nur wegen „Überlastung" geschwollen ist, keine Mitosen hat und deshalb als „gutartig" angesehen wird. Sog. *Morbus Hodgkin* = in der Heilungsphase unter Zellmito-sen wiederaufgefüllte und geschwollene Lymphknoten.
8.	Milz-Nekrosen, Löcher in der Milz (Milzkrebs, Spleno-megalie) Milz = großer Lymphknoten auf der linken Körperseite	Selbstwertein-bruch, der mit „Blut" assoziiert ist: Z. B.: Kampfunfä-higkeit durch blutende, große Wunde. Blutungs- und Verletzungs-Konflikt, auch Bluttransfusions-Konflikt, Blutkrebs-diagnose-Konflikt. (In unserem Gehirn können wir Bluttransfu-sionen von Blutungen nicht unterscheiden.)	HH im Marklager rechts parieto-basal, an der Stelle, wo die Milz als Lymph-knoten ihren normalen Platz hat.	Die Milz ist eigentlich ein Lymphknoten, aber ein spezieller. In der ca-Phase Milz-Nekrosen und Thrombozytopenie. Augenblicklich mit dem DHS, das in der Natur meist gleichbedeutend ist mit einer schweren, blutenden Wunde, „sausen" die Thrombozyten „in den Keller", d. h. sie verschwinden aus der peripheren Blutbahn. Der Biologische Sinn ist die Vermeidung von Thrombus-Embolien (Blutgerinsel-Embolien) in den Blutgefäßen!	Sobald die Wunde notdürftig geheilt ist, steigen die Throm-bozyten wieder spontan! In der ca-Phase sind Thrombo-zyten-Transfusionen sinnlos, in der pcl-Phase überflüssig. Außerdem: Beim Menschen können auch Bluttransfu-sionen oder die Diagnose „Blutkrebs" zum DHS werden, weil eine Bluttransfusion mit einer Blutung assoziiert wird. Die Milz füllt die Nekrosen wieder auf und schwillt stark an: Splenomegalie = gutes Zeichen! (Nur bei schweren und langen Blut-Konflikten sollte eine Operation schon vor der zu erwartenden massiven Spleno-megalie erwogen werden.)
9.	Nebennieren-rinden-Nekrose, links (Nebenniere = Lymph-knoten)	Konflikt, aus der Bahn geworfen worden zu sein, den falschen Weg eingeschlagen oder auf das „falsche Pferd gesetzt" zu haben.	HH im Übergang vom Mittelhirn zum occipitalen Marklager rechts	Nekrose der Nebennierenrinde. Verminderte Cortisol-Ausscheidung, dadurch „gestreßte Müdigkeit". Der Organismus wird mit Gewalt auf der falschen Bahn abgebremst. Waterhouse-Friderichsen-Syndrom, *Morbus Addison*.	Auffüllung der Nekrosen und bis faustgroße NNR-Zysten, die nach kurzer Zeit indurieren und überschießend Cortisol bilden (+Aldosteron). Trotz Vagotonie werden im Zusammenspiel mit der Hypophyse erhöhte Cortisol-Spiegel produziert, um den Organismus wieder auf die „richtige Bahn" zu bringen. (+ Hirsutismus), Cushing-Syndrom.

10.	Arterielle Blutgefäß-Nekrosen, links	Selbstwerteinbruch, spezielle Behinderung der Lokalisation entsprechend.	HH im Marklager des Großhirns dem spez. Selbstwert-Konflikt entsprechend, rechts	Arterienwand-Nekrosen, insbes. in der Intima und Muskularis.	In der Heilungsphase entsteht der sog. atherosklerotische Plaque, die Reparatur der Arterienwand-Nekrosen durch Fett-Kalk-Material. Diesen Vorgang nennen wir Athero- oder Arteriosklerose, wobei die bisherigen Vorstellungen der Entstehung falsch waren.
11.	Venöse Blutgefäß-Nekrosen, linke Körperseite	Spezieller Selbstwerteinbruch, z. B. für Beinvenen: „Klotz-am-Bein"-Konflikt. Z. B.: Frau wird ungewollt schwanger, empfindet Kind als „Klotz am Bein", ihre Freiheit ist plötzlich eingeschränkt.	Der HH im Marklager liegt an der gleichen Stelle, wo auch das zugehörige Knochen-skeletteil sein Relais hat, rechts	Venen-Nekrose, z. B. Beinvenen: „Krampfende" Venen, sog. „Krampfadern" in der ca-Phase. Wenn es der erste Konflikt dieser Art ist, sieht man noch nichts. Erst beim Konfliktrezidiv kann auch die Varize wieder „krampfen" (wahrscheinlich unter Beteiligung der Venenmuskulatur).	Die ulcerierten Venen werden zu sog. Varizen, d. h. sie werden dick. Die umgebende Schwellung wird oft als Thrombophlebitis fehlgedeutet, in Wirklichkeit Heilung der lädierten Venenwand. Der Restzustand ist die dicke Varize.
12.	Lymphgefäß-Nekrosen, linke Körperhälfte	Selbstwerteinbruch. Spezielle Behinderung der Lokalisation entsprechend, dem zugehörigen Skeletteil des speziellen Selbstwert-Konflikts entsprechend.	HH im Marklager des Großhirns dem spez. Selbstwert-Konflikt entsprechend rechts.	Lymphgefäßwand-Nekrosen	Lymphgefäß-Reparatur und Lymphgefäß-Erweiterung, schlechter Lymph-Abfluß.
13.	Nekrosen der quergestreiften Muskulatur, links	Konflikt, nicht entfliehen zu können (Bein), nicht abwehren oder nicht festhalten zu können (Arme), (siehe MS).	HH im Marklager des Großhirns und im motorischen Rinden-Zentrum rechts	Muskelatrophie	Muskelrestitution bis hin zur Muskel-Hypertrophie
14.	Collum-Uteri-Nekrosen (quergestreif-ter Muskulatur-Anteil) links	Selbstwerteinbruch, die Schwangerschaft nicht festhalten zu können.	HH im motorischen Rindenzentrum des Großhirns und Marklagers	Nekrose der Collum-Muskulatur	Wiederauffüllung der Muskulatur des Gebärmutterhalses.

Die quergestreifte Muskulatur des Gebärmutterhalses wird allgemein als das größte Geburtshindernis angesehen, weil sie sich in der epileptischen Krise oft tonisch verkrampft, statt sich klonisch in den Geburtsvorgang miteinzufügen.

15.	Ovarial-Nekrosen, (interstitiell), linker Eierstock (Ovarial-Zyste)	1. Verlustkonflikt, (Kind, Ehefrau, Eltern, Freunde, Tier) durch Tod oder Weggehen. 2. Häßlicher, halbgenitaler Konflikt mit einem Mann (auch mit sehr maskuliner Frau).	HH im occipital-basalen Marklager des Großhirns rechts, in unmittel-barer Nachbar-schaft zum Mittelhirn.	Nekrosen in der konfliktaktiven Phase werden normalerweise nicht bemerkt, wenn nicht zufällig ein verkleinertes Ovar unter das Mikroskop eines Histologen gerät. Die Nekrosen sind im eigentlichen Sinne der Ovarial-Krebs.	In der pcl-Phase werden, genau wie bei den anderen mesodermalen großhirn-gesteuerten Organen, die Nekrosen wieder aufgefüllt und, da es praktisch keine Kapsel des Ovars gibt, unterschiedlich große Ovarial-Zysten gebildet, die zuerst liquide sind, später indurieren, d. h. mit Bindegewebe ausgefüllt werden. Dies war im Grunde nur darauf zurückzuführen, daß sich die großen Zysten aus der Umgebung mit Blut versorgen mußten. Sobald die eigene Blutversorgung (Ovarialzysten-Arterie und -Vene) sichergestellt ist, lösen sich die Adhäsionen von alleine wieder ab. Die Zyste bildet eine feste, derbe Kapsel, so daß man sie operativ leicht entfernen kann, wenn sie mechanisch stört. Die indurierte Zyste produziert Sexualhormon.
16.	Hoden-Nekrosen (interstitiell), links	1. Verlustkonflikt um Menschen, (auch Tier) der stirbt oder weggeht. 2. Häßlicher, halbgenitaler Konflikt mit einer Frau. (Wird sehr selten beobachtet.)	HH im Marklager des Großhirns occipital-basal rechts unmittelbar am Übergang zum Mittelhirn	Nekrosen des interstitiellen Hoden-Gewebes, meist unbemerkt.	Hodenschwellung ähnlich wie beim Ovar der Frau. Hoden-Zyste wird zur indurierten Hoden-Zyste. Im Gegensatz dazu steht der „Wasserhoden", der meist durch das Peritoneum bedingt ist, entweder durch das Bauch-Peritoneum im Falle von Aszites mit offenem Leistenkanal oder beim hodeneigenen Peritoneum (Angriff gegen den Hoden vorausgegangen).
17.	Nieren-parenchym-Nekrosen, rechts	Konflikt, der mit Wasser oder Flüssigkeit zu tun hat. Z. B.: jemand ist fast ertrunken, Wasserrohrbruch, die ganze Wohnung steht unter Wasser.	HH im Mittelhirn, allerdings zum Stammhirn gehörend	In der ca-Phase Ausbildung einer oder mehrerer Parenchym-Nekrosen, Hypertonie, Anstieg der harnpflichtigen Substanzen (Kreatinin, Harnstoff). Bei längerer Dauer: Schrumpfniere.	Nierenzyste(n). Zuerst liquide, später indurierend, evtl. sogar wieder mit Ausscheidungs-Funktion von Urin.

12.2.3 Mittelhirn / Großhirn-Mesoderm

Mesodermale Organe mit Ausnahmestellung:

Einerseits gehören die Relais der unten aufgeführten Organe streng genommen anatomisch zum Hirnstamm, allerdings unmittelbar am Übergang zum Großhirn-Marklager, genauer gesagt zum äußersten cranialen Teil des Hirnstamms, dem sogenannten Mittelhirn.

In dieser Übergangszone zwischen Hirnstamm und Großhirn, zwischen Alt- und Neuhirn, liegen lauter „Ausnahme-Organe", z. T. unpaarige (glatte Muskulatur, Uterus-Muskulatur), z. T. paarige Organe wie Nierenparenchym, die zwischen Hirnrelais und Organ nicht kreuzen. Sie alle verhalten sich „mesodermal", also wie die mesodermalen Organe, die ihre Relais im Marklager des Großhirns haben.

Eine ganz besondere Ausnahmestellung nehmen die paarigen Hirn-Relais der Keimzellen ein, die wir im caudalen Bereich dieser Übergangsregion des Gehirns finden: Einerseits ist die Vermehrungsart der Keimzellen sowohl im pathologischen Falle (Teratom), als auch im biologisch normalen Falle (Embryo) nach dem ento-dermalen Muster verlaufend (Zellvermehrung in der aktiven Phase), andererseits sehen wir in der Schwangerschaft ab dem 3. Monat Vagotonie, wie wir sie in der mesodermalen Heilungsphase finden. Das Teratom wurde deshalb zu recht als Ausnahme unter Entoderm behandelt.

12.2.3.1 Mittelhirn (Teil des Stammhirns, links)

KREBS-ORGAN-MANIFESTATION	BIOLOGISCHER KONFLIKT-INHALT	HAMER-scher HERD IM GEHIRN	KONFLIKT-AKTIVE PHASE = ca-PHASE = SYMPATHICOTONIE	KONFLIKT-GELÖSTE PHASE = pcl-PHASE = VAGOTONIE = HEILUNGSPHASE

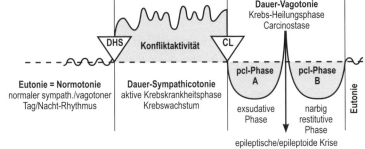

C.

Biologischer Sinn in der pcl-Phase

#	Glatte Muskulatur	Konflikt	HH	ca-Phase	pcl-Phase
1.	Glatte Muskulatur des Darms, links	Konflikt, der Unfähigkeit einen Brocken in-testinal wei-terbewegen zu können.	HH im Mittelhirn, allerdings zum Stammhirn gehörend	lokal vermehrte Darm-Peristaltik, übriger Darm in Sympathicotonie, früher oft als paralytischer Ileus fehlgedeutet	Ganzer Darm vermehrt Peristaltik
2.	Uterus-Muskulatur, links. Entwicklungsgeschichtlich gesehen gab es früher zwei Gebärmüt-ter, wie wir es heute noch bei einigen Tieren sehen.	Konflikt-Äquivalent, daß im Uterus die Frucht verbleibt.	HH im Mittelhirn, allerdings zum Stammhirn gehörend	in den ersten 3 Schwangerschafts-Monaten vermehrter Tonus, um das befruchtete Ei im Uterus-Lumen festzuhalten und zu innitieren. Myome = verstärkte Uterus-Muskulatur.	In den letzten 6 Schwanger-schafts-Monaten verhält sich der Uterus-Muskel, obwohl ursprünglich Darm-Peristaltik-Muskel entsprechend der Vagotonie nach dem Großhirn-Schema mit Ruhigstellung der Gebärmutter. Entsprechend der lokalen Darm-Muskulatur, die in der pcl-Phase beruhigt ist - während der ganze andere Darmteil vermehrt Peristaltik macht -, genauso ist in der ganzen pcl-Phase der Uterus ruhiggestellt. Erst in der epil. Krise (sympathi-coton) erfolgt eine starke Peri-staltik, die wir Wehen nennen. Den ganzen Vorgang nennen wir Geburt.
3.	Anteil der glatten Herz-muskulatur, links	peristaltik-ähnlicher Weiter-transport eines Blut-gerinnsels?	HH im Mittelhirn, allerdings zum Stammhirn gehörend	lokal vermehrt Peristaltik (nur auf einen lokalen Bereich begrenzt).	Vermehrte Peristaltik des gesamten glatten Herzmuskel-Anteils. Lokaler Anteil ist beruhigt.

540

12.2.3.2 Mittelhirn (Teil des Stammhirns, rechts)

KREBS-ORGAN-MANIFESTATION	BIOLOGISCHER KONFLIKT-INHALT	HAMER-scher HERD IM GEHIRN	KONFLIKT-AKTIVE PHASE = ca-PHASE = SYMPATHICOTONIE	KONFLIKT-GELÖSTE PHASE = pcl-PHASE = VAGOTONIE = HEILUNGSPHASE

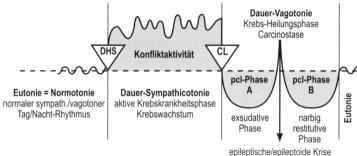

Dauer-Vagotonie
Krebs-Heilungsphase
Carcinostase

DHS — Konfliktaktivität — CL

Eutonie = Normotonie
normaler sympath./vagotoner
Tag/Nacht-Rhythmus

Dauer-Sympathicotonie
aktive Krebskrankheitsphase
Krebswachstum

pcl-Phase A
exsudative Phase

pcl-Phase B
narbig restitutive Phase

Eutonie

epileptische/epileptoide Krise

C.

Biologischer Sinn in der pcl-Phase

1.	Glatte Muskulatur des Darms, rechts	Konflikt, der Unfähigkeit einen Brocken intestinal weiterbewegen zu können.	HH im Mittelhirn, allerdings zum Stamm-hirn gehörend	lokal vermehrte Darm-Peristaltik, übriger Darm in Sympathicotonie, früher oft als paralytischer Ileus fehlgedeutet	Ganzer Darm vermehrt Peristaltik
2.	Uterus-Muskul., rechts. Entwick-lungsge-schichtlich gesehen gab es früher zwei Gebär-mütter, wie wir es heute noch bei einigen Tieren sehen.	Konflikt-Äquivalent, daß im Uterus die Frucht verbleibt.	HH im Mittelhirn, allerdings zum Stammhirn gehörend	in den ersten 3 Schwangerschafts-Monaten vermehrter Tonus, um das befruchtete Ei im Uterus-Lumen festzuhalten und zu innitieren. Myome = verstärkte Uterus-Muskulatur.	In den letzten 6 Schwangerschafts-Monaten verhält sich der Uterus-Muskel, obwohl ursprünglich Darm-Peristaltik-Muskel entsprechend der Vagotonie nach dem Großhirn-Schema mit Ruhigstellung der Gebärmutter. Entsprechend der lokalen Darm-Muskulatur, die in der pcl-Phase beruhigt ist - während der ganze andere Darmteil vermehrt Peristaltik macht -, genauso ist in der ganzen pcl-Phase der Uterus ruhiggestellt. Erst in der epil. Krise (sympa-thicoton) erfolgt eine starke Pe-ristaltik, die wir Wehen nennen. Den ganzen Vorgang nennen wir Geburt.
3.	Anteil der glatten Herz-muskulatur, rechts	peristaltik-ähnlicher Weitertrans-port eines Blutgerinn-sels?	HH im Mittelhirn, allerdings zum Stammhirn gehörend	lokal vermehrt Peristaltik (nur auf einen lokalen Bereich begrenzt).	Vermehrte Peristaltik des gesamten glatten Herzmuskel-Anteils. Lokaler Anteil ist beruhigt.

12.3 Äußeres Keimblatt = Ektoderm (rot)

Die Krebs und Krebs-Äquivalente unterteilt man am sinnvollsten in die Kategorien:

L = von der linken (weiblichen) Großhirn-Hemisphäre gesteuerten und
R = von der rechten (männlichen) Großhirn-Hemisphäre gesteuerten

sowie in jeder der beiden Hemisphären wieder in:

A. Krebserkrankungen mit Plattenepithel-Ulcera-Ca in der ca-Phase und
B. Krebs-Äquivalenterkrankungen mit ausschließlich Funktionsausfall
   in der ca-Phase – z. B. motorische Lähmungen, Diabetes etc.

Wir unterscheiden bei jeder der beiden Hemisphären den frontalen (vorderen), occipitalen (hinteren), cranialen (oberen), basalen (unteren), lateralen (seitlichen) und interhemisphärischen (mittleren) Bereich Cortex.

Histologische Formation

a) Krebs: Plattenepithel-Ulcus-Ca
b) Krebs-Äquivalent: Funktionsausfall

Hamersche Herde

Gesamte Großhirnrinde (Cortex) gekreuzt: Großhirn-Cortex/Organ

Mikroben

Ausschließlich Viren. Die Viren sind nicht notwendig zur Heilung (z. B. Hepatitis non A non B), sondern sie können den Heilungsprozeß beschleunigen

12.3.1 Krebserkrankungen mit Plattenepithel-Ulcera-Ca in der ca-Phase

Schematischer CT-Schnitt durch die Großhirn-Rinde (Cortex)

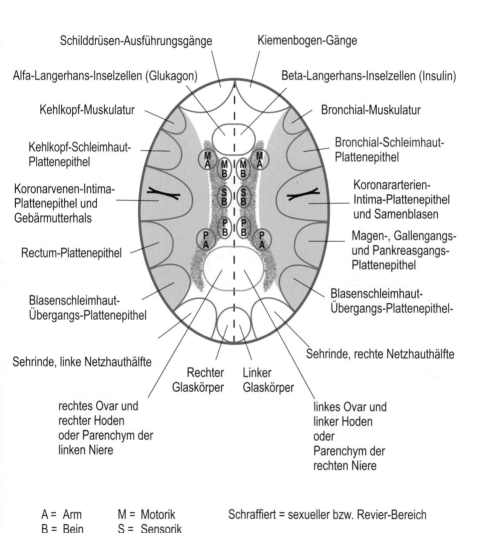

Schilddrüsen-Ausführungsgänge

Kiemenbogen-Gänge

Alfa-Langerhans-Inselzellen (Glukagon)

Beta-Langerhans-Inselzellen (Insulin)

Kehlkopf-Muskulatur

Bronchial-Muskulatur

Kehlkopf-Schleimhaut-Plattenepithel

Bronchial-Schleimhaut-Plattenepithel

Koronarvenen-Intima-Plattenepithel und Gebärmutterhals

Koronararterien-Intima-Plattenepithel und Samenblasen

Rectum-Plattenepithel

Magen-, Gallengangs- und Pankreasgangs-Plattenepithel

Blasenschleimhaut-Übergangs-Plattenepithel

Blasenschleimhaut-Übergangs-Plattenepithel-

Sehrinde, linke Netzhauthälfte

Sehrinde, rechte Netzhauthälfte

Rechter Glaskörper

Linker Glaskörper

rechtes Ovar und rechter Hoden oder Parenchym der linken Niere

linkes Ovar und linker Hoden oder Parenchym der rechten Niere

A = Arm   M = Motorik   Schraffiert = sexueller bzw. Revier-Bereich
B = Bein   S = Sensorik
P = Periost

12.3.1.1 Hirnrinde - Linke Großhirn-Hemisphäre

KREBS-ORGAN-MANIFESTATION	BIOLOGISCHER KONFLIKT-INHALT	HAMER-scher HERD IM GEHIRN	KONFLIKTAKTIVE-PHASE = ca-PHASE = SYMPATHICOTONIE	KONFLIKT-GELÖSTE-PHASE = pcl-PHASE = VAGOTONIE = HEILUNGPHASE

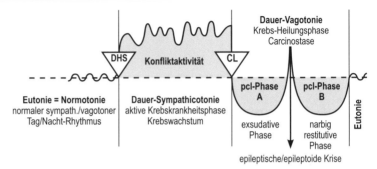

A.

Biologischer Sinn in der ca-Phase

	KREBS-ORGAN-MANIFESTATION	BIOLOGISCHER KONFLIKT-INHALT	HAMER-scher HERD IM GEHIRN	KONFLIKTAKTIVE-PHASE	KONFLIKT-GELÖSTE-PHASE
1.	Schilddrüsen-(ehemalige) Ausführungs-gangs-Plattenepithel-Ulcus, (kalte Knoten)	Ohnmächtigkeits-Konflikt „Mir sind die Hände gebunden, ich kann nichts tun." Oder: „Man müßte doch drin-gend was tun und keiner tut was!"	HH frontal links	In der ca-Phase bilden sich in den inzwischen nach außen verschlossenen ehe-maligen Schilddrüsen-Ausführungsgängen Ulcera (jetzt endokrine Drüse), die man nicht sieht, manchmal in der Schilddrüse als Ziehen fühlen kann.	Es bilden sich sog. euthyreote (auch retrosternale oder mediastinale) Schilddrüsen-Zysten. Das ganze nennt man „euthyreote Struma" oder „benigner Kropf".
2.	Kehlkopf-Plattenepithel-Ulcus	Schreckangst-Konflikt z. B. bei ganz unerwartet auftauchender Gefahr, (weibliche Reaktion, das männliche Individuum würde augenblicklich zur Attacke übergehen).	HH frontal-lateral links	Ulcera im Bereich des Kehlkopfes und/oder der Stimmbänder. Meist wer-den diese in dieser Phase nicht bemerkt. Die Stimme kann sich verändern, muß es aber nicht. Der Patient hat meist leichte Schmerzen im Kehlkopf, die er aber nicht beachtet.	Es schwillt die Kehlkopf-schleimhaut stark an. Jetzt verändert sich spätestens die Stimme und die Krankheit wird diagnostiziert, wenn sie gerade in der Heilung ist. Sog. Stimmband-Polypen sind ein übermäßiges Hei-lungswachstum (verhor-nendes Plattenepithel) der Stimmbänder.
	Kehlkopf-Asthma, Laryngeal Asthma = schizophrene Konstellation bei gleich-zeitiger Konfliktakti-vität eines weiteren HH im Cortex der rechten Großhirn-Hemisphäre	Schreckangst-Konflikt	Es sind gleichzeitig zwei HHe aktiv: 1. HH für den Kehlkopf 2. ein weiterer HH im Cortex der linken Hemisphäre	Bei der schizophrenen Konstellation sind beide Konflikte gleichzeitig aktiv	Kurze schizophrene Konstellation in der epileptoiden Krise.

544

3.	A. Koronar-venen-Ulcera Koronar-venen sind ebenfalls Kiemen-bogen-Abkömm-linge und sensibel versorgt vom Großhirn-Cortex. Koronar-venen- sowie Gebär-mutter-mund- bzw. Gebärmutter-hals-Ulcera treten bei Frauen immer gemeinsam auf. Bei Männern gibt es na-turgemäß nur Koronar-venen-Ulcera.	1) Bei rechtshändiger Frau: Sexueller Konflikt. Biologischer sexueller Frustrations-Konflikt, nicht begattet zu werden oder worden zu sein. 2) Bei linkshändigem Mann: Revierkonflikt. Verlust des ganzen Reviers oder eines Revierinhaltes. Z. B.: Partnerin läuft weg. 3) In schizophrener Konstellation: Bei rechtshändigem Mann oder linkshändiger Frau 4) Bei besonderer Hormonlage: Bei feminisiertem (Hormonstörung) rechtshändigen Mann: Konflikt, nicht begattet zu werden. Bei der postmenopau-sischer linkshändiger Frau: Revierkonflikt (Die postmenopausi-sche Frau kann sich dabei verhalten wie ein Mann.)	HH links periinsulär und zusätzlich HH links lateral im Kleinhirn, wenn archaische Nestrevier-Kompo-nente vorhan-den.	A. Koronarvenen-Ulcera mit leichter Angina pectoris Bei Frauen: a) Rechtshände-rin Bei Männern: a) Linkshänder b) Rechtshänder, alt, feminin oder hormongestört c) Rechtshänder in schizophrener Konstellation Sonderfall: Hormonales „Patt". Auftreten einer manischen Pseudopsychose.	A. Schwellung der Koronarvenen-Schleimhaut. 2 bis 6 Wochen spä-ter: epileptoide Krise! = Akutes Rechtsherz-Versagen mit Rechts-herzinfarkt, bisher stets fehlge-deutet als sog. „Lungenembolie". Der Schub vom Herzen fehlt – dadurch Stau im venöses Blut führenden Lungenarterein-Kapillarnetz. Gleichzeitig finden sich jedoch auch echte „Thromben-Emboli". Diese stammen aber nicht, wie man bisher allgemein vermutete, aus irgendwel-chen tiefen Beinvenen, sondern von den in Heilung befindlichen Koronar-venen-Ulcera. Die Koronarvenen münden in den rechten Herzvorhof. Dorthin gelangen auch die von den Koronarvenen-Ulcera als Heilungs-gerinsel-Krusten abgerissenen „Thromben-Emboli". Sie verstopfen einzelne Lungenarterien-Äste Symptome: Epileptoide Krise: (auch „weiblicher Rechtsherzinfarkt"), genauer: lungenembolischer akuter Rechtsherzinfarkt. Er geht stets ein-her mit Tachykardie, Zittern, Vernichtungsgefühl, Atemnot, Zentralisation etc. Therapie: Hochdosiert Cortison für die Zeit nach der epileptoiden Krise, die über Leben und Tod entscheidet.

Grundsätzliche Bemerkung: Entwicklungsgeschichtlich gesehen muß die Linkshändigkeit der Normalfall gewesen sein. Denn: Die linkshändige Frau schließt in der ca-Phase die rechte (männliche) Großhirnseite und wird zwar depressiv, aber doppelt sexuell aktiv. Durch diese Hypersexualität erzwingt sie geradezu die Lösung des Konfliktes „nicht begattet worden zu sein"
Genauso schließt der linkshändige Mann durch seinen Biologischen Revierkonflikt die linke (feminine) Großhirnseite und wird hypermaskulin. Seine Chance der Konfliktbewältigung für diesen speziellen Konflikt ist deshalb stärker als beim Rechtshänder. Allerdings bleibt ihm der Rückzug ins „zweite Glied", die der rechtshändige Mann mit hängendem Konflikt rechts hat, versperrt. Er muß kämpfen, bis zur Entscheidung, weil eben die linke Großhirnseite durch den Konflikt blockiert bleibt.

| | B. (Portio-Ca, Collum uteri-Ca) Amenorrhoe, Verlust der Regel-blutung | Gleiche Konstellation-en wie oben angeführt | | B. Gleichzeitig bei Frauen: Gebärmuttermund- und Gebärmutterhals-Ulcera bei: a) Rechtshänderin b) Rechtshänderin, pillenehmend, c) Rechtshänderin, postklimakterisch, in schizophrener Konstellation d) Linkshänderin in schizophrener Konstellation | B. Blutungen aus den Gebärmuttermund- bzw. Gebärmutterhals-Ulcera. (Gutes Zeichen!) Wiedereinsetzen des Eisprungs und der Regel. Ein Collum- oder Portio-Ca behindert nach der pcl-Phase nicht mehr eine Gravidität. |

545

4.	Vaginal-Schleimhaut-Ulcus	Konflikt, den Begattungs-akt nicht vollziehen zu dürfen oder zu können.	HH links temporal	Vaginal-Ulcus-Ca-Schmerzen. Spasmen der Vagina und Vaginismus. Es entsteht ein Teufelskreis, der (bei blockierter rechter Hemisphäre) mit Frigidität endet. Amenorrhoe, außer, wenn in schizophrener Konstellation auch die rechte Hemisphäre zusätzlich blockiert ist.	Blutung aus den Vaginal-Ulcera mit serösem Fluor vaginalis. Keine Schmerzen, keine Spasmen und kein Vaginismus mehr.
5.	Rektum-Schleimhaut-Ulcus	Weiblicher Identitäts-konflikt Nicht wissen, wo man hingehört oder wohin man gehen soll, auch nicht wissen, welche Entscheidung man treffen soll. Frauen	HH links temporal	Schmerzende Rektum-Ulcera-Ca, die selten oder nicht in dieser Phase bluten aber Schmerzen und Spasmen verursachen, die gewöhnlich als „Hämorrhoiden-Schmerzen" fehlgedeutet werden. 1. Bei Frauen: a) Rechtshänderin b) Linkshänderin in schizo- phrener Konstellation c) Linkshänderin in der Menopause 2. Bei Männern: a) Linkshänder, feminin	Fast keine Schmerzen und Spasmen mehr, dafür aber starke Schleimhautschwellung und Blutung aus den heilenden Ulcera. Diese stark geschwollene, ulceröse Schleimhaut, die helles Blut absondert, wurde früher fast immer als „Hämorrhoiden-Blutung" fehlgedeutet, heute oft richtig als Rektum-Ca diagnostiziert, aber dafür leider völlig unsinniger und unnötigerweise mit Rektum-Extirpation operativ „geheilt".
				Macht man außer symptomatischer abschwellungsfördernder Therapie gar nichts und verhindert Konfliktrezidive, dann heilt ein Rektum-Ulcus-Ca problemlos aus.	
6.	Nieren-becken-Schleimhaut-Plattenepi-thel-Ulcus, rechts	Konflikt, das Revier von innen nicht abgrenzen zu können, (ähnlich wie Identitäts-konflikt). Z. B.: Nicht wissen, wel-cher Meinung man sich anschließen soll.	HH links temporo-occipital	Ulcus im rechten Nierenbecken oder in den Nierenkelchen mit Spasmen und leichten Schmerzen. Sofern ein Kelchhals betroffen ist, Aufstau im Kelchhals und Bildung eines Nierensteins.	Lösung des Spasmus und Nierenkolik. Der Kelchstein wird durch den nach der Lösung des Spasmus wieder freigegebenen Kelchhals gedrückt und gelangt in das Nierenbecken und von da durch den Ureter in die Blase. Diesen Vorgang nennt man Nierenkolik.
7.	Harnleiter-Schleimhaut-Ulcus (Ureter-Ulcus-), rechts	Konflikt, das Revier von innen nicht abgrenzen zu können, (ähnlich wie Identitäts-konflikt).	HH links temporo-occipital	Ulcus im rechten Ureter mit Ureter-Spasmen. Ausscheidungsstörung oder Anurie der rechten Niere durch Spasmus, Aufstau des Nierenbeckens. Steinbildung durch Kontraktion der Kelchhälse.	Heilung des Ulcus mit Schleimhautschwellung. Dadurch bisweilen erneute Okklusion des Ureters. Nierenkoliken durch Steinabgang.

8.	Rechtsseitiges Harnblasen-Schleimhaut-Ulcus (weibl. Blasenhälfte)	Konflikt, die Reviergrenze nicht erkennen zu können, Konflikt der Standort-bestimmung.	HH links temporo-occipital im postsenso-rischen Rinden-zentrum (sensibel)	Blasenschmerzen durch Schleimhaut-Ulcus. Blasen-Spasmen, die Blasenschleimhaut ist sensibel versorgt durch das postsensorische Rindenzentrum.	Blasenblutung aus dem Ulcus. Keine Schmerzen und Spasmen mehr, Schleimhautschwellung im Gebiet des Ulcus.
9.	Harnröhren-Schleimhaut-Ulcus (Urethra-Ulcus), rechts	Konflikt, das Revier von innen nicht abgrenzen zu können, (ähnlich wie Identitäts-konflikt).	HH links temporo-occipital	Spasmus und Ausbildung eines Ulcus, dabei oft Harnverhaltung.	Heilung unter Schleimhaut-schwellung, dabei evtl. nochmals Harnverhaltung durch Okklusion der Urethra, (zu behandeln mit Blasenkatheder).
10.	A. Epithel-Ulcera der äußeren Haut, (Epidermis-Ulcera) mit Sensibilitäts-ausfall, rechte Körperhälfte. Kombinierte Krebs- und Krebs-äquivalent-Erkrankung	Trennungs-konflikt, Abriß des Körper-kontakts. Verlust des Kontaktes zur Mutter, Herde, Familie, Freunden. In der Natur ist ein Kontakt-verlust zur Familie/Herde meist tödlich, daher ist dieser Konflikt sehr bedeutsam!	HH im sensorischen und post-sensorischen Rinden-zentrum links cortical von interhe-misphärisch bis basal-lateral	In der ca-Phase entstehen flache Haut-(Epidermis-) Ulcera, die man makroskopisch nicht sehen kann. Die Haut fühlt sich rauh an, ist blaß, schlecht durchblutet, kalt. Die Hautsensibilität ist mehr und mehr eingeschränkt oder aufgehoben. Der Patient spürt wenig oder gar nichts mehr. (Blasse, schuppende sog. Neurodermitis). Außerdem: Kurzzeitgedächtnis-Störungen. Die Tier-mutter erkennt z. B. ihr Junges nicht mehr. Kurzzeitgedächtnis-Störung reicht noch in die Oedem-Phase hinein (durch Dissoziierung der Hirnzellen).	Die Haut wird rot, heiß, schwillt an. Diese Erscheinungsformen oder Effloreszenzen nennen wir: Exanthem, Dermatitis, Urtikaria, blühende Neurodermitis oder Ekzem. Die Haut ist scheinbar krank. Deshalb rechneten die Dermatologen die meisten Hautkrankheiten der Epidermis bisher von der Conflictolyse (CL) ab, aus Unkenntnis der Neuen Medizin. In Wirklichkeit lag die Bildung der Ulcera ja vorher. In der pcl-Phase ist die große Heilung. Da aber die ca-Phase lange gedauert haben kann, kann auch die pcl-Phase entsprechend lang dauern. Zudem können wieder (unbemerkte) Rezidive eintreten, die neue pcl-Phasen mit entsprechender Verlängerung des Heilungsvorgangs bewirken können (sog. Schübe), hier auch Trigeminus-Neuralgie im Bereich des Gesichts.
	B. Schuppen-flechte (Psoriasis)	wie oben	wie oben	Die Schuppenflechte bedeutet immer das gleichzeitige Vorliegen eines konfliktaktiven Trennungs-Konfliktes und eines gelösten Trennungs-Konfliktes, die sich auf einem oder mehreren Hautarealen überlappen. Dadurch kommt es zu einer Schuppung (ca-Phase) auf rotem Grund (pcl-Phase).	

11.	Haarausfall, (Alopecie), stellenweise oder total, also alopecia areata od. alopecia totalis, rechte Körperhälfte	Trennungskonflikt, bei dem jemand an der betreffenden Stelle von einer Person gestreichelt wurde und jetzt nicht mehr. 1. Möglichkeit: Z. B.: Enkelkind wird von Großmutter immer auf dem Kopf gestreichelt, Oma stirbt: alopecia areata auf dem Kopf. 2. Möglichkeit: Z. B.: Hund wird auf dem Kopf gestreichelt, Hund stirbt. Herrchen assoziiert die Trennung vom Hund auf seinen eigenen Kopf: alopecia areata (Glatze) auf dem Kopf.	HH im sensorischen Rindenzentrum links paramedian im Top. Die Kopfhaut samt Haar gehört zum Rücken und setzt sich eindeutig ab: Von der Haargrenze ab ist der Trigeminus zuständig, dessen Bereich ebenfalls im sensorischen Rindenzentrum, allerdings lateral gelegen ist.	Haarausfall, stellenweise oder total.	Rückkehr des Haarwuchses mit Rötung der Kopfhaut.
12.	Epithel-Ulcera der Augenlider und der Conjunctiva (Bindehaut) des rechten Auges	Trennungskonflikt: Man verliert einen Menschen aus den Augen.	HH im sensorischen Rindenzentrum, *Nervus trigeminus*, 1. Ast (*Ophtalmicus*) im Großhirn lateral, temporal links gelegen.	Ulcera der Augenlider und der Conjunctiva, Schuppenbildung.	Rötung der Augenlider (*Blepharitis*) und Rötung der Conjunctiva (*Conjunctivitis*), wenn der Mensch oder das Tier, das man aus den Augen verloren hatte, zurückgekehrt ist.
13.	Hornhaut-Ulcera des rechten Auges	Starker, visueller Trennungskonflikt, jemanden aus den Augen zu verlieren.	wie oben	Hornhaut-Ulcera	Keratitis. Wiederauffüllung der Hornhaut-Ulcera unter vorübergehender Hornhauttrübung.
14.	Ulcera der Augenlinse des rechten Auges	Sehr starker, visueller Trennungskonflikt.	wie oben	Ulcera bzw. Nekrosen in der Augenlinse, um noch besser sehen zu können. Diese werden aber nicht bemerkt.	Trübung der Linse als Zeichen der Heilung, da das Individuum, das man aus den Augen verloren hatte (Mensch, Tier), ja nun wieder da ist und das Auge Zeit zur Reparatur hat. Linsentrübung = Grauer Star. Die Linse ist ein eingestülptes Plattenepithel der äußeren Haut.

15.	Vitiligo der Haut, (Weißflecken-krankheit) Epithel-Ulcus auf der Rückseite der Epidermis, die die epitheliale Melanophorenschicht beinhaltet, dadurch die weißen Flecken, rechte Körperhälfte.	Brutaler oder häßlicher Trennungskonflikt von einem geliebten oder verehrten Menschen. Z. B.: „Dein Vater ist mit dem Motorrad verunglückt, sein Hirn war zerquetscht."	HH im sensorischen Rindenzentrum links	Ausdehnung der weißen Flecken durch Ulcera an der Rückseite der Epidermis.	Rückgang der weißen Flecken, meist vom Rande her.
16.	Intraductales Mamma-Ca (Brustkrebs), rechts. Gemeint ist das ektodermale, epidermiale Ulcus der Hautepidermis, die entwicklungsgeschichtlich durch die Brustwarze eingestülpt bzw. entlang der Milchgänge immigriert ist.	Rechtshänderin: Partner-Trennungskonflikt. „Der Partner hat sich mir vom Busen gerissen." Linkshänderin: Trennungskonflikt vom Kind: „Das Kind ist mir vom Busen gerissen worden."	HH im sensorischen Rindenzentrum cortical links.	Es entwickeln sich intraductale Ulcera, die ein leichtes, schmerzhaftes Ziehen in der Brust verursachen, sonst aber meist nicht bemerkt werden, weil jeder „Krebssucher" nur nach „Knoten" sucht.	Es entsteht die übliche Schwellung der Plattenepithel-Schleimhaut im Milchgang im Bereich der Ulcera. Dadurch, daß sich mit der Schwellung auch Sekret bildet, das aber durch den schwellungsverstopften Milchgang nicht abfließen kann, kommt es zu einer mehr oder weniger starken Schwellung hinter der Mamille. (Typischer Befund bei intraductalem Ulcus-Ca). Die Schwellung kann zirkulär sein oder nur einen Teil der Brust betreffen.
17.	Neurofibrome, besser periphere Gliome, (Ausnahme!) Diese Wucherung der Nervenscheiden stellt eine Art Schleuse dar, mit deren Hilfe die sensorischen Reize der Peripherie abgeblockt werden sollen, um gar nicht erst in das Gehirn zu gelangen. Sensibilitätsverlust.	Berührungskonflikt. Die Berührung wird als unangenehm empfunden und ist unerwünscht. Gegenteil des Trennungskonfliktes, aber am gleichen Organ. Der sensible Reiz wird zwar nach wie vor peripher registriert, wird aber nicht weitergeleitet, d. h. an den Neurofibromen „verschluckt". Schmerzkonflikt: Der intensivste „Berührungskonflikt" ist der Schmerzkonflikt. Bei einer Schmerzattacke (z. B. Stoß gegen den Kopf) kann der Organismus die periphere Sensibilität „abschalten". Der Schmerz ist augenblicklich verschwunden, die Sensibilität allerdings auch.	HH im sensorischen Rindenzentrum cortical links	Ausnahme: Neurofibrome wachsen in der ca-Phase. Dieser Vorgang ist gleich in mehrfacher Hinsicht eine Ausnahme. Denn einmal wächst dieses (mesodermale) Bindegewebe normalerweise nur in der Heilungsphase, zum anderen hat wiederum ein solcher Vorgang bei der ektodermalen Epidermis nichts zu suchen. Aber er spielt sich ja an Nerven ab und dort gibt es bekanntlich nichts anderes als Gliawucherung. Die Sensibilität kann teilweise oder ganz aufgehoben sein (Anästhesie), obwohl die Aufnahmeversorgung für Hautreize nicht gestört ist.	Es ergeben sich mehrere Möglichkeiten: 1. Die Neurofibrome bleiben und stören nicht weiter das Wohlbefinden. 2. Die Neurofibrome können von Bakterien abszediert werden (talgig-flüssig). Wir nennen sie dann Grützbeutel. Die Grützbeutel können dann in toto (mit Kapsel) chirurgisch entfernt werden. Die Sensibilität wird unmittelbar nach der CL zunächt in Form von Hypersensibilität, später Normo-Sensibilität, wiederhergestellt.

Besonderheit: Schmerzkonflikt oft bei Knochenschmerz-Attacke. Grund: Aufdehnung der mit Großhirn-Sensibilität versorgten Knochenhaut (Periost). Sinn der Knochenschmerzen: Ruhigstellung. |

#		Konflikt	HH		
18.	Zahnschmelz-löcher, sog. Karies, rechte Zähne (Zahnschmelz ist verelfenbeinerte Plattenepithel-Mundschleim-haut)	Konflikt, nicht zubeißen zu dürfen. (Weiblicher Verteidigungs-konflikt).	HH interhe-misphä-risch frontal para-median, links	Es bildet sich der Schmelzdefekt, auch „Karies" genannt. Der Schmelz ist im Grunde eine verdickte und verhornte Mundschleimhaut.	Es kommt zu einer langsamen Schmelzrestitution ohne Schmerzen. Nur bei warm/kalt oder süß/sauer hat der Pat. gelegentlich Mißempfindungen.
19.	Nasen-schleimhaut-Ulcus, rechte Organseite	Nasenkonflikt. Konflikt, der etwas mit dem Inneren der Nase zu tun hat, Stinke-Konflikt	HH tief basal links	Ulcera der Nasenschleim-haut, die aber nicht bluten, sondern nur „krusten". Je länger der Konflikt dauert, desto größer und tiefer ist das Ulcus.	Oft Bluten der Ulcera („Nasenbluten") mit starker Schleimhautschwellung und Rhinitis, oft (ohne Blutung) auch als allergische Rhinitis angesehen.
20.	Mund-schleimhaut-Ulcera, rechte Organseite	Mund- oder Zungenkonflikt. Z. B. Alkoholkon-trolle: Autofahrer muß (mit dem Mund) in die Tüte blasen und verliert wegen Alkohols den Führerschein.	HH medio-fronto-basal links	Ein kleineres oder größeres Schleimhaut-Ulcus der Plattenepithel-Mund-oder Zungenschleim-haut. Je länger der Konflikt dauert, desto größer und tiefer ist das Ulcus.	Es kommt zu einer starken, lokalen Schwellung der Mundschleimhaut. Etwa innerhalb von 3 bis 6 Wochen ist von dem Ulcus, das in dieser Phase bluten kann, praktisch nur noch eine winzige Narbe zu sehen.
21.	Nasenneben-höhlen-Schleimhaut-Ulcus, rechte Organseite	Stinke-Konflikt: „Mir stinkt die ganze Sache." Auch im übertragenen Sinne.	HH fronto-basal links	Es entstehen Ulcera in den Nasennebenhöhlen, die praktisch keine Beschwerden machen.	Es schwillt die Schleimhaut im Bereich der Ulcera stark an – mit oder ohne Viren – mit Absonderung seröser Flüssigkeit (laufende Nase). Am Ende der pcl-Phase sind die Ulcera geheilt.
				Der eitrige Schnupfen entsteht, wenn intestinale, autochthone Schleimhautanteile mitbetroffen sind, die auch in den Nasennebenhöhlen gelegentlich gefunden werden.	
22.	Speiseröhren-Ca (Oesophagus-Plattenepithel-Ulcus), obere 2/3, rechte Organseite	Konflikt, einen Brocken nicht hinunter-schlucken zu wollen, ihn wieder ausspucken wollen.	HH fronto-parietal-basal links	Ulcera im oberen Oeso-phagusbereich (obere 2/3). Da das Plattenepithel hier sehr dick ist, dauert es 6 bis 10 Monate, bis tiefe, sichtbare Ulcera gastro-skopisch feststellbar sind. Die Speiseröhre ist hin-sichtlich der Innervation geteilt, rechts und links wird gekreuzt innerviert. Schluck-Spasmen.	Starke Schwellung des Oesophagus im Bereich der Ulcera mit Stenose und ganz leichten Schluck-Stenosen. In dieser Phase meist Diagnose: „Breischluck-Stenose" im Röntgenbild. Jetzt bräuchte man eigentlich nur noch das Ende der Heilungsphase abzuwarten, da eigentlich nichts mehr passieren kann.
				Bei langer Konfliktdauer und/oder starker Intensität kann es durch die Schwellung zu Schluckbeschwerden kommen. Dies kann mittels einer Magensonde durch die Nase für 2-3 Monate behoben werden, bis die Schwellung zurückgegangen ist.	

23.	Tränendrüsen-Ausführungs-gangs-Ulcus, rechte Organseite	Konflikt, gesehen oder nicht gesehen werden zu wollen.	HH fronto-medio-lateral-basal links	Ulcera in den ektodermalen Ausführungsgängen der rechten Tränendrüse.	Schwellung der Schleimhaut in den Ausführungsgängen, dadurch Aufstau und starke Schwellung in der ganzen Tränendrüse. Dies erscheint wie ein Tränendrüsen-Tumor, der es aber nicht ist.
24.	Ohrspeichel-drüsen-(Parotis-)Ausführungs-gangs-Ulcus, rechte Organseite	Konflikt, etwas nicht essen (einspeicheln) zu können, zu dürfen oder zu wollen.	HH fronto-medio-lateral-basal links	Ulcera in den Ohrspeicheldrüsen-Gängen, die normalerweise nicht bemerkt werden, (leichter, ziehender Schmerz) in der Ohrspeicheldrüse.	Mumps – mit oder ohne Parotitis-Virus! Schwellung und Verschluß der Parotis-Ausführungsgänge im Bereich der Ulcera. Aufstau des Sekrets und starke Schwellung.
25.	Unterzungen-drüsen-(*Glandula sublingualis-*)Ausführungs-gangs-Ulcus, rechte Organseite	Konflikt, etwas nicht essen (einspeicheln) zu können, zu dürfen oder zu wollen.	HH fronto-medio-lateral-basal links	Ulcera in den *Glandula sublingualis-*Ausführungsgängen, die nur ein leicht schmerzhaftes Ziehen (Spasmus) bewirken und meist nicht bemerkt werden.	Schwellung der *Glandula sublingualis* durch Schwellung der intraductalen Schleimhaut und Verschluß, dadurch Aufstau des Gebietes. Kein eigentlicher Tumor, sondern nur in Heilung befindliche Ulcera.

12.3.1.2 Hirnrinde – Rechte Großhirn-Hemisphäre

KREBS-ORGAN-MANIFESTATION	BIOLOGISCHER KONFLIKT-INHALT	HAMER-scher HERD IM GEHIRN	KONFLIKT-AKTIVE PHASE = ca-PHASE = SYMPATHICOTONIE	KONFLIKT-GELÖSTE PHASE = pcl-PHASE = VAGOTONIE = HEILUNGSPHASE

A.

Biologischer Sinn in der ca-Phase

1.	Kiemenbogen-gangs-Plattenepithel-Ulcus (sog. Non-Hodgkin)	Frontalangst-Konflikt Angst vor einer Gefahr, die vor einem steht, z. B.: Krebsangst-Konflikt	HH frontal rechts	Bildung von Ulcera in den alten, stillgelegten Kiemenbogengängen, die mit Plattenepithel ausgekleidet sind. Manchmal leichte Schmerzen im Halsbereich.	Es schwillt die Schleimhaut um die Ulcera im Inneren der Kiemenbogengänge. Dadurch bilden sich Zysten, die innen seröse Flüssigkeit enthalten. Diese können im Mediastinum bis zum Zwerchfell reichen.
			Fälschlicherweise werden diese Zysten „zentrozystisch-zentroblastisches Non-Hodgkin-'Lymphom'" genannt, und erst in der pcl-Phase überhaupt schulmedizinisch diagnostiziert. Die Zysten schwellen im Verlauf der Heilung langsam wieder ab.		
2.	Bronchial- oder Intrabron-chiales-Plattenepithel-Ulcus	Revierangst-Konflikt (der Gegner ist noch nicht ins Revier eingebrochen, die Gefahr aber droht, steht greifbar nahe bevor).	HH fronto-lateral rechts	Intrabronchiale Ulcera, die meist nicht bemerkt werden.	Es schwillt die Bronchial-Schleimhaut um das Ulcus. Es kommt zu einer Mangelbelüftungs-Atelektase peripher von dieser Schwellung.
			Diese Atelektase wird fälschlicherweise meist als Bronchial-"Tumor" angesehen, die sie nicht ist. Symptome: Meist monatelanger Husten in der Heilungsphase. Am Ende ist die Atelektase wieder belüftet. Nochmaliger Asthmaanfall durch epileptoide Krise.		
	Bronchial-Asthma = schizophrene Konstellation durch einen weiteren aktiven Konflikt im Cortex der rechten Hemisphäre des Großhirns	Revierangst-Konflikt	Es sind gleich zwei HHe aktiv: 1. HH für das Bronchial-Ca 2. ein beliebiger weiterer HH im Cortex der re. Hemisphäre.	Bei der schizophrenen Konstellation sind beide Konflikte gleichzeitig aktiv! Das expiratorische Keuchen ist Ausdruck eines Spasmus der Bronchialmuskulatur, ähnlich wie beim Magen-Ulcus die Magenmuskulatur mitreagiert.	Kurze schizophrene Konstellation in der epileptoiden Krise.

| 3. | A. Koronararterien-Ulcera mit starker Angina pectoris. Koronararterien sind Kiemenbogen-Abkömmlinge und mit Großhirn-Sensibilität versorgt. | 1) Bei rechtshändigem Mann: Revier-Konflikt, Verlust des ganzen Reviers oder eines Revierinhaltes. Z. B.: Partnerin läuft aus dem Revier. 2) Bei linkshändiger Frau: Sexueller Konflikt. Biologischer sexueller Frustrations-Konflikt, nicht begattet zu werden oder worden zu sein, fast immer mit Depression einhergehend, (auch ohne hormonales „Patt"!) 3) In schizophrener Konstellation: Bei linkshändigem Mann und rechtshändiger Frau 4) Bei besonderer Hormonlage: Revier-Konflikt der männlichen, rechtshändigen Frau bei Pille, Post-menopause, Kastration oder Maskulinismus. Revier-Konflikt mit Depression (Resignations-Konflikt) bei schwachem, rechtshändigem Mann bei hormonalem Patt. | HH rechts periinsulär | Koronararterien-Ulcera mit starker Angina pectoris Bei Männern: a) Rechtshänder b) Linkshänder in schizophrener Konstellation Bei Frauen: a) Linkshänderinnen b) Rechtshänderinnen, pillenehmend und maskulin, postmenopausisch, maskulin oder in schizophrener Konstellation. Sonderfall: Hormonales „Patt". Auftreten einer depressiven Pseudo-Psychose | In der pcl-Phase Schwellung der Koronararterien-Intima, die eine Plattenepithel-Schleimhaut ist, im Bereich der Ulcera. Dadurch: Koronararterien-Stenose, die fälschlicherweise als Ursache für den 2-6 Wochen nach der CL eintretenden Herzinfarkt angesehen wurde. Männlicher Linksherzinfarkt = Herzinfarkt des linken Herzens. Der sog. „Herzinfarkt" ist die epileptische oder epileptoide Krise, die 2-6 Wochen nach der CL eintritt und umso stärker abläuft, je länger und intensiver der Konflikt gewesen ist. Symptome: Herzschmerzen, Beengtheitsgefühl, Vernichtungsgefühl, Todesangst, Arrhythmie, Zentralisation, typische EKG-Veränderungen. Das intra- und perifocale Oedem im Bereich des HH ist der eigentliche Grund für den Herzinfarkt und den evtl. Herzstillstand Therapie: Hochdosierte intravenöse Gabe von Cortison für die Phase nach der epilept. Krise, in der für den Pat. gewöhnlich die größte mortale Gefahr besteht. Keine Infusionen. Keine vagotonen Beruhigungsmittel! |

Grundsätzliche Bemerkung:
Ein aktiver Revier-Konflikt determiniert das Individuum zum „Zweitchef" oder „Chefassistenten", es wird dadurch heruntergestuft, daß es durch den aktiven Revier-Konflikt nur noch auf der linken (weiblichen) Gehirnseite arbeiten kann. Normalerweise hat ein solches Individuum im Konfliktfall nicht so viel Kraft und Durchstehvermögen wie ein linkshändiges, das seine linke Gehirnseite schließt und dann „volle Kraft" geben kann. Dafür hat das rechtshändige Individuum ein größere Chance im „hängenden Konflikt" als „Zweitchef" zu überleben. Die Mehrzahl sind solche „Zweitchefs", die Mehrzahl ist rechtshändig.

| | B. Samenblasen-Ulcus-Ca | Gleiche Konstellationen wie oben angeführt | | Gleichzeitig bei Männer: Samenblasen-Ulcera | Die Schwellung der Samenbläschen-Schleimhaut im Bereich der voraufgegangenen Ulcera ist von untergeordneter Bedeutung. |

4.	Magen-Schleimhaut-Ulcus und Zwölffingerdarm-Geschwür (Ulcus des Bulbus duodeni)	Biologischer Revierärger-Konflikt, Grenzstreitigkeits-Konflikt, z. B. mit „Nachbar-Revierchef", auch den Revierinhalt betreffend, z. B.: Partnerin geht fremd.	HH rechts temporal	Schmerzen des Magen-Ulcus, oberflächlicher Substanzverlust der Magenschleimhaut nur entlang der kleinen Curvatur des Magens, am Pylorus und im Bulbus duodeni, wohin das ektodermale Plattenepithel eingewandert ist. Dieses ist sensibel versorgt (Großhirn-Sensibilität vom sensorischen Rindenzentrum), daher die starken Schmerzen, Spasmen oder Magenkoliken.	Blutende Magen-Ulcera oder Zwölffingerdarm-Ulcera (Hämatemesis und schwarzer Stuhl). Obwohl eigentlich ein gutes Zeichen, sind wir gewohnt, es als schlechtes anzusehen, was es im Prinzip nicht ist. Keine Schmerzen und Koliken mehr bis auf gelegentliches Erbrechen.
	Es gibt regelrechte „Magentypen", die immer mit Revierärger reagieren, im Prinzip immer ein Krebs (Plattenepithel-Ulcus).				
5a.	Intrahepatische und extrahepatische Gallengangs-Plattenephitel-Ulcus	Revierärger-Konflikt. Die Grenzen zu den Nachbar-revieren sind verletzt, so daß der „Nachbarchef" Übergriffe machen kann. Oft Streit um Geld.	HH rechts temporal	Ulcera der intra- und extrahepatischen Gallengänge und der Gallenblase, mäßig schmerzend, weil sensibel versorgt: Koliken, Gallenkoliken, auch intrahepatische Gallenkoliken.	Hepatitis. Die sog. Hepatitis läuft zwangsläufig ab, mit Hepatitis-A und B-Viren oder ohne (Hepatitis non A non B).
	Durch die intracanaliculäre Schleimhautschwellung zwecks Heilung der Ulcera kommt es zu einer passageren Gallengangs-Verstopfung (Ikterus) und Aufstau der Galle, entweder in der überwiegenden Zahl der intra- und extrahepatischen Gallengänge (ikterische Hepatitis) oder nur in einem kleinen Teil (anikterische Hepatitis). Die Viren beschleunigen nur den Heilungsvorgang. Epileptoide Krise: Das Gefürchtetste sowohl beim Magen-Ulcus-Heilverlauf, als auch bei der Hepatitis, sind nicht etwa die Magenblutung bzw. die erhöhten Leberwerte (bes. Gamma-GT, alkalische Phosphatase und evtl. Bilirubin beim ikterischen Verlauf), sondern die epileptoide Krise, die dann eintritt, wenn die Leberwerte gerade wieder abzufallen beginnen. Höchste Vorsicht ist geboten vor „Leber-Koma", das in Wirklichkeit ein Hirnkoma ist, nämlich unmittelbar nach der epileptoiden Krise. Therapie: Fortlaufende Glucosezufuhr per os, wenig oder gar keine Flüssigkeitszufuhr mit Infusion. In diesem besonderen Fall erfahrungsgemäß aus Stoffwechselgründen nur im Notfall Cortison (zur Abwendung des sog. hepatischen Komas), wenn es sich nur um eine Hepatitis handelt. Ist es jedoch ein kombinierter Konflikt (z. B. Revierärger + Revier-Konflikt), ist bei gleichzeitiger epileptoider Krise (z. B. Herzinfarkt) allerdings Cortison in hohen Dosen indiziert. Die zweite Art der Leberzirrhose besteht aus teils Plattenepithelien (verhorntes Plattenepithel) und bindegewebigen Stenosen der intrahepatischen Gallengänge nach abgelaufener Hepatitis (entsprechend den Bronchial-Atelektasen und den Koronar-Stenosen).				
5b.	Pankreasgangs-Plattenepithel-Ulcus	Revierärger-Konflikt	HH rechts temporal	Ulcera in den Pankreasgangs-Ästen und im großen Pankreasgang (Ductus pancreaticus). Biologischer Sinn: Es soll rasch mehr Pankreassaft ausgeschieden werden können.	Heilungsschwellung mit Okklusion der von den Ulcera betroffenen Pankreasgängen. Anstieg der Amylase im Serum. Pseudo-Pankreastumor. Nach Abschwellen werden die betroffenen Pankreasgänge wieder durchgängig.

6.	Nieren-becken-Schleim-haut-Platten-epithel-Ulcus, links	Konflikt, die Reviergrenze nicht markieren zu können, Reviermarkie-rungs-Konflikt, Z. B.: nicht wissen, welche Meinung man sich zu eigen machen soll.	HH rechts temporo-occipital	Ulcus im linken Nierenbecken oder in den Nierenkelchen mit Spasmen und leichten Schmerzen. Sofern ein Kelchhals betroffen ist, Aufstau im Kelchhals und Bildung eines Nierensteins.	Lösung des Spasmus und Nieren-kolik. Der Kelchstein wird durch den nach d. Lösung des Spasmus wieder freigegebenen Kelchhals gedrückt und gelangt in das Nierenbecken und von da durch den Ureter in die Blase. Diesen Vorgang nennt man Nierenkolik.
7.	Harnleiter-Schleim-haut-Ulcus, (Ureter-Ulcus), links	Konflikt, die Reviergrenze nicht markieren zu können, Reviermarkie-rungs-Konflikt	HH rechts temporo-occipital	Ulcus im linken Ureter mit Ureter-Spasmen. Ausscheidungsstörung oder Anurie der linken Niere durch Spasmus, Auf-stau des Nierenbeckens.	Heilung des Ulcus mit Schleimhautschwellung. Dadurch bisweilen erneute Okklusion des Ureters. Nierenkoliken durch Steinabgang.
8.	Links-seitiges Harn-blasen-Schleim-haut-Ulcus, (männl. Blasen-hälfte)	Revier-markierungs-Konflikt, Grenzkonflikt	HH rechts temporo-occipital im postsen-sorischen Rinden-zentrum (sensibel)	Blasenschmerzen durch Schleimhaut-Ulcus, das nicht oder nur minimal blutet. Blasen-Spasmen, die Blasenschleimhaut ist sensibel versorgt durch das postsensorische Rindenzentrum.	Blasenblutung aus dem Ulcus. Keine Schmerzen und Spasmen mehr, Schleimhautschwellung im Gebiet des Ulcus, höchstens leichte Vernarbungsschmerzen.
9.	Harn-röhren-Schleim-haut-Ulcus, (Urethra-Ulcus), links	Konflikt, das Revier von innen nicht abgrenzen zu können, (ähnlich wie Identitäts-konflikt).	HH rechts temporo-occipital	Spasmus und Ausbildung eines Ulcus, dabei oft Harnverhaltung.	Heilung unter Schleimhaut-schwellung, dabei evtl. nochmals Harnverhaltung durch Okklusion der Urethra, (zu behandeln mit Blasenkatheder).
10.	A. Epithel-Ulcera der äußeren Haut, (Epidermis-Ulcera) mit Sensibili-tätsausfall, linke Körper-hälfte. Kombinier-te Krebs- und Krebs-äquivalent-Erkrankung.	Trennungs-Konflikt, Abriß des Körper-kontakts. Verlust des Kontaktes zur Mutter, Herde, Familie, Freunden. In der Natur ist ein Kontaktverlust zur Familie/ Herde meist tödlich, daher ist dieser Konflikt sehr bedeutsam!	HH im sensori-schen und post-sensori-schen Rinden-zentrum rechts cortical von inter-hemisphä-risch bis basal-lateral	In der ca-Phase entstehen flache Haut-(Epidermis-) Ulcera, die man makroskopisch nicht sehen kann. Die Haut fühlt sich rauh an, ist blaß, schlecht durchblutet, kalt. Die Hautsensibilität ist mehr und mehr eingeschränkt oder aufgehoben. Der Patient spürt wenig oder gar nichts mehr. (Blasse, schuppende sog. Neurodermitis). Außerdem: Kurzzeitgedächtnis-Störungen. Die Tiermutter erkennt z. B. ihr Junges nicht mehr. Kurzzeitgedächtnis-Störung reicht noch in die Oedemphase hinein (durch Dissoziierung der Hirnzellen).	Die Haut wird rot, heiß, schwillt an. Diese Erscheinungsformen oder Effloreszenzen nennen wir: Exanthem, Dermatitis, Urtikaria, blühende Neurodermitis oder Ekzem. Die Haut ist scheinbar krank. Deshalb rechneten die Dermato-logen die meisten Hautkrankhei-ten der Epidermis bisher von der Conflictolyse (CL) ab, aus Un-kenntnis der Neuen Medizin. In Wirklichkeit lag die Bildung der Ulcera ja vorher. In der pcl-Phase ist die große Heilung. Da aber die ca-Phase lange gedauert haben kann, kann auch die pcl-Phase entsprechend lang dauern. Zudem können wieder (unbemerkte) Rezidive eintreten, die neue pcl-Phasen mit entsprechender Verlängerung des Heilungsvorgangs bewirken können (sog. Schübe), hier auch Trigeminus-Neuralgie im Bereich des Gesichts.

10.	B. Schuppen-flechte (Psoriasis)	wie oben	wie oben	Die Schuppenflechte bedeutet immer das gleich-zeitige Vorliegen eines konfliktaktiven Trennungs-Konfliktes und eines gelösten Trennungs-Konfliktes, die sich auf einem oder mehreren Hautarealen überlappen. Dadurch kommt es zu einer Schuppung (ca-Phase) auf rotem Grund (pcl-Phase).	
11.	Haarausfall, (Alopecie), stellen-weise oder total, also alopecia areata oder alopecia totalis, linke Körper-hälfte	Trennungs-Konflikt, bei dem jemand an der betreffenden Stelle von einer Person gestreichelt wurde und jetzt nicht mehr. 1. Möglichkeit: Z. B.: Enkelkind wird von Großmutter immer auf dem Kopf gestrei-chelt, Oma stirbt: alopecia areata auf dem Kopf. 2. Möglichkeit: Z. B.: Hund wird auf dem Kopf gestreichelt, Hund stirbt, Herrchen assoziiert die Tren-nung vom Hund auf seinen eigenen Kopf: alopecia areata (Glat-ze) auf dem Kopf.	HH im sensorischen Rindenzen-trum rechts paramedian im Top. Die Kopfhaut samt Haar gehört zum Rücken und setzt sich eindeutig ab. Von der Haargrenze ab ist der Trigeminus zuständig, dessen Bereich ebenfalls im sensorischen Rindenzentrum, allerdings lateral gelegen ist.	Haarausfall, stellenweise oder total.	Rückkehr des Haarwuchses mit Rötung der Kopfhaut.
12.	Epithel-Ulcera der Augenlider und der Conjunctiva (Bindehaut) des linken Auges	Trennungs-Konflikt, man verliert einen Menschen aus den Augen	HH im senso-rischen Rinden-zentrum, Nervus trigeminus, 1. Ast. (Ophtal-micus) im Großhirn lateral, temporal rechts gelegen.	Ulcera der Augenlider und der Conjunctiva, Schuppenbildung.	Rötung der Augenlider (Blepharitis) und Rötung der Conjunctiva (Conjunctivitis), wenn der Mensch oder das Tier, das man aus den Augen verloren hatte, zurückgekehrt ist.
13.	Hornhaut-Ulcera des linken Auges	Starker, visueller Trennungs-Konflikt, jemanden aus den Augen zu verlieren	wie oben	Hornhaut-Ulcera	Keratitis. Wiederauffüllung der Hornhaut-Ulcera unter vorübergehender Hornhauttrübung.
14.	Ulcera der Augenlinse des linken Auges	Sehr starker, visueller Trennungs-Konflikt	wie oben	Ulcera bzw. Nekrosen in der Augenlinse, um noch besser sehen zu können. Diese werden aber nicht bemerkt.	Trübung der Linse als Zeichen der Heilung, da das Individuum, das man aus den Augen verloren hatte (Mensch, Tier), ja nun wieder da ist und das Auge Zeit zur Reparatur hat. Linsentrübung = Grauer Star. Die Linse ist ein eingestülptes Plattenepithel der äußeren Haut.

15.	Vitiligo der Haut, (Weiß-fleckenkrank-heit) Epithel-Ulcus auf der Rückseite der Epidermis, die die epitheliale Melanophoren-schicht beinhaltet, dadurch die weißen Flecken, linke Körperhälfte.	Brutaler oder häßlicher Trennungs-Konflikt von einem geliebten oder verehrten Menschen. Z. B.: „Dein Vater ist mit dem Motorrad verunglückt, sein Hirn war zerquetscht."	HH im senso-rischen Rinden-zentrum rechts	Ausdehnung der weißen Flecken durch Ulcera an der Rückseite der Epidermis.	In der pcl-Phase Rückgang der weißen Flecken, meist vom Rande her.
16.	Intraductales Mamma-Ca, (Brustkrebs); links. Gemeint ist das ektodermale, epidermiale Ulcus der Haut-epidermis, die entwicklungsge-schichtlich durch die Brustwarze eingestülpt bzw. entlang der Milchgänge immigriert ist.	Rechtshänderin: Trennungs-Konflikt vom Kind: „Das Kind ist mir vom Busen gerissen worden." Linkshänderin: Partnertrennungs-Konflikt: „Der Partner hat sich mir vom Busen gerissen."	HH im senso-rischen Rinden-zentrum cortical rechts	Es entwickeln sich intraductale Ulcera, die ein leichtes, schmerzhaftes Ziehen in der Brust verursachen, sonst aber meist nicht bemerkt werden, weil jeder „Krebssucher" nur nach „Knoten" sucht.	Es entsteht die übliche Schwellung der Platten-epithel-Schleimhaut im Milchgang im Bereich der Ulcera. Dadurch, daß sich mit der Schwellung auch Sekret bildet, das aber durch den schwellungs-verstopften Milchgang nicht abfließen kann, kommt es zu einer mehr oder weniger starken Schwellung hinter der Mamille. (Typischer Be-fund bei intraductalem Ulcus-Ca.) Die Schwellung kann zirkulär sein oder nur einen Teil der Brust betreffen.
17.	Neurofibrome, besser periphe-re Gliome, (Ausnahme!) Diese Wucherung der Nerven-scheiden stellt eine Art Schleuse dar, mit deren Hilfe die senso-rischen Reize der Peripherie abgeblockt werden sollen, um gar nicht erst in das Gehirn zu gelangen. Sensibilitäts-verlust	Berührungskonflikt: Die Berührung wird als unangenehm empfunden und ist unerwünscht. Gegenteil des Trennungs-Konfliktes, aber am gleichen Organ. Der sensible Reiz wird zwar nach wie vor peripher registriert, wird aber nicht weitergeleitet, d. h. an den Neurofibro-men „verschluckt". Schmerzkonflikt: Der intensivste „Berührungs-konflikt" ist der Schmerzkonflikt. Bei einer Schmerzat-tacke (z. B. Stoß gegen den Kopf) kann der Organismus die periphere Sensibilität „abschalten". Der Schmerz ist augen-blicklich verschwunden, die Sensibilität allerdings auch.	HH im senso-rischen Rinden-zentrum cortical rechts	Ausnahme: Neurofibrome wachsen in der ca-Phase. Dieser Vorgang ist gleich in mehrfacher Hinsicht eine Ausnahme. Denn einmal wächst dieses (mesodermale) Bindegewebe normalerweise nur in der pcl-Heilungsphase, zum anderen hat wiederum ein solcher Vorgang bei der ektodermalen Epidermis nichts zu suchen. Aber er spielt sich ja an Nerven ab und dort gibt es bekanntlich nichts anderes als Gliawucherung. Die Sensibilität ➤	Nach Lösung des Konfliktes ergeben sich mehrere Möglichkeiten: 1. Die Neurofibrome bleiben und stören nicht weiter das Wohlbefinden. 2. Die Neurofibrome können von Bakterien abszediert werden (talgig-flüssig). Wir nennen sie dann Grützbeutel. Die Grützbeutel können dann in toto (mit Kapsel) chirurgisch entfernt werden. Die Sensibilität wird unmittelbar nach der CL zunächst in Form von Hypersensibilität, später Normo-Sensibilität, wiederhergestellt.

				kann teilweise oder ganz aufgehoben sein (Anästhesie), obwohl die Aufnahmeversorgung für Hautreize nicht gestört ist. Besonderheit: Schmerzkonflikt oft bei Knochenschmerz-Attacke. Grund: Aufdehnung der mit Großhirn-Sensibilität versorgten Knochenhaut (Periost). Sinn der Knochenschmerzen: Ruhigstellung.	
18.	Zahnschmelzlöcher sog. Karies. (Zahnschmelz ist verelfenbeinerte Plattenepithel-Mundschleimhaut), linke Zähne	Konflikt, nicht zubeißen zu dürfen. (Weiblicher Verteidigungskonflikt)	HH interhemisphärisch frontal paramedian rechts	In der ca-Phase bildet sich der Schmelzdefekt, fälschlicherweise auch „Karies" genannt. Der Schmelz ist im Grunde eine verdickte und verhornte Mundschleimhaut.	In der pcl-Phase kommt es zu einer langsamen Schmelzrestitution ohne Schmerzen. Nur bei warm/ kalt oder süß/sauer hat der Pat. gelegentlich Mißempfindungen.
19.	Nasenschleimhaut-Ulcus, linke Organseite	Nasenkonflikt. Konflikt, der etwas mit dem Inneren der Nase zu tun hat, Stinke-Konflikt	HH tief basal rechts	Ulcera der Nasenschleimhaut, die aber nicht bluten, sondern nur „krusten". Je länger der Konflikt dauert, desto größer und tiefer ist das Ulcus.	Oft Bluten der Ulcera („Nasenbluten") mit starker Schleimhautschwellung und Rhinitis, oft (ohne Blutung) auch als allergische Rhinitis angesehen.
20.	Mundschleimhaut-Ulcera, linke Organseite	Mund- oder Zungenkonflikt. Z. B. Alkoholkontrolle: Autofahrer muß (mit dem Mund) in die Tüte blasen und verliert wegen Alkohols den Führerschein.	HH mediofrontobasal rechts	Ein kleineres oder größeres Schleimhaut-Ulcus der Plattenepithel-Mund- oder Zungenschleimhaut. Je länger der Konflikt dauert, desto größer und tiefer ist das Ulcus.	Es kommt zu einer starken, lokalen Schwellung der Mundschleimhaut. Etwa innerhalb von 3 bis 6 Wochen ist von dem Ulcus, das in dieser Phase bluten kann, praktisch nur noch eine winzige Narbe zu sehen.
21.	Nasennebenhöhlen-Schleimhaut-Ulcus, linke Organseite	Stinke-Konflikt: „Mir stinkt die ganze Sache." Auch im übertragenen Sinne.	HH frontobasal rechts	Es entstehen Ulcera in den Nasennebenhöhlen, die praktisch keine Beschwerden machen.	Es schwillt die Schleimhaut im Bereich der Ulcera stark an – mit oder ohne Viren – m. Absonderung seröser Flüssigkeit (laufende Nase).
				Am Ende der pcl-Phase sind die Ulcera geheilt. Der eitrige Schnupfen entsteht, wenn intestinale, autochthone Schleimhautanteile mitbetroffen sind, die auch in den Nasennebenhöhlen gelegentlich gefunden werden.	
22.	Speiseröhren-Ca (Oesophagus-Plattenepithel-Ulcus), obere 2/3, linke Organseite	Konflikt, einen Brocken nicht hinunterschlucken zu wollen, ihn wieder ausspucken wollen.	HH frontoparietalbasal rechts	Ulcera im oberen Oesophagusbereich (obere 2/3). Da das Plattenepithel hier sehr dick ist, dauert es 6 bis 10 Monate, bis tiefe, sichtbare Ulcera gastroskopisch feststellbar sind. Die Speiseröhre ist hinsichtlich der Innervation geteilt, rechts und links wird gekreuzt innerviert. Schluck-Spasmen.	Starke Schwellung des Oesophagus im Bereich der Ulcera mit Stenose und ganz leichten Schluck-Stenosen. In dieser Phase meist Diagnose: „Breischluck-Stenose" im Röntgenbild. In dieser Phase bräuchte man eigentlich nur noch das Ende der Heilungsphase abzuwarten, da eigentlich nichts mehr passieren kann.

23.	Tränendrüsen-Ausführungsgangs-Ulcus, linke Organseite	Konflikt, gesehen oder nicht gesehen werden zu wollen	HH fronto-medio-lateral-basal rechts	In der ca-Phase Ulcera in den ektodermalen Ausführungsgängen der linken Tränendrüse.	Schwellung der Schleimhaut in den Ausführungsgängen, dadurch Aufstau und starke Schwellung in der ganzen Tränendrüse. Dies erscheint wie ein Tränendrüsen-Tumor, der es aber nicht ist.
24.	Ohrspeichel-drüsen- (Parotis-) Ausführungs-gangs-Ulcus, linke Organseite	Konflikt, etwas nicht essen (einspeicheln) zu können, zu dürfen oder zu wollen	HH fronto-medio-lateral-basal rechts	Ulcera in den Ohrspeichel-drüsengängen, die normalerweise nicht bemerkt werden, (leichter, ziehender Schmerz) in der Ohrspeicheldrüse.	Mumps - mit oder ohne Parotitis-Virus! Schwellung und Verschluß der Parotis-Ausführungsgänge im Bereich der Ulcera. Aufstau des Sekrets und starke Schwellung.
25.	Unterzungen-drüsen- (*Glandula sublingualis*) Ausführungsgangs-Ulcus, linke Organseite	Konflikt, etwas nicht essen (einspeicheln) zu können, zu dürfen oder zu wollen	HH fronto-medio-lateral-basal rechts	Ulcera in den *Glandula sublingualis*-Ausführungsgängen, die nur ein leicht schmerzhaftes Ziehen (Spasmus) bewirken und meist nicht bemerkt werden.	Schwellung der *Glandula sublingualis* durch Schwellung der intraductalen Schleimhaut und Verschluß, dadurch Aufstau des Gebietes. Kein eigentlicher Tumor, sondern nur in Heilung befindliche Ulcera.

12.3.2 Krebs-Äquivalente

Krebs-Äquivalente ohne Zelleinschmelzung in der ca-Phase oder Zellvermehrung in der pcl-Phase, dafür mit Funktionsausfall oder Funktionseinbuße in der ca-Phase.

12.3.2.1 Krebs-Äquivalente – Linke Großhirn-Hemisphäre

KREBS-ORGAN-MANIFESTATION	BIOLOGISCHER KONFLIKT-INHALT	HAMER-scher HERD IM GEHIRN	KONFLIKT-AKTIVE PHASE = ca-PHASE = SYMPATHICOTONIE	KONFLIKT-GELÖSTE PHASE = pcl-PHASE = VAGOTONIE = HEILUNGSPHASE

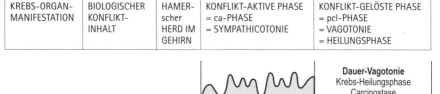

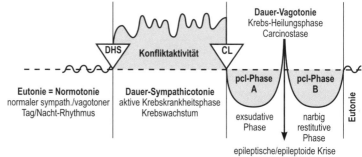

B.

Biologischer Sinn in der ca-Phase

1.	Thalamus-Störung, Stoffwechsel-Entgleisung	Völlige Selbst-aufgabe: „Wäre ich doch schon tot!"	HH im linken Thalamus, im dorso-basalen Bereich des Zwischen-hirns.	Maximale Unruhe, Schlaflosigkeit, Entgleisung diverser hormonaler (Hypophyse) und blutchemischer Parameter. Massive Störung des Vegetativums, Manie.	Renormalisierung der hormonalen und blutchemischen Parameter und des Vegetativums. Gefahr der diencephalen Aquädukt-Kompression und Entstehung eines Hydrocephalus internus bei Schwellung eines oder beider Thalami in der Heilungsphase.
2.	Unterzuckerung, (Hypoglykämie) = Glukagon-Insuffizienz = Krebsäquivalent der Alpha-Inselzellen des Pankreas	Angst-Ekel-Konflikt vor jemandem oder etwas Speziellem	HH frontal linksseitig im Zwischen-hirn	Zunehmende Funktionseinbuße der Alpha-Inselzellen (Glukagon-Insuffizienz), zunehmende Hypoglykämie: „Ich gehe wie auf Watte!"	Der Blutzuckerspiegel steigt langsam wieder an. Vorsicht: Die epileptoide Krise kann kurzfristig zu Hypoglykämie und dann zu längerem, starken Blutzucker-Anstieg führen.
3.	Motorische Lähmung, motorische MS, auch: Lateralsklerose. Muskeldystro-phie der rechten Körperhälfte (Collum-Uteri, siehe Marklager)	Konflikt, nicht entfliehen oder nicht mitkommen zu können (Beine), nicht festhalten		Zunehmende motorische Lähmung, je nach Inten-sität des Konfliktes, begin-nend mit dem DHS. Es gehen immer weniger oder keine Impulse mehr für die quergestreifte Mus-kulatur vom motorischen Rindenzentrum des Großhirns aus.	Es bekommen die Schieß-scheibenringe im Gehirn Oedem. Dadurch wird die motorische Funktion vorübergehend scheinbar schlechter. Dann stellen sich unkontrollierte Zuckungen ein. Stets kommt es zu einem epileptischen Krampfanfall.

	oder abwehren zu können (Arme, Hände), nicht ausweichen zu können (Schulter-, Rückenmuskulatur), oder Konflikt, nicht mehr „aus noch ein" zu wissen (Lähmung der Beine).	HH im motorischen Rindenzentrum frontal links des Gyrus praecentralis	Es können einzelne Muskeln, ganze Muskelgruppen oder ganze Gliedmaßen betroffen sein. Die Lähmung ist nicht schmerzhaft. Bei längerer Dauer ist die Gefahr des Zweitkonflikts und damit der schizophrenen Konstellation groß!	Nach dieser epileptischen Krise kehrt die Muskelinnervation langsam wieder zurück. Sog. Morbus Parkinson: Eine Heilung, die durch kleine Rezidive bedingt, nie zu Ende kommt, sog. „hängende Heilung".

Einer der häufigsten „Zweitkonflikte" ist die „Diagnose" der Ärzte: „Sie haben MS und werden nie mehr laufen können!" – oder ähnliches. Dadurch erleidet der Pat. augenblicklich einen Zweitkonflikt, nie mehr laufen zu können, der meist definitiv (durch den Glauben des Pat. an die „Diagnose", die eigentlich nicht gestimmt hatte), als quasi posthypnotisches Engramm haften bleibt, eben durch den Glauben daran, und ihn dadurch für eine Therapie sehr schwer zugänglich macht. Etwa 70-80 % unserer sog. „Querschnittgelähmten" dürften in diese Rubrik hineingehören.

	z. B. Facialisparese der rechten Gesichtshälfte	Konflikt, das Gesicht zu verlieren, zum Narren gemacht worden zu sein.	HH im motorischen Rindenzentrum lateral links	Lähmung der Gesichtsmuskulatur, auch Schlaganfall genannt. Biologischer Sinn allgemein: Totstellreflex!	Rückkehr der Innervation der Gesichtsmuskulatur.
4.	Verlust der Riechfähigkeit der rechten Hälfte der Fila olfactoria	Riechkonflikt, Konflikt, etwas nicht riechen zu wollen: „Dieser Geruch/ Gestank darf doch wohl nicht wahr sein!"	HH im Zwischenhirn links	Die Fila olfactoria verändern sich makroskopisch nicht. Sie büßen mit zunehmender Dauer des Konfliktes ihre Funktion mehr und mehr ein (Anosmie!). Die Fila olfactoria sind ein Teil des Gehirns, wie die Retina.	Riechsturz. Pat. kann auf der rechten Hälfte der Fila olfactoria kaum oder gar nicht mehr riechen. In die Fila olfactoria wird Oedem und Glia eingelagert. Nach Abschluß der Heilungsphase Restitution eines (Groß-)Teils des Riechvermögens.
5.	Verlust der Hörfähigkeit des rechten Ohres	Hörkonflikt, Konflikt, etwas nicht hören zu wollen	HH temporooccipital basal links, und gleichzeitig im Akustikuskern des Pons rechts lateral, was man bisher fälschlich als „Akustikus-Neurinom" fehlgedeutet und exstirpiert hat.	Tinnitus rechtes Ohr (Rauschen, Summen, Klingeln, Pfeifen). Vom DHS an zunehmender Verlust der Hörfähigkeit.	Hörsturz rechtes Ohr in der pcl-Phase. Oedem im Innenohr und im Hörzentrum des Großhirns, sowie im Akustikus-Relais rechts (Stammhirn).
6.	Verlust der Sehfähigkeit überwiegend der linken Netzhauthälften	Angst-im-Nacken-Konflikt, Gefahr, die von hinten droht, lauert und die man nicht abschütteln kann. ➤	HH in der linken Sehrinde occipital für linke Retinahälften (1/3 gekreuzt, 2/3 ungekreuzt)	Einbuße der Sehfähigkeit eines bestimmten Netzhaut-Areals, in beiden Augen verschieden. Meist sind beide Sehrinden betroffen, so daß eine Verfolgungsparanoia vorliegt (schizophrene ➤	Es bildet sich nicht nur im HH der Sehrinde das obligate Heilungsoedem, sondern auch zwischen Sklera und Netzhaut, was zur Netzhautablösung führt, eben durch diese ➤

				Konstellation!), obwohl der Anlaß des Konfliktes eine reale Bedrohung war.	Netzhautablösung. Besonders dramatisch wirkt sie sich an der Fovea centralis aus.
			Obwohl die Netzhautablösung ein gutes Heilungssymptom ist und nur passagerer Art, also später von alleine wieder zurückgeht, entsteht eine dramatische Sehverschlechterung. Kurzsichtigkeit: Seitliche Netzhautablösungen mit Rezidiven, die zu einer optischen Verlängerung des Augapfels führen, dadurch, daß die Netzhautablösung später durch Verschwartung zwischen Netzhaut und Sklera fixiert wird. Weitsichtigkeit: Netzhautablösungen dorsal mit Rezidiven, dadurch ebenfalls Verschwartung zwischen Netzhaut und Sklera. Der Augapfel wird dadurch optisch kürzer. Das Sehvermögen kann bei beiden Vorgängen (mit Brillenkorrektur) erhalten bleiben.			
7.	Partielle Trübung des rechten Glaskörpers, sog. „Grüner Star", („Scheuklappen-Phänomen"), quasi partielle „Vernebelung" des Rückwärts-Sehens	Angst-im-Nacken-Konflikt	HH in der para-medianen Sehrinde interhemisphärisch links, für den rechten Glaskörper (möglicherweise für die rechten Glaskörper-hälften?).	Partielle Eintrübung des Glaskörpers, damit das Raubtier (Gefahr), quasi vernebelt wird, der Blick nach vorne auf den Fluchtweg aber frei bleibt. Im Gegensatz z. Linsentrübung (Grauer Star), die in der pcl-Phase resultiert, erfolgt die Glaskörper-Trübung in der ca-Phase. Der Sinn ist der, daß bei den üblicherweise zur Seite schauenden Augen der sog. Beutetiere, die Gefahr von hinten quasi verdeckt oder vernebelt wird, deshalb wird auch nur ein Teil des Glaskörpers getrübt („Scheuklappen-Phänomen"). Die sog. Raubtiere können es sich leisten, mit beiden Augen nach vorne zu schauen, weil sie in viel geringerem Maße eine Angst vor einem Raubtier haben müssen. Der Mensch ist biologisch gesehen halb Beutetier, halb Raubtier (Eckzähne!).	Rückgang der Glaskörper-Trübung u. Glaskörper-Oedem (Glaukombildung = Druckerhöhung im Auginnern). Oft drückt sich das Oedem durch das Eintrittsloch des Sehnervs nach rückwärts. Weder in der ca- noch in der pcl-Phase darf man hierbei mit Laser arbeiten, da man dadurch den Glaskörper unwiederbringlich zerstört.
8.	Periost-Lähmung = Phantom-Plattenepithel-Ulcera im entwicklungsgeschichtlich früher einmal vorhanden gewesenen Plattenepithel-Überzug der Knochenhaut, sensible Lähmung rechte Körperseite.	1. Trennungskonflikt ausgelöst durch Schmerz, dem man einem an deren zugefügt hat. 2. Trennungskonflikt durch einen Schmerz, den man selbst am Periost erlitten hat.	HH parieto-occipital links, vom Gehirn zum Organ gekreuzt (postsensorisches Rindenzentrum)	Die Taubheit betrifft den Bereich des Periosts, mit dem man einem anderen Schmerz zugefügt hat oder dort, wo man (assoziativ) dem Opfer Schmerz zugefügt hatte. Bei Knochenheilungs-Oedem mit Periost-Aufdehungsschmerz (DHS) kann eine lokale Sensibilitäts-Paralyse resultieren.	Starke Hyperästhesie, fließender Schmerz, der der Krankheit „Rheuma" (hat nichts hiermit zu tun) ihren Namen gegeben hat (Rheuma = griech. Fließen). Starker, fließender Schmerz am Periost - ohne oder mit nur ganz geringer Schwellung - weil ja das ehemalige Plattenepithel-Gewebe fehlt.
9.	Nebennierenmark-Ca = Phäochromozytom = sog. Neuroblastom	unerträglich starker Streß	HH im Bereich des autonomen Nervensystems (Grenzstrang d. Sympathicus), Neuroganglion	Phäochromozytom, Noradrenalin- und Dopamin-Erhöhung (primäre Katecholamine) und Adrenalin-Vermehrung (sekundäres Katecholamin).	Eventuell Nebennierenmarks-Apoplexie.

12.3.2.2 Krebs-Äquivalente – Rechte Großhirn-Hemisphäre

KREBS-ORGAN-MANIFESTATION	BIOLOGISCHER KONFLIKT-INHALT	HAMER-scher HERD IM GEHIRN	KONFLIKT-AKTIVE PHASE = ca-PHASE = SYMPATHICOTONIE	KONFLIKT-GELÖSTE PHASE = pcl-PHASE = VAGOTONIE = HEILUNGSPHASE

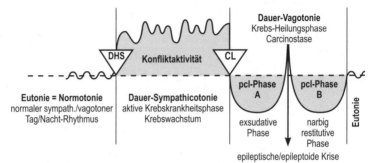

B.

Biologischer Sinn in der ca-Phase

1.	Thalamus-Störung, Stoffwechsel-Entgleisung	Völlige Selbst-aufgabe: „Wäre ich doch schon tot!"	HH im rechten Thalamus, im dorso-basalen Bereich des Zwischen-hirns.	Maximale Unruhe, Schlaflosigkeit, Entgleisung diverser hormonaler (Hypophyse) und blutchemischer Parameter. Massive Störung des Vegetativums, Manie.	Renormalisierung der hormonalen und blutchemischen Parameter und des Vegetativums. Gefahr der diencephalen Aquädukt-Kompression und Entstehung eines Hydrocephalus internus bei Schwellung eines oder beider Thalami in der Heilungsphase.
2.	Diabetes mellitus = Krebs-äquivalent der Beta-Inselzellen des Pankreas	Sträubens-Konflikt. Konflikt, sich gegen jemanden oder etwas Spezielles zu sträuben und sich zu wehren.	HH frontal rechtsseitig im Zwischenhirn	Zunehmende Funktionseinbuße der Beta-Inselzellen, dadurch Anstieg des Blutzuckers wegen Insulinmangels. Bei übergreifendem Konflikt, Diabetes und Hypoglykämie gleichzeitig möglich (Watte!).	Es geht der Blutzucker langsam wieder herunter. Vorsicht: In der epileptoiden Krise kann kurzfristig eine Hyperglykämie (Überzuckerung) erfolgen und dann zu einer länger andauernden Hypoglykämie (Unterzuckerung) führen. Bei übergreifendem Konflikt Entgleisungen nach unten und oben möglich.

| 3. | Motorische Lähmung, motorische MS, auch: Lateralsklerose. Muskeldystrophie der linken Körperhälfte (Collum-Uteri, siehe Marklager) | Konflikt, nicht entfliehen oder nicht mitkommen zu können (Beine), nicht festhalten oder abwehren zu können (Arme, Hände), nicht ausweichen zu können (Schul-, ter-, Rückenmuskulatur), oder Konflikt, nicht mehr „aus noch ein" zu wissen (Lähmung der Beine). | HH im motorischen Rindenzentrum frontal rechts des Gyrus praecentralis | Zunehmende motorische Lähmung, je nach Intensität des Konfliktes, beginnend mit dem DHS. Es gehen immer weniger oder keine Impulse mehr für die quergestreifte Muskulatur vom motorischen Rindenzentrum des Großhirns aus. Es können einzelne Muskeln, ganze Muskelgruppen oder ganze Gliedmaßen betroffen sein. Die Lähmung ist nicht schmerzhaft. Bei längerer Dauer ist die Gefahr des Zweitkonflikts und damit der schizophrenen Konstellation groß! | Es bekommen die Schießscheibenringe im Gehirn Oedem. Dadurch wird die motorische Funktion vorübergehend scheinbar schlechter. Dann stellen sich unkontrollierte Zuckungen ein. Stets kommt es zu einem epileptischen Krampfanfall. Nach dieser epileptischen Krise kehrt die Muskelinnervation langsam wieder zurück. Sog. Morbus Parkinson: Eine Heilung, die durch kleine Rezidive bedingt, nie zu Ende kommt, sog. „hängende Heilung". |

Einer der häufigsten „Zweitkonflikte" ist die „Diagnose" der Ärzte: „Sie haben MS und werden nie mehr laufen können!" – oder ähnliches. Dadurch erleidet der Pat. augenblicklich einen Zweitkonflikt, nie mehr laufen zu können, der meist definitiv (durch den Glauben des Pat. an die „Diagnose", die eigentlich nicht gestimmt hatte), als quasi posthypnotisches Engramm haften bleibt, eben durch den Glauben daran, und ihn dadurch für eine Therapie sehr schwer zugänglich macht. Etwa 70-80 % unserer sog. „Querschnittgelähmten" dürften in diese Rubrik hineingehören.

	z. B. Facialisparese der linken Gesichtshälfte	Konflikt, das Gesicht zu verlieren, zum Narren gemacht worden zu sein	HH im motorischen Rindenzentrum lateral rechts	Lähmung der Gesichtsmuskulatur, auch Schlaganfall genannt. Biologischer Sinn allgemein: Totstellreflex!	Rückkehr der Innervation der Gesichtsmuskulatur.
4.	Verlust der Riechfähigkeit der linken Hälfte der Fila olfactoria	Riechkonflikt, Konflikt, etwas nicht riechen zu wollen: „Dieser Geruch/ Gestank darf doch wohl nicht wahr sein!"	HH im Zwischenhirn rechts	Die Fila olfactoria verändern sich makroskopisch nicht. Sie büßen mit zunehmender Dauer des Konfliktes ihre Funktion mehr und mehr ein (Anosmie!). Die Fila olfactoria sind ein Teil des Gehirns, wie die Retina.	Riechsturz. Pat. kann auf der rechten Hälfte der Fila olfactoria kaum oder gar nicht mehr riechen. In die Fila olfactoria wird Oedem und Glia eingelagert. Nach Abschluß der Heilungsphase Restitution eines (Groß-) Teils des Riechvermögens.
5.	Verlust der Hörfähigkeit des linken Ohres	Hörkonflikt, Konflikt, etwas nicht hören zu wollen	HH temporooccipital basal rechts, sowie gleichzeitig im Akustikuskern des Pons links lateral, was man bisher fälschlich als „Akustikus-Neurinom" fehlgedeutet und exstirpiert hat.	Tinnitus linkes Ohr (Rauschen, Summen, Klingeln, Pfeifen). Vom DHS an zunehmender Verlust der Hörfähigkeit.	Hörsturz linkes Ohr in der pcl-Phase. Oedem im Innenohr und im Hörzentrum des Großhirns, sowie im Akustikus-Relais links (Stammhirn).

6.	Verlust der Sehfähigkeit überwiegend der rechten Netzhaut- hälften	Angst-im-Nacken-Konflikt. Gefahr, die von hinten droht, lauert und die man nicht abschütteln kann	HH in der rechten Sehrinde occipital für rechte Retina-Hälften (1/3 gekreuzt, 2/3 ungekreuzt)	Einbuße der Sehfäh-igkeit eines bestim-mten Netzhaut-Areals, in beiden Augen verschieden. Meist sind beide Sehrinden betroffen, so daß eine Verfolgungsparanoia vorliegt (schizophrene Konstellation!), obwohl der Anlaß des Konfliktes eine reale Bedrohung war.	Es bildet sich nicht nur im HH der Sehrinde das obligate Heilungsoedem, sondern auch zwischen Sklera und Netzhaut, was zur Netzhautablösung führt. Obwohl die Netzhautablösung ein gutes Heilungssymptom ist und nur passagerer Art, also später von alleine wieder zurückgeht, entsteht eine dramatische Sehverschlechterung eben durch diese Netzhaut-

ablösung. Besonders dramatisch wirkt sie sich an der Fovea centralis aus.
Kurzsichtigkeit: Seitliche Netzhautablösungen mit Rezidiven, die zu einer optischen Verlängerung des Augapfels führen, dadurch, daß die Netzhautab-lösung später durch Verschwartung zwischen Netzhaut und Sklera fixiert wird.
Weitsichtigkeit: Netzhautablösungen dorsal mit Rezidiven, dadurch ebenfalls Verschwartung zwischen Netzhaut und Sklera. Der Augapfel wird dadurch optisch kürzer. Das Sehvermögen kann bei beiden Vorgängen (mit Brillen-korrektur) erhalten bleiben.

7.	Partielle Trübung des linken Glaskörpers, sog. „Grüner Star", („Scheuklappen-Phänomen"), quasi partielle „Vernebelung" des Rückwärts-Sehens	Angst-im-Nacken-Konflikt vor einem Individuum (Mensch oder Tier, auch „Räuber")	HH in der paramedianen Sehrinde interhemi-sphärisch rechts für den linken Glaskörper (möglicher-weise für die linke Glaskörper-hälfte?).	Partielle Eintrübung des Glaskörpers, damit das Raubtier (Gefahr), quasi vernebelt wird, der Blick nach vorne auf den Fluchtweg aber frei bleibt. Im Gegensatz zur Linsentrübung (Grauer Star), die in der pcl-Phase resultiert, erfolgt die Glaskörper-Trübung in der ca-Phase. Der Sinn ist der, daß bei den üblicherweise zur Seite schauenden Augen der sog. Beutetiere, die Gefahr von hinten quasi verdeckt oder vernebelt wird, deshalb wird auch nur ein Teil des Glaskörpers getrübt („Scheuklappen-Phänomen"). Die sog. Raubtiere können es sich leisten, mit beiden Augen nach vorne zu schauen, weil sie in viel geringerem Maße eine Angst vor einem Raubtier haben müssen. Der Mensch ist biologisch gesehen halb Beutetier, halb Raubtier (Eckzähne!).	Rückgang der Glaskörper-Trübung und des Glaskörper-Oedems (Glaukombildung = Druckerhöhung im Auginnern u. d. hinteren Augenkammer). Das Glaukom ist nötig, um in der Heilungsphase das ehemals getrübte Areal, das nunmehr herausgelöst wird und zu einem Loch im Glaskörper führt, wiederaufgebaut werden kann, ohne daß sich der Glaskörper (Optik) dabei verzieht oder verzerrt. Oft drückt sich das Oedem durch das Eintrittsloch des Sehnervs nach rückwärts. Achtung: Weder in der ca- noch in der pcl-Phase darf man hierbei mit Laser arbeiten, da man dadurch den Glaskörper unwiederbringlich zerstört.

8.	Periost-Lähmung = Phantom-Plattenepithel-Ulcera im entwicklungs-geschichtlich früher einmal vorhanden gewesenen Plattenepithel-Überzug der Knochenhaut, sensible Lähmung, linke Körperseite.	1. Trennungs-Konflikt ausgelöst durch Schmerz, dem man einem anderen zugefügt hat. 2. Trennungs-Konflikt durch einen Schmerz, den man selbst am Periost erlitten hat.	HH parieto-occipital rechts, vom Gehirn zum Organ gekreuzt (postsensori-sches Rinden-zentrum)	Die Taubheit betrifft den Bereich des Periosts, mit dem man einem anderen Schmerz zugefügt hat oder dort, wo man (assoziativ) dem Opfer Schmerz zugefügt hatte. Bei Knochenheilungs-Oedem mit Periostaufdehungs-Schmerz (DHS) kann eine lokale Sensibilitäts-Paralyse resultieren.	Starke Hyperästhesie, fließender Schmerz, der der Krankheit „Rheuma" (hat nichts hiermit zu tun) ihren Namen gegeben hat (Rheuma = griech. Fließen). Starker, fließender Schmerz am Periost – ohne oder mit nur ganz geringer Schwellung – weil ja das ehemalige Plattenepithel-Gewebe fehlt.
9.	Nebennieren-mark-Ca = Phäochromo-zytom = sog. Neuroblastom	unerträglich starker Streß	HH im Bereich des autonomen Nervensystems (Grenzstrang des Sympathicus), Neuroganglion	Phäochromozytom, Noradrenalin- und Dopamin-Erhöhung (primäre Katecholamine) und Adrenalin-Vermehrung (sekundäres Katecholamin).	Eventuell Nebennieren-marks-Apoplexie.

Abdomen	Bauch, Unterleib
Absence	sekundenlange Bewußtseinseintrübung
abortiv	unfertig, abgekürzt verlaufend, vorzeitig beendet (wie der Abort die vorzeitige Beendigung der Schwangerschaft ist).
adenoid	drüsenähnlich, blumenkohlartiges Zylinderepithel
adenoide Vegetation	z. B.: Rachen, Rachenmandeln
Adhäsion	Verklebung oder Verwachsung zweier Organe
afferente Leitung	nervöse Erregungsleitung vom peripheren Organ zum Gehirn
aktiver Krebs	wachsender Krebs bei aktivem Konflikt, vor der Conflictolyse und vor der Carcinostase.
Albumine	Proteine
Albuminurie	Ausscheidung von Albumin im Urin
Allo-	Wortteil mit der Bedeutung anders, verschieden
Alopecia	Haarausfall bis Haarverlust
Alteration	ungewöhnliche Veränderung
Alveole	Lungenbläschen
Amenorrhoe	Phase ohne Menstruationsblutung, eigentlich Phase ohne Eisprung, unfruchtbare Phase der Frau.
Amenorrhoe, praemenarchische	Phase vor dem ersten Eisprung des Mädchens, Schwangerschafts-Amenorrhoe. Postklimakterische Amenorrhoe, Lebensphase nach dem Ende der geschlechtsreifen Phase der Frau; Amenorrhoe durch sexuellen Konflikt; Amenorrhoe durch Ovarialfunktions-Blockade (Antibabypille), durch Zytostatika, Bestrahlung, Anabolika etc.
Amniozentese	Fruchtwasseruntersuchung
An-	Wortteil mit der Bedeutung Un-, -los, -leer
anaerob	ohne Sauerstoff lebend
Anämie	Blutarmut
Anamnese	Krankengeschichte; Art, Beginn und Verlauf der aktuellen Beschwerden, die im ärztl. Gespräch mit dem Kranken erfragt werden
Anaphylaxie	durch Antikörper vermittelte Überempfindlichkeits-Reaktion vom Soforttyp, die nach einer Sensibilisierungsphase bei erneutem Kontakt mit dem spezifischen Allergen auftritt

androgyn	gleichzeitig männlich-weiblich, zweigeschlechtlich
Aneurysma	Erweiterung
Angio-	Wortteil mit der Bedeutung Gefäß
Angiographie	röntg. Darstellung der Gefäße nach Injektion eines Röntgenkontrastmittels
anikterisch	ohne Ikterus verlaufend
Anoedem	vollständiges Oedem, hier gemeint ein Oedem des ganzen Gehirns.
anovulatorisch	ohne Eisprung, nahezu gleichbedeutend mit verminderter Oestrogen-Produktion. Sofern nicht Schwangerschaft und Stillzeit eine natürliche anovulatorische Phase bewirken. Bei den Naturvölkern ist die Frau nur alle drei Jahre ein einziges Mal „ovulatorisch", hat also alle drei Jahre einmal einen Eisprung, bei dem sie wieder schwanger wird. Nach der Geburt stillt sie zwei Jahre.
antagonistisch	gegensinnig
anthropogen	vom Menschen geschaffen oder beeinflußt
Anti	Wortteil mit der Bedeutung gegen, entgegen
Aorta	die große Körperschlagader
apathogen	angeblich keine Krankheiten bewirkend
apoplektischer Insult	Schlaganfall, Gehirnschlag
Aquädukt	„Wasserführer", also eine Art Wasserleitung
Artefakt	hier: Kunstprodukt des Computer-Tomographen
Äskulap	griech.-röm. Myth.: Gott der Heilkunde
aspirieren	einatmen
Aszites	Flüssigkeitsansammlung im Bauchraum, gebildet durch das Bauchfell, in der post-conflictolytischen Heilphase bei Tumoren des Bauchraums; siehe auch unter peritumorales Oedem, Bauchwasser
ataktisch	unregelmäßig
Atelektase	Verstopfung der Bronchien eines bestimmten Lungenbereichs, sog. Lungen-Atelektase, nicht belüfteter Lungenabschnitt
Atrophie	Gewebeschwund
Augmentum	Vergrößerung
Autopsie	Obduktion, Leichenöffnung zur Feststellung der Todesursache
basal	an der Basis liegend

bigott	frömmelnd
Biopsie	Entnahme einer Gewebeprobe am Lebenden durch Punktion mit einer Hohlnadel
Biostatistik	Biometrie ... Wissenschaft von der Theorie und Anwendung mathematischer Methoden in Biologie und Medizin
Bulbus	Zwiebel
Bulbus duodeni	der auf den Magenpförtner folgende Abschnitt des Zwölffingerdarms
Bulimie	Eß-Brech-Sucht
Callus	Kalk
Calotte	knöcherner Teil des Schädels
Carcinostase	Stehenbleiben des Krebswachstums
Cardia	Magenmund
Carotis	Hauptschlagader
caudal	wörtlich: schwanzwärts, also fußwärts
Cava-Gefäßsystem	Gefäßsystem der großen Hohlvene, die ins Herz mündet.
CCT	Cerebrales Computer Tomogramm = Röntgen-Computer-Schichtaufnahmen des Gehirns
Cervix uteri	Gebärmutterhals
Charisma	motivierende positive Ausstrahlung. Charisma setzt Glaubwürdigkeit und uneigennützige Unbestechlichkeit voraus, göttliches Gnadengeschenk
Choledochus	Gallengang
circulus vitiosus	Teufelskreis
CL	Conflictolyse, bedeutet Konfliktlösung
Clavicula	Schlüsselbein
Coecum	Dickdarm
Collum uteri	Gebärmutterhals
Colon	Grimmdarm, Hauptanteil des Dickdarms
Computertomogramm-Aufnahme	Röntgenschicht-Aufnahme
Conflictolyse	Lösung des Konfliktes, bewirkt dreierlei: 1. psychische Entlastung („es fällt dem Patienten ein Stein von der Seele"); 2. cerebral oedematisiert sich der Hamersche Herd als Zeichen der cerebralen Heilung; 3. auf organischer Ebene tritt

	sofortiger Mitose-Stopp, also Wachstumsstopp des Organkrebs ein, dagegen oedematisiert das Organ ebenso wie der Hamersche Herd im Gehirn als Zeichen der Heilung.
consecutio	Reihenfolge
Corpus luteum oder Gelbkörper	der an der Stelle des Eisprungs am Ovar sich ausbildende Gelbkörper, der zusammen mit der kindlichen Plazenta (Mutterkuchen) die für die Schwangerschaft notwendige Progesteron-Produktion besorgt
Corpus uteri	Gebärmutterkörper
Cortison	ist das synthetische Mineralocorticoid 17α-Hydroxy-11-dehydro-Kortikosteron entsprechend dem natürlichen Hormon, das man Corisol oder Kortisol nennt (17α Hydroxy-Corticosteron oder Hydroxycortison ($C_{21}H_3O_5$). 1mg Dexamethason = 5mg Prednisolon = 25mg Prednison = 100mg Cortison
costalis	zur Rippe gehörend
Couveuse	Brutkasten für Frühgeborene
cranial	kopfwärts oder im Gehirn: scheitelwärts.
CS	Carcinostase bedeutet Stopp des Krebswachstums.
cutaneus	die Haut betreffend
Darmparalyse	Darmlähmung
Dauer-Sympathicotonie	Dauer-Streß/Tag-Phase bezieht sich auf unseren Biorhythmus, d. h. die sympathicotone Tagphase (Wachphase, Streßphase) und die vagotone Nachtphase (Ruhephase).
Decubitus	'Darniederliegen'; Mangeldurchblutung aufgrund chronischer, örtlicher Druckwirkung (Bettlägerigkeit)
Delir	(von Delirium) Intoxikation des Gehirns, insbesondere durch Alkohol, auch delirantes Syndrom. Der Patient ist dabei in panischer Angst umgetrieben, hat Halluzinationen (weiße Mäuse z. B.), hört Stimmen. In ein Delirium kann der Patient auch durch schizophrene Konstellation kommen, wenn ein Zentral- oder Parazentralkonflikt mit dabei ist. Der Patient kann dabei von einer Stunde auf die andere delirant werden und in einem solchen deliranten Zustand Dinge tun, die er normalerweise niemals getan hätte.
Depression	a) Herabdrücken, krankhafte Einsenkung; b) seelische Störung
Destruktion	Auflösung, Zersetzung, hier von Gewebe
determinieren	lat. determinare; [im voraus] bestimmen, festlegen
Dexamethason	9α-Fluor-16α-Methyl-Prednisolon

diploid	zwei übereinstimmende Chromosomensätze im Zellkern von Organismen mit sexueller Fortpflanzung
Dissoziation	Auflösung, Trennung, Zerfall
Diurese	Ausscheidung von Harn
Diuretica	Harntreibe-Mittel
Divertikel	sackförmige Ausstülpung umschriebener Wandteile eines Hohlorgans
dorsal	zum Rücken gehörig, nach dem Rücken hin liegend, rückseitig
Ductus	Gang
Duodenum	Zwölffingerdarm
Duoloculär	an zwei Orten gleichzeitig gelegen
Dys–	Wortteil mit der Bedeutung Miß-, Un-
Dysosmie	gestörtes Geruchsvermögen
Dysplasie	Fehlbildung oder Fehlentwicklung eines Gewebes oder Organes
Dystonie	fehlerhafter Spannungszustand (Tonus) von Muskeln, Gefäßen oder vom vegetativen Nervensystem
Dystopie	Verlagerung
efferent	herausführend, herausleitend
Ektomie	Herausschneiden, die totale operative Entfernung eines Organs
Embryologie	Lehre von der Entwicklung des Embryos
emotionale Affektivität	besonderes Gefühl der Erregung
Empirie	Erfahrung, auf Erfahrung beruhende Erkenntnis
empirisch	durch Erfahrung gewonnen
Endemie	ständiges Vorkommen einer Erkrankung in einem begrenzten Gebiet
endogen	im Körper selbst entstanden, nicht von außen zugeführt
endokrin	Hormon absondernd
endophytisch	nach innen wachsend
Engramm	Gedächtnis
Enuresis	Bettnässen
Enzephalologie	Lehre oder Wissenschaft vom Gehirn
Epidermis	oberste Hautschicht
epidural	auf der Dura mater (harte Hirnhaut) gelegen

Epikanthus	sichelförmige Hautfalte am inneren Rand des oberen Augenlids
epileptoid	Epilepsie-ähnlich
Epistropheus	2. Halswirbel
ergotrop	physisch wirksam im Sinne einer Leistungssteigerung
ERK	Eiserne Regel des Krebs
Erythropoese	Bildung der roten Blutkörperchen
Erythrozyten	rote Blutkörperchen
Euthanasie	Sterbehilfe
Eutonie	Eu- ... Wortteil mit der Bedeutung gut, normal
Exanthem	entzündliche Hautveränderung der äußeren Haut
Exazerbation	Verschlimmerung, Steigerung, Wiederaufbrechen
exogen	außerhalb des Organismus entstanden, von außen in den Körper eindringend
exophytisch	nach außen herauswachsend
Exploration	Erkundung, Untersuchung
Exspirium	verlängertes Ausatmen
Exstirpation	operative Entfernung eines Organs
Exsudation	Ausschwitzen eines Exsudats
exsudativ	mit der Exsudation (Ausschwitzung) zusammenhängend
Exzision	Ausschneidung von Gewebeteilen ohne Rücksicht auf Organgrenzen oder Gewebestrukturen
facialis	zum Gesicht gehörend, Gesichts-
Facialisparese	Gesichtslähmung
facies	Gesicht
falsifizieren	lat. falsus ... falsch irrig
Falx	sichelförmige, bindegewebige Trennplatte zwischen beiden Hirnhemisphären
Femur	Oberschenkelknochen
Fibrin	Protein
fiktiv	nur in unserer Vorstellung existierend
Fissura sylvii	Sylvische Furche der Hirnrinde, die die Frontalhirnrinde, Parietalhirnrinde und Temporalhirnrinde voneinander trennt und in die „Insula" einmündet, das Hirnrindenzentrum des „Revierbereichs".
Flexura	Biegung, Krümmung

florid	blühend, stark entwickelt
Flüchtlings-Konflikt	Uralter Konflikt aus der Zeit, als „wir", d. h. unsere gemeinsamen Vorfahren noch im Wasser lebten und durch die Flut an Land gespült wurden. Durch Wasserretentions-Sonderprogramm konnten „wir" dann tagelang überleben, bis uns irgendwann die neue Flut wieder zurückholte!
foudroyant	blitzartig einsetzend u. rapid verlaufend
Fovea centralis	die vertiefte zentrale Stelle des gelben Flecks
Frigidität	'Geschlechtskälte'
frontal	stirnwärts, stirnseitig
Fundus	Grund, Boden eines Organs, hier des Magens
Gallenaufstau	Ikterus
Gamma-GT	Gamma-Glutamyltransferase
gelöste Depression	Die sog. „gelöste Depression" ist eigentlich keine echte Depression mehr. Eine echte Depression ist nur die sog. „gespannte Depression" in der konfliktaktiven Phase (ca-Phase). Die gelöste Depression haben, wenn man so will, alle an Krebs erkranten Patienten in der pcl-Phase. Die Patienten sind kraftlos, schlapp und müde, eben in der vagotonen Heilungsphase. Da die Psychiater aber von der Neuen Medizin und vom Verlauf der Krebserkrankung nichts wußten, nahmen sie bisher an, diese Heilungsphase in tiefer Vagotonie gehöre ebenfalls zur Depression dazu, was ja in einem gewissen Sinne auch stimmt, denn diese „gelöste Depression" folgt ja auch stets der gespannten Depression, wenn es zur Conflictolyse kommt. Nur ist sie im eigentlichen Sinne nichts spezifisch Depressives, hat nichts mit „Antriebsverlust" und dergl. zu tun, sondern ist ganz schlicht die Heilungsphase nach einer Krebserkrankung, die jedes Tierchen in gleicher Weise durchmacht, ohne daß ihm dafür ein Psychiater eine Depression attestiert.
-gen	Wortteil mit der Bedeutung etwas hervorbringen, verursachen, aus etwas entstanden
Genetik	Wissenschaft von den Grundlagen und Gesetzmäßigkeiten der Vererbung
gespannte Depression	echte Depression mit Revierkonflikt bei hormonalem bzw. hormonellem Patt
glatte Muskulatur	unwillkürlich durch das vegetative Nervensystem gesteuerte Muskulatur des Magen-Darm-Traktes, der Blutgefäße. Das Herz hat von beidem, von quer und von glatter Muskulatur: Typische Herzmuskulatur.

Gliazellen	Bindegewebszellen
Glukose	syn. Traubenzucker
Grand mal	generalisierter Anfall bei Epilepsie
Großhirn-cortical	die Großhirnrinde (=Cortex) betreffend
Großhirn-Ektoderm	betrifft alle Organe des äußeren Keimblatts, die vom Großhirn gesteuert werden
Großhirn-Mesoderm	betrifft alle Organe des mittleren Keimblatts, die vom Großhirn gesteuert werden
Gyrus	Kreis, Windung, v. a. Hirnwindung
habituell	gewohnheitsmäßig, öfter auftretend
Halstonsillen	Rachenmandeln
Hämatemesis	Bluterbrechen
Hämatopoese	Blutbildung
HAMERscher HERD	Von Dr. Hamer entdeckter Korrespondenzherd im Gehirn zu einem Konflikt bzw. der Organerkrankung. Fotografierbar! Ursprünglich von den Gegnern Dr. Hamers spöttisch „die komischen Hamerschen Herde" genannt.
Hängender Konflikt	Unter „hängendem Konflikt" oder „Konflikt in Balance" verstehen wir einen Konflikt, der nicht mehr hochaktuell und nicht mehr hochaktiv ist, aber auch noch nicht gelöst ist. Der hängende Konflikt ist im Prinzip jederzeit als „noch aktiver Konflikt" anzusehen, was bei der „schizophrenen Konstellation" von allergrößter Wichtigkeit ist. Ein hängender Konflikt kann über Jahrzehnte „hängenbleiben", stellt demnach in einer Hinsicht ein „lebbares Mittelding zwischen Konfliktaktivität und Conflictolyse" dar, einen sog. „heruntertransformierten Konflikt", mit dem man notfalls leben kann – aber nur solange, als nicht ein zweiter, womöglich contrahemisphärischer Konflikt dazutritt, denn dann ist eben die „schizophrene Konstellation" gegeben.
haploid	einen Chromosomensatz, in dem jedes Chromosom nur einmal vorhanden ist
Hautdepigmentierung	Weißfleckenkrankheit
Hematologie	Spezialgebiet der Inneren Medizin, das sich mit Diagnostik, Therapie und Erforschung von Bluterkrankungen befaßt

Hemicolektomie	Herausnahme des rechten Dickdarms
Hepato-Gastro-Cardialem	Leber, Magen, Herz betreffend
Hepatomegalie	Vergrößerung der Leber
Hernie	Bruch, z. B. Leistenhernie, Zwerchfell-Hernie etc.
Herpes Zoster	Gürtelrose
heruntertransformierter Konflikt	abgeschwächter, aber noch nicht gelöster Konflikt.
Herzbeutel-Tamponade	Kompression des Herzens durch den Herzbeutel-Erguß
Histologie	Lehre vom biologischen Gewebe, insbesondere die mikroskopische Feinstruktur des Gewebes.
histologisch	die Art der Zellen betreffend
Histopathologie	Lehre von den „krankhaften" Veränderungen in und an der Zelle
homophil	homosexuell
Hömoptoe	Aushusten größerer Blutmengen
Hormonales Patt	annäherndes Gleichgewicht der männlichen und weiblichen Hormone mit leichter Betonung nach einer Seite
Hyper-	Wortteil mit der Bedeutung über (-hinaus), oberhalb
Hyperazidität	Übersäuerung
hyperdens	Bezeichnung eines besonders dichten Bereichs
Hypernephrom	Nierentumor
Hypertonie	Bluthochdruck
hypodens	Bezeichnung für einen wenig dichten Bereich
Hypoxie	Sauerstoffnot
hyster-	Wortteil mit der Bedeutung Gebärmutter
Iatroi	Ärzte, Ärzteschaft
Iatrose	Arzt, Heiler
idiopathisch	ohne erkennbare Ursache entstanden, Ursache nicht nachgewiesen
Idiosynkrasie	Überempfindlichkeit gegenüber bestimmten Stoffen
Ikterus	Gelbsucht

Ileum	Krummdarm, an das Jejunum anschließender Teil des Dünndarms
Ileus	Störung der Darmpassage infolge Darmlähmung oder Darmver- schluß
Ilias	Homers Epos über den Kampf der Griechen gegen Troja
immanent	innewohnend, enthaltend
in vitro	im Reagenzglas, d. h. außerhalb des lebenden Organismus
induriert	verhärtet
Inkretion	innere Sekretion
Innervation	Versorgung eines Gewebes oder Organs durch Nervenleitungen mit der Computerzentrale Gehirn. Die Innervation umfaßt sowohl die Informationsmeldungen aus dem Organ an die Zentrale als auch die Befehle aus der Zentrale an das Organ.
Inspirium	verlängertes Einatmen
Insuffizienz	Schwäche, ungenügende Leistung eines Organs oder Organsy- stems
Insula	Insel
intermittierend	zeitweise, stoßweise, zwischenzeitlich nachlassend
interstitiell	dazwischenliegend, z. B. ein zwischen Parenchym gelegenes Gewebe
intestinal	zum Darmkanal gehörend
Intestinaltrakt	Magen-Darm-Trakt
Intima	Innenhaut
intrafocal	innerhalb des Hamerschen Herdes, z. B. intrafocales Oedem
intrahepatische	in der Leber befindlich
intralumbal	im oder in den Lumbalkanal (lumbaler Wirbelkanal)
intrauterin	innerhalb der Gebärmutter
Intubation	wörtlich Einblasung, Beatmung des Patienten, z. B. bei Narkose
intubieren	künstlich beatmen durch Einblasen von Luft in die Lunge
invasiv	eindringend
Involution	Ende der geschlechtsreifen Lebensphase, Rückgang der Ovar- Tätigkeit
Inzision	Einschneiden, Einschnitt
Kachexie	Auszehrung
Kardiologie	Teilgebiet der Inneren Medizin, das sich mit den Erkrankungen und Veränderungen des Herzens sowie deren Behandlung befaßt

Katatonie	völlige Starre des hellwachen, auf nichts reagierenden Kranken
Kaverne	Hohlraum; Restzustand nach Tbc in althirngesteuerten Organen, z. B. in Lunge oder Leber
Keimblatt	Beim Embryo entwickeln sich in den ersten Tagen Zellverbände, drei sog. „Keimblätter", aus denen sich dann alle unsere Organe herausentwickeln.
Keloid	Wulstnarbe
Kephalophoren	Kopfträger
Kiemenbogen-gänge	in der Halsgegend gelegenes Gewebe, das sich in der frühembryonalen Phase aus zwei Kiementaschen bildet.
kleine Kurvatur	die enge Kurve oder Oberseite des Magens zwischen Cardia (Mageneingang) und Pylorus (Magenpförtner oder Magenausgang).
Kleinhirn-Mesoderm	betrifft alle Organe des mittleren Keimblatt, die vom Kleinhirn gesteuert werden.
Klimakterium	Wechseljahre der Frau; die Übergangsphase von der vollen Geschlechtsreife zum Senium der Frau
Klinodaktylie	Überstreckbarkeit der Finger
klonisch	schüttelnd
Koagulum	Blutgerinnsel
kohärent	zusammenhängend
Kolik	krampfartige Leibschmerzen infolge spastischer Kontraktion eines abdominellen Hohlorgans
kollaborieren	mit dem Feind oder der Besatzungsmacht zusammenarbeiten
Kondylus	Gelenkkopf
konfluierend	zusammenfließend
konsekutiv	folgend, Folge
Konsternation	Betroffenheit, Bestürzung
Kontraindikation	Umstand, der die Anwendung eines Mittels oder Verfahrens verbietet
Kontusion	Prellung als stumpfe Organverletzung mit sichtbaren Folgen
Konvulsion	Schüttelkrampf
Korium	Lederhaut, bindegewebiger Anteil der Haut
Korrelation	Wechselbeziehung, Verhältnis
Krebsäquivalent	gemeint sind alle anderen Erkrankungen, deren erste, konfliktive Phase immer durch einen Biologischen Konfliktschock eingelei-

	tet wurde. Die 5 Biologischen Naturgesetze lassen sich bei allen „Krankheiten" wiederfinden.
Kyphose	nach dorsal konvexe Krümmung der Wirbelsäule
labil	schwankend, unsicher, unbeständig
Laparotomie	Operation zur Inspektion der Bauchhöhle oder des Brustraums; heute durch Computertomogramme im allgemeinen überholt.
laryngeal	den Kehlkopf betreffend
lateral	seitlich, seitwärts
Lateralisation	Ausbildung der Führung einer Hirnhemisphäre
Leber-Transaminasen	Leber-Enzyme
leptosom	schmalwüchsig, schlank
Leukopoese	Bildung der weißen Blutkörperchen
Leukozyten	weiße Blutkörperchen
Libido	Kraft, mit der der Sexualtrieb auftritt
Liquor cerebrospinalis	Flüssigkeit von Hirn und Rückenmark
longitudinal	in der Längsrichtung
Lordose	nach ventral konvexe Verbiegung der Wirbelsäule in der Medianebene (Ggs. Kyphose)
Lumbago	Hexenschuß
Lungen-Alveolen	Lungenbläschen
Lupus erythematodes	sog. Syndrom mit Veränderungen an Haut, Gelenken, inneren Organen
Lymphknoten	sind für die Aufnahme und Filterung der Lymphe einer Körperregion zuständig
Lyse	Lösung, Auflösung
Manie	Störung der Affektivität mit gehobener (heiterer oder gereizter) Stimmung, Antriebssteigerung
medial	nach der Mittelebene des Körpers zu gelegen, mittelwärts
mediastinal	dem Hinterherzraum zugehörig, in dem die Trachea, der Ösophagus, die Aorta, die paraaortalen und periphilaeren Lymphknoten gelegen sind, die obere Hohlvene und der Nervus phrenicus und der Nervus reccurrens, der den Kehlkopf versorgt
Mediastinalraum	Mediastinum

Mediastinum	Mittelfell, mittleres Gebiet des Brustraums, Raum zwischen den beiden Pleurahöhlen (bzw. Lungen)
Medulla oblongata	das 'verlängerte Mark'
Megalomanie	Größenwahn
Melanophoren	Hautpigment enthaltende Zellen
Menarche	Zeitpunkt des ersten Auftretens der Menstruation
Meningeome	von meningea; Hirnhaut
Mesotheliome	Geschwülste der Organe, die dem mittleren Keimblatt entstammen, von griechisch 'meso'
Metabolismus	Stoffwechsel
Metamorphose	Verwandlung, Veränderung
Metastasen	Absiedelung von parasitären Krebszellen, die es nur beim Chorion-Epithelion gibt, das aus embryonalen Zellen des Mutterkuchens besteht, also kein Krebs ist.
Mitose	Zellteilung
mitotisch	die Zellteilung betreffend
Mon-	Wortteil mit der Bedeutung allein, einzig
morphologisch	die äußere Gestalt und Form betreffend
Mortalität	Sterblichkeit
multifoculär	an vielen Orten gleichzeitig gelegen
Myokard-	Herz-
Mythomanie	Lügensucht
Naevus	Muttermal, meist pigmentierte Stelle der Kleinhirnhaut oder Unterhaut, spielt beim Melanom eine Rolle
Naevus-OP	Operation einer Haut- oder Schleimhaut-Fehlbildung (Muttermal)
natal	zur Geburt gehörend
Nekrose	Gewebetod
Nephr-	Wortteil mit der Bedeutung Niere
Nephrologie	Teilgebiet der Medizin, das sich mit der Morphologie, Funktion und Krankheiten der Niere befaßt
Nephrose	degenerative Nierenerkrankung
Nosologie	Krankheitslehre
nosologisch	krankheitsmäßig

Nymphomanie	Hypersexualität bei Frauen
occipital	zum Hinterhaupt gelegen
Oedem	Flüssigkeitsansammlung, meist verteilt im Gewebe; Bauchraum-Oedem = Aszites, Brustfell-Oedem = Pleura-Erguß
Oesophagus	Speiseröhre
Okklusion	Verschluß
Oligurie	verminderte Harnausscheidung
Onkologe	Krebsforscher, auch Krebsarzt
Ontogenese	Embryonalentwicklung
ontogenetisch	bezogen auf die Menschwerdung im Mutterleib und als Rasse
Oogonien	Ureier
Orbita	Augenhöhle
Orch-	Wortteil mit der Bedeutung Hoden
Os-	Wortteil mit der Bedeutung Knochen
Ösophagus	Speiseröhre
Osteolysen	Abbau von Knochensubstanz (Callus), Knochensubstanzdefekt
Osteomyelitis	Knochenmarks-Entzündung
Ovar	Eierstock
Ovulation	Ausstoßung einer reifen Eizelle
palliativ	gegen Symptome, aber nicht gegen die Ursache
Panmyelopathie	Knochenmarks-Gesamterkrankung
para	Wortteil mit der Bedeutung: bei, neben, entlang, gegen, abweichend vom Normalen
parabiologisch	nicht den biologischen Normen entsprechend.
Paralyse	vollständige Lähmung
parasternal	neben dem Brustbein
parasympathicoton	vagoton
Parazentralkonflikt	schwerstes Konflikt-DHS, bei dem der Hamersche Herd allerdings nicht mittelständig lokalisiert ist, sondern paramedian auf einer Seite des Großhirns oder Kleinhirns. Beim Stammhirn spielt der Zentralkonflikt oder Parazentralkonflikt, wie es scheint, eine nicht so große Rolle, da z. B. die Bauchorgane im Pons nicht seitenspiegelbildlich angeordnet sind, wohl dagegen die Hirnnervenkerne. Über die psychischen Auswirkungen bei der Konstellation

mehrerer Stammhirn-Konflikte oder eines Stammhirns und eines Großhirn-Konfliktes, gleichzeitig, gegenseitig und dergl., wissen wir noch nicht genug. Noch schwieriger wird die Sache dadurch, daß die Stammhirn-Konflikte und die den in der Zange gelegenen Hamerschen Herden entsprechenden (Nieren- und Hoden/ Ovar-) Konflikte nicht „kreuzen", wie wir sagen, wohl dagegen die Großhirn- und Kleinhirn-Konflikte. Möglicherweise wird unsere ganze sog. „Psychologie" durch die jeweilige Konstellation solcher Konfliktkombinationen bewirkt. „Wir denken, daß wir denken, aber es wird mit uns gedacht!"

Parenchym	spezifisches Organgewebe
parenchymatös	betreffend das ganz spezifische Gewebe eines Organs
Parese	unvollständige Lähmung
parietal	seitlich, wandständig, zum Scheitelbein gehörig
Parthenogenese	eingeschlechtliche Fortpflanzung mit Entwicklung unbefruchteter Eier
passager	vorübergehend
Patho-	Wortteil mit der Bedeutung Schmerz, Krankheit
pathogen	krankheitserregend, krankmachend
pathognomonisch	für eine Krankheit kennzeichnend
pathologisch	krankhaft
Peri-	Wortteil mit der Bedeutung um ... herum, in der Umgebung von, überschreitenden, übermäßig, über
perifocal	um den Hamerschen Herd herum, perifocales Oedem ist das Oedem um den Hamerschen Herd herum, um das eigentliche Zentrum herum
Perikard	Herzbeutel
Periost	Knochenhaut; Epidermis
periphere Durch-blutungsstörung	Durchblutungsstörungen der Haut und der Extremitäten, „kalte Füße", fast ausnahmslos verbunden mit mehr oder weniger ausgeprägten Sensibilitäts-Störungen, hervorgerufen durch ein Konflikt-DHS des „Sich-im-Stich-gelassen-Fühlens" und einem Hamerschen Herd im sensorischen Zentrum des Parietalhirns.
Peripherie	die äußeren Zonen des Körpers
Peristaltik	fortschreitende Bewegung in Hohlorganen infolge meist ringförmiger Einschnürungen durch Muskelkontraktion, unwillkürliche Darmmotorik zur Fortbewegung der Speise

Peritoneum	Bauchfell
peroral	durch den Mund
Phalanx	Finger-, Zehenglied
Pharmakologie	Wissenschaft von den Wechselwirkungen zwischen Arzneistoffen und Organismus
Phtise	Schwinden des Knochenmarks mit Stillstand der Blutbildung
Phyllogenese	mit zwei „l", Phyllogenesis, Keimblatt-Entwicklung
Phylogenese	Stammes-Entwicklung
phylogenetisch	bezogen auf die Stammesgeschichte
Plattenepithel	z. B. bei unseren Schleimhäuten auftretende Zellformation, die in der ca-Phase schüsselförmige Nekrosen macht, sog. Ulcera oder Geschwüre. In der Heilungsphase füllen sich diese biologisch gewollten, d. h. sinnvollen, Substanzdefekte wieder auf, weil sie nach der Lösung des Konfliktes nicht mehr gebraucht werden.
Plazenta	Mutterkuchen
Pleura	Rippenfell
Pleura-Erguß	Flüssigkeitsansammlung im Brustraum, genauer: zwischen dem äußeren und inneren Brustfell in der post-conflictolytischen Heilphase, auch reparative Phase genannt, zum Zweck der Heilung bei Pleura-Karzinom.
Plexus choroidei	Adergeflechte
Pneumonie	Lungenentzündung
-poese	Wortteil mit der Bedeutung Bildung, Schöpfung
Pons	Stammhirn
Portio	in die Vagina hineinragender Teil des Gebärmutterhalses
Post-	Wortteil mit der Bedeutung nach, hinter, später
post oder propter	bedeutet die Frage, ob ein Ereignis nur zufällig zeitlich nach einem voraufgehenden anderen Ereignis stattfindet oder als dessen ursächliche Folge, wörtlich: nach oder wegen.
postmortal	nach dem Tod
Prä-	Wortteil mit der Bedeutung davor liegend, vorzeitig
Prednison	1,2 Dehydrokortison
prodromal	vorangehend; ein sog. Prodromal-Stadium einer Erkrankung ist eigentlich ein Widerspruch in sich, bedeutet aber sinngemäß die einer deutlich sicht- oder erkennbaren Erkrankung vorausgehenden diskreten ersten Symptome der Erkrankung.

progredient	voranschreitend, fortschreitend
Progredienz	das Fortschreiten, die zunehmende Verschlimmerung einer Krankheit
Prophylaxe	Vorbeugung
prospektiv	meint Vorausschau im Sinne einer Vorhersage
protrahieren	zeitlich in die Länge ziehen
Protrusio bulbi	Vorwölbung des Augapfels
proximal	mundwärts
Pruritus	Hautjucken mit zwanghaftem Kratzen
Psychosomatik	Bez. f. eine Krankheitslehre, die psych. Einflüsse auf somatische Vorgänge berücksichtigt
Pykniker	Mensch mit gedrungenem, untersetztem und zu Fettansatz neigendem Körperbau, gesellig, munter.
Pylorus	Magenpförtner (Magenausgang in den Zwölffingerdarm)
quergestreifte Muskulatur	willkürlich steuerbare Muskulatur, also durch Impulse aus dem Großhirn
Rektum	Mastdarm
Relais	Ort(e) im Gehirn, an denen das Programm für ein Organ bzw. für einen Verhaltens- und Konfliktbereich gespeichert ist.
Remission	Zurückgehen von Symptomerscheinungen
Reparative Phase	bedeutet die Phase von der Conflictolyse (CL) an, und zwar in Vagotonie. Wir unterscheiden: Reparative Phase des Gehirns Reparative Phase des Tumors Reparative Phase des gesamten Organismus
resorbieren	flüssige oder gelöste Stoffe über die Haut oder Schleimhaut aufnehmen
Resorption	Aufnahme von Stoffen über die Haut oder Schleimhaut
Restitution	Wiederherstellung
restitutiv	wiederherstellend
retard	verzögern
Retardierung	gegenüber dem Lebensalter bestehende Verzögerung der körperlichen und/oder intellektuellen Entwicklung als Reifungsverzögerung
Retention	Zurückhaltung auszuscheidender Körperflüssigkeiten
retro-	Wortteil mit der Bedeutung zurück, hinter

Ruptur	Zerreißung, Durchbruch
Schießscheiben-Konfiguration	ein aktiver HAMERscher HERD zeichnet sich durch seine typische, einer Schießscheibe ähnelnden Erscheinungsform im Hirn-CT aus
Sedativa	sog. Beruhigungsmittel
Sekretion	Absonderung von Flüssigkeiten
Seminom	Hodentumor
semipermeabel	halbdurchlässig
Senium	Greisenalter
sensorisch	den Gesichts-, Gehör-, Geschmacks-, Geruchssinn betreffend
Serumparameter	Blutwerte
Sigma	Colon sigmoideum, Teil des Dickdarms
Sinusarrhythmie	unregelmäßige Schlagfolge des Herzens infolge unregelmäßiger Reizbildung des Sinusknoten
Skoliose	Verbiegung der Wirbelsäule mit Drehung der einzelnen Wirbelkörper und Versteifung in diesem Abschnitt
Skotom	blinder Fleck
Softie, Mehrzahl Softies	weiches, feminines Männchen, meist Single, d. h. Einzellebender, zumeist asexuell oder homosexuell
solitär	vereinzelt, Einzel-
Somnolenz	Schläfrigkeit
Spasmus	Krampf, unwillkürliche Muskelkontraktion
Spastik	Vermehrung des Muskeltonus mit meist gleichzeitig gesteigerten Muskeleigenreflexen
Splenektomie	Entfernung der Milz
Splenomegalie	Milzvergrößerung
Spongiosa	Knochengewebe
Stenose	Verengung, Enge, Einengung von Hohlorganen oder Gefäßen
stereotaktische Operation	Eingriff am Gehirn, bei dem nach Anlegen eines Bohrlochs best. Hirnstrukturen durch Punktion mit einer Zielsonde erreicht werden
Stupor	Erstarrung
sub-	Wortteil mit der Bedeutung unter, unterhalb, weniger, niedriger, mäßig, fast
subakut	weniger akut, weniger heftig verlaufend

subdural	unter der Dura mater (harte Hirnhaut) gelegen
subfebril	leicht fieberhaft
substituieren	ersetzen
Suizid	Selbstmord, Freitod
Suppression	Unterdrückung
Supra-	Wortteil mit der Bedeutung oberhalb, über
suprapubisch	durch die Bauchdecke oberhalb des Schambeins
Symbionten	Lebewesen, die zu unserem Nutzen mit uns dauerhaft zusammenleben
Sympathicotonie	Kampfinnervation, Abwehrinnervation, Sorgeinnervation, Dauer-Tag (Streß)-Rhythmus
Sympathicotonus oder Sympathicotonie	bedeutet Kampf-, Streß-, Abwehrinnervation des Körpers.
Synapse	Stelle, an der eine Nervenzelle die Erregung überträgt
Synopse	vergleichende Übersicht
Synopsis	Zusammenschau
Synthese	Zusammensetzung, Aufbau
Systole	Kontraktion eines muskulären Hohlorgans, im eigentlichen Sinne des Herzmuskels
Tachykardie	schnelle Herzfrequenz
taktil	das Tasten, den Tastsinn betreffend
temporal	zur Schläfe gehörend
Tetra-	Wortteil mit der Bedeutung vier
Tetraplegie	komplette Lähmung aller vier Extremitäten
Thrombopenie	Thrombozytopenie ... verminderte Zahl der Thrombozyten
Thrombozyten	Blutplättchen
Thyreotoxikose	Hyperthyreose ... Überfunktion der Schilddrüse
Tibia	Schienbein
Tinnitus	Ohrgeräusche
tonisch-klonische Krämpfe	Starre und Bewegungskrämpfe. Ein tonischer Krampf ist ein Krampf ohne Bewegung: Starrer Krampf. Dagegen sind klonische Krämpfe solche mit starken Bewegungen.
Tonsille	Mandel
Tonus	Anspannungszustand eines Organs od. Organteils

Topographie	Beschreibung der Orte
Trachea	Luftröhre
Transsudat	trans: über, hinaus; sudare: ausschwitzen; auf Grund von Stauungen in Körperhöhlen abgesonderte eiweißarme, meist seröse Flüssigkeit
transversal	quer zur Längsachse (verlaufend)
Trepanation	Eröffnung des Schädels
Trigeminus	V. Hirnnerv
Trisomie	Genom-Mutation, bei der Chromosomen dreifach vorhanden sind
Trochanter	Rollhügel, Knochenvorsprung am Oberschenkelknochen
trophotrop	auf die Ernährung (Nahrung) gerichtet, wirkend
Tubuli	(Mehrzahl von Tubulus) Röhrchen, Kanälchen
Tubulus	Röhrchen
Tumormarker	Die sog. „Tumormarker" sind meist Serumreaktionen des Blutes, die anzeigen, daß da ein ca-Phasen-Tumor wächst. Die inzwischen viele hundert Tumormarker, die es gibt, könnte man diagnostisch gut verwenden, wenn man die Neue Medizin gut kennen würde und keine Panik aufkommen würde. So aber werden die „Tumormarker" den Patienten als „bösartige Zeichen" an den Kopf geschleudert. Dabei sind ihre Aussagen denkbar harmlos.
ubiquitär	überall verbreitet, allgegenwärtig
Ulcera	Geschwür, „Gewebe-Minus"
Urämie	Niereninsuffizienz
Ureter	Harnleiter
Urtikaria	Nesselsucht, Quaddelsucht
Uterus	Gebärmutter
Vagotonie	Ruheinnervation, Erholungsinnervation, Regenerationsinnervation
Vagotonus oder Vagotonie	bedeutet Ruhe-, Erholungs- und Heilinnervation.
Vagozytose	Verschlingen und Abräumen der Bakterien
Vagus	von vagare; umherschweifen oder sich verzweigen, also der Weitverzweigte
vakant	im Augenblick frei, von niemandem besetzt
vegetativ-motorisch	die durch das vegetative Nervensystem gesteuerte peristaltische Darmbewegung betreffend

ventral	bauchwärts, zum Bauch gehörend
verkäsen	tuberkulöses Abbauen
vesiko-vagino-analer Bereich	Bereich von Vesica (Harnblase), Vagina (Scheide), Anus (After)
Vieltuer	„Vielbehandler"
Virilisierung	Vermännlichung
virulent	angeblich ansteckend, giftig
Viscera	Eingeweide
Visus	das Sehen, die Sehschärfe
Zellularpathologie	die Auffassung der Krankheit als Störung der physiologischen Lebensvorgänge der Zelle (Virchow)
Zentralkonflikt	besonders schwerer Konflikt mit HAMERschem ZentralHERD, der sich dadurch auszeichnet, daß er „durchschlägt", d. h. er verläuft durch eine ganze Reihe von Gehirnschichten und bewirkt die sog. „Schießscheiben-Konfiguration". Der ZK ist mittelständig gelegen im Großhirn, Kleinhirn oder Stammhirn.
zentralmotorische Innervation	Steuerung der Bewegung aus dem Großhirn
Zirrhose	harte Schwellung
Zoroastrismus	von Zoroaster (Zarathustra) begründete, monotheistische Religion
Zyklothyniker	Begriff von Ernst Kretschmer, „Körperbau und Charakter", bedeutet Mensch mit periodisch schwankender Stimmungslage
Zytostase	Stillstand des Zellwachstums, daher „Zytostatica" = stark toxisch wirkende Mittel, die den Mitosevorgang blockieren, also das Zellwachstum stoppen, damit aber auch die Blutzellenbildung stoppen und zur Anämie führen, auch das Zellwachstum der Haarwurzeln stoppen und zum Haarausfall führen. Zytostatica sind nach Ansicht der Onkologen keine therapeutischen Medikamente, sondern Gifte, die das Wachsen eines peripheren Karzinoms so lange stoppen können, bis der Patient an Anämie stirbt.
Zytostatikum	griech. kýtos = Rundung, Wölbung (hier Zelle); statikós

Verifikationen der Neuen Medizin

14.1 Wien, 6. September '84

ABTEILUNG FÜR ANGIOLOGIE
Leiter: Prof. Dr. E. MANNHEIMER
DER KARDIOLOGISCHEN UNIV. KLINIK
Vorstand: Prof. Dr. F. KAINDL
A-1090 Wien, Garnisongasse 13

Es wird bestätigt, daß von einer Konferenz, bestehend aus

Frau Prof. Dr. Mannheimer, Kardiolog. Univ. Klinik Wien
Herrn Prof. Dr. Pokieser, Zentralröntgen Univ. Wien
Herrn O.A. Dr. Fitscha, Poliklinik, II. Med., Kardiologie, Wien
Herrn Prof. Dr. Imhof, Zentralröntgen, Computertomographie
Herrn Dr. Hamer, Internist, Rom

heute eine Studie vereinbart wurde, die überschlagsmäßig den möglichen Zusammenhang zwischen Herzinfarkt, Revierkonflikt und Veränderungen im Gehirn, und zwar rechtstemporal in Form eines sogenannten HAMER'schen HERDES, klären soll.

Folgende 8 Patienten sind in dieser Studie einbezogen:

Von der Kardiologischen Univ. Klinik Wien(Prof. Dr. Kaindl)

1. ████████, 59 Jahre, frischer Vorderwandinfarkt
2. ████████, 57 Jahre, akuter Hinterwandinfarkt
3. ████████, 45 Jahre, akuter Vorderwandinfarkt
4. ████████, Hofrat, 61 Jahre, subakuter Vorderwandinfarkt

Von der Poliklinik (Kardiologie) der II. Med. Klinik der Stadt Wien (Prof. Dr. Tiso):

1. ████████, 58 Jahre, 4 Monate alter Vorderwandinfarkt
2. ████████, 6 Monate alter Hinterwandinfarkt
3. ████████, 60 Jahre, frischer kleiner Hinterwandinfarkt
4. ████████, 53 Jahre, frischer, ausgedehnter Vorder-
                        wandinfarkt

Bis auf den letzten Patienten der Poliklinik, bei dem in den nächsten Tagen ein Hirn-CT vorgesehen ist, wurde bei allen Patienten ein Hirn-CT angefertigt - ohne Kontrastmittel-.

Es ist vorgesehen, alle Patienten in 6-wöchigen Abständen zu untersuchen.

Die heutige Konferenz hat zur Kenntnis genommen, daß, wie durch Unterschrift der Patienten und Ärzte dokumentiert, der klinische Verlauf, insbesondere der des Vegetativums, dem Konfliktverlauf in jedem Fall entsprochen hat, sodaß - entsprechend der EISERNEN REGEL DES KREBS - der Herzinfarkt immer erst nach Lösung des "Revierkonfliktes" eintrat. Zu diesem Zeitpunkt befanden sich alle Patienten subjektiv bereits wieder bei bester Gesundheit (Vagotonie).

Die CT-Bilder des Gehirns schienen nicht in allen Fällen eindeutig, sie schienen aber in der Mehrzahl so auffällig, daß die Konferenz diese Studie für wünschenswert hielt, um definitiv Klarheit über die Zusammenhänge zu erhalten.

In späteren Studien sollen eventuell die verschiedenen cerebralen Lokalisationen vom Vorderwandinfarkt (weiter frontal) und Hinterwandinfarkt (weiter dorsal) untersucht werden, wenn über die Zusammenhänge erst grundsätzlich Klärung erzielt ist.

Wien, 1984 September 06.   Prof. Dr. E. Mannheimer

14.2 Wien, 9. Dezember '88

Folgende 5 Ärzte haben am 9.12.1988 eine gemeinsame Überprüfung der Reproduzierbarkeit der EISERNEN REGEL DES KREBS in Wien durchgeführt.

Dr. Elisabeth M. Rozhydal

> ELISABETH M. ROZKYDAL
> Dr. med. praktischer Arzt
> 1090 Schwarzspanierstr. 16/6
> Ordination nach Vereinbarung
> Tel: 42 66 57 / 39 WIEN

[Unterschrift Jörg Birkmayer]

> UNIV.-PROFESSOR
> DDR. JÖRG BIRKMAYER
> FACHARZT FÜR LABORMEDIZIN
> A-1090 WIEN, SCHWARZSPANIERSTR. 15
> TEL. 42 23 67, 42 66 57, 42 67 39

Dr. Franz Reinisch, FA f. innere Med.

Dr. Fritz Eberz, Tierarzt

Dr. Ryke Geerd Hamer

Es wurden insgesamt 7 Patienten untersucht. Die Untersuchung hatte den ausdrücklichen Zweck, festzustellen, ob alle Krankheitsbilder und Krankheitsverläufe dieser Patienten, die an Krebs, Multipler Sklerose und Krebsäquivalenten (Morbus Crohn u.a.) erkrankt waren, eindeutig nach der EISERNEN REGEL DES KREBS verlaufen waren.

Dies war eindeutig der Fall, und zwar auf allen 3 Ebenen, der psychischen, die durch die anwesenden Patienten abgeklärt werden konnte (Konfliktanamnese), der cerebralen Ebene, die durch die vorliegenden Hirn-CT-Bilder demonstriert werden konnten, und der organischen Ebene, die durch vorliegende Röntgenbilder und Klinikbefunde gesichert waren.
Die meisten Patienten hatte Herr Dr. Hamer vorher nicht gekannt.

Die Zusammenhänge waren überzeugend.

Wien, den 9. Dezember 1988

14.3   Gelsenkirchen, 24. Juni '92

**Städtische
Kinderklinik
Gelsenkirchen**

Städtische Kinderklinik · Westerholter Straße 142 · 4650 Gelsenkirchen-Buer

Herrn Dekan
Prof. Dr. D. P. Pfitzer
Medizinische Fakultät der
Universität Düsseldorf
Universitätsstraße 1

4ooo Düsseldorf 1

Westerholter Straße 142
Gelsenkirchen-Buer
Telefon (0209) Zentrale: 369-1
            Durchwahl: 369- 22o
Fernschreiber 0824788
Auskunft erteilt   Zimmer

Prof. Dr. Stemmann

Ihr Schreiben vom   Gelsenkirchen-Buer, 24.o6.1992

Sehr geehrter Herr Dekan,

Ihrem Vorschlag, daß ich als Mitglied der Medizinischen Fakultät in einer Ärztekon-
ferenz 2o Fälle daraufhin untersuchen soll, ob sie nach den biologischen Gesetzmäßigkeiten der "Neuen Medizin" des Dr. Ryke Geerd Hamer reproduzierbar sind, habe ich
entsprochen. Vereinbarungsgemäß sollte ich Ihnen und der Fakultät darüber berichten:

Am 23. und 24. Mai 1992 hat unter meiner Leitung eine Konferenz in der Städtischen
Kinderklinik Gelsenkirchen an 24 Fällen nach den Regeln der"Neuen Medizin" stattgefunden, und es wurde eingehend untersucht, ob die von Dr. med. Ryke Geerd Hamer entdeckten und definierten 4 biologischen Gesetzmäßigkeiten der "Neuen Medizin" in jedem
Falle zutreffend waren. Durchschnittlich hatte jeder Fall 4 bis 5 Erkrankungen.

Wie Sie ja wissen, lauten die 4 biologischen Gesetzmäßigkeiten der "Neuen Medizin":

1. Die EISERNE REGEL DES KREBS mit ihren 3 Kriterien

2. Das Gesetz der Zweiphasigkeit der Erkrankungen – bei Lösung des Konfliktes

3. Das ontogenetische System der Krebs- und Krebsäquivalenterkrankungen

4. Das ontogenetisch bedingte System der Mikroben

Die 24 Fälle erstreckten sich auf folgende Erkrankungen:

Krebs, Leukämie, Psychose, Multiple Sklerose, Diabetes, Allergie, Epilepsie, Hirntumor,
Infektionskrankheit, Tuberkulose, Sarkom.

Wir fanden ausnahmslos bei allen 24 Fällen, bei denen, wie gesagt, meist mehrere Erkrankungen bestanden, daß die biologischen Gesetzmäßigkeiten der "Neuen Medizin" 1 - 3
jeweils für jede Teilerkrankung exakt erfüllt waren und zwar auf allen 3 Ebenen, der
Psyche, dem Gehirn und den Organen, und das für jede einzelne Phase synchron. Die
4. Gesetzmäßigkeit, das ontogenetisch bedingte System der Mikroben, konnte nicht ausreichend überprüft werden, da die dazu nötigen Unterlagen, wie Erregernachweise u. a.,
in nicht ausreichender Zahl vorlagen.

...

Konten der Stadtkasse: Konto-Nr. 101.000.774 Stadt-Sparkasse Gelsenkirchen (BLZ 42050001) und bei allen Banken in Gelsenkirchen
Postgirokonto 686 - 462 Postgiroamt Dortmund (BLZ 440100 46)

In den nächsten Tagen geht Ihnen die darüber ausgefertigte ausführliche Dokumentation samt detailliertem Prüfungsbericht von mir gesondert zu.

Die Wahrscheinlichkeit, daß nach der strengen wissenschaftlichen Überprüfung auf Reproduzierbarkeit die Gesetzmäßigkeiten der "Neuen Medizin" (1 - 3) r i c h t i g sind, muß nunmehr als sehr hoch angesetzt werden.

Mit freundlichen Grüßen

Prof. Dr. E. A. Stemmann
Leitender Arzt

Dr. Elke Mühlpfort
Kinderärztin
Schulärztin

Prof. Dr. med. Ernst-August Stemmann
Arzt für Kinderheilkunde
Städt. Kinderklinik Tel. 0209/348-238
Westerholter Str. 142
4650 Gelsenkirchen-Buer
19 73 549 - 04

Dr. med. Mühlpfordt
Kinderärztin

Zentrum für Neue Medizin in Österreich

Leitung Dr. med. Ryke Geerd HAMER

Burgau, 27.1.1993

B e s t ä t i g u n g

Am 27. Jänner 1993 wurden im hiesigen Zentrum für "Neue Medizin" in Gegenwart von Hr. Dr. Willibald Stangl, Amtsarzt, Hr. Dr. Wilhelm Limberger, prakt. Arzt und Hr. Dr. Hamer 12 Fälle nach den Regeln der "Neuen Medizin" eingehend daraufhin untersucht, ob die 4 biologischen Gesetzmäßigkeiten der "Neuen Medizin" zutreffend waren. Durchschnittlich hatte jeder Fall 3 bis 4 Erkrankungen.

Die 4 biologischen Gesetzmäßigkeiten der "Neuen Medizin" lauten:

1. Die EISERNE REGEL DES KREBS mit ihren 3 Kriterien

2. Das Gesetz der Zweiphasigkeit der Erkrankungen - bei Lösung des Konfliktes

3. Das ontogenetische System der Krebs- und Krebsäquivalent-erkrankungen

4. Das ontogenetisch bedingte System der Mikroben

Die 12 Fälle erstreckten sich auf folgende Erkrankungen:

Krebs, Psychose, Diabetes, Hirntumor, Sarkom, Multiple Sklerose, Neurodermitis.
Wir fanden ausnahmlos bei allen 12 Fällen, bei denen, wie gesagt, meist mehrere Erkrankungen bestanden, daß die biololgischen Gesetzmäßigkeiten der "Neuen Medizin" 1 bis 3 exakt erfüllt waren Die 4. Gesetzmäßigkeit, das ontogenetisch bedingte System der Mikroben, konnte nicht ausreichend überprüft werden, da die dazu nötigen Unterlagen nicht in ausreichender Zahl vorlagen.

Dr. Willibald Stangl
Amtsarzt

Dr. Wilhelm Limberger
prakt. Arzt

A-8291 BURGAU, Altes Schloss 1   Telefon 0043/3383/2040

593

Tulln, den   8. Feber 1993

Sehr geehrter Herr Dekan!

Aus zahlreichen gegebenen Anlässen möchte ich Ihnen folgenden Sachverhalt mitteilen
und Sie um Ihre Hilfe bitten.
Auch wir Amtsärzte werden bei der Untersuchung von Personen immer wieder mit Diagnosen
und Behandlungsmethoden konfrontiert, die wir weder vom Medizinstudium her noch
von der Ausbildung zum amtsärztlichen Dienst kennen (Alternativmedizin in jeglicher
Variation)
In den vergangenen Jahren kam uns immer häufiger eine Behandlungsart unter, von der
weder ich noch meine Kollegen des amtsärztlichen Dienstes jemals etwas gehört hatten,
nämlich die " sogenannte EISERNE REGEL DES KREBSES" nach Herrn Dr. Ryke Geerd Hamer.
Vielfach verlangen nun von uns untersuchte Personen, daß wir bei der Abgabe von
amtsärztlichen Gutachten Erkenntnisse dieser " Neuen Medizin" berücksichtigen müßten!
Wir alle und auch Sie weigerten uns solches zu tun und dies endete damit, daß ich vom
Anwalt eines Führerscheinwerbers vor Gericht zitiert wurde mit der Begründung mein
Gutachten sei unvollständig und daher falsch.
Nach einem stundenlangen Prozeß wurde ich schließlich frei gesprochen.
Da weder ich und ebensowenig meine Kollegen in aller Zukunft das geringste
Interesse an derlei Konfrontationen haben, erhielt ich als Obmann der Wissenschaft-
lichen Gesellschaft der Amtsärzte Niederösterreichs den Auftrag, diesen Erkenntnissen
nachzugehen, und ich studierte die vorhandene Literatur. Schließlich setzte ich mich
tagelang als Beobachter in das Zentrum für Neue Medizin in Burgau/Oststmk. Rund 130
Patienten konnte ich sehen und auch in deren Krankengeschichten Einsicht nehmen.
Auch versuchte ich die bei der Anamnese bzw. Exploration erhobenen Leiden in den
vorgelegten Computertomogrammen nachzuvollziehen. Bei all meiner kritischen Ein-
stellung gegenüber dieser neuen Medizin erstaunte mich die e x a k t e Regelmäßig-
keit in jed e m der Fälle. Noch bemerkenswerter war für mich, daß die Patienten,
die mit infauster Prognose dorthin gekommen waren, gesundeten.
Ich selbst untersuchte nun im Rahmen meiner privat-sowie schul-und amtsärztlichen
Tätigkeit etwa 120 Personen, verlangte dazu ein cerbrales Computertomogramm und muß
nun zugeben, daß die Sache auch in jedem Fall seine Richtigkeit hatte.

-2-

Warum ich Ihnen dies mitteile? Es kann nicht Aufgabe des amtsärztlichen Dienstes sein
diese Erkenntnisse lege artis zu überprüfen. Sofern sie aber ihre Richtigkeit haben
würden sich für viele Bereiche im öffentlichen Gesundheitsdienst komplett konträre
medizinische Aspekte ergeben und daraus resultierten tiefgreifende Gesetzesnovellierungen.
So z.B. könnte man keinem Epileptiker mehr seine Lenkerberechtigung vorenthalten,
die Nachsorge der TBC-Kranken müßte auf eine ganz andere Basis gestellt werden, im
Mutterschutzgesetz müßten weitere und wesentliche Passagen zum Schutze des Fetus ein-
gefügt werden. Bei der Beurteilung von Behinderten (Pflegegeldzuerkennung) sowie
von Kindern (doppelte Kinderbeihilfe nach dem Familienlastenausgleichsgesetz) und
krankheitsbedingter frühzeitiger Berentung müßten Korrekturen und neue Maßstäbe angelegt werden was volkswirtschaftlich von großer Bedeutung wäre. Auch das Bazillenaus-
scheidergesetz könnte nahezu gestrichen und durch verbesserte Hygienevorschriften
im lebensmittelverarbeitendem Bereich ersetzt werden, so ließe sich noch weit mehr
anführen.
Die Amtsärzte Niederösterreichs, die sich in einer wissenschaftlichen Gesellschaft
vereinigt haben müssen sich zwangsläufig mit diesen Erkenntnissen auseinandersetzen,
da einerseits der Druck aus der Bevölkerung immer größer wird und der Gerichtssaal
sicher nicht das geeignete Forum für Auseinandersetzungen sein kann, andererseits
werden wir auch nicht den Vorwurf mangelnder Flexibilität hinnehmen. Als Vorsitzender
unserer Wissenschaftlichen Gesellschaft ersuche ich Sie daher sehr geehrter Herr
Dekan der Sache von der Universität aus nachzugehen und die Eiserne Regel des Krebses
und äquivalenter Erkrankungen überprüfen zu lassen.
Ich sehe Ihrer Antwort dankbar entgegen und werde diese auch über den Dachverband
der Amtsärzte Österreichs allen Kollegen bundesweit zukommen lassen.

(Dr. Stangl Willibald, Amtsarzt)

595

14.5 Villejuif, 20. August '97

Marc Frèchet
Klininischer Psychologe
vormaliger Beratungsassistend für
medizinische und psychologische Onkologie

2. fuo Francoeur
F-75018 PARIS
Tel.: +33-1-42.23.48.48.
Fax.: +33-1-42.23.41.14.

Paris, den 20. August 1997

Abschrift

Betr.: Zeugenaussage

Hohes Gericht,

ich bin mir bewusst, dass diese Aussage vor diesem Gerichtshof verwertet werden kann, ich bin mir bewusst und akzeptiere eventuelle Konsequenzen aus der nachfolgen Aussage gegenüber ihrer Rechtsprechung.

Seit 1978 praktiziere ich als freier Klinischer Psychologe. Während neun Jahren habe ich in der Klinik Paul Brousse in Villejuif auf dem Gebiet der medizinischen Onkologie praktiziert, und dies in direkter Zusammenarbeit mit Prof. G. MATHE. Die Finanzierung erfolgte durch die Association Claude Bernard. Meine Tätigkeiten waren wie folgt:

1. Jeden Donnerstag war ich ganztägig mit Konsultationen beschäftigt. Personen die mich konsultierten waren im wesentlichen mit somatischen Symptomen befasst, die sich in Blutkrankheiten oder Tumoren darstellten. Alle diese Patienten wurden mir von den behandelnden Ärzten der Klinik überwiesen. Wahrend dieser neuen Jahre haben mich ca. 1000 Personen konsultiert. Unter diesen Patienten waren sowohl Erwachsene als auch Kinder. Als klar war, dass ich die Klinik verlassen würde, habe ich im letzten Jahr keine neuen Patienten mehr angenommen.

2. Ausserhalb der Konsultationszeiten war ich in meinem Tätigkeitsbereich, in der Forschung, tätig. Diese Forschung bestand in der Überprüfung von Aussagen zahlreicher Personen bezüglich der psychologischen Seite von Krebsleiden.

Der Grund für diese Überprüfungen war der folgende: Konfrontiert mit ihrer Verzweiflung bzw. ihren Depressionen und ihrer Suche nach einer wunderbaren und sofortigen Behandlung habe ich sie begleitet einen inneren Sinn ihrer Krankheit zu finden anstatt Lösung von aussen anzustreben.

Ich habe sie dazu angeleitet, dass sie gegenüber ihrem Leiden ihre täglich erlabten grösseren Probleme identifizierten, um dagegen eine aktive Rolle einzunehmen.

Da sich mein Kenntnisbereich nicht in der Medizin befindet wurden die Patienten angehalten, mich über ihre Symptome, Beschwerden und der positiv oder negativ erlebten Konsequenzen zu informieren. Nachdem mit diesen Personen der Bestand ihrer verschiedenen Schicksalsschläge aufgenommen wurde, haben wir gewisse generelle Ursachen identifiziert. Wenn diese Resultate zur Veröffentlichung vorgesehen hätten werden sollen, wäre man zum Schluss gekommen, dass alle Personen, die solche psychischen Probleme erlebt haben, mit höchster Wahrscheinlichkeit früher oder später in ihrem Leben einen organischen Schaden erlitten hätten. Unser permanentes Suchen im Zuge dieser Arbeit war so präzise wie möglich, das psychische Empfinden im Zusammenhang mit den organischen Symptomen zu identifizieren. Um nur ein Beispiel zu nennen: Im Zusammenhang mit Brustkrebs koanten fünf Problemfelder identifiziert werden.

Meiner Meinung nach erwähnt Dr. Hamer so viele Sorten wie wir auch gefunden haben. Medizinisch habe ich durch meine Tätigkeit in Villejuif die biologische Identifikation des Brustkrebses erarbeitet.

Die Methode von Dr. Hamer hat mir erlaubt, die gefühlsmässigen Störungen, die mit dieser somatischen Symptomatologie verknüpft sind, spezifischer zu bestimmen. Wenn man die vorliegenden Fallstudien von Frauen und Männern analysiert, so lasen sich die verschiedenen Krebstypen nach den von Dr. Hamer definierten Kategorien einordnen.

Unabhängig der Kenntnis der Arbeit von Dr. Hamer bezüglich der von uns detailliert untersuchten Brustkrebs-Patientinnen können wir die von Dr. Hamer entwickelte Methode hundertprozentig bestätigen. Unsere Sorge war es, die Empfindungen der Patienten bezüglich ihrer Krankheit möglichst und vollständig zu identifizieren. Wenn ich die Resultate unserer psycho-somatischen Analyse der Probleme, die von unseren Patienten ausgesprochen wurde, Dr. Hamer vorlegen würde, wäre er in der Lage den psychischen Problemfeldern exakt die Pathologie der Patienten zuzuordnen.

Als ehemaliger praktischer Mitarbeiter des Hospitals habe ich 3 verschiedene Gruppen von Patienten betreut:

Gruppe A, bestehend aus 389 Personen (41,38%),
    die die medizinische Behandlung einhielten.

Gruppe B, bestehend aus 215 Personen (26,70%),
    die die medizinische Behandlung entschieden ablehnten, und

Gruppe C, bestand aus 312 Personen (33,0%)
    die nur einmal zur Konsultation erschienen sind.

Egal welcher medizinischen Therapie die Patienten folgten oder nicht, kann ich nur bestätigen, dass ein intimes Verstehen der biologischen und psychischen Mechanismen, die mit den medizinischen Symptomen verbunden sind, immer zu einer Verbesserung der Situation der Patienten geführt hat.

Vielen von ihnen geht es bis heute gut. Ihr Leben hat an Qualität und inneren Frieden gewonnen.

Rückblickend auf die achtjährigen Untersuchungen in Villejuif haben bis zum 29. Juni 1994 von 504 Personen 285 überlebt, d.h. 47,18%.

Von diesen Überlebenden gehörten

- 102, d.n. 26.22% der Gruppe A und
- 183, d.h. 85.11% der Gruppe B an.

Die Patienten der Gruppe A habe ich gemäss ihren Wünschen, im Mittel 8 Stunden pro Person betreut.

Die Patienten der Gruppe B hatten ein Anrecht auf mindestens 40 Stunden pro Person.

Beide Gruppen hatten die Möglichkeit, uns auch ausserhalb der Konsultationen telefonisch zu kontaktieren.

Zusammenfassend möchte ich feststellen, daß die meisten der verstorbenen Patienten an ihrer Angst, aufgrund biologischer Müdigkeit und ihrer gefühlsmässigen Isolation, gestorben sind, an den gleichen Ursachen, die auch zu ihrer Krankheit geführt haben.

Mit diesen kurzen Ausführungen hoffe ich Ihnen, Hohes Gericht, einen kleinen Einblick verschafft zu haben in den Reichtum, den die Beschäftigung mit den Erkenntnissen und Ergebnissen von Dr. Hamer mit sich bringt.

Ich wünschte mir an seiner Seite tätig sein zu können.

Marc Fréchet

---

* Ich akzeptiere das Risiko einer interpretierenden Übersetzung dieses Textes.

Nachruf

Marc Frèchet war von seinem Chef Mathe, einem der drei Chefs neben Prof. Israel und Prof. Schwarzenberg, aus dem allen bekannten staatlichen Krebsbehandlungszentrum Villejuif bei Paris, beauftragt worden festzustellen, wieviel Patienten denn sterben, wenn man „gar nichts macht".

Er durfte beide Gruppen, die mit Chemo behandelten Patienten und die unbehandelten psychotherapeutisch betreuen. Aber natürlich hatten die unbehandelten Patienten, meist Unbehandelbare, also inkurable Fälle, auch bereits den Diagnose- und Prognose-Schock erlitten. Normalerweise sterben solche Patienten im gleichen Prozentsatz wie die Chemo-Bearbeiteten. Nicht vorgesehen war, daß Marc Frèchet ihnen die Neue Medizin erklärt. Als schließlich ruchbar wurde, was er da gemacht hatte, und daß 85% der Unbehandelten, die aber durch die Neue Medizin aus der Panik herausgefunden hatten, überlebten, sogar 28% der Chemo-Bearbeiteten, die ebenfalls durch die Neue Medizin aus der Panik herausgefunden und überlebt hatten, wurde er sofort aus dem Klinikum hinausgeworfen.

Die Tragik: Frèchet wollte nun seine Dokumentation veröffentlichen, hatte aber wohl bei dem Rausschmiß den Konflikt erlitten „Das schaffe ich nicht", mit Osteolysen im Schenkelhals auf organischer Ebene.

Wenige Tage vor der Fertigstellung seiner Dokumentation („Jetzt habe ich es geschafft!") gingen seine Osteolysen in die Heilungsphase über und die Leiste schwoll an.

Obwohl in Kenntnis der Neuen Medizin ging er unbedachterweise in ein Krankenhaus bei Paris um sich untersuchen zu lassen. Dort passierte etwas sehr Merkwürdiges. Man gab ihm, evtl. auch unter einem Vorwand - möglicherweise auch ohne sein Wissen - Morphium, danach wachte er nicht mehr auf. Nach 10 Tagen, Mitte Januar 1998, war er tot.

Besonders makaber: Sein Chef, Prof. Mathe, also einer der Chefs vom Krebsbehandlungszentrum Villejuif bei Paris, hat sich selbst vor mehr als 10 Jahren von mir und meinen Freunden ein Bronchial-Ca nach der Neuen Medizin therapieren lassen - ohne Chemo. Seit er wieder gesund ist, macht er bei den Patienten wieder weiter Chemo - wohl wissend um die 98%ige Pseudotherapie-Mortalität.

Marc Frèchet starb als Märtyrer für die Neue Medizin.

Dr. Ryke Geerd Hamer

14.6 Trnava, 11. September '98

TRNAVSKÁ UNIVERZITA
Hornopotočná 23, 918 43 Trnava

BESTÄHTIGUNG

Am 8.9. u. 9.9.1998 wurde am Onkologischem Institut Hl.
Elisabeth in Bratislava und Onkologischen Abteilung des
Krankenhauses in Trnava sieben Patientenfälle mit ingesamt
mehr als 20 einzelnen Erkrankungen in Gegenwart des
Prorektors der Universität Trnava, des Dekans der Fakultät
für Pflegewesen und Sozialwesen der Universität Trnava und
ingesamt 10 Dozenten und Professoren untersucht (ärztliche
Protokolle von diesen Fällen, die durch Dr. Hamer gemacht
wurden, sind in der Beilage). Es sollte festgestellt werden,
ob nach naturwissenschaftlichen Regeln der
Reproduzierbarkeitsprüfung die Verifikation seines Systems
festgestellt werden konnte.
Dies war der Fall.
Von den jeweils etwa 100 Fakten, die man bei jeder
Einzelerkrankung nach den Regeln der "Neuen Medizin" abfragen
kann, konnten zwar in Ermangelung vollständiger
Untersuchungsbefunde nicht alle Fakten abgefragt werden, aber
die abgefragten Fakten z jten, dass alle Naturgesetze der
"Neue Medizin" erfüllt waren.
Die untergezeichneten nehmen deshalb mit hoher
Wahrscheinlichkeit als gesichert an, dass seine Präsentation
in zwei Überprüfungskonferenzen bewies sein System mit
gröster Warscheinlichkeit. Wir schätzen sehr hoch das
menschliche, ethische und geduldige Engagement Dr. Hamers und
seinen neuen ganzheitlichen Zutritt zum Patienten. Nach
Berücksichtigung aller dieser Faktoren, haben wir den
Eindruck gewonnen, dass die Frage der möglichts baldigen
Anwendung der "Neuen Medizin" dringend weiterverfolgt werden
sollte.

Trnava 11.9.1998

prof.MUDr.J.Pogády,DrSc, Prof.f.Psychiatrie,
Vors.der Kommission

prof.MUDr.V.Krčméry,DrSc, Dekan der Fakultät ....

doc.RNDr.J.Mikloško,DrSc, Prorektor f.Forschung

Telefón: 0805 / 277 38   Fax: 0805 / 214 83

Dr. med. Ryke Geerd Hamer Trnava, 11. September 1998

Erklärung

zur Bestätigung der Universität Trnava
über die erfolgte Verifikation der Neuen Medizin vom 11.09.98

Seit dem 11. September 1998 ist die am 8. und 9. September erfolgte Verifikation der Neuen Medizin amtlich von der Universität Trnava (Tyrnau) bestätigt.
Unterschrieben haben dieses Dokument der Prorektor (Mathematiker), der Dekan (Onkologe) und der Vorsitzende der wissenschaftl. Kommission, Professor für Psychiatrie.
Deshalb ist auch an der Kompetenz der Unterzeichneten wohl kein Zweifel möglich.

Die Universitäten in Westeuropa - vor allem die Universität Tübingen - haben sich seit 17 Jahren strikt geweigert, eine solche angebotene naturwissenschaftliche Überprüfung durchzuführen.

Obwohl in den vergangenen Jahren schon viele Ärzte die Verifikation dieser Naturgesetze der Neuen Medizin in 26 öffentlichen Überprüfungskonferenzen durchgeführt haben, bei denen auch stets alle Fälle exakt gestimmt haben, wurden diese Dokumente (sogar notariell beglaubigte) nicht anerkannt. Immer und überall wurde „argumentiert", solange diese Überprüfung nicht durch eine Universität amtlich durchgeführt sei, zähle sie nicht - und solange dies nicht geschehen sei, sei die Schulmedizin „anerkannt".

Die Neue Medizin, die aus 5 Biologischen Naturgesetzen - ohne zusätzliche Hypothesen - besteht und für Mensch, Tier und Pflanze gleichermaßen gilt, ist so klar und logisch kohärent, daß man sie leicht, wie man sieht, redlich und gewissenhaft schon immer am nächstbesten Fall hätte überprüfen können und natürlich überprüfen müssen, wenn man nur gewollt hätte.

Rufmord, Medienkampagnen und Medienhetze oder Berufsverbot sowie div. Attentatsversuche und angedrohte Zwangspsychiatriesierungen (*wegen Realitätsverlusts*), bis hin zur Inhaftierung *(wegen drei mal unentgeltlichen Informierens über die Neue Medizin / dafür habe ich über 1 Jahr im Gefängnis gesessen /)* ersetzen nicht wissenschaftliche Argumente, um einen wissenschaftlichen Gegner zu widerlegen. War nicht die Erkenntnisunterdrückung - wie man jetzt erkennen kann - nur Ausdruck blanker Gewalt, um Macht und Besitzstände der alten Medizin aufrecht zu erhalten?

Die Neue Medizin ist die Medizin der Zukunft.
Ihre weitere Verhinderung macht das Verbrechen an der Menschheit täglich noch größer!

In offiziellen Statistiken wie der des Deutschen Krebsforschungszentrums Heidelberg, ist immer wieder nachzulesen, daß von den schulmedizinisch mit Chemo behandelten Patienten nach 5 Jahren nur noch ganz wenige am Leben sind.

Die Staatsanwaltschaft Wiener Neustadt mußte demgegenüber zugeben, daß von den bei der Hausdurchsuchung des „Zentrums für Neue Medizin, in Burgau" beschlagnahmten 6.500 Patientenadressen (davon die meisten Patienten an fortgeschrittenem Krebs erkrankt) auch nach 4 bis 5 Jahren noch über 6000 am Leben waren (über 90 %).

Nun ist die Forderung (Überprüfung durch eine Universität) erfüllt. Jetzt haben die Patienten ein Recht darauf, daß das *grausigste und schlimmste Verbrechen der Menschheitsgeschichte* endlich beendet wird, und daß alle gleichermaßen die Chance erhalten, offiziell nach den 5 Biologischen Naturgesetzen der Neuen Medizin gesund zu werden.

Dazu rufe ich alle redlichen Menschen auf und bitte sie um Ihre Mithilfe.

Nach dieser gewaltigen Demonstration gab es in Trnava nicht mehr die Spur eines Zweifels an der Richtigkeit der Neuen Medizin, zumal alle anderen Fälle ohnehin undramatisch gestimmt hatten.

Es waren zwar schon 26 „halbamtliche" naturwissenschaftliche Überprüfungen vorausgegangen, aber jetzt war die medizin-historisch erstmalige ganz offizielle Verifikation durch eine Universität erfolgt. Nun gibt es keinen Grund mehr, den armen Patienten, die in den Krankenzimmern sehnsüchtig auf ein Wunder hoffen, die Neue Medizin mit ihrer 95%igen Überlebenschance vorzuenthalten.

Die Schul- oder Staatsmedizin mit ihrer über 95%igen (Pseudo-) Therapie-Mortalität existiert im naturwissenschaftlichen Sinne nicht mehr!

Jede weitere Verhinderung der Neuen Medizin ist spätestens von jetzt ab schlimmstes Verbrechen, sogar vorsätzlich und aus niedrigstem Beweggrund. Niemals vorher in der Medizingeschichte hat es eine amtliche naturwissenschaftliche Verifikation der Medizin gegeben, denn mit 5000 Hypothesen der Schulmedizin ist nichts zu verifizieren.

Die Verifikation der Neuen Medizin von Trnava ist jetzt 1 Jahr her. Es geschah das Unfaßbare: Das schlimmste Verbrechen der Menschheitsgeschichte, begangen von den Logen und ihren Kahnen der B'nai B'rith, der Loge der Logenmeister, wurde nochmals in eine unfaßbare Dimension gesteigert. Die ihr gehörende Presse, für jedes Verbrechen der Erkenntnisunterdrückung und der Falschinformation gut, brüllte 17 Jahre lang, während von offizieller Seite darüber diskutiert wurde, ob man denn überhaupt die Neue Medizin prüfen dürfe, mit den immer gleichen Rufmord-Worthülsen: „Wunderheiler! Scharlatan! Macht ihn fertig!" Seit 1 Jahr praktiziert sie „Totschweigen", nach dem Motto: Wenn wir die Verifikation von Trnava nicht erwähnen, dann ist sie nicht passiert! Das Ausmaß an krimineller Energie dieser Logen-Kahne, die ja nahezu alle im Gewand von Staatsorganen arbeiten, kann sich jetzt wohl jeder vorstellen, der sich auch vorstellen kann, daß seit 1 Jahr schon wieder Hunderttausende ärmster Patienten unnötigerweise ermordet worden sind mit Chemo, Morphium und wildesten, Panik verursachenden Prognosen, von denen keine stimmt, solange sie der Patient nicht glaubt.

Ein Millionenheer armer Patienten wurde bisher skrupellos umgebracht, weil eine kleine Minderheit den Wahn hat, auf Kosten aller übrigen Menschen die Weltherrschaft zu erringen, wobei alle übrigen Menschen Sklaven werden, mit denen man beliebig umgehen kann.

An allererster Stelle stört dabei die Neue Medizin ... denn die Menschen würden dadurch frei und nicht mehr versklavbar!